国家卫生和计划生育委员会"十二五"规划教材

全国高等医药教材建设研究会"十二五"规划教材

全国高等学校制药工程、药物制剂专业规划教材

供药物制剂专业用

药物剂型与递药系统

主 编 方 亮 龙晓英

副主编 曹德英 王利胜 徐希明

编 者（以姓氏笔画为序）

王利胜 广州中医药大学　　　　　　　李超英 长春中医药大学

毛世瑞 沈阳药科大学　　　　　　　　吴 伟 复旦大学药学院

方 亮 沈阳药科大学　　　　　　　　邱利焱 浙江大学药学院

尹宗宁 四川大学华西药学院　　　　　范田园 北京大学药学院

甘 勇 中国科学院上海药物研究所　　徐希明 江苏大学药学院

龙晓英 广东药学院　　　　　　　　　曹德英 河北医科大学

李凌冰 山东大学药学院　　　　　　　崔京浩 苏州大学药学院

编写秘书 邓意辉 沈阳药科大学

人民卫生出版社

PEOPLE'S MEDICAL PUBLISHING HOUSE

图书在版编目(CIP)数据

药物剂型与递药系统/方亮,龙晓英主编.—北京:人民
卫生出版社,2014.6
　ISBN 978-7-117-18860-9

Ⅰ.①药… Ⅱ.①方… ②龙… Ⅲ.①药物-剂型-高等学
校-教材②投药法-高等学校-教材 Ⅳ.①R944②R452

中国版本图书馆 CIP 数据核字(2014)第 066268 号

人卫社官网　www.pmph.com 人卫医学网　www.ipmph.com	出版物查询,在线购书 医学考试辅导,医学数 据库服务,医学教育资 源,大众健康资讯

药物剂型与递药系统

主　　编：方　亮　龙晓英
出版发行：人民卫生出版社　(中继线 010-59780011)
地　　址：北京市朝阳区潘家园南里 19 号
邮　　编：100021
E - mail：pmph @ pmph.com
购书热线：010-59787592　010-59787584　010-65264830
印　　刷：三河市博文印刷有限公司
经　　销：新华书店
开　　本：787×1092　1/16　　印张：27
字　　数：674 千字
版　　次：2014 年 6 月第 1 版　2014 年 6 月第 1 版第 1 次印刷
标准书号：ISBN 978-7-117-18860-9/R·18861
定　　价：45.00 元

打击盗版举报电话：010-59787491　E-mail：WQ @ pmph.com
(凡属印装质量问题请与本社市场营销中心联系退换)

国家卫生和计划生育委员会"十二五"规划教材
全国高等学校制药工程、药物制剂专业规划教材

出 版 说 明

《国家中长期教育改革和发展规划纲要(2010-2020 年)》和《国家中长期人才发展规划纲要(2010-2020 年)》中强调要培养造就一大批创新能力强、适应经济社会发展需要的高质量各类型工程技术人才,为国家走新型工业化发展道路、建设创新型国家和人才强国战略服务。制药工程、药物制剂专业正是以培养高级工程化和复合型人才为目标,分别于 1998 年、1987 年列入《普通高等学校本科专业目录》,但一直以来都没有专门针对这两个专业本科层次的全国规划性教材。为顺应我国高等教育教学改革与发展的趋势,紧紧围绕专业教学和人才培养目标的要求,做好教材建设工作,更好地满足教学的需要,我社于 2011 年即开始对这两个专业本科层次的办学情况进行了全面系统的调研工作。在广泛调研和充分论证的基础上,全国高等医药教材建设研究会、人民卫生出版社于 2013 年 1 月正式启动了全国高等学校制药工程、药物制剂专业国家卫生和计划生育委员会"十二五"规划教材的组织编写与出版工作。

本套教材主要涵盖了制药工程、药物制剂专业所需的基础课程和专业课程,特别是与药学专业教学要求差别较大的核心课程,共计 17 种(详见附录)。

作为全国首套制药工程、药物制剂专业本科层次的全国规划性教材,具有如下特点:

一、立足培养目标,体现鲜明专业特色

本套教材定位于普通高等学校制药工程专业、药物制剂专业,既确保学生掌握基本理论、基本知识和基本技能,满足本科教学的基本要求,同时又突出专业特色,区别于本科药学专业教材,紧紧围绕专业培养目标,以制药技术和工程应用为背景,通过理论与实践相结合,创建具有鲜明专业特色的本科教材,满足高级科学技术人才和高级工程技术人才培养的需求。

二、对接课程体系,构建合理教材体系

本套教材秉承"精化基础理论、优化专业知识、强化实践能力、深化素质教育、突出专业特色"的原则,构建合理的教材体系。对于制药工程专业,注重体现具有药物特色的工程技术性要求,将药物和工程两方面有机结合、相互渗透、交叉融合;对于药物制剂专业,则强调不单纯以学科型为主,兼顾能力的培养和社会的需要。

三、顺应岗位需求,精心设计教材内容

本套教材的主体框架的制定以技术应用为主线,以"应用"为主旨甄选教材内容,注重学生实践技能的培养,不过分追求知识的"新"与"深"。同时,对于适用于不同专业的同一

课程的教材,既突出专业共性,又根据具体专业的教学目标确定内容深浅度和侧重点;对于适用于同一专业的相关教材,既避免重要知识点的遗漏,又去掉了不必要的交叉重复。

四、注重案例引入,理论密切联系实践

本套教材特别强调对于实际案例的运用,通过从药品科研、生产、流通、应用等各环节引入的实际案例,活化基础理论,使教材编写更贴近现实,将理论知识与岗位实践有机结合。既有用实际案例引出相关知识点的介绍,把解决实际问题的过程凝练至理性的维度,使学生对于理论知识的掌握从感性到理性;也有在介绍理论知识后用典型案例进行实证,使学生对于理论内容的理解不再停留在凭空想象,而源于实践。

五、优化编写团队,确保内容贴近岗位

为避免当前教材编写存在学术化倾向严重、实践环节相对薄弱、与岗位需求存在一定程度脱节的弊端,本套教材的编写团队不但有来自全国各高等学校具有丰富教学和科研经验的一线优秀教师作为编写的骨干力量,同时还吸纳了一批来自医药行业企业的具有丰富实践经验的专家参与教材的编写和审定,保障了一线工作岗位上先进技术、技能和实际案例作为教材的内容,确保教材内容贴近岗位实际。

本套教材的编写,得到了全国高等学校制药工程、药物制剂专业教材评审委员会的专家和全国各有关院校和企事业单位的骨干教师和一线专家的支持和参与,在此对有关单位和个人表示衷心的感谢!更期待通过各校的教学使用获得更多的宝贵意见,以便及时更正和修订完善。

全国高等医药教材建设研究会

人民卫生出版社

2014 年 2 月

附：国家卫生和计划生育委员会"十二五"规划教材
全国高等学校制药工程、药物制剂专业规划教材目录

序号	教材名称	主编	适用专业
1	药物化学 *	孙铁民	制药工程、药物制剂
2	药剂学	杨 丽	制药工程
3	药物分析	孙立新	制药工程、药物制剂
4	制药工程导论	宋 航	制药工程
5	化工制图	韩 静	制药工程、药物制剂
5-1	化工制图习题集	韩 静	制药工程、药物制剂
6	化工原理	王志祥	制药工程、药物制剂
7	制药工艺学	赵临襄 赵广荣	制药工程、药物制剂
8	制药设备与车间设计	王 沛	制药工程、药物制剂
9	制药分离工程	郭立玮	制药工程、药物制剂
10	药品生产质量管理	谢 明 杨 悦	制药工程、药物制剂
11	药物合成反应	郭 春	制药工程
12	药物制剂工程	柯 学	制药工程、药物制剂
13	药物剂型与递药系统	方 亮 龙晓英	药物制剂
14	制药辅料与药品包装	程 怡 傅超美	制药工程、药物制剂、药学
15	工业药剂学	周建平 唐 星	药物制剂
16	中药炮制工程学 *	蔡宝昌 张振凌	制药工程、药物制剂
17	中药提取工艺学	李小芳	制药工程、药物制剂

注：* 教材有配套光盘。

全国高等学校制药工程、药物制剂专业教材评审委员会名单

主任委员

尤启冬　中国药科大学

副主任委员

赵临襄　沈阳药科大学

蔡宝昌　南京中医药大学

委　　员（以姓氏笔画为序）

于奕峰　河北科技大学化学与制药工程学院

元英进　天津大学化工学院

方　浩　山东大学药学院

张　珩　武汉工程大学化工与制药学院

李永吉　黑龙江中医药大学

杨　帆　广东药学院

林桂涛　山东中医药大学

章亚东　郑州大学化工与能源学院

程　怡　广州中医药大学

虞心红　华东理工大学药学院

前　言

在新药研发过程中,研究如何在确定的时间或某一时间段内将预期量的药物递送至靶点,与发现具有治疗疾病作用的新化学实体同等重要。随着科学技术的进步,特别是分子药理学、分子细胞生物学、分子药物动力学及系统工程学等科学的发展以及纳米技术等新技术的不断涌现,药物制剂研究已进入药物递送系统(drug delivery system,DDS)新时代。目前已有许多 DDS 开发成功,并在整个药物制剂产值中所占的比例越来越大。为使药物制剂专业本科生系统掌握药物制剂的基础理论知识,了解 DDS 发展现状,在全国高等医药教材建设研究会、人民卫生出版社的组织下,我们编写了供药物制剂专业用的《药物剂型与递药系统》教材,以满足培养适应时代发展的药物制剂专门人才的需要。

本教材由三大部分组成,即第一部分普通药物制剂、第二部分制剂新技术、第三部分药物递送系统。第一部分介绍普通药物制剂(第二章至第七章),内容包括药物制剂设计、液体制剂、灭菌制剂与无菌制剂、固体制剂、半固体制剂、气体制剂。第二部分(第八章至第十三章)介绍制剂新技术,包括固体分散体制备技术、包合物制备技术、晶型制备技术、前药、微纳米颗粒制备技术、脂质体制备技术。第三部分介绍药物递送系统(第十四章至第十九章),包括口服缓控释递药系统、靶向递药系统、经皮递药系统、黏膜递药系统、植入型递药系统、生物技术药物递送系统。为了便于读者阅读时查找,并有利于掌握药剂学的专业英文词汇,在本书的最后编排了中文和英文索引。

本教材适用于药物制剂本科专业或其他药学类各本科专业的教学,也可作为从事药物制剂开发与研制的科技人员的参考书。希望本教材能够推动国家高等药学教育事业的发展。

在本书的编写过程中得到了各校有关领导的大力支持和鼓励,也得到了一些学生们的帮助,在此表示衷心感谢。同时感谢人民卫生出版社的领导和编辑们的大力协助和帮助。

由于本教材涉及的基础知识及技术领域非常广泛,而编者的水平有限,加上时间仓促,疏漏之处在所难免,敬请广大读者批评赐教。

编　者
2014 年 5 月

目　录

第一章　绪论 …………………………………………………………………………… 1

第一节　药剂学的概念与剂型分类 …………………………………………………… 1
一、药剂学的概念 …………………………………………………………………… 1
二、药剂学的重要性 ………………………………………………………………… 2
三、药剂学的任务 …………………………………………………………………… 3
四、药剂学的分支学科 ……………………………………………………………… 4
五、药物剂型的分类方法 …………………………………………………………… 5
第二节　药物递送系统 ………………………………………………………………… 6
一、药物递送系统的概念 …………………………………………………………… 6
二、药物递送系统的分类 …………………………………………………………… 7
三、药物递送系统展望 ……………………………………………………………… 9
第三节　药用辅料 …………………………………………………………………… 10
一、药用辅料的定义 ………………………………………………………………… 10
二、药用辅料的分类 ………………………………………………………………… 10
三、药用辅料的作用 ………………………………………………………………… 11
四、药用辅料的发展概况 …………………………………………………………… 11
第四节　药典与国家药品标准 ……………………………………………………… 12
一、药典 ……………………………………………………………………………… 12
二、国家药品标准 …………………………………………………………………… 14
第五节　GLP 与 GCP 及 GMP ……………………………………………………… 14
一、药品非临床研究质量管理规范 ………………………………………………… 14
二、药品临床研究质量管理规范 …………………………………………………… 15
三、药品生产质量规范 ……………………………………………………………… 16
第六节　药剂学的发展简史 ………………………………………………………… 17

第二章　药物制剂设计 ……………………………………………………………… 20

第一节　创新药物研发中的制剂设计 ……………………………………………… 20
第二节　制剂设计的基础 …………………………………………………………… 20

一、制剂设计的目的……………………………………………………………………………… 20
二、制剂设计的基本原则…………………………………………………………………………… 21
三、给药途径和剂型的确定………………………………………………………………………… 23
四、质量源于设计…………………………………………………………………………………… 24

第三节 药物制剂处方设计前研究…………………………………………………………… 25
一、资料收集和文献查阅…………………………………………………………………………… 25
二、药物理化性质测定……………………………………………………………………………… 26
三、药物稳定性和辅料配伍研究…………………………………………………………………… 29
四、处方前生物药剂学研究………………………………………………………………………… 30

第四节 药物制剂处方、工艺设计及优化…………………………………………………… 30
一、药物制剂处方设计……………………………………………………………………………… 30
二、优化法…………………………………………………………………………………………… 33

第五节 新药制剂的研究与申报……………………………………………………………… 34

第三章 液体制剂…………………………………………………………………………………… 36

第一节 概述…………………………………………………………………………………… 36
一、液体制剂的特点和质量要求…………………………………………………………………… 36
二、液体制剂的分类………………………………………………………………………………… 36

第二节 液体制剂的辅料……………………………………………………………………… 37
一、液体制剂的常用溶剂…………………………………………………………………………… 37
二、液体制剂常用附加剂…………………………………………………………………………… 38

第三节 低分子溶液剂………………………………………………………………………… 41
一、溶液剂…………………………………………………………………………………………… 41
二、芳香水剂………………………………………………………………………………………… 42
三、糖浆剂…………………………………………………………………………………………… 42
四、醑剂……………………………………………………………………………………………… 43
五、酊剂……………………………………………………………………………………………… 43
六、甘油剂…………………………………………………………………………………………… 44

第四节 高分子溶液剂………………………………………………………………………… 44
一、概述……………………………………………………………………………………………… 44
二、高分子溶液的性质……………………………………………………………………………… 44
三、高分子溶液的制备……………………………………………………………………………… 45

第五节 溶胶剂………………………………………………………………………………… 46
一、溶胶的构造和性质……………………………………………………………………………… 46
二、溶胶剂的制备…………………………………………………………………………………… 46

第六节 混悬剂………………………………………………………………………………… 47
一、概述……………………………………………………………………………………………… 47
二、混悬剂的物理稳定性…………………………………………………………………………… 47
三、混悬剂的稳定剂………………………………………………………………………………… 49
四、混悬剂的制备…………………………………………………………………………………… 50

五、评定混悬剂质量的方法 ··· 51

第七节　乳剂 ·· 52
一、概述 ·· 52
二、乳化剂 ·· 53
三、乳剂的形成理论 ··· 54
四、影响乳剂类型的主要因素 ·· 55
五、乳剂的稳定性 ··· 56
六、乳剂的制备 ··· 56
七、乳剂的质量评定 ··· 58

第八节　其他液体制剂 ·· 59
一、搽剂 ·· 59
二、涂剂和涂膜剂 ··· 59
三、洗剂 ·· 59
四、滴鼻剂 ·· 60
五、滴耳剂 ·· 60
六、含漱剂 ·· 60
七、滴牙剂 ·· 60
八、灌肠剂 ·· 60
九、合剂 ·· 61

第九节　液体制剂的包装与贮存 ·· 61

第四章　灭菌制剂与无菌制剂 ··· 62

第一节　概述 ·· 62
一、灭菌制剂与无菌制剂的定义和类型 ····································· 62
二、灭菌制剂与无菌制剂的质量要求 ······································· 63

第二节　灭菌制剂与无菌制剂的相关技术 ·· 63
一、注射用水的制备方法 ·· 63
二、热原除去技术 ··· 64
三、灭菌与无菌技术 ··· 65

第三节　注射剂 ·· 70
一、概述 ·· 70
二、注射剂处方组成 ··· 72
三、注射剂的制备 ··· 75
四、注射剂的质量检查 ·· 79
五、注射液的包装 ··· 79
六、典型处方与制备工艺分析 ·· 79

第四节　输液 ·· 82
一、输液的分类与质量要求 ·· 82
二、输液的制备 ··· 83
三、输液的质量检查 ··· 86

四、输液的包装、运输与贮存 ························· 87

五、典型处方与制备工艺分析 ······················ 87

第五节　注射用无菌粉末 ····························· 89

一、概述 ··· 89

二、注射用无菌粉末的质量要求 ·················· 89

三、冻干无菌粉末的制备 ··························· 89

四、典型处方与制备工艺分析 ···················· 92

第六节　眼用制剂 ····································· 92

一、概述 ··· 92

二、滴眼剂和洗眼剂 ································· 93

三、眼用液体制剂的制备 ··························· 93

四、典型处方与制备工艺分析 ···················· 94

第五章　固体制剂 ····································· 97

第一节　概述 ··· 97

一、固体制剂在胃肠道中的行为特征 ············ 97

二、固体剂型的制备工艺 ··························· 98

第二节　散剂 ··· 99

一、概述 ··· 99

二、散剂的制备 ······································· 99

三、散剂的质量要求 ································· 104

四、散剂实例 ··· 105

第三节　颗粒剂 ····································· 106

一、概述 ··· 106

二、颗粒剂的制备 ································· 106

三、颗粒剂的质量检查 ··························· 111

四、颗粒剂实例 ····································· 112

第四节　片剂 ··· 113

一、概述 ··· 113

二、片剂的常用辅料 ······························ 114

三、片剂的制备方法 ······························ 118

四、压片 ··· 119

五、片剂的包衣 ····································· 123

六、片剂的质量检查 ······························ 128

七、片剂的包装 ····································· 129

八、片剂实例 ··· 129

第五节　胶囊剂 ····································· 131

一、概述 ··· 131

二、胶囊剂的制备 ································· 131

三、胶囊剂的质量检查与包装贮存 ············ 134

四、胶囊剂实例 ·· 134

第六节　滴丸剂 ·· 135

一、概述 ·· 135

二、滴丸剂基质 ·· 135

三、滴丸剂制法 ·· 136

四、滴丸剂质量检查 ·· 137

五、滴丸剂实例 ·· 137

第七节　膜剂 ·· 138

一、概述 ·· 138

二、成膜材料 ·· 138

三、膜剂的制备工艺 ·· 139

四、膜剂质量要求 ·· 139

五、膜剂实例 ·· 140

第六章　半固体制剂 ·· 142

第一节　软膏剂 ·· 142

一、软膏剂的种类与组成 ·· 142

二、软膏剂的基质 ·· 142

三、软膏剂的制备 ·· 146

四、软膏剂的质量控制 ·· 147

五、软膏剂实例 ·· 147

第二节　凝胶剂 ·· 148

一、水性凝胶剂 ·· 148

二、乳胶剂 ·· 149

三、凝胶剂的实例 ·· 149

第三节　眼膏剂 ·· 150

一、眼膏剂的制备 ·· 150

二、眼膏剂的质量控制 ·· 150

三、眼膏剂实例 ·· 150

第四节　栓剂 ·· 151

一、概述 ·· 151

二、栓剂的处方组成 ·· 152

三、栓剂的制备与实例 ·· 153

四、栓剂的质量控制 ·· 154

第七章　气体制剂 ·· 156

第一节　概述 ·· 156

一、发展简史 ·· 156

二、药物肺部吸收的特点 ·· 156

三、影响药物吸收的因素 ·· 156

第二节　气雾剂 ·· 156

一、气雾剂的定义及特点 ·· 156

二、气雾剂的组成 ··· 157

三、气雾剂的分类 ··· 158

四、气雾剂的制备 ··· 159

五、气雾剂实例 ··· 161

六、气雾剂的质量评价 ·· 162

第三节　喷雾剂 ·· 162

一、喷雾剂的定义和特点 ·· 162

二、喷雾剂的装置 ··· 162

三、喷雾剂实例 ··· 163

四、喷雾剂质量控制 ·· 163

第四节　吸入粉雾剂 ·· 163

一、概述 ··· 163

二、吸入粉雾剂的组成和装置 ·· 164

三、吸入粉雾剂实例 ·· 166

四、吸入粉雾剂质量评价 ·· 166

第八章　固体分散体制备技术 ·· 168

第一节　概述 ·· 168

第二节　常用载体材料 ·· 169

一、水溶性载体材料 ·· 170

二、水不溶性载体材料 ·· 171

三、肠溶性载体材料 ·· 172

第三节　固体分散体的类型 ·· 172

一、按药物分散状态分类 ·· 172

二、按释药特性分类 ·· 173

第四节　固体分散体的制备方法 ·· 175

一、热处理法 ··· 175

二、溶剂处理法 ··· 176

三、机械处理法 ··· 177

第五节　固体分散体的表征技术 ·· 177

一、固体分散体的物相鉴别 ·· 177

二、固体分散体的稳定性 ·· 178

第六节　固体分散体的实例 ·· 179

一、固体分散体处方 ·· 179

二、固体分散体片剂制备 ·· 179

三、固体分散体表征 ·· 179

第九章　包合物制备技术…………………………………………………………182

第一节　概述……………………………………………………………………182
一、包合物的概念…………………………………………………………182
二、包合物的类型…………………………………………………………182
第二节　环糊精及其衍生物……………………………………………………183
一、环糊精的结构和性质…………………………………………………183
二、环糊精衍生物及其特点………………………………………………184
三、CD 包合物在药剂中的应用…………………………………………186
第三节　环糊精包合物的制备方法……………………………………………187
一、制备前的准备…………………………………………………………187
二、常用制备方法…………………………………………………………187
三、影响包合物作用的因素………………………………………………188
第四节　包合物的质量评价……………………………………………………189
一、包合物的质量评价……………………………………………………189
二、包合物的物相鉴别……………………………………………………190
第五节　应用实例………………………………………………………………191

第十章　晶型制备技术……………………………………………………………195

一、基本概念………………………………………………………………195
二、影响药物多晶型产生的因素…………………………………………198
三、多晶型药物筛查技术路线……………………………………………199
四、晶型药物制备方法……………………………………………………201
五、晶体的表征方法………………………………………………………205

第十一章　前药……………………………………………………………………221

一、概述……………………………………………………………………221
二、前药的设计……………………………………………………………221
三、前药生物转化相关酶…………………………………………………224
四、前药的应用实例………………………………………………………229

第十二章　微/纳米颗粒制备技术………………………………………………238

第一节　概述……………………………………………………………………238
第二节　微囊和微球制备技术…………………………………………………239
一、载体材料………………………………………………………………239
二、微囊的制备方法………………………………………………………240
三、微球的制备方法………………………………………………………244
四、影响微(囊)球粒径因素………………………………………………245
五、微囊(球)中药物体外释放……………………………………………246
六、微囊(球)的质量控制指标与评价方法………………………………246

七、应用实例 ·· 247
第三节 纳米粒制备技术 ·································· 248
一、纳米粒的种类 ··· 248
二、纳米粒制备方法 ······································ 248
三、纳米粒的修饰 ··· 251
四、纳米粒子在递药系统中的应用 ················· 251

第十三章 脂质体制备技术 ······························· 254

第一节 概述 ·· 254
一、概念与发展概况 ······································ 254
二、脂质体的特点 ··· 254
第二节 脂质体的膜材与理化性质 ··················· 255
一、脂质体的膜材 ··· 255
二、脂质体的理化性质 ··································· 256
第三节 脂质体的分类和功能及作用机制 ·········· 257
一、脂质体的分类 ··· 257
二、脂质体的功能 ··· 258
三、脂质体的作用机制 ··································· 258
第四节 脂质体的制备方法 ···························· 259
一、制备方法 ··· 259
二、脂质体的分离、冻干与灭菌 ··················· 262
第五节 脂质体的质量评价 ···························· 263
一、包封率与载药量 ······································ 263
二、形态与粒径 ·· 263
三、表面电性 ··· 264
四、泄漏率 ·· 264
五、磷脂的氧化程度 ······································ 264

第十四章 口服缓控释递药系统 ······················· 266

第一节 缓控释递药系统 ································ 266
一、概述 ··· 266
二、缓控释制剂的设计 ··································· 267
三、释药原理 ··· 270
四、缓控释系统简介 ······································ 276
五、质量评价 ··· 282
第二节 择时与定位递药系统 ························· 284
一、概述 ··· 284
二、择时与定位释放原理 ······························ 285
三、择时与定位递送系统简介 ························ 286

第十五章　靶向递药系统 ···················· 292

第一节　概述 ························· 292
一、靶向递药系统的定义与分类 ············· 292
二、靶向递药系统的评价方法 ·············· 293
三、靶向药物的药动学 ················· 294
四、靶向递药系统与药物疗效 ·············· 295
第二节　被动靶向递药系统 ················ 296
一、脂质体 ······················ 297
二、纳米乳 ······················ 297
三、微囊和微球 ···················· 298
四、纳米囊和纳米球 ·················· 298
第三节　主动靶向递药系统 ················ 299
一、修饰的药物载体 ·················· 299
二、前体药物 ····················· 301
第四节　物理化学靶向递药系统 ·············· 302
一、磁性靶向制剂 ··················· 302
二、栓塞靶向制剂 ··················· 304
三、热敏靶向制剂 ··················· 305
四、pH 敏感靶向制剂 ················· 305

第十六章　经皮递药系统 ·················· 309

第一节　概述 ························· 309
一、经皮递药系统的发展史 ··············· 309
二、经皮递药系统的特点 ················ 310
第二节　药物经皮吸收 ··················· 310
一、皮肤的构造及药物经皮吸收途径 ·········· 310
二、影响药物经皮吸收的因素 ·············· 312
三、药物经皮吸收的促进方法 ·············· 313
第三节　经皮给药贴剂设计与生产工艺 ··········· 316
一、选择药物的原则 ·················· 316
二、经皮递药贴剂的种类 ················ 316
三、经皮递药贴剂的辅助材料 ·············· 317
四、经皮递药贴剂的生产工艺 ·············· 318
五、经皮递药贴剂的典型处方分析 ············ 319
第四节　经皮递药贴剂的质量控制 ············· 320
一、体外评价方法 ··················· 320
二、体内药物动力学评价方法 ·············· 322
三、贴剂的质量要求 ·················· 323

第十七章　黏膜递药系统 …………………………………………………………… 325

第一节　口腔黏膜递药系统 ………………………………………………………… 325

　　一、口腔黏膜生理结构 …………………………………………………………… 326

　　二、药物口腔黏膜吸收途径及特点 ……………………………………………… 327

　　三、影响药物口腔黏膜吸收的因素 ……………………………………………… 327

　　四、提高药物口腔黏膜吸收的策略 ……………………………………………… 328

　　五、口腔给药常用剂型 …………………………………………………………… 329

　　六、口腔黏膜递药系统的质量评价 ……………………………………………… 330

　　七、应用实例 ……………………………………………………………………… 332

第二节　肺黏膜递药系统 …………………………………………………………… 333

　　一、肺部生理结构 ………………………………………………………………… 333

　　二、药物肺部吸收机制及特点 …………………………………………………… 334

　　三、影响药物肺部沉积的因素 …………………………………………………… 335

　　四、影响药物肺部吸收的因素 …………………………………………………… 336

　　五、肺部给药剂型及给药装置 …………………………………………………… 336

　　六、肺黏膜递药系统的质量评价 ………………………………………………… 338

　　七、应用实例 ……………………………………………………………………… 340

第三节　眼黏膜递药系统 …………………………………………………………… 340

　　一、眼部生理结构 ………………………………………………………………… 340

　　二、眼部药物吸收途径 …………………………………………………………… 341

　　三、眼黏膜递药的特点 …………………………………………………………… 342

　　四、影响药物眼部吸收的因素 …………………………………………………… 342

　　五、提高药物眼黏膜吸收的策略 ………………………………………………… 343

　　六、眼黏膜递药系统的质量评价 ………………………………………………… 344

　　七、应用实例 ……………………………………………………………………… 345

第四节　鼻黏膜递药系统 …………………………………………………………… 346

　　一、鼻腔的生理结构及药物吸收途径 …………………………………………… 346

　　二、药物鼻腔吸收特点 …………………………………………………………… 347

　　三、影响药物经鼻吸收的因素 …………………………………………………… 347

　　四、提高药物鼻腔吸收的策略 …………………………………………………… 348

　　五、鼻黏膜递药系统的质量评价 ………………………………………………… 349

　　六、应用实例 ……………………………………………………………………… 350

第五节　阴道黏膜递药系统 ………………………………………………………… 351

　　一、阴道的生理结构及吸收途径 ………………………………………………… 351

　　二、影响药物阴道黏膜吸收的因素 ……………………………………………… 351

　　三、常用阴道给药剂型 …………………………………………………………… 352

　　四、阴道黏膜递药系统的质量评价 ……………………………………………… 353

　　五、应用实例 ……………………………………………………………………… 354

第十八章　植入型递药系统 ··· 356

第一节　概述 ··· 356

一、植入剂的含义与特点 ·· 356

二、植入剂的分类 ·· 356

第二节　植入剂的辅料 ··· 359

一、生物降解型材料 ·· 359

二、非生物降解型材料 ·· 360

三、凝胶载体 ·· 361

第三节　植入剂的制备 ··· 362

一、固体植入剂的制备 ·· 362

二、注射型植入剂 ·· 363

三、植入剂举例 ·· 363

第四节　植入剂的应用 ··· 364

一、眼部给药 ·· 364

二、皮下给药 ·· 365

三、组织给药 ·· 365

第五节　质量评价 ··· 367

一、植入剂质量要求 ·· 367

二、植入剂检查 ·· 367

第六节　微型植入泵 ··· 368

一、概述 ·· 368

二、分类 ·· 369

第十九章　生物技术药物递送系统 ··························· 373

第一节　概述 ··· 373

一、生物技术药物的发展简史 ···································· 373

二、生物技术药物的特点 ·· 374

第二节　多肽蛋白类药物的结构与性质 ····························· 374

一、多肽蛋白质类药物的结构 ···································· 374

二、多肽蛋白类药物的种类 ······································ 376

三、多肽蛋白类药物的稳定性 ···································· 377

四、多肽蛋白质类药物的生物药剂学特性 ··························· 380

五、多肽蛋白类药物的分析检测方法 ······························· 380

第三节　多肽蛋白类药物的递送系统 ······························· 381

一、注射给药 ·· 381

二、口服给药 ·· 383

三、鼻腔给药 ·· 384

四、肺部给药 ·· 384

五、经皮给药 ·· 385

第四节　核酸药物 ··· 385
一、基因治疗发展概况 ·· 386
二、基因治疗相关的核酸药物 ··· 386
三、基因治疗面临的挑战 ··· 387
四、基因治疗的递送载体 ··· 387

中文索引 ··· 392

英文索引 ··· 401

第一章 绪 论

第一节 药剂学的概念与剂型分类

一、药剂学的概念

药剂学（pharmaceutics）是药物制剂专业与药学专业的一门主要专业学科。在阐明药剂学性质之前，必须了解与药剂学有关的常用术语。

药物（drugs）是指能够用于治疗、预防或诊断人类和动物疾病以及对机体生理功能产生影响的物质。药物最基本的特征是具有防治疾病的活性，故在药物研发的上游阶段又称之为活性物质（active pharmaceutical ingredient，API）。根据来源，可将药物分为三大类：中药与天然药物、化学药物和生物技术药物。中药（traditional Chinese medicines）是指在中医理论指导下使用的，来源于我国民间经典收载的中药材、中成药和草药等；天然药物（natural medicines）是指在现代医药理论指导下使用的，包括植物、动物和矿物等天然药用物质及其制剂。化学药物（chemical drugs），即通常所说的西药，是通过化学合成途径而得到的化合物。生物技术药物（biologics）系指通过基因重组、发酵、核酸合成等生物技术手段获得的药物，如细胞因子药物、核酸疫苗、反义核酸、单克隆抗体等。

无论哪一种药物，都不能直接应用于患者，它们在临床应用之前，都必须制成适合于医疗预防应用，并具有与一定给药途径相对应的形式，此种形式称之为药物剂型（dosage forms），简称剂型。剂型是患者应用并获得有效剂量的药物实体。剂型是药物临床使用的最终形式，是所有基本制剂形式的集合名词，如片剂、注射剂、胶囊剂、粉针剂、软膏剂、栓剂等。药物制剂（preparations），简称制剂，是指剂型确定以后的具体药物品种，例如注射用青霉素钠、地高辛片、阿莫西林胶囊、重组人胰岛素注射液等。在制剂中除了具有活性成分的药物外，还包括其他成分，这些成分统称为辅料（excipients）。如片剂中用到的填充剂、崩解剂、黏合剂、润滑剂等，液体制剂中用到的溶媒、增溶剂、助悬剂、乳化剂、pH调节剂、等渗调节剂、矫味剂、防腐剂等。

药品（medicinal products）通常是指药物经一定的处方和工艺制备而成的制剂产品，是可供临床使用的商品。

药剂学是关于如何将活性药物成分递送到靶部位以产生所需药理作用的学科。

在明确了药物、剂型、制剂、辅料等概念后，可以看出药剂学主要具有以下两方面的性质：

（一）具有工艺学的性质

工艺就是加工制造，制剂工艺就是将药物加工制成适合于临床需要且可以应用于患者的制剂过程。药剂学是以药物剂型和药物制剂为研究对象，以用药者获得最佳疗效为目的，研究一切与药物原料加工成制剂成品有关的科学。

（二）具有密切联系临床医疗实践的性质

各种形式的制剂最终都要应用于临床医疗实践，以满足临床预防、治疗和诊断疾病的需要。任何一种制剂从研制开始就必须与临床密切结合，而制剂的研制后期又必须要经过临床验证。对疾病是否有疗效，具有什么毒副作用，这都是临床试验阶段要解决的问题。经临床证明有效后，要实现工业化生产，生产出来的制剂又要应用于临床。制剂经临床实践得到的信息要反馈到生产实践中，促进厂家不断改进和提高制剂的质量。药剂学在不断与临床医疗实践相结合的过程中，有力地推动着自身的发展。

由此可见，药剂学是一门研究药物剂型和药物制剂的设计理论、处方工艺、生产技术、质量控制和合理应用的综合性应用技术科学。由于药剂学既具有原料药物加工科学的属性，又必须保证生产出来的药物制剂具有良好的理化性质和生理药理活性，以保证临床医疗质量，因此它的基础学科不像药物化学、天然药物化学那样主要局限于化学学科，还与物理化学、高分子材料学、机械原理、高等数学、计算机数学以及生理学、解剖学、病理药理学、生物化学、临床药物治疗学等生命学科密切相关。

二、药剂学的重要性

药品是特殊商品，药剂学研究是药品研发的最后一环，药物制剂是医药工业的最终产品，是药物研发的最终体现，正所谓无型不成药。一般而言，药物对疗效起主要作用，而剂型对疗效起主导作用，如某些药物的不同剂型，可能分别是无效、低效、高效或引起毒副反应。药物制剂的生产是集药物、辅料、工艺、设备、技术为一体的系统工程。在药品的生产过程中，原料药一旦加工成制剂后，附加值增大，所以各国非常重视药物制剂工业的发展。药物剂型与临床用药的顺应性密切相关。随着生活水平的改善和提高，人们对生存质量和药品质量提出更高的要求，药剂学的重要性将会更加显著。

剂型对疗效产生的影响主要体现在以下几个方面。

1. 剂型能改变药物作用速度　注射剂、气雾剂起效快，常用于急救；但普通口服制剂如片剂、胶囊剂作用缓慢，因为口服后需要崩解、溶解、吸收过程，需要时间。

2. 剂型可以降低或消除原料药的毒副作用　氨茶碱治疗哮喘病有很好的疗效，但有易引起心跳加快的毒副作用，若制成栓剂则可消除毒副作用；非甾体抗炎药口服产生严重的胃肠道刺激性，若制成经皮吸收制剂后可以消除副作用。缓释控释制剂能保持平稳的血药浓度，避免血药浓度的峰谷现象，从而降低药物的毒副作用。

3. 改变剂型可以提高生物利用度和疗效　异丙肾上腺素首过效应强，口服生物利用度低，设计成注射剂、气雾剂或舌下片后可以提高生物利用度。

4. 剂型可产生靶向作用　微粒分散系的静脉注射剂，如微乳、脂质体、微球、微囊等进入血液循环系统后，被网状内皮系统的巨噬细胞所吞噬，从而使药物浓集于肝、脾等器官，起到肝、脾的被动靶向作用。

5. 剂型可以改变药物的作用性质　多数药物的药理活性与剂型无关，但有些药物与剂型有关。如硫酸镁的注射液经静脉滴注后可抑制大脑中枢神经，有镇静、镇痉作用，而口服给药后起泻下作用。1% 依沙吖啶注射液用于中期引产，而 0.1%～0.2% 溶液外用具有杀菌作用。

三、药剂学的任务

药剂学的宗旨是制备安全(safety)、有效(efficacy)、稳定(stability)、使用方便(usefulness)的药物制剂。为此药剂学的主要研究内容有:

(一)药剂学基本理论的研究

系指药物制剂的配制理论,如药物的溶解度与溶液的形成理论,表面活性剂的性质,微粒分散系理论及其在非均相液体制剂中的应用,药物的稳定性理论;物料的粉体性质对固体制剂的制备与质量的影响;流变学性质对乳剂、混悬剂、软膏剂质量的影响,药物与辅料的相互作用对药物释放的影响,药物生物药剂学特性等,为各种制剂的处方设计、制备方法、质量控制、合理应用打下坚实的基础。

(二)基本药物剂型的研究

剂型是患者应用并获得有效剂量的药物实体。将原料药制成剂型之后才能应用于患者,因此药剂学的核心是剂型。药剂工作者必须首先掌握各种剂型的外貌特征、制备方法、质量控制、应用特点等诸方面的知识,临床疾病的治疗离不开上述基本剂型。

(三)新技术与新剂型的研发

新剂型的开发离不开新技术的应用。药效学研究表明,除了药物本身的药理作用外,制剂手段也可以达到高效低毒的临床效果。近几年来蓬勃发展的包衣技术、微囊化技术、固体分散技术、包合技术、脂质体技术、纳米技术等,为新剂型开发和制剂质量的提高奠定了坚实的技术基础。如缓释控释制剂和靶向制剂能降低全身的毒副作用,提高疗效等。近年来开发上市的长时间缓释微球注射剂,注射一次后在一个月或三个月内缓慢释放药物,不仅克服了每天注射的皮肉之苦,而且血药浓度平稳,满足了长效、低毒等要求,同时获得了极大的经济效益。

(四)新型药用辅料的研发

辅料是剂型的基础,新剂型和新技术的研究离不开新辅料的研究与开发。乙基纤维素、丙烯酸树脂系列等高分子辅料的出现发展了缓释控释制剂;体内可降解的聚乳酸聚乙醇酸共聚物开创了1个月至3个月长时间缓释注射微球新剂型。可见辅料的发展对药剂整体水平的提高具有重要意义。

(五)中药新剂型的研发

中药制剂从传统剂型(丸、丹、膏、散等)迈进现代剂型的行列,对提高药效和患者依从性具有重要的意义。已上市了注射剂、颗粒剂、片剂、胶囊剂、滴丸剂、栓剂、软膏剂、气雾剂等20多种中药新剂型。同时也存在不少问题,如成分复杂,有效成分不明,稳定性差,体内代谢不明等,仍然是我国药剂工作者面临的长期而艰巨的任务。

(六)生物技术药物制剂的研发

21世纪生物技术的发展为新药的研发开创了一条崭新的道路。生物技术药物包括基因、核糖核酸、酶、蛋白质、多肽等,普遍具有活性强、剂量小,对各种疑难病症有独特的治疗作用等优点,如预防乙肝的基因重组疫苗、治疗严重贫血症的红细胞生长素等特效药都是现代生物技术药物的新产品。但生物技术药物存在着分子量大、稳定性差、体内吸收差、生物半衰期短等问题,严重影响其临床应用。寻找和发现适合于这类药物的长效、安全、稳定、使用方便的新剂型是摆在药剂工作者面前的艰巨任务。

（七）制剂机械和设备的研发

为了确保药品质量和用药安全性，制剂生产应向封闭、高效、多功能、连续化、自动化和机械化方向发展。自国际卫生组织提倡"药品生产质量管理规范"以来，为制剂机械和设备的发展提供了前所未有的机遇。在固体制剂生产中，流化床制粒机的发明使固体物料混合、制粒、干燥，甚至包衣在一个机器内完成，因此被人们称作一步制粒机，与传统的摇摆式制粒机相比大大缩短了工艺过程，可减少物料与人的接触。

四、药剂学的分支学科

随着药剂学和相关学科的不断发展，逐渐形成了几门药剂学的分支学科。

1. 物理药剂学（physical pharmacy）　是剂型和制剂设计的理论基础，其主要内容是应用物理化学的原理，研究和解释药物制造和储存过程中存在的现象和规律，用以指导剂型和制剂设计，推动具有普遍意义的新剂型和新技术的发展及其应用。它包括化学动力学、界面化学、胶体化学、流变学、结晶化学等。

2. 工业药剂学（industrial pharmacy）　是研究制剂工业化生产的基本理论、工艺技术、生产设备和质量管理的学问。工业药剂学是药剂学的核心，它吸收了材料科学、机械科学、粉体工程学、化学工程学等学科的理论和实践成果，在新剂型的研究、制剂的开发、处方优化、生产工艺和生产技术的研究和改进以及提高产品质量方面发挥着关键作用。

3. 生物药剂学（biopharmaceutics）　是研究药物及其制剂在体内的吸收、分布、代谢与排泄过程，阐明剂型因素、机体的生物因素与药物效应三者之间相互关系的科学。因此，该学科联系药剂学、药理学、生理学以及解剖学、分子生物学等学科的知识和理论，对药物新剂型、新制剂的设立，用药的安全性和有效性具有普遍指导意义。

4. 药物动力学（pharmacokinetics）　是研究药物及其代谢物在人体或动物体内的含量随时间变化的过程，并用数学模型拟合，为指导合理安全用药、剂型和剂量设计等提供依据。

5. 临床药剂学（clinical pharmaceutics）　是以患者为对象，研究合理、有效、安全用药的学问，是与临床治疗学紧密联系的学科。

此外，国内1992年出版了《药用高分子材料学》，药物制剂专业开始开设这门课程。药用高分子材料学（pharmaceutical polymer material science）是研究药用的高分子材料的结构、物理化学性质、性能及用途的理论和应用的专业基础学科。

由此可见，药剂学科涵盖非常庞大和具体的知识基础，所以药剂研制工作者必须具有比较全面的科学知识底蕴，药物制剂工业的先进程度在某种程度上反映了一个现代工业化国家的综合国力，在医药工业乃至整个国民经济中占有不可忽视的地位。

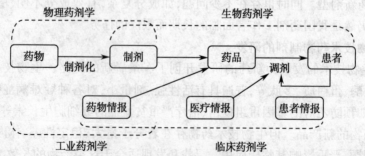

图 1-1　药剂学分支学科

图 1-1 表示以药品为中心的药剂学分支学科的关系。药物制成的剂型为制剂,在此基础上加上情报为药品。

药剂学和其他许多科学一样,经历过描述性时期和经验时期。在过去的十多年里,坚实的科学基础已经形成,使得药剂学从"技术"本身向理论研究的"科学"转变。生物学、化学和物理学的结合仍然是药剂学继续发展的关键。

随着药剂学向各分支学科完全综合的方向发展,生物药剂学和药物递送系统的影响将十分巨大。分子、纳米和微观药物递送技术的出现及其商业化是生物学与物理化学综合的结果。

五、药物剂型的分类方法

《中国药典》2010 年版,一部收载的中药剂型有 26 种,二部收载的西药剂型有 21 种,三部收载生物技术药物的剂型有 12 种,常用剂型有 40 余种,其分类方法有多种:

(一)按给药途径分类

首先按给药部位进行大分类,然后根据形状进行中分类,再根据特性细分类。

1. 口服给药剂型 系指口服后通过胃肠黏膜吸收而发挥全身作用的制剂。

(1)片剂:普通片、分散片、咀嚼片、口腔崩解片、溶解片。

(2)胶囊剂:硬胶囊剂和软胶囊剂。

(3)颗粒剂:溶液型颗粒剂、混悬型颗粒剂、泡腾颗粒剂。

(4)散剂:口服散剂、外用散剂、煮散。

(5)口服液:溶液剂、混悬剂、乳剂。

2. 口腔内给药剂型 主要在口腔内发挥作用的制剂,要和口服片区别开。

(1)口腔用片:含片、舌下片、口腔粘贴片。

(2)口腔喷雾剂。

(3)含漱剂。

3. 注射给药剂型 以注射方式给药的剂型。

(1)注射剂:静脉注射、肌内注射、皮下注射、皮内注射、腔内注射。

(2)输液:营养输液、电解质输液、胶体输液。

(3)植入注射剂:用微球或原位凝胶制备的注射剂。

(4)缓释注射剂:微球注射剂。

4. 呼吸道给药剂型 通过气管或肺部给药的制剂。主要以吸入或喷雾方式给药。如气雾剂、吸入粉雾剂、喷雾剂。

5. 皮肤给药剂型 将药物给予皮肤的制剂,可以起到局部或全身作用。

(1)外用液体制剂:溶液剂、洗剂、搽剂、酊剂。

(2)外用固体制剂:外用散剂。

(3)外用半固体制剂:软膏剂、凝胶剂、乳膏剂。

(4)贴剂:压敏胶分散型贴剂、水凝胶型贴剂。

(5)喷雾剂:气雾剂、喷雾剂。

6. 眼部给药剂型 用于眼部疾病的剂型。如滴眼剂、眼膏剂、眼膜剂。

7. 鼻黏膜给药剂型 滴鼻剂、鼻用软膏剂、鼻用散剂。

8. 直肠给药剂型 直肠栓、灌肠剂。

9. 阴道给药剂型　阴道栓、阴道片、阴道泡腾片。

10. 耳部给药剂型　滴耳剂、耳用凝胶剂、耳用丸剂。

11. 透析用剂型　腹膜透析用制剂和血液透析用制剂。

上述剂型类别中，除了口服给药剂型之外其他剂型都属于非胃肠道给药剂型，而且可在给药部位起局部作用或被吸收后发挥全身作用。

（二）按分散系统分类

分散相分散于分散介质中形成的系统称为分散系统。

1. 溶液型　药物以分子或离子状态（质点的直径≤1nm）分散于分散介质中所形成的均匀分散体系，亦称低分子溶液，如芳香水剂、溶液剂、糖浆剂、甘油剂、醑剂、注射剂等。

2. 胶体型　分散质点直径在 1~100nm 的分散体系。有两种，一种是高分子溶液的均匀分散体系，另一种是不溶性纳米粒的非均匀分散体系。如胶浆剂、火棉胶剂、涂膜剂等。

3. 乳剂型　油性药物或药物的油溶液以液滴状态分散在分散介质中所形成的非均匀分散体系，分散相直径在 0.1~50μm 之间。如口服乳剂、静脉注射乳剂等。

4. 混悬型　固体药物以微粒状态分散在分散介质中所形成的非均匀分散体系，分散相直径在 0.1~100μm 之间。如合剂、洗剂、混悬剂等。

5. 气体分散型　液体或固体药物以微粒状态分散在气体分散介质中所形成的分散体系，如气雾剂，粉雾剂。

6. 固体分散型　固体混合物的分散体系，如片剂、散剂、颗粒剂、胶囊剂、丸剂等。

（三）按形态分类

按物质形态分类的方法。

1. 液体剂型　如芳香水剂、溶液剂、注射剂、合剂、洗剂等。

2. 气体剂型　如气雾剂、喷雾剂等。

3. 固体剂型　如散剂、丸剂、片剂、栓剂、膜剂等。

4. 半固体剂型　如软膏剂、糊剂等。

形态相同的剂型，其制备工艺也比较相近，例如，制备液体剂型时多采用溶解、分散等方法；制备固体剂型多采用粉碎、混合等方法；半固体剂型多采用熔融、研磨等方法。

（四）其他分类方法

根据特殊的原料来源和制备过程进行分类的方法，虽然不包含全部剂型，但习惯上还是常用。

1. 浸出制剂　用浸出方法制备的各种剂型，一般是指中药剂型，如浸膏剂、流浸膏剂、酊剂等。

2. 无菌制剂　是用灭菌方法或无菌技术制成的剂型，如注射剂、滴眼剂等。

剂型的不同分类方法各有特点，也有不完善或不全面的地方。本教材根据医疗、生产实践、教学等方面的长期沿用习惯，采用综合分类的方法。

第二节　药物递送系统

一、药物递送系统的概念

药物通常是通过与作用部位特定受体发生相互作用产生生物学效应，从而达到治疗疾病的目的。因此,只有当药物以一定的速度和浓度被递送到靶部位,从而使疗效最大而副作用最小的治疗才被认为是有效的。然而,在药物递送和靶向分布过程中常存在许多天然屏障,使得原本有应用前景的药物无效或失效。药物剂型可以提高药物服用的便捷性以及改善药物的递送。但大多数传统剂型包括注射剂、口服制剂,以及局部外用制剂均无法满足以下所有要求:帮助药物有效吸收到靶部位;避免药物的非特异性分布(可产生副作用)及提前代谢和排泄,以及所服用药物符合剂量要求。因此,改变给药途径或应用新型递送系统就成为应对药物递送的挑战以及提高药效的有效手段。

新型药物递送系统旨在通过提高药物生物利用度和治疗指数,降低副作用以及提高患者依从性来克服传统剂型的不足。前三个因素固然重要,患者依从性问题同样也不可忽视。据报道,全世界每年因患者错误服药而导致入院治疗的人数有近 10 亿人。要提高患者的依从性,可以通过开发患者服用方便且给药次数少的剂型。自 20 世纪 50 年代起,一些可以持续释药的新口服递药系统开始取代传统剂型。比如,由史克公司开发的 Spansule 胶囊,其内容物为含药的包衣小丸,被认为是第一个新型递药系统。到 60 年代,聚合物材料开始应用于递药系统,同时科学家们开始在产品开发方面采用更为系统的方法,即运用药物动力学、生物界面上的过程及生物相容性等知识进行递药系统的设计。70 年代起,纳米粒被引入递药系统;80 年代开始出现经皮递药系统;80 至 90 年代,生物技术和分子生物学领域的重大突破为大量生物技术药物如肽类、蛋白质、反义寡核苷酸和小分子干扰 RNA 等合成提供了可能;90 年代又出现了研究跨膜转运过程的各种模型。

随着科学技术的进步,特别是分子药理学、分子细胞生物学、分子药物动力学、药物分子传递学及系统工程学等科学的发展、渗入以及纳米技术等新技术的不断涌现,药物剂型和制剂研究已进入药物递送系统新时代。

药物递送系统(drug delivery system,DDS)是指将必要量的药物,在必要的时间内递送到必要的部位的技术,其目的是将原料药的作用发挥到极致,副作用降低到最小。

运用 DDS 技术,将已有药物的药效发挥到最好,副作用降低到最小,不仅可以提高患者的生存质量,提高经济效益,也对企业延长药物生命周期起到积极的作用。基于 DDS 技术的生物技术药物制剂的产业化,使得各种疑难病的治疗成为可能。此外,DDS 技术也具有药理作用的分离,使用性的改善,开发风险降低等很多优势。

二、药物递送系统的分类

药物递送系统是现代科学技术进步的结晶,在临床治疗中发挥重要作用。口服缓释及控释系统、靶向递药系统和透皮递药系统是发展的主流。

(一)缓控释递药系统

1. 口服缓控释递药系统　口服缓控释制剂大体可分为择速、择位、择时控制释药 3 大类,新型释药系统不断问世。随着高分子材料和纳米技术的发展,脂质体、微乳(自微乳)、纳米粒、胶束等相继被开发为口服给药形式,不仅可以达到缓慢释放药物的目的,而且还能保护药物不被胃肠道酶降解,促进药物胃肠道吸收,提高药物的生物利用度。

2. 注射缓控释递药系统　缓控释注射剂可分为液态注射系统和微粒注射系统(微囊、脂质体、微球、毫微粒、胶束等),后者相对前者疗效持续时间更长,可显著减少用药次数,提高患者的顺应性。鉴于常规注射存在给药时剧烈疼痛,且可能会诱发感染或造成交叉感染等缺陷,无针注射给药系统已引起广泛关注,该技术利用高压(机械动力、高压气体)将药物液滴(药物溶液、纳米混悬液等)或粉末(微球、微囊等)瞬时加速,喷射递送至皮内、皮下、黏膜,甚至肌肉内从而发挥药物疗效,具有无痛、无交叉感染、便捷、微量、高效、安全等特点,被认为是最有前景的新型递药系统之一。

3. 在体成型递药系统 在体成型递药系统(in-situ forming drug delivery system, ISFDDS)系将药物和聚合物溶于适宜溶剂中,局部注射进入体内或植入临床所需的给药部位,利用聚合物在生理条件下凝固、凝胶化、沉淀或交联形成固体或半固体药物贮库,而达到缓慢释放药物的效果。ISFDDS 具有可用于特殊部位病变的局部用药、延长给药周期、降低给药剂量和不良反应、工艺简单稳定等特点,且避免了植入剂的外科手术,大大提高患者的顺应性,从而成为国外近年来的热点研究领域。

(二)经皮药物递送系统

随着现代医药科技的发展,透皮给药系统成为新一代药物制剂的研究热点。但由于大多数药物难以透过皮肤达到有效治疗作用,近年来科研人员相继开发出多种新技术如药剂学手段(促进剂、脂质体、微乳、传递体等)、化学手段(前体药物)、物理手段(离子导入、电致孔、超声、激光、加热、微针等)以及生理手段(经络穴位给药)来促进药物的吸收。目前体内给药研究较多的是实心微针经皮药物递送系统,在研的药物有胰岛素、低聚核苷酸、人生长激素、DNA 及蛋白疫苗等。

(三)靶向药物递送系统

1. 脂质体 随着载体材料的改进和修饰,相继出现了多种类型的脂质体靶向制剂,如长循环脂质体、免疫脂质体、磁性脂质体、pH 和热敏感脂质体等。前体脂质体可在一定程度上克服传统脂质体聚集、融合及药物渗漏等稳定性问题,且制备工艺简单,易于大生产。近年来,前体脂质体被广泛用于紫杉醇、多西他赛、环孢素、孕酮、克霉唑、鲑降钙素等药物的开发。

2. 载药脂肪乳 脂肪乳油相和卵磷脂组分对人体无毒,安全性好;是部分难溶性药物的有效载体,载药量较脂质体高,具有缓控释和靶向特征;粒径小,稳定性好,质量可控,易于工业化大生产。这些优势使该类制剂技术的应用前景十分广阔。

3. 聚合物胶束 随着聚合物胶束研究的不断深入,具有特殊性质的聚合物胶束,如 pH 敏感(肿瘤 pH、核内质溶酶体 pH)、温度敏感、超声敏感等聚合物胶束或以配体、单抗、小肽(介导跨膜)表面修饰的聚合物胶束屡见报道。聚合物胶束具有诸多优越性,已用于许多难溶性药物的增溶。国外已有多个产品进入临床研究阶段。

4. 靶向前体药物 利用组织的特异酶(如肿瘤细胞含较高浓度的磷酸酯酶和酰胺酶、结肠含葡聚糖酶和葡糖醛酸糖苷酶、肾脏的 γ- 氨酸转肽酶等)制备前体药物是目前研究靶向前体药物的重要思路之一。另外,将药物与单抗、配基、PEG、小肽交联达到主动靶向(甚至细胞核内靶向)以及抗体定向酶- 前体药物、基因定向酶- 前体药物已成为目前靶向给药系统新的研究思路。

(四)智能型药物递送系统

智能型药物递送系统系依据病理变化信息,实现药物在体内的择时、择位释放,发挥治疗药物的最大疗效,最大限度地降低药物对正常组织的伤害,代表了现代剂型重要发展方向之一。目前研究较多的是脉冲式释药技术,该技术系利用外界变化因素,如磁场、光、温度、电场及特定的化学物质的变化来调节药物的释放,也可利用体内外环境因素(例如 pH、酶、细菌等)来控制药物的释放,如葡萄糖敏感的葡聚糖- 豆球蛋白 A 聚合物可控制胰岛素的释放。

（五）生物大分子药物递送系统

随着脂质体、微球、纳米粒等制剂新技术迅速发展并逐渐完善，国内外学者将其广泛应用于多肽、蛋白质类药物给药系统的研究，以达到给药途径多样化，包括注射（长效）、无针注射、口服、透皮（微针技术）、鼻腔、肺部、眼部、埋植给药等。但它仍是世界性难题，很多工作还处于实验室研究、动物实验或少量制备水平，不同文献来源的结果也有差异，一些问题仍有待于探究。

目前基因治疗在治疗多种人类重大疾病（如遗传病、肿瘤等）方面显示出良好的应用前景，基因的介导方式可分为细胞介导、病毒介导、非病毒介导三大类。非病毒性载体一般不会造成基因的永久性表达，无抗原性，体内应用安全，组成明确，易大量制备，且化学结构多样，使设计和研制新的更理想的靶向性载体系统成为可能，也是将现代药剂的控释与靶向技术引入基因治疗领域的切入点，因而成为当前研究的热点。

三、药物递送系统展望

新型给药系统是促进药品差异化、拓宽医药产品、延长药品生命周期的关键因素之一。在所有的给药系统中，口服给药系统及注射给药系统在中国关注度最高。缓控释技术、定位释放技术、脂质体技术、增强生物利用度等是业内人士共同关注的技术。其他新型给药技术如吸入给药系统、靶向给药系统、透皮给药系统、透黏膜给药系统等也是迅速发展的高新技术。

事实证明，药物活性的充分发挥不仅取决于有效成分的含量与纯度，制剂也已成为发挥理想疗效的一个重要方面，一个老药新型 DDS 的开发与利用不亚于一个新分子实体（new chemical entities，NCE）的创制。为此，研究生产 NCE 的药厂开始青睐和重视新型 DDS，与拥有药物释放技术的公司进行合作或并购，延长了药品本身的生命周期。DDS 是现代科学技术在药剂学中应用与发展的结果，DDS 的研究与开发已成为推动全球医药产业发展的原动力，成为制药行业发展最快的领域之一。

2002 年~2009 年，美国 FDA 批准的新药有 NCE 和新制剂新剂型，其中递药系统新品占大多数（图1-2）。2011 年，全球销售额前 100 位药品中递药系统占 24 席，销售总额达 370.45 亿美元。

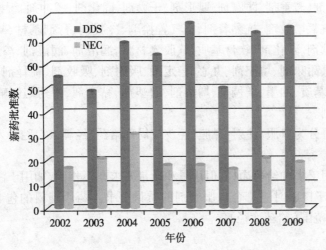

图1-2 2002 年至 2009 年期间美国 FDA 批准的新药（NEC 和 DDS）

从经济学角度而言,新型递药系统技术的发展也有其合理性。2009 年市场份额最多的新型递药系统是靶向递药系统(约合 500 亿美元)。其次是缓释制剂(约合 450 亿美元)。目前口服递药系统的销售额占新型递药系统市场的一半份额,此外,经肺递药系统、经皮递药系统以及纳米药物是未来最有增长前景的领域。2011 年全球递药系统市场规模为 1378 亿美元,预测将以 5% 的复合年增长率(CAGR)增至 2016 年的 1756 亿美元。

第三节 药 用 辅 料

一、药用辅料的定义

药用辅料(pharmaceutical excipients)系指生产药品和调配处方时使用的赋形剂和附加剂,是除活性药物以外,在安全性方面已进行了合理的评估,且包含在药物制剂中的物质。药用辅料除了赋形、充当载体、提高稳定性外,还具有增溶、助溶、缓控释等重要功能,是可能会影响到药品的质量、安全性和有效性的重要成分。

药物制剂处方设计过程实质是依据药物特性与剂型要求,筛选与应用药用辅料的过程。药用辅料是药物制剂的基础材料和重要组成部分,是保证药物制剂生产和发展的物质基础,在制剂剂型和生产中起着关键的作用。它不仅赋予药物一定剂型,而且与提高药物的疗效、降低不良反应有很大的关系,其质量可靠性和多样性是保证剂型和制剂先进性的物质基础。

辅料的来源很丰富,有天然的、合成和半合成的。无论来源如何,药用辅料应对人体无毒害作用,化学性质稳定,与主药及辅料之间无配伍禁忌,不影响制剂的检验,且尽可能用较小的用量发挥较大的作用。

二、药用辅料的分类

辅料在制剂中作用分类有多种,可从来源、作用和用途、给药途径等进行分类。

按来源可分为天然产物、半合成产物和全合成产物。

按作用和用途分类有 65 种,分别是:pH 调节剂、螯合剂、包合剂、包衣剂、保护剂、保湿剂、崩解剂、表面活性剂、病毒灭活剂、补剂、沉淀剂、成膜材料、调香剂、冻干用赋形剂、二氧化碳吸附剂、发泡剂、芳香剂、防腐剂、赋形剂、干燥剂、固化剂、缓冲剂、缓控释材料、胶黏剂、矫味剂、抗氧剂、抗氧增效剂、抗黏着剂、空气置换剂、冷凝剂、膏剂基材、凝胶材料、抛光剂、抛射剂、溶剂、柔软剂、乳化剂、软膏基质、软胶囊材料、润滑剂、润湿剂、渗透促进剂、渗透压调节剂、栓剂基质、甜味剂、填充剂、丸心、稳定剂、吸附剂、吸收剂、稀释剂、消泡剂、絮凝剂、乙醇改性剂、硬膏基质、油墨、增稠剂、增溶剂、增塑剂、黏合剂、中药炮制辅料、助滤剂、助溶剂、助悬剂、着色剂。

按给药途径可分为口服、注射、黏膜、经皮或局部给药、经鼻或口腔吸入给药和眼部给药辅料等。

有些辅料可用于多种给药途径,但用量和质量要求亦不相同,如用于注射剂时应符合注射用质量要求,用于口服时应符合口服制剂的质量要求。药用辅料的包装上应注明为"药用辅料"及其适用范围(给药途径)等。

三、药用辅料的作用

药剂学中使用辅料的目的是多方面的。

1. 使剂型具有形态特征 如溶液剂中加入溶剂;片剂中加入稀释剂、黏合剂;软膏剂、栓剂中加入适宜基质等使剂型具有形态特征。

2. 使制备过程顺利进行 在液体制剂中根据需要加入适宜的增溶剂、助溶剂、助悬剂、乳化剂等;在片剂的生产中加入助流剂、润滑剂以改善物料的粉体性质,使压片过程顺利进行。

3. 提高药物的稳定性 化学稳定剂、物理稳定剂(助悬剂、乳化剂等)、生物稳定剂(防腐剂)等。

4. 调节有效成分的作用部位、作用时间,或满足生理要求 如使制剂具有速释性、缓释性、肠溶性、靶向性、热敏性、生物黏附性、体内可降解性的各种辅料;还有生理需求的 pH 调节剂、等渗剂、矫味剂、止痛剂、色素等。

四、药用辅料的发展概况

药用辅料曾在相当长时期内,没有受到中国制药行业的重视,药用辅料标准数量少,标准项目不齐全,影响了辅料的管理和使用。由于中国药用辅料起步较晚,整体水平较低,国内药用辅料在整个药品中占比重还比较低,只有 2%~3%,而国外药用辅料占整个药品制剂产值的 10%~20%。

中国制定公布的药用辅料标准占所使用药用辅料的比重不足 30%,远远不能满足实际的需要。中国辅料生产行业存在着多样性。据调查,有的辅料是药品,生产企业已经按照 GMP 组织生产,并获得药品标准文号,有的辅料是化工、食品企业生产,虽然有药用标准但却没有药品批准文号,有的药用辅料仍然是地方药品标准收载并为省级药品监督管理部门核发的批准文号。

中国制剂使用的药用辅料有 500 多种,2010 年版《中国药典》中收载药用辅料为 132 种,仅占总数的 25% 左右,其他大部分为相关的行业标准和企业标准。而在美国约 1500 种辅料中,约有 50% 收载于美国药典和法国药典;欧洲药用辅料约有 3000 种,在各种药典中收载也已经达到 50%。

长期以来,中国药用辅料的发展速度落后于中国制药工业的发展速度,药用辅料产业的落后在很大程度上导致制剂研发能力与国际产生差距。随着近年来"齐二药"、"塑化剂"、"毒胶囊"等事件曝光,药用辅料逐渐走进公众视野,并促使国家下决心规范引导药用辅料产业健康快速发展。从"十二五"规划来看,药用辅料产业的升级和发展是大势所趋。

随着科学技术的发展、社会的进步,新型、优质、多功能的药用辅料不断涌现,药物的新剂型与制剂新技术也得到进一步的开发。如:①在液体制剂中,泊洛沙姆、磷脂的出现为静脉乳的制备提供了更好的选择;②在固体药物制剂中,羧甲基淀粉钠(CMS-Na)、交联聚维酮(交联 PVP)、交联羧甲基纤维素钠(交联 CMC-Na)、L-HPC 等超级崩解剂的研制,微晶纤维素、预胶化淀粉等优良可压性辅料的出现,不仅提高片剂质量,而且使粉末直接压片工艺得到了新的机遇;③在经皮给药制剂中,月桂氮䓬酮(Azone)的问世使药物透皮吸收制剂的研究更加活跃;④在注射剂中,聚乳酸(PLA)、聚乳酸聚乙醇酸共聚物(PLGA)等体内可降解辅料的出现,开发了 1 次注射给药缓释 1~3 个月的新型长效注射剂,在以速效为特色的注射剂里增添了以长时间缓释为特征的注射剂新品种。

新型药用辅料对于制剂质量的提高、制剂性能的改进、新剂型的开发、生物利用度的提高具有非常关键的作用。为了适应现代化药物剂型和制剂的发展,药用辅料的更新换代越来越成为药剂工作者关注的热点。

第四节　药典与国家药品标准

一、药典

(一)概述

药典(pharmacopoeia)是一个国家记载药品标准、规格的法典,一般由国家药典委员会组织编纂、出版,并由政府颁布、执行,具有法律约束力。Pharmacopeia 一词来源于古希腊语 pharmakon(药物)和 poiein(制造),将两词结合在一起表明按照处方制备药品时所遵循的标准。1580 年,pharmacopeia 首次出现在意大利贝加莫的地方药物标准上。

制定药品标准对加强药品质量的监督管理、保证质量、保障用药安全有效、维护人民健康起着十分重要的作用。药品标准是药品现代化生产和质量管理的重要组成部分,是药品生产、供应、使用和监督管理部门共同遵循的法定依据。药品质量的内涵包括三方面:真伪、纯度、品质优良度。三者的集中表现是使用中的有效性和安全性。因此,药品标准一般包括以下内容:法定名称、来源、性状、鉴别、纯度检查、含量(效价或活性)测定、类别、剂量、规格、贮藏、制剂等。

不同时代的药典代表着当时医药科技的发展与进步,一个国家的药典反映这个国家的药品生产、医疗和科学技术的水平。各国的药典跟踪药品的品种和质量的提高,定期修订和补充,以满足医药事业的发展,保证人民用药安全、有效,为药品研究和生产起到指导和保障作用。

(二)中华人民共和国药典

1949 年中华人民共和国成立后,开始筹划编制新中国药典。1950 年成立第一届中国药典编纂委员会,1951 年第一届药典委员会第一次会议上决定药典名称为《中华人民共和国药典》,简称《中国药典》。第一部《中国药典》1953 年版由卫生部编印发行,收载各类药品531 种,其中化学药 215 种,植物药与油脂类 65 种,动物药 13 种,抗生素 2 种,生物制品 25种,各类制剂 211 种,为当时的医疗事业发展起到了重要作用。此后陆续出版发行 1963、1977、1985、1990、1995、2000、2005、2010 年版共 9 个版次。《中国药典》的特色之一是药品中包括中国传统药,为了更好地继承和发扬中国特色药,从 1963 年版(第二版)开始把药典分为两部,一部收载中药,二部收载化学药和生物制品。随着生物制品的发展,从 2005 年版(第八版)开始分为三部,一部为中药、二部为化学药、三部为生物制品,首次将《中国生物制品规程》纳入中国药典第三部,以生物制品标准单独成卷列入药典。现行药典是《中国药典》2010 年版,在 2005 年版的基础上进行了大幅度的修订和新增品种的工作。共收载 4567种,其中新增品种 1386 种,修订 2237 种,药典一部收载品种 2165 种,其中新增 1019 种,修订 634 种;药典二部收载品种 2271 种,其中新增 330 种,修订 1500 种;药典三部收载品种131 种,其中新增 37 种,修订 94 种。药典附录也增加和修订了很多。反映了我国近年医疗事业和制药行业的发展和进步。

从新中国成立后到 1985 年期间,不定期地出版发行 3 版,反映了当时医疗事业的相对落后,改革开放之后从 1985 年版开始每隔 5 年修订和补充新内容的《中国药典》出版发行,而且英文版《中国药典》也向世界公开发行。配合药典出现了一系列相关政策,1985 年 7 月 1 日《中华人民共和国药品管理法》正式执行,明确了国务院卫生行政部门颁布的《中华人民共和国药典》和《药品标准》为国家药品标准。进一步确定了药品标准的法定性质和药典委员会的任务。

(三)外国药典

据不完全统计,世界上已有近 40 个国家编制了国家药典,另外还有 3 种区域性药典和世界卫生组织(The World Health Organization,WHO)组织编制的《国际药典》等,这些药典无疑对世界医药科技交流和国际医药贸易具有极大的促进作用。国际上最有影响力的药典是美国药典、英国药典、日本药局方、欧洲药典、国际药典。国际药典是世界卫生组织综合世界各国药品质量标准和质量控制方法编写,其特殊之处在于各国编定药品规范时可作为技术参考文献,并不具有法律约束力。

美国药典(United States Pharmacopoeia,USP),即美国药典/国家处方集(U. S. Pharmacopeia/National Formulary,USP/NF)是由美国政府所属的美国药典委员会(The United States Pharmacopeial Convention)编辑出版。USP 于 1820 年出第一版,1950 年以后每 5 年出一次修订版,到 2009 年已出至第 32 版。NF1883 年第一版,1980 年第 15 版起并入 USP,但仍分两部分,前面为 USP,后面为 NF。美国药典是美国政府对药品质量标准和检定方法作出的技术规定,也是药品生产、使用、管理、检验的法律依据。NF 收载了 USP 尚未收入的新药和新制剂。美国药典最新版为 USP36-NF31。美国药典是目前世界上规模最大的一部药典。

英国药典(British Pharmacopeia,BP)是英国药品委员会正式出版的英国官方医学标准集,是英国制药标准的重要出处,也是药品质量控制、药品生产许可证管理的重要依据。该药典囊括了几千篇颇有价值的医学专题论文,其中有几百篇是医学新论。它不仅为读者提供了药用和成药配方标准以及公式配药标准,而且也向读者展示了所有明确分类并可参照的欧洲药典专著。《英国药典》现行版为 2011 版(BP 2011)共 6 卷,于 2010 年 8 月出版,从 2011 年 1 月 1 日开始生效。

日本药局方(The Japanese Pharmacopoeia,JP),由日本药典委员会编写,由日本政府的厚生劳动省发布。于 1886 年《日本药局方》出第一版(JP 1)。现行版为"第十六版改正日本药局方"(JP 16),于 2011 年 4 月 1 日起执行。战后几乎每隔 5 年出版改正的新药典,第十五版与美国药典、英国药典进行协调,文本中注明与英国/美国药典统一的部分和未统一的部分等,推动了药典国际协调的进程。日本药局方是除《中国药典》之外收载各类生药品种较多的药典之一。

欧洲药典(European Pharmacopoeia,Ph Eur)由欧洲药品质量委员会(EDQM)编辑出版,有英文和法文两种法定文本。1963 年欧洲共同体各国共同商定编订《欧洲药典》,第一版于 1969 年发行,分 3 卷陆续出版发行。最新版为第八版《欧洲药典》,2013 年 6 月出版,于 2014 年 1 月生效。

国际药典(International Pharmacopoeia,IP)是由联合国 WHO 主持编订。第一版于 1951 和 1955 年分两卷用英、法、西班牙文出版。第二版于 1967 年用英、法、俄、西班牙文出版。现行版为第三版,于 1979、1981、1988 年分 3 卷出版,第 1 卷收载 42 项分析测试方法,第 2、3

两卷共收载药品 383 种。

二、国家药品标准

国家药品标准,是指国家食品药品监督管理总局(China Food and Drug Administration,CFDA)颁布的《中华人民共和国药典》、药品注册标准和其他药品标准,其内容包括质量指标、检验方法以及生产工艺等技术要求。

国家注册标准,是指 CFDA 给申请人特定药品的标准、生产该药品的药品生产企业必须执行该注册标准,但也是属于国家药品标准范畴。

目前药品所有执行标准均为国家注册标准,主要包括:

(1)药典标准

(2)卫生部中药成方制剂一至二十一册

(3)卫生部化学、生化、抗生素药品第一分册

(4)卫生部药品标准(二部)一册至六册

(5)卫生部药品标准藏药第一册、蒙药分册、维吾尔药分册

(6)新药转正标准 1 至 76 册(正不断更新)

(7)国家药品标准化学药品地标升国标一至十六册

(8)国家中成药标准汇编

(9)国家注册标准(针对某一企业的标准,但也属于国家药品标准)

(10)进口药品标准

我国有约 9000 个药品的质量标准,过去有省、自治区和直辖市的卫生部门批准和颁发的地方性药品标准。国家食品药品监督管理总局已经对其中临床常用、疗效确切的品种进行质量标准的修订、统一、整理和提高,并入到《国家药品标准》,即新药转正标准,于 2006 年取消了地方标准。

第五节 GLP 与 GCP 及 GMP

一、药品非临床研究质量管理规范

新药临床前安全性评价对新药能否进入临床研究,预测临床研究的风险程度和最终评价其开发价值起着举足轻重的作用,而一个高质量的安全性评价工作必须遵循药品非临床研究质量管理规范(good laboratory practice,GLP)。GLP 是药物非临床安全性评价试验从方案设计、实施、质量保证、记录、报告到归档的指南和准则,适用于非临床安全性评价研究,是国家为了保证新药临床前研究安全性试验资料的优质、真实、完整和可靠性,针对药物非临床安全性评价研究机构制定的基本要求。

在药物毒理学发展历史上,"反应停"的悲剧无疑是推动人类对药物安全性评价沉重反思的重要事件。反应停事件促使药物管理机构和毒理学家对现有的药物安全研究重新思考。20 世纪 70 年代,FDA 对所管辖产品的安全性研究报告的可靠性产生强烈质疑,从而对全国研究机构展开调查。调查结果显示,尽管也存在故意隐瞒对产品不利的实验结论的情况,但广泛存在于各个企业、研究机构、学校中的更严重问题是安全性实验设计、进行和报告过程中存在的缺陷,从而导致报告的可信性严重降低。针对这类情况,FDA 于 1976 年颁布

了 GLP 法规。在美国的带动下，英国、日本、法国、瑞典等国家也先后发布了本国的 GLP，GLP 也逐渐成为了国际上通行的确保药品非临床安全性研究质量的规范。

我国从 1991 年起开始起草 GLP，1993 年原国家科委颁布了 GLP，于 1994 年 1 月生效。1998 年国务院机构改革后，原国家食品药品监督管理局（SFDA）根据国际上 GLP 的发展和我国的实际情况，颁布了《药品非临床研究质量管理规范》，并于 1999 年 11 月 1 日起施行。2007 年 1 月 1 日起，SFDA 规定未在国内上市销售的化学原料药及其制剂、生物制品，未在国内上市销售的从植物、动物、矿物等物质中提取的有效成分、有效部位及其制剂和从中药、天然药物中提取的有效成分及其制剂以及中药注射剂等的新药非临床安全性评价研究必须在经过 GLP 认证、符合 GLP 要求的实验室进行。

GLP 的核心精神是通过严格控制非临床安全性评价的各个环节以保证试验质量，即研究资料的真实性、可靠性和完整性。GLP 建设的基本内容可分为软件和硬件两大部分，GLP 的软件解决安全性研究的运行管理问题，而运行软件所需要的硬件环境就是 GLP 的硬件设施。GLP 硬件包括动物饲养设施、各类实验设施（供试品处置设施、各类实验和诊断功能实验室）、各类保管设施（供试品保管、档案保管）和环境调控设施，以及满足研究需要的相应的仪器设备等。软件部分包括：组织机构和人员、各项工作的标准操作规程、研究工作实施过程及相关环节的管理、质量保证体系等。

二、药品临床研究质量管理规范

临床试验是新药开发不可缺少的环节。一个新药的上市，很大程度上取决于临床试验的质量及其结果是否符合安全、有效的标准。

药物临床试验质量管理规范（good clinical practice，GCP）是为保证临床试验数据的质量、保护受试者的安全和权益而制定的进行临床试验的准则，是保证药物临床试验安全性的法律依据。制定 GCP 的目的是保证临床试验过程的规范可靠，结果科学可信，同时保障受试者的权益和生命安全。GCP 的宗旨就是保证药物临床试验过程的规范化，使其结果具有科学性、可靠性、准确性、完整性。

GCP 的内容主要涵盖了临床试验方案的设计、实施、组织、监查、记录、分析、统计、总结、报告、审核等全过程。GCP 也包括了新药临床试验的条件、受试者的权益保障、试验方案的制定、研究者、申办者和监查员的主要职责、质量保证体系等内容。

GCP 最早于 1980 年在美国提出，在 20 世纪 80 年代中后期，日本和许多欧洲国家先后效仿美国制定并实施了 GCP。各国 GCP 在原则上虽相同，但具体细节上有所不同，为此，1991 年起 WHO 考虑到 GCP 应成为各成员国共同接受的原则，起草了 WHO 的 GCP。此外，欧盟、美国和日本在 1990 年发起，由三方面成员国的药品管理当局和制药企业管理机构组成了一个联合机构——人用药品注册技术要求国际协调会（The International Conference on Harmonization of Technical Requirements for Registration of Pharmaceuticals for Human Use，ICH），讨论制定一系列"人用药品注册技术要求"，其中就包括 ICHGCP。目的是为寻求解决三方存在的一些不统一的规定和认识，进一步对世界范围内的药物研制开发过程进行革新，提高研究质量。

我国卫生部也于 1993 年开始制定本国的 GCP，并已于 1998 年 3 月颁布第一版《药品临床试验管理规范（试行）》。现行的 GCP 是 2003 年 8 月颁布的《药物临床试验质量管理规范》。

三、药品生产质量规范

药品生产质量规范(good manufacturing practice, GMP)是对药品生产质量管理全过程、全方位、全员进行工作或操作管理的法定的工作技术标准,是保证药品质量乃至用药安全有效的可靠措施,是全面质量管理发展到今天的标准化产物。实施药品 GMP,是强化国家对药品生产的监督管理,实现对药品生产全过程的监督,保证药品质量的一套科学、系统和行之有效的管理制度。

推行 GMP 的目的是:①将人为造成的错误减小到最低;②防止对医药品的污染和低质量医药品的产生;③保证产品高质量的系统设计。GMP 的检查对象是人、生产环境、制剂生产的全过程。"人"是实行 GMP 管理的软件,也是关键的管理对象,而"物"是 GMP 管理的硬件,是必要条件,缺一不可。

在人类社会经历了多次重大的药物灾难,特别是 20 世纪最大的药物灾难"反应停"事件后,药品的生产质量引起了公众的关注。1962 年美国 FDA 组织坦普尔大学 6 名教授,编写并制定了 GMP 规范《药品生产质量管理规范》,从 1963 年美国诞生世界第一部药品GMP、1969 年 WHO 建议各成员国实行药品 GMP 制度至今,全球已有 100 多个国家和地区实行了 GMP 管理制度。

我国自 1988 年第一次颁布药品 GMP 至今已有 20 多年,其间经历 1992 年和 1998 年两次修订,截至 2004 年 6 月 30 日,实现了所有原料药和制剂均在符合药品 GMP 的条件下生产的目标。2011 年 2 月 12 日颁布了新版药品 GMP(2010 年修订),并于 2011 年 3 月 1 日起施行。新版 GMP 是在 98 版基础上更加完善的版本,在修订过程中参考借鉴了欧盟、FDA 和WHO 的 GMP 内容。其基本框架与内容采用欧盟 GMP 文本,附录中原料药标准等采用 ICHGMP(ICH Q7A)版本。

新版 GMP 具有几大亮点:

1. 总体内容更为原则化、更科学、更易于操作。主要体现 GMP 的内涵和理念:是减少人为差错、防止混淆和交叉污染、做到可追踪性,以保证产品质量和人民用药安全为原则。

2. 充分考虑了原料药的生产特殊性。新版 GMP 充分体现了原料药生产的特殊性,原料药生产一般分为合成(包括化学方法、生物发酵方法)、提取(包括植物、动物等提取)和精制三大步骤,合成由于未形成原料药(active pharmaceutical ingredient, API),一般称为生产初期,不同的步骤 GMP 的要求不一样,一般生产步骤越往后 GMP 要求越高。

3. 增加了偏差管理、超过标准范围系统(out of specifications, OOS)、纠正预防系统(corrective action protective action, CAPA)、变更控制等内容。从法规上认可企业的偏差、超标和变更行为的合法化。有偏差就记录并说明,重大偏差需要调查并启动 CAPA 程序,这才是真正的科学态度对待 GMP。任何企业的人员、工艺和设备的变更是永恒的,因此对变更的评估、记录和控制就显得尤为重要,这样才符合 GMP 的要求,做到可追踪性。

4. 对主要文件提出更高的要求。对主要文件(如质量标准、工艺规程、批记录等)分门别类具体提出要求,特别对批生产、包装记录的复制、发放提出更具体的要求,大大增加了企业违规、不规范记录,甚至作假舞弊的操作难度。

5. 净化级别标准与国际接轨。新版 GMP 标准与国际接轨,特别在净化级别上采用了WHO 的标准,实行 A、B、C、D 四级标准,对悬浮粒子进行动态监测,对浮游菌、沉降菌和表面微生物的监测都有明确规定和说明。有利于将来和其他发达国家的 GMP 的互认,提高了企业对外竞争力,为我国药品出口扫清障碍,其战略意义不言而喻。

6. 明确规定粉针剂的有效期不得超过生产所用无菌原料药的有效期。与老版 GMP 相比,附录无菌产品第六十四条明确规定了粉针剂的有效期不得超过生产所用无菌原料药的有效期,既解决日常工作中的原料药和制剂有效期时常出现的矛盾,又抓住了重点剂型,从而以减少质量风险,具有中国特色。

第六节　药剂学的发展简史

人类出现时,药物便也以植物或矿物的形式出现了。人类的疾病和强烈的求生愿望促使了药物的不断发现。虽然一开始药物一般都是未经加工的,但是毫无疑问,在有历史记录以前,人类就开始使用药物了,原始人为了减轻疼痛用冷水清洗伤口或在伤口上敷新鲜的叶子或泥巴。早期人类不断地积累经验,发现有些疗法比其他疗法有效,从此,也就有了运用药物治疗的习惯。

早期,人们认为疾病是由恶魔或邪恶的精神力量侵入人体造成的,因此,早期的治疗主要集中在如何祛除体内的神魔。从早期记录来看,人类通过使用咒语或有害物质、服用草药等方式来驱除魔鬼。在这段时期,药学知识和对于药物的应用能力转化成了权力。荷马史诗中的词语 pharmakon(希腊语),含有善良与邪恶的灵药意思,如今使用的 pharmacy 就起源于此。

在我国历史上,最初人们将新鲜的动植物捣碎后再做药用。为了更好地发挥药效和便于服用,才逐渐出现了药材加工成一定的剂型的演变过程。

汤剂是我国最早的中药剂型。最迟在商代(公元前 1766)已有实用。夏商周时期的医书《五十二病方》、《甲乙经》、《山海经》已记载将药材加工成汤剂、酒剂、洗浴剂、饼剂、曲剂、丸剂和膏剂等剂型实用。东汉张仲景(公元 142～219)的《伤寒论》和《金匮要略》中就收载了栓剂、糖浆剂、洗剂和软膏剂等 10 余种剂型。晋代葛洪(公元 281—341)的《肘后备急方》中收载了各种膏剂、丸剂、锭剂和条剂等。唐代的《新修本草》是我国第一部,也是世界上最早的国家药典。宋代的成方制剂已有规模生产,并出现了官办药厂及我国最早的国家制剂规范。明代李时珍(公元 1518—1539)编著的《本草纲目》收载药物 1892 种和剂型 61 种。

国外考古人员经不懈地努力,认识到早期药物治疗时的药物分类并非如想象的那样模糊不清。考古专家已发现许多记载着药品和药学知识的历史文物,这些文物最早可追溯到公元前 3000 年,这些记载是十分珍贵的遗产。公元前 3000 年的苏美尔黏土碑,记载了最古老的医药处方。碑上记载如下:将卡朋特(一种植物)的种子、马可哈兹树胶、百里香压成粉末后溶于啤酒,另取"月树"和白梨树的根部粉末溶于啤酒,两者混合即成。

亚伯斯古医籍(Ebers papyrus)是最著名的现存古籍,是长 60 英尺、宽 1 英尺的卷轴,可追溯至公元前 16 世纪,现收藏于莱比锡(Leipzig)大学,且以著名的德国考古学家格奥尔格·亚伯斯(Georg Ebers)命名,亚伯斯在一座木乃伊的坟墓中发现了它,并用他余下的大半生致力于古籍的解读。随后,很多考古学者参与到古籍的解读工作中,但是由于其中的象形文字翻译起来难度极大,各位学者很难达成共识,但有一点毋庸置疑,那就是公元前 1550 年,埃及人已经开始使用了现今仍然存在的一些药物及其剂型。亚伯斯古医籍记载了逾 800 个处方和 700 余种药物。从药物来源看,记载的植物药偏多,如阿拉伯胶、蓖麻子、茴香等;也有收录了少量矿物药和动物药,如氧化铁、碳酸钠、氯化钠、硫黄及动物粪便等。那时人们使用啤酒、葡萄酒、牛奶和蜂蜜作溶媒,很多处方中含有二十种甚至更多种药物,这就是当今所说的复方制剂。埃及人在制作栓剂、漱口剂、丸剂、片剂等制剂时,通常使用研钵和杵、筛和天平等来保证均匀的混合。

克劳迪亚斯·盖仑(Claudius Galen)是一名医师和药剂师,生于古希腊,后取得罗马国籍。他致力于组建生理学、病理学和治疗学的知识体系。盖仑的制剂学说沿用了近 1500 年。盖仑是有史以来最多产的学者,他不仅发表了 500 篇医学论文,还在哲学、法学和文法领域发表了 250 篇论文。他的医学著作中记载了许多种天然药物的处方及制作工艺。他将植物药与其他辅料混合、融化后制成多种剂型,后人称之为"盖仑制剂"。严格意义上说,盖仑制剂系用乙醇或其他溶剂浸渍和渗漉天然药物,以得到有效成分,弃去不溶性惰性组分而制备的药物制剂。包括汤剂、浸膏、流浸膏、甘油浸膏、油浸膏、浸剂、油性树脂剂、树脂剂、酊剂和醋剂等。从盖仑时期开始,药物制备者的目标就转变为创造稳定、无惰性物质、疗效显著的剂型,专注于优化药物的处置和给药方式。

18 世纪末期至 19 世纪初期,一些药师制造出了纯度高、均匀度好、治疗效果佳的药物制剂。1805 年,德国药师弗里德里希·泽特(Friedrich Sertürner)(1783—1841)从鸦片中提取出了吗啡,从此在法国药师间引发了从有效药物中提取活性成分的风潮。约瑟夫·卡文图(Joseph Caventou)(1795—1877)与约瑟夫·佩尔蒂埃(Joseph Pelletier)(1788—1842)一起从金鸡纳树皮中提取出了奎宁和弱金鸡纳碱,从马钱子中提取出士的宁和番木鳖碱;佩尔蒂埃与皮埃尔·罗比凯(Pierre Robiquet)(1780—1840)提取出咖啡因;罗比凯独自从鸦片中提取出可待因。随后,一系列的活性成分被提取出来,并被确定为药材具有治疗作用的原因。

天然药物中活性成分的提取促进了只含单一有效成分的药物制剂的发展。这一时期,很多药师开始小规模生产制剂产品以满足病患们对于药物的需求。现今一些药学研究所和制药公司就源于这些两个世纪前的先进制剂实验室。

现代药剂学正是在传统制剂基础上发展起来的,已有约 150 多年历史。1886 年法国药师 Stanislas Limousin(1831—1887)发明安瓿(ampuls),1833 年法国药师 Francois Mothes 发明了软胶囊,1847 年伦敦的 James Murdoch 发明了嵌套式硬胶囊并获得专利,1875 年,Jonhn Tindall 发明了间断性灭菌程序。Ehrlich 使用的治疗梅毒的撒尔佛散皮下注射剂(1910 年)大大推动了非胃肠道给药的发展,促进了技术上的飞跃。1911 年 Hort 和 Penfold 引用"热原"这一术语来描述注射剂中引起发热反应的物质。1872 年,费城制药商 John Wyeth 的雇员 Henry Bower 研制了第一台旋转式压片机。片剂、注射剂、胶囊剂、气雾剂等近代剂型的相继出现,标志着药剂学发展进入了一个新的阶段。

物理学、化学、生物等自然科学的巨大进步又为药剂学这一门新型学科奠定了良好的理论基础。1847 年德国药师莫尔(Mohr)的第一本药剂学教科书《药剂工艺学》的问世,宣告药剂学已作为一门独立的学科。

20 世纪 50 年代后,由于科学的发展,特别是合成化学、微生物学、实验药理学、生物化学、物理化学和化学动力学的发展和渗入,药剂学进入了用化学和物理化学基础来设计、生产和评价剂型,并用客观体外科学指标评定质量的时代,称为物理药剂学时代。20 世纪 60 ~ 70 年代,药品质量的评定从体外论证扩展到体内,把药剂学推进到生物药剂学的新时代。20 世纪 80 年代,由于合成和半合成化学药物的大量出现和应用,结果发现不少药物有毒副作用,以及致敏性、致突变性和致癌性等,药剂学又向临床质量评定方向前进而进入临床药学时代。临床药学的主要任务就是阐明药物在疾病治疗中的作用与相互作用及指导合理用药。

20世纪90年代以来,由于分子药理学、生物药物分析、细胞药物化学、药物分子传递学及系统工程学等科学的发展、渗入以及新技术的不断涌现,药物剂型和制剂研究已进入药物递送系统时代,药物制剂设计和生产,体外的溶出与释放与体内药物在吸收、分布、排泄过程中的变化和影响都要用数据和图像来阐述,还要结合患者、病因、器官组织细胞的生理特点与药物分子的关系来反映剂型的结构与有效性,逐渐解决剂型与病变细胞亲和性的问题,所以21世纪的药剂学是药物制剂向系统工程制品发展的DDS新时代。

（方 亮）

参 考 文 献

1. 崔福德. 药剂学. 第7版. 北京:人民卫生出版社,2011
2. 国家药典委员会.《中国药典》2010年版. 北京:中国医药科技出版社,2010
3. Ram I. Mahato, Ajit S. Narang. Pharmaceutical Dosage Forms and Drug Delivery. Second Edition. New York, Taylor & Francis Group,2012
4. Michael E. Aulton. Aulton's Pharmaceutics The Design and Manufacture of Medicines. Third Edition[M]. London, Elsevier Limited,2007
5. Loyd V. Allen, Jr., Nicholas G. Popovich, Howard C. Ansel. Ansel's Pharmaceutical Dosage Forms and Drug Delivery Systems. Ninth Edition, New York, Lippincott Williams & Wilkins,2011
6. Alexander T. Florence, David Attwood. Physicochemical Principles of Pharmacy. Fifth Edition, London, Pharmaceutical Press,2011
7. 上釜兼人、川岛嘉明、松田芳久. 最新・製剤学. 东京:広川书店,2008
8. 森本雍憲、関俊暢、従二和彦他. 新しい図解薬剤学. 東京:南山堂,2009

第二章 药物制剂设计

第一节 创新药物研发中的制剂设计

剂型是药物的传递体,将药物输送到体内发挥疗效。但是药物作用的效果不仅取决于药物本身的活性,也与药物进入体内的形式、途径和作用过程等密切相关。同一药物的不同剂型或不同制剂技术制得的制剂中的药物能以不同的形式和途径进入体内,产生疗效。

在药物制剂的研究与开发过程中,应根据药物本身的理化性质及临床用药的要求对制剂进行合理设计。药物制剂设计是新药研究和开发的起点,是决定药品的安全性、有效性、可控性、稳定性和顺应性的重要环节。因此,在创新药物研究中,制剂的设计和优化也是其中一项不可缺少的重要内容。如果剂型选择不当,处方、工艺设计不合理,对药品质量会产生一定的影响,甚至影响到药品的疗效及安全性。所以,制剂研究在药物研发中占有十分重要的地位。再者,随着新型药物制剂技术和药物递送系统研究的不断深入,制剂新技术产品的设计和研发,也将成为药物制剂设计和研发的重要内容,受到广泛重视。

在实际工作中,药物制剂的设计贯穿于制剂研发的整个过程,主要包括以下内容:①处方前研究:要对药物的理化性质、药理学和生物学特性等有较全面的认识。如果某些参数是剂型设计所必需,但尚未知晓,则应先进行试验,获得足够的数据后,再进行处方设计;②剂型的选择:根据药物的理化性质、生物学特性、治疗需要和用药的顺应性,结合临床前研究工作,确定给药的最佳途径,并综合各方面因素后确定剂型;③辅料的选择:根据剂型的特点及药品给药途径的需要进行选择;④处方和制备工艺的优化:在考虑制剂的各项指标基础上,采用实验设计优化法对处方和制备工艺进行优化。

第二节 制剂设计的基础

一、制剂设计的目的

药物制剂设计首先是根据疾病的性质、临床用药的需要以及药物的理化性质和生物学特征,确定合适的给药途径和药物剂型。然后通过对药物的理化性质和生物学特性的充分调查研究,确定新制剂技术或工艺设计中应该重点解决的问题或应该达到的目标,选择合适的辅料、制备工艺,筛选制剂的最佳处方和工艺条件,确定包装,最终形成适合于工业生产和临床应用的制剂产品。

药物进入人体后有两种情况:一种是在血液中达到较高的血药浓度,随血液循环到达作用部位,发挥疗效,同时在机体其他部位也有一定的药物浓度。另一种情况是将药物直接输入作用部位,此时只需极少剂量的药物就可以迅速达到临床功效,而在其他部位保持极小的

药物浓度。为保证药物合理地递送到人体,在临床上呈现适宜的药理学和治疗作用,制剂设计时,应达到以下目标:

(一)药物能迅速到达作用部位,保持药物有效浓度

设计与选择剂型时,应尽可能迅速使药物到达作用部位,然后保持药物的有效浓度,且具有较高的生物利用度。如水溶性药物,静脉注射可以得到100%的生物利用度,其作用速率也容易控制。一次推注可立即发挥药效作用,也可滴注以稳定的速率发挥作用。局部作用的软膏、吸入剂、洗剂等比较容易到达皮肤、黏膜等部位,但要完全吸收较难。

(二)避免或减少药物在体内转运过程中的破坏

制剂剂型设计时,要了解活性药物在体内是否有肝首过效应,使活性损失而失效,是否被生物膜和体液的 pH 和酶所破坏等,以便可以通过合理的剂型设计加以克服。

(三)减少药物的刺激性与毒副作用

某些药物具有胃肠道刺激性或对肝肾有毒性,制成某些剂型可以减少刺激性毒副作用,如乙酰水杨酸对胃刺激性较大,制成肠溶制剂可以减少刺激发生。阿霉素普通注射剂的心脏毒性较大,但是制成脂质体后能显著降低心脏毒性。

(四)药物能溶于浸没生物膜的体液

药物发挥治疗效果,必须能溶于浸没生物膜的体液中,溶解在体液中的药物才能被转运。为此在处方设计前要研究了解以下问题:①药物在不同粒度、不同晶型、不同 pH、不同离子强度下的溶解度与溶解速度;②药物在水中的解离度与油水两相的分配系数;③药物在生物膜的透过性;④药物本身的稳定性等。如某种药物口服生物利用度不高,是因为药物在体液中溶出过慢或不完全,这时就可以采用物理化学方法改善溶解度或溶解速度,或选择其他给药途径设计其他剂型。

(五)保证体外溶出或释放与体内吸收相关

设计的制剂要能保证药物在体外的溶出或释放试验与在体内的吸收试验结果有较好的相关性,这样体外的试验才有实际意义,尤其对缓控释制剂研究特别重要。

(六)考虑吸收部位与特点

生物环境的生理特性对药物吸收影响不可忽视。如药物在胃肠道吸收时,即使药物在小肠解离,而在胃中不解离,其在小肠内吸收速率也总比其在胃中吸收速率要大,这是因为小肠黏膜有皱褶和许多绒毛,吸收表面积大等缘故,且大多数药物主要的吸收部位是小肠。至于经皮吸收主要屏障是角质层,角质层的类脂通道是限速步骤,因此在制剂设计时要考虑其吸收的特点。

二、制剂设计的基本原则

无论是新化学实体产品还是新制剂产品,良好的制剂设计都应以提高或不影响药物的药理活性,减少药物的刺激性和毒副作用或其他不良反应为目标。药物制剂设计的基本原则主要包括以下五个方面:

1. 安全性(safety) 药物制剂的设计首先要考虑用药的安全性。药物制剂的安全问题主要源于药物本身,但也可能源于辅料并且与药物制剂的设计有关。如紫杉醇本身具有一定的毒副作用,其在水溶液中溶解度也小,在制备紫杉醇注射液时需加入聚氧乙烯蓖麻油作为增溶剂,该增溶剂具有很强的刺激性。如果将紫杉醇通过制剂手段设计为脂质体制剂,则可避免使用强刺激性的增溶剂,降低不良反应。理想的制剂设计应在保证疗效的基础上使用最低的剂量,并保证药物在作用后能迅速从体内被清除而无残留,从而在最大限度上避免刺激性和毒副作用。对于治疗指数低的药物宜设计成控释制剂,减少血药浓度的峰谷波动,维持较稳定的血药浓度水平,以降低毒副的发生率。对机体具有较强刺激性的药物,可通过适宜的剂型和合理的处方来降低药物的刺激性。为了保证药物制剂的安全性,对于改变剂型、采用新辅料或新工艺而提高了药物吸收及生物利用度的制剂,需要对制剂的剂量以及适应证予以重新审查或修正;对于毒性很大的药物或治疗指数很低的药物不宜采用微粉化工艺加速其溶解吸收。

2. 有效性(effectiveness)　药物制剂的有效性是药物开发的前提,虽然化学原料药物是药品中发挥疗效的最主要因素,但还与给药途径、剂型、剂量以及病患者的生理病理状况有关。例如治疗心绞痛的药物硝酸甘油通过舌下、经皮等形式给药时,起效快慢与作用强度差别很大。对心绞痛进行急救,宜选用舌下给药,药物可快速被吸收,2~5分钟起效;对于预防性的长期给药则使用缓释透皮贴剂较为合适,作用可达到24小时以上。同一给药途径,如果选用不同剂型,也可能产生不同的治疗效果。溶液剂、分散片、口溶片等吸收快,起效迅速,但往往维持作用时间短,需要频繁给药。

在保证用药安全的前提下,通过合理的制剂处方以及工艺设计可以提高药物治疗的有效性。如对于在水中难溶的药物制备口服制剂时,可采用处方中加入增溶剂或助溶剂、微粉化、制成固体分散体、环糊精包合物、制成乳剂或微乳等方法增加其溶解度和溶出速度,促进吸收,提高其生物利用度。

3. 可控性(controllability)　药品的质量是决定其有效性与安全性的重要保证,因此制剂设计必须要重视并做到质量可控。可控性主要体现在制剂质量的可预知性与重现性。重现性指的是质量的稳定性,即不同批次生产的制剂均应达到质量标准的要求,不应有大的变异,应处于允许的变异范围内。质量可控要求在制剂设计时应选择较为成熟的剂型、给药途径与制备工艺,以确保制剂质量符合规定标准。现在国际上推行的"质量源于设计"的理念,是希望在剂型和处方设计之初,就考虑确保质量的可控性。

4. 稳定性(stability)　药物制剂的稳定性是制剂安全性和有效性的基础。药物制剂的稳定性包括物理、化学和微生物学的稳定性。在处方设计的开始就要将稳定性纳入考查范围,不仅要考查处方本身的配伍稳定性和工艺过程中的药物稳定性,而且还应考虑制剂在贮藏和使用期间的稳定性。因此,对新制剂的制备工艺研究过程中要进行为期10天的影响因素考察,即在高温、高湿和强光照射条件下考察处方及制备工艺对药物稳定性的影响,用以筛选更为稳定的处方和制备工艺。药物制剂的化学不稳定性导致有效剂量降低,形成新的具有毒副作用的有关物质;制剂的物理不稳定性可导致液体制剂产生沉淀、分层等,以及固体制剂发生形变、破裂、软化和液化等形状改变;制剂的微生物学不稳定性导致制剂污损、霉变、染菌等严重安全隐患。这些问题可采用调整处方,优化制备工艺,或改变包装或贮存条件等方法来解决。

5. 顺应性(compliance)　顺应性是指患者或医护人员对所用药物的接受程度,其对制剂的治疗效果也常有较大的影响。难以为患者所接受的给药方式或剂型,不利于治疗。如长期应用处方中含有刺激性成分,注射时有强烈疼痛感的注射剂;老年人、儿童及有吞咽困难的患者服用体积庞大的口服固体制剂等。影响患者顺应性的因素除用药方法和给药频次外,还有制剂的外观、大小、形状、色泽、口感等。因此,在剂型设计时应遵循顺应性的原则,考虑采用最便捷的给药途径,减少给药频次,并在处方设计中尽量避免用药时可能给患者带来的不适或痛苦。

此外,制剂设计在保证上述原则的基础上,还应从药物经济学的角度考虑,尽可能降低成本,简化制备工艺等。

三、给药途径和剂型的确定

在临床治疗和预防疾病时,有的要求全身用药,而有的要求局部用药避免全身吸收;有的要求快速吸收,而有的要求缓慢吸收。因此针对疾病的种类和特点,需要有不同的给药途径和相应的剂型和制剂。适宜的制剂和剂型,对发挥药效、减少药物毒副作用、方便用药具有重要意义。不同的药物制剂,通过不同的给药途径进入体内后,药物的吸收和作用机制以及药效等有可能差异较大。因此,应根据药物开发的目标确定具体的给药途径并设计适宜的剂型。

1. 口服给药(oral administration) 口服给药是常用的给药途径之一,被认为是最自然、最简单、最方便和最安全的给药方式。患者依从性好,适宜于长期或短期用药。适合于口服给药的常用剂型有片剂、胶囊剂、颗粒剂、丸剂等固体制剂,以及溶液、混悬液和乳状液等液体制剂,其中片剂是目前临床应用最为广泛的口服剂型。口服给药后,药物一般通过胃肠道吸收进入体循环,作用于全身。口服给药虽然方便、安全,但易受胃肠道生理因素的影响,临床疗效常有较大的波动。设计口服剂型时一般要求:①胃肠道内吸收好,良好的崩解、分散、溶出性能和吸收是发挥疗效的重要保证;②避免对胃肠道的刺激作用;③克服或避免药物的首过效应;④具有良好的外部特征,如芳香气味、可口的味觉、适宜的大小及给药方法;⑤适于特殊用药人群,如老年人和儿童等吞咽困难的患者,应采用液体剂型或易于吞咽的小体积剂型。口腔崩解片因其在口腔内接触唾液后在极短的时间内崩解,不仅受到吞咽困难患者的欢迎,而且适合无水情况下服药。

2. 注射给药(parenteral administration) 注射给药途径有皮下、肌内、血管内、脊髓腔、关节腔、腹腔、眼内、颅内注射等。一般情况下,注射给药后,药物可迅速地通过体循环被运送至全身各处,起效快,生物利用度高。注射给药特别适用于急救或快速给药的情况或无法采用其他方式给药的情况。此外,对于胃肠道内容易降解以及口服吸收非常差的药物,如胰岛素、紫杉醇、青霉素等,首选注射给药。注射给药的缺点是患者的顺应性较差,多数情况下不仅有疼痛感或不适感,而且需要医护人员帮助;注射给药后,药物瞬间到达体内,血药峰浓度有可能超过治疗窗,造成毒副反应;由于注射给药后药物直接进入组织或血液,导致用药的不安全因素增加。

注射给药的剂型较多,包括溶液剂、混悬剂、乳剂以及临用前配制的无菌粉末和浓溶液等。设计注射剂型时,应根据药物的性质与临床要求选用适宜的剂型。如需长期注射给药时,可采用缓释注射剂;在溶液中不稳定的药物,可考虑制成冻干制剂或无菌粉末等。

3. 黏膜及腔道给药 眼、鼻腔、口腔、耳道、阴道及直肠等黏膜部位或腔道的许多病变常采用局部给药,其中眼、口腔、直肠和阴道也可作为全身吸收的用药部位。黏膜或腔道给药的特点有:①用药面积小,不适宜用大体积、大剂量的药物制剂;②黏膜及腔道组织柔嫩,具有重要的生理功能,对外来异物敏感,容易受损,一般不适宜长期用药,更不宜用刺激性及损伤正常生理功能的药物或制剂;③一些腔道和黏膜组织,细胞间隙大,药物代谢酶少,血液转运不通过肝脏,作为全身用药具有特殊优势。因此,腔道或黏膜给药可作为口服吸收差的药物,或有吞咽困难的患者及儿童的给药途径。

4. 其他给药途径　药物还可以通过其他给药途径被吸收而进入体循环,如经皮吸收给药,吸入给药等。

经皮给药的目的是药物透过表皮层进入皮下毛细血管,通过体循环作用于全身。经皮给药首先要求制剂与皮肤有良好亲和性、铺展性或黏着性,在治疗期间内不因皮肤的伸缩、外界因素的影响以及衣服的摩擦而脱落,同时无明显皮肤刺激性,不影响人体汗腺与皮脂腺的正常分泌及毛孔的正常功能。药物透过表皮层的效率与药物的分子量、亲脂性、解离状态及皮肤的生理结构有密切关系。为了提高药物的经皮吸收量,在经皮给药制剂的处方中一般都含有经皮穿透促进剂。

气雾剂、粉雾剂和喷雾剂等主要用于小剂量药物的口腔或鼻腔吸入给药,一般需要有特殊设计的可计量的容器及装备辅助控制给药剂量。气态药物通过肺部吸入给药的效率最高;对于液态或固态的药物,则需要将其分散成亚微米级(粒径在 $0.5 \sim 5 \mu m$ 范围)的颗粒,再制备成吸入制剂,其肺部吸收效率较佳。

四、质量源于设计

质量源于设计(quality by design,QbD)是目前国际上推行的理念,已逐渐被整个工业界所认可并实施。2004 年,美国 FDA 提出了 QbD 的概念,且被 ICH 纳入新药开发和质量风险管理中。其主要内容是以预先设定的目标产品质量特性作为研发的起点,在了解关键物质属性的基础上,通过试验设计,研究产品的关键质量属性,确立关键工艺参数。在多影响因素下,建立能满足产品性能和工艺参数的设计空间(design space),并根据设计空间,实行质量风险管理,确立质量控制策略和药品质量体系。

基于 QbD 的理念,药物制剂产品开发的第一步是确定目标产品的特征及相关的目标产品质量特征。药物制剂产品的目标特征的确定首先需要分析其临床用药需要。不同的疾病和不同的用药情景下,适宜的给药方式和制剂形式往往不同。例如,针对全身作用的药物,如果患者希望自行用药,一般应考虑研制口服制剂。但是如果针对的疾病常见症状是恶心呕吐,就应该避免口服,而是采用注射、经皮或栓剂等给药形式。如果患者用药时可能神智不清,不能自主吞咽,或者是急救用药,应该考虑开发为注射制剂。如果是慢性病长期用药,应考虑使用非注射给药的剂型或采用缓释长效注射剂型。

根据目标产品质量参数,进一步确立关键质量指标,并系统地研究各种处方和制剂工艺因素对于关键质量指标的影响和机制,选择能够保证产品质量的各个处方和工艺参数的范围,作为产品的设计空间,并应用一系列先进在线检测技术保证处方和工艺在设计空间中正常运行。这就是 QbD 理念下的制剂设计新方法。

传统的制剂处方设计和工艺优化往往是经验性的,常用单变量的实验数据来优化处方和工艺参数,并根据实验数据来确定质量标准。然而,实际生产中,原辅料来源、设备因素是多变的,因此,一成不变的工艺参数常常使成品的检测指标偏离设定的质量指标,造成出废品甚至规模召回事件。这使人们认识到,在制剂研究中不能简单追求一个最优处方,而是应该对处方和工艺中影响成品质量的关键参数及其作用机制有系统、明确的认识,并对它们的变化范围对质量的影响进行风险评估,从而在可靠的科学理论的基础上建立制剂处方和工艺设计空间。实际生产中可以根据具体情况,在设计空间的范围内改变原辅料和工艺参数,才能保证药品质量。

第三节　药物制剂处方设计前研究

药物制剂的处方前研究(preformulation)是指在设计制剂处方前对药物的物理性质、化学性质、生物学特性等一系列基本性质进行的研究。其目的是为后期研制稳定、有效,具有适宜生物学特性并符合工业化生产的优良制剂提供依据。处方前研究在新药的剂型设计和药物的剂型改良中逐步成为常规的研究项目并且占有重要地位。

制剂处方前研究工作包括通过文献检索或实验研究得到所需科学情报资料,如药物的物理性状、熔点、沸点、溶解度、溶出速率、多晶型、pK_a、油水分配系数和物理化学稳定性等。然后,根据药物本身的性质、剂型和工艺要求,有选择的进行一些必要的实验,得到足够的数据资料。这些数据资料可作为研究人员在处方设计和产品开发中选择最佳剂型、工艺和质量控制的依据,使药物不仅保持物理化学和微生物学的稳定性,而且在药物制剂用于人体时,能够获得较高的生物利用度和最佳药效。处方设计前工作的内容主要取决于药物的种类、性质和希望制备的剂型。处方前工作出发点是获取原料药物及其有关性质等情报,同时进行认真必要的文献检索,然后根据药物的特点有重点地开展工作。

一、资料收集和文献查阅

资料收集与文献检索是处方前工作首先面临的一个很重要的内容。随着现代医药科学的飞速发展,医药文献的数量与种类也日益增多,要迅速、准确、完整的检索到所需文献资料,必须熟悉检索工具,掌握检索方法。检索工具是指用于报道、存储和查找文献线索的工具,如按检索手段不同可分为手工检索和机器检索工具。20世纪90年代新发展的网络信息检索更是方便、简捷、经济,而且网络信息更新更快。因此,现在Internet网已成为获取信息的最主要途径之一。通过Internet网可以收集到的与药学有关的资源简介如下:

(一) 常用搜索引擎

1. 综合搜索引擎　Internet蕴含着丰富的信息,随着Web空间的日益庞大,为了帮助用户快捷地获取所需信息,许多公司和信息机构推出了多种Web检索工具,具有重要影响的综合搜索网址有:① http://www.google.com;② http://www.yahoo.com;③ http://www.baidu.com等。

2. 医药专业搜索引擎　Internet上除大量的一般主题指南和综合搜索引擎外,还有许多站点专供医药专业网络搜寻:①http://www.nlm.nih.gov;②http://www.healthatoz.com;③http://www.biomednet.com;④http://www.pharmweb.net;⑤http://www.fastsearch.com/med等。

(二) 常用的药学网站

政府医药管理部门的网站有:① http://www.fda.gov(美国FDA);② http://www.sfda.gov.cn(中国CFDA);③http://www.sipo.gov.cn(国家知识产权局)。常用的药学论坛有:①http://emuch.net/bbs(小木虫科研论坛);②http://www.dxy.cn/bbs/(丁香园论坛);③http://www.westyx.com/bbs/(西部药学论坛)等。

(三) 常用Internet数据库

国内的Internet数据库检索有:①http://epub.cnki.net/kns/(中国知网);②http://g.wanfangdata.com.cn/(万方数据知识平台);③http://www.cqvip.com/(维普科技期刊数

据库)等。国外的 Internet 数据库检索有:①http://www.ncbi.nlm.nih.gov(PubMed 检索系统);②http://newfirstsearch.oclc.org(OCLC first Seach 数据库)等。

二、药物理化性质测定

药物的物理化学性质,如溶解度和油/水分配系数等是影响其在体内作用的重要因素。因此,全面把握药物的理化性质,找出药物在研发制剂中应重点解决的难点,才能有目的地选择适宜的剂型、辅料、制剂技术和工艺。新药的理化性质研究主要包括 pK_a、溶解度、多晶型、油/水分配系数、表面特征以及吸湿性等的测定。

(一) 溶解度与 pK_a

一般而言,药物溶解是其吸收的前提。因此,不论通过何种途径给药,药物都需要具有一定的溶解度,才能被吸收进入循环系统并发挥治疗作用。对于溶解度大的药物,可以制成各种固体或液体剂型,适合于各种给药途径。对于溶解度小的难溶性药物,其溶出速率是吸收的限速过程,是影响生物利用度的最主要因素。在一定温度下,将过量药物与特定溶剂混合,并且充分搅拌达到饱和后,测定溶剂中药物的浓度,即可得到该温度下药物的饱和溶解度或平衡溶解度。

药物的解离常数直接关系到其溶解性和吸收性。大多数药物是有机弱酸或有机弱碱,其在不同的 pH 介质中的溶解度不同,药物溶解后存在的形式也不同,即主要以解离型和非解离型存在,对药物的吸收可能会有很大的影响。一般情况下,解离型药物不易跨过生物膜被吸收,而非解离型药物往往可有效地跨过生物膜被吸收。由于溶解度与 pK_a 在很大程度上影响以后许多研究工作,所以进行处方前工作时,必须首先测定溶解度与 pK_a。溶解度在一定程度上决定药物能否制成注射剂和溶液剂。药物的 pK_a 值可使研究人员应用已知的 pH 变化解决溶解度问题或选用合适的盐,以提高制剂的稳定性。

Hander-Hassellbach 公式可以说明药物的解离状态,pK_a 和 pH 的关系:

对弱碱性药物 $\qquad pH = pK_a + \log[A^-]/[HA] \qquad$ (2-1)

对弱酸性药物 $\qquad pH = pK_a + \log[B]/[BH^+] \qquad$ (2-2)

Hander-Hassellbach 公式可用来解决以下问题:①根据不同的 pH 所对应的药物溶解度测定 pK_a 值;②如果已知[HA]或[B]和 pK_a,则可预测任何 pH 条件下药物的溶解度;③有助于选择药物的适宜盐;④预测盐的溶解度和 pH 的关系。从上述公式可知,pH 改变一个单位,药物的溶解度将发生 10 倍的变化。因此,液体制剂需要特别控制体系中 pH 的变化。

pK_a 可以通过滴定法测定。如测定弱酸性药物的 pK_a,可用碱滴定,将结果以被中和的酸分数(X)对 pH 作图;同时还需滴定水,得到两条曲线。将两条曲线上每一点的差值作图,得到校正曲线。pK_a 即为 50% 的酸被中和时所对应的 pH,如图 2-1 所示。水的曲线表示滴定水所需的碱量,酸的曲线为药物的滴定曲线,两者差值的曲线为校正曲线,即纵坐标相同时,酸的曲线和水的曲线对应的横坐标值之间的差值,如图中 b 点等于 c 减去 a 的值。

对于胺类药物,其游离碱常常很难溶,pK_a 的测定可在含有机溶剂(如乙醇)的溶剂中进行测定,以不同浓度的有机溶剂(如 5%、10%、15%、20%)进行,将结果外推至有机溶剂为 0% 时,即可推算出水的 pK_a 值。

(二) 油水分配系数

药物分子必须有效地跨过体内的各种生物膜屏障系统,才能到达病变部位发挥治疗作用。生物膜相当于类脂屏障,药物分子穿透生物膜的能力与其亲脂性密切相关。由于油水

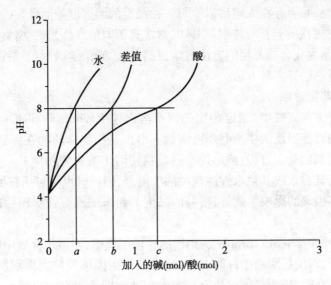

图 2-1　用滴定法测定某酸性化合物的 pK_a

分配系数（partition coefficient, P）是分子亲脂特性的度量，所以在处方前研究中常用油水分配系数来衡量药物分子亲脂性的大小。

油水分配系数代表药物分配在油相和水相中的比例，用下式表示。

$$P = \frac{C_O}{C_W} \tag{2-3}$$

式中 C_o 表示药物在油相中的质量浓度，C_w 表示药物在水相中的质量浓度。

实际应用中常采用油/水分配系数的常用对数值，即 log$P$ 作为参数。log$P$ 值越高，说明药物的亲脂性越强；相反则药物的亲水性越强。由于正辛醇和水不互溶，且其极性与生物膜相似，所以正辛醇最常用于测定药物的油/水分配系数。

摇瓶法是测定药物的油/水分配系数的常用方法之一。将药物加入到水和正辛醇的两相溶液中（实验前正辛醇相需要用水溶液饱和 24 小时以上），充分摇匀，达到分配平衡后，分别测定有机相（C_o）和水相（C_w）中药物的浓度。当某一相中药物的浓度过低时，也可通过测定另一相中药物浓度的降低值来进行计算。

（三）多晶型

化学结构相同的药物，由于结晶条件不同，可得到数种晶格排列不同的晶型，这种现象称为多晶型（polymorphism）。多晶型中有稳定型、亚稳定型和无定型。稳定型的结晶熵值最小、熔点高、溶解度小、溶出速度慢；无定型溶解时不必克服晶格能，溶出最快，但在贮存过程中甚至在体内转化成稳定型；亚稳定型介于上述二者之间，其熔点较低，具有较高的溶解度和溶出速度。亚稳定型可以逐渐转变为稳定型，但这种转变速度比较缓慢，在常温下较稳定，有利于制剂的制备。晶型能影响药物吸收速度，进而反映到药理活性上，所以在药物制剂原料的选择上应引起注意。如果掌握了晶格转型条件，就能制成吸收性良好的药物制剂。例如抗艾滋病药物利托那韦，在开发过程中被认为只有一种晶型，因此便制成了普通胶囊投入市场。两年后，在市场销售的产品中发现了一种非常难溶的新晶型，几乎没有任何疗效。为此，厂家紧急召回并停产，最后研制出需要冷藏的混悬剂和软胶囊，以避免在贮藏中重结晶和晶型转换问题，该药才得以重新进入市场。因此，处方前工作要研究药物是否存在多晶型,亚稳型的稳定性,是否存在无定型以及每一种晶型的溶解度等问题。

各种晶型在物理性质上有所差别,固体时常常有不同的红外光谱、密度、熔点、溶解度及溶出速度。因此,鉴别化合物晶型的方法有熔点测定法、光谱学研究、显微镜观察、X 射线衍射法及差示扫描量热法等多种方法。

(四) 药物的溶出速率

在药物制剂处方前研究中,测定药物的固有溶出速率(intrinsic dissolution rate)有助于评价该药物在体内可能出现的生物利用度问题。溶出是指固体药物在溶剂中,药物分子离开固体表面进入溶剂的动态过程,溶出速率则是描述溶出的快慢程度。一种固体药物的溶出速率主要取决于其在水或其他水性溶剂中的溶解度,但同时也受包括粒度、晶型、pH 以及缓冲液浓度等许多因素的影响。此外,溶液的黏度和粉末的润湿性对药物的溶出速率也有影响。

根据 Noyes-Whitey/Nernst-Bruner 所提出的扩散层模型,当溶出介质中的药物浓度远远低于其饱和溶解度,即满足漏槽条件时,溶出速率仅仅由固体颗粒表面积所决定。因此,当固定固体表面积不变时,所测得的单位面积的溶出速率即为固有溶出速率。固有溶出速率反映了药物从固体表面进入溶出介质的速率。所以,这一参数可以有效地反映药物不同晶型或盐型的溶解快慢差异,进而提示在后续处方研究时,是否可能因此而出现溶出速率过低所致的生物利用度问题。

药物固有溶出速率是指单位时间、单位面积溶出药物的量。具体测定是将一定量的原料药物压成某一直径的圆片,在溶出介质中以一定转速运转测定溶出速率。采用这一方法的目的是固定表面积,但又不阻碍药物自身的溶解过程。由于有些化合物在较大压力作用下可能发生晶型转变,所以在压片完毕后还需用 X 光衍射等方法确认待测药物的晶型。

(五) 吸湿性

药物从周围环境中吸收水分的性质称为吸湿性(hygroscopicity)。一般而言,物料的吸湿程度取决于周围空气中的相对湿度。空气的相对湿度越大,露置于空气中的物料越易吸湿。药物的水溶性不同,吸湿规律也不同;水溶性药物在大于其临界相对湿度的环境中吸湿量突然增加,而水不溶性药物随空气中相对湿度的增加缓慢吸湿。

在室温下,大多数吸湿性药物在相对湿度 30%~45% 时与周围环境中的水分达平衡状态,因此在此条件下贮存最稳定。此外,合适的包装在一定程度上也能防止水分的影响。处方前对物料吸湿性的研究,可以为辅料的选择和优良、稳定的处方设计提供依据。

药物的吸湿性可用测定药物的平衡吸湿曲线进行评价。具体方法为:将药物置于已知相对湿度的环境中(饱和盐溶液的干燥器中),在一定的时间间隔后,将药物取出,称重,测定吸水量。在 25℃ 80% 的相对湿度下放置 24 小时,吸水量小于 2% 时为微吸湿;大于 15% 为极易吸湿。

(六) 粉体学性质

药物的粉体学性质主要包括粒子形状、大小、粒度分布、比表面积、密度、吸附性、流动性、润湿性和吸湿性等。这些性质对固体制剂工艺及剂型的稳定性、成型性、释药性、质量控制、体内吸收和生物利用度等均有显著影响,因此多数固体制剂应根据不同需要进行粒子加工以改善粉体性质来满足产品质量和粉体操作的需求。另外,用于固体制剂的辅料如填充剂、崩解剂、润滑剂等的粉体性质也可改变主药的粉体性质,如果选择不当,也可能影响制剂的质量。

三、药物稳定性和辅料配伍研究

（一）药物的稳定性与剂型设计

药物由于受到外界因素,如空气、光、热、金属离子等的作用,常发生物理和化学变化,使药物的疗效降低,甚至产生未知的毒副物质。因此,处方设计前研究的一个重要内容是对药物的理化稳定性和影响药物稳定性的因素进行观察。通过对药物本身稳定性的研究,可对处方组成、制备工艺、辅料和稳定性附加剂的选用和合适的包装设计起重要的指导作用。

处方设计前研究中,对于药物在溶液中的稳定性,可以在一系列不同 pH 条件下检测药物在不同温度和光照条件下的降解情况;对于固态药物的稳定性,可以将药物置于加速实验条件下考察其降解情况。稳定性研究通常采用薄层色谱和高效液相色谱等方法检测化合物的含量变化和降解产物;热分析法检测多晶型、溶剂化物及药物与辅料的相互作用;漫反射分光光度法也可用于检测药物与辅料的相互作用。

多数药物含有易被水解的酯、酰胺、内酯、内酰胺等基团,因此水解是最常见的一种影响药物稳定性的降解反应。药物的水解是一个伪一级动力学过程,与溶液中的氢离子的浓度有关。例如遇水稳定性较差的药物,可以选择比较稳定的剂型,如固体剂型或加隔离层,薄膜衣片可减少与外界的接触,减少药物分解。另外,影响药物不稳定的反应还有氧化反应、聚合反应、脱羧、脱氨等。在处方前研究中应根据药物的结构和性质以及准备采用的给药途径进行分析,并在后续的稳定性研究中进行重点研究。

（二）药物与辅料的配伍研究

1. 固体制剂的配伍研究　固体制剂常用的辅料有填充剂、黏合剂、润滑剂与崩解剂等,每种辅料都具有各自的理化性质,选择适宜的辅料与药物配伍,对于制剂加工成型、外观、有效性及安全性等具有重要意义。

对于缺乏相关数据的辅料,可进行相容性研究。通常将少量药物和辅料混合,放入小瓶中,胶塞封蜡密闭(阻止水汽进入),贮存于室温以及 55℃(硬脂酸、磷酸二氢钙一般用40℃)。参照药物稳定性指导原则中考察影响因素的方法,于一定时间取样检查,重点考察性状、含量、有关物质等。必要时,可用原料和辅料分别做平行对照实验,以判别是原料本身的变化还是辅料的影响。如果处方中使用了与药物有相互作用的辅料,需要用实验数据证明处方的合理性。通常情况下,口服制剂可选用若干种辅料,若辅料用量较大如稀释剂,可按主药:辅料 = 1:5 的比例混合;若用量较小的辅料如润滑剂,可按主药:辅料 = 20:1 的比例混合。

热分析方法可以简便、快速地研究和预测药物与辅料之间物理化学的相互作用。通过比较药物与辅料的混合物、药物、辅料的热分析曲线,从熔点的改变、峰形和峰面积、峰位移等变化了解药物与辅料间的理化性质的变化。

2. 液体制剂的配伍研究　液体制剂的配伍研究,一般是将药物置于不同的 pH 缓冲液中,考察 pH 与降解反应速率之间的关系,以便选择最稳定的 pH 和缓冲液体系。

注射剂通常直接注射进入血液循环系统,选择的辅料应具有更高的安全性。因此,对注射剂的配伍,一般是将药物置于含有附加剂的溶液中进行研究,通常是含重金属(同时含有或不含螯合剂)或抗氧剂(在含氧或氮的环境中)的条件下研究,考察药物和辅料对氧化、曝光和接触重金属时的稳定性,为注射剂处方的初步设计提供依据。

口服液体制剂的配伍研究需要考察药物与乙醇、甘油、糖浆、防腐剂和缓冲液等常用辅料的配伍情况。

四、处方前生物药剂学研究

生物药剂学通过研究药物及其剂型在体内的吸收、分布、代谢与排泄过程,从而评价药品质量,设计合理的剂型、处方及生产工艺,并为临床合理用药提供科学依据,使药物发挥最佳的治疗作用。因此,在制剂的设计之初就必须对药物的生物药剂学性质加以考察,并根据考察的结果,合理设计给药途径、给药频次、剂量等参数。

吸收是指药物从给药部位进入血液循环的过程。对于作用于全身的药物,药物的吸收是其体内药效作用的前提。所以在处方前研究中往往需要对药物的吸收机制和效率进行分析,以提高后期开发的成功率。由于肠壁可以看成一个亲脂的生物膜,因此,口服药物要具有一定的亲脂性。但同时药物又必须在水溶液中有一定的溶解度才能溶出,之后通过生物膜被吸收进入血液循环。依据口服药物的生物药剂学分类系统(biopharmaceutics classification system,BCS)可知,对于溶解度大渗透性好的药物(BCS Ⅰ类药物)及部分溶解度大渗透性差的药物(BCS Ⅲ类药物),可以认为在制剂开发中存在的风险较小,可以尝试开发为各种控释制剂。对于溶解度小渗透性好的药物(BCS Ⅱ类药物)或溶解度大渗透性差的药物(BCS Ⅲ类药物),则需要分别从改善药物的溶出速率和提高药物的透过性着手进行剂型设计。对于溶解度小渗透性差的药物(BCS Ⅳ类药物),在改善溶出和提高透过性两方面的难度都比较大,制剂开发时风险较高,不宜作为口服制剂开发。

处方设计前研究也涉及药物自身的体内动力学性质和参数的测定,以便在后期研究中,针对药物自身的体内分布、代谢、排泄特性,结合其物理化学性质,设计合适的给药途径和剂型。药物的药代动力学研究可参考相关文献。

第四节　药物制剂处方、工艺设计及优化

处方设计是在前期对药物和辅料的所有理化和生物学性质等研究的基础上,根据剂型的特点及临床的需要,设计几种基本合理的处方,开展后续的研究工作。优化药物制剂的处方和工艺时,首先需要明确药品质量的关键指标。在此基础上,采用优化技术对处方和工艺因素深入研究,确定其最佳范围。一般先通过适当的预实验方法选择一定的辅料和制备工艺,然后采用优化技术对处方和工艺进行优化设计。优化处方和工艺研究不仅可以确定特定产品的处方和工艺流程,还能获得完整的影响药品质量的数据,从而科学地制定出能够确保产品质量的设计空间。

一般而言,优化过程包括:①选择可靠的优化设计方案以适应线性或非线性模型拟合;②建立效应与因素之间的数学关系式,并通过统计学检验确保模型的可信度;③优选最佳工艺条件。

一、药物制剂处方设计

随着我国新药申报和审批制度的规范化,以及新药产品的研究重心从仿制到创新的转移,制剂设计在新药研发中的意义日益显著。一般在给药途径及剂型确定后,针对药物的基本性质及制剂的基本要求,选择适宜辅料和制备工艺,将其制成质量可靠、使用方便、成本低廉的药物制剂。

（一）剂型设计

药物本身的理化性质、疗效、毒副作用、临床需求等是发挥药物疗效的重要因素,而剂型对发挥疗效和减少毒副作用也起着十分重要的作用。研究任何一种剂型,首先要说明选择的剂型有何优点或特点。同时要说明该剂型国内外研究状况,并提供国内外文献资料。

理想的剂型应符合三效(高效、速效、长效)、三小(剂量小、毒性小、副作用小)、五方便(服用方便、携带方便、生产方便、运输方便、贮存方便)的要求。如缓释控释制剂可使短效治疗药物在较长时间内起作用,维持平稳的血药浓度以及减少给药次数。口腔鼻腔等黏膜递药系统与经皮递药系统可以使药物避免在胃肠道降解和首过效应。靶向递药系统利用载体将药物导向到病变部位,增加疗效,减少全身毒副作用。同一种药物制成不同剂型,疗效与毒副反应可能有明显差异。如治疗哮喘的芸香草或其有效成分胡椒酮的口服剂型,不仅用量大,显效慢,疗效差,且产生胃肠道副反应。若将胡椒酮制成气雾剂,则用量小,显效快,疗效好,副作用也减少。

剂型设计是一个复杂的研究过程,受多方面因素的影响,可依据临床需要、药物的理化性质、药动学数据和现行生产工艺条件等因素,通过文献研究和预试验予以确定。设计时应充分发挥各剂型的特点,以尽可能选用新剂型。

1. 依据临床需要设计　剂型不同,载药量、药物释放数量和方式也不一样。因此,剂型设计首先要考虑医疗的需要,药物本身的治疗作用及适应证。抢救危重患者、急症患者或昏迷患者,应选择速效剂型和非口服剂型,如注射剂、气雾剂和舌下片等。药物作用需要持久的,可用缓释控释制剂或经皮递药系统。局部用药应根据用药部位的特点,选用不同的剂型,如皮肤疾病可用软膏剂、涂膜剂、糊剂和巴布剂等;腔道疾病如痔疮可用栓剂。

2. 依据药物的性质设计　剂型设计前,应掌握药物本身的治疗作用机制和主药的分子结构、药物色泽、臭味、颗粒大小、形状、晶型、熔点、水分、含量、纯度、溶解度、溶解速度等药物理化性质及生物半衰期、药物在体内的代谢过程等特殊性质,特别要了解热、湿、光对药物稳定性的影响。

剂型设计要考虑药物的性质,克服药物本身的某些缺点,充分发挥药物的疗效。药物的有些性质对剂型的选择起决定性作用。如有苦味、臭气的药物,易挥发、潮解的药物,都需要选用包衣片等合适的剂型。药物的溶解性能与油水分配系数亦影响剂型的选择,难溶药物不能制成以水为介质的溶液型制剂。胃肠道中不能充分溶解的药物,制成普通口服制剂就有可能发生生物利用度很低的问题。晶型问题可能会直接影响制剂疗效,有些晶型问题会影响饲粉、压片等生产过程,使制剂难以工业化生产。对于生物半衰期比较短的药物,应考虑将该药物制成长效缓释制剂,以免造成多次频繁给药及血药浓度波动很大的不良效果。如果药物在体内有明显的肝脏首过效应,剂型设计时宜避开首过作用。如硝酸甘油若用普通口服片剂给药,则药物从肠道吸收进入肝门静脉,会发生严重的代谢反应。硝酸甘油可采用舌下片,经口腔、舌下黏膜迅速吸收直接进入血液循环。

药品的稳定性是剂型设计要考虑的另一个重要因素。通过剂型设计,应尽量减少药物的分解破坏。如遇水不稳定药物,可考虑制成固体剂型;胃肠道不稳定的药物,可选择注射剂或黏膜递药系统与经皮递药系统。

3. 依据生产工艺条件设计　剂型不同所采取的工艺路线、所用设备及生产环境的要求亦不同。如注射剂的生产对配液区与灌封区的洁净度有较高的要求,冻干粉针剂的生产需要有冻干设备等等。

（二）处方筛选

自行设计的处方都应进行处方筛选。在进行处方筛选时,应结合制剂特点至少设计 3 种以上处方,供小样试制。处方中应包括主药和符合剂型要求的各类辅料。处方筛选的主要工作是辅料及用量的筛选。

1. 辅料的选择　辅料是药物剂型和制剂存在的物质基础,具有赋形、充当载体的作用,方便使用与贮运的作用。辅料能使制剂具有人们希望的理化性质,如增强主药的稳定性,延长制剂的有效期,调控主药在体内外的释放速度,调节身体生理适应性,改变药物的给药途径和作用方式等。辅料的选择对制剂的质量、生产工艺都有很大的影响。

（1）辅料的来源:辅料是主药外一切材料的总称。处方中使用的辅料原则上应使用国产产品和国家标准(中国药典、部颁标准、局颁标准)收录的品种及批准进口的辅料;对习惯使用的其他辅料,应提供依据并制定相应的质量标准。对国外药典收录的辅料,应提供国外药典依据和进口许可等。对食品添加剂(如调味剂、矫味剂、着色剂、抗氧化剂),也应提供质量标准及使用依据。改变制剂给药途径的辅料,应制定相应的质量标准。凡国内外未使用过的辅料,应按新辅料申报批准使用。

（2）辅料的一般要求:辅料选择应根据剂型或制剂条件及给药途径的需要,例如小剂量片剂主要选择填充剂,以便制成适当大小的片剂,便于患者服用;对一些难溶性药物的片剂,除一般成型辅料外,主要应考虑选择一些较好的崩解剂或表面活性剂;凝胶剂则应选择能够形成凝胶的辅料;混悬剂中需要能调节药物粒子沉降速率的辅料。同时,还应考虑辅料不应与主药发生相互作用,不影响制剂的含量测定等因素。

（3）辅料的选择:辅料选择得当可以发挥主药的理想药理活性,提高疗效;可以减少药物用量,降低主药的毒副作用;可以增强药物的稳定性,延长贮存时间;可以控制和调节药物的体内释放,以减少服药次数等。例如阿霉素制成脂质体制剂后能减轻其心脏毒性和急性毒性;以羟丙甲基纤维素为辅料生产的阿司匹林比用淀粉为辅料的片剂稳定性好,不出现存放期间药片硬度的增加和主药溶出度下降现象。局部用制剂的辅料,如软膏和栓剂的基质可以影响药物释放和对皮肤组织深部的渗透,克霉唑栓剂在亲水性基质中的释放比在油脂性基质中快,苯巴比妥栓剂中若加入 3% 月桂氮䓬酮能提高生物利用度 1 倍。反之,辅料选择不当往往会影响制剂生物利用度或药物的稳定性,以及使其安全性和有效性受到影响。例如以硬脂酸镁(钙)作辅料能与苯唑西林钠发生化学反应;四环素若用磷酸氢二钙作辅料往往会生成难以吸收的钙-四环素配合物而降低生物利用度;在胶囊填充物中使用易溶于水的乳糖代替微溶的硫酸钙,往往致使苯妥英钠的溶出速率增大,血药浓度上升,甚至出现中毒现象。

2. 处方相容性研究　处方相容性研究,是指研究主药与辅料间的相互作用。大多数辅料在化学性质上表现惰性,但也不排除某些辅料与药物混合后出现配伍变化。因此,新药应进行主药与辅料相互作用的研究。

以口服固体制剂为例,具体实验方法如下:

选用若干种辅料,如辅料用量较大的(如填充剂、稀释剂等)可按主药:辅料 = 1:5 的比例混合,用量较少的(如润滑剂),则按主药:辅料 = 20:1 的比例混合,取一定量,按照药物稳定性指导原则中影响因素的实验方法,分别在强光(4500 ± 500)lx、高温(60℃)、高湿[相对湿度(90 ± 5)%]的条件下放置 10 天,用 HPLC 或其他适宜的方法检查含量及有关物质放置前后有无变化,同时观察外观、色泽等物理性状的变化。必要时可用纯原料做平行对照实验,以区别原料本身的变化还是辅料的影响。可用差示分析、漫反射等方法进行实验,如用漫反射法可研究药物与辅料间有无相互作用,相互作用是物理吸附还是化学吸附或化学反应,该法是处方前的常规试验方法之一。根据实验结果,判断主药与辅料是否发生相互作用,选择与主药没有相互作用的辅料用于处方研究。

通过研究辅料与主药的配伍变化,考察辅料对主药的鉴别与含量测定的影响,设计含有不同辅料及不同配比的制剂,以外观性状、pH、澄清度、溶出度、降解产物和含量等相关质量检查项目为指标考察不同处方制剂的质量好坏,以及光、热、湿气对不同制剂质量的影响,筛选出质量高、稳定性好的处方。

(三)制剂工艺筛选优化

制剂工艺能影响药剂的质量。如不同的工艺能影响口服固体制剂的生物利用度或液体制剂的澄清度与稳定性。注射剂制备过程中活性炭处理的方法会影响注射剂的澄明度、色泽与含量。灭菌温度与时间,也会影响注射剂成品的色泽、pH 和含量等。固体制剂制备时原料药粒子大小,制粒操作及压片时的压力等都可能或多或少地影响药物的溶出速度,进而影响其吸收。因此,应对工艺进行不同条件的筛选以确定最优的生产工艺。

1. 工艺路线设计 工艺路线的设计依据的是药物与辅料共同的理化性质、剂型、处方、生产技术、设备条件、经济成本等因素。

2. 工艺条件筛选 ①工艺条件研究,应系统、规范地进行。对每一环节的影响因素进行全面研究,对每个影响因素进行三个或以上的多水平研究。②在预实验基础上,可以采用比较法、正交设计、均匀设计、单纯形优化法、拉氏优化法和效应面优化法等其他适宜的方法。根据不同剂型,选择合理的评价项目、合适的评价统计方法考虑和筛选。

3. 制剂的基本性能评价 通过辅料选择、处方筛选和工艺筛选后,得到新制剂。新制剂的基本性能须符合剂型的要求,因此须对其基本性能进行考察。

(四)影响制剂的因素与包装材料考察

对经过制剂基本项目考察合格的样品,选择两种以上进行制剂影响因素考察,研究新药及其制剂对光、热、湿度和空气等敏感的特性。将新制剂除去包装,暴露在空气中,分别在强光照射($4500lx \pm 500lx$)及高温($60℃$)、高湿度($25℃$,$RH = 90\% \pm 5\%$)等环境下放置 5 天,在此期间作若干次取样,观测它的外观、降解产物、含量及某些有关质量指标的变化。若质量指标的变化能够区别制剂处方的优劣就不再进行实验;若不能区别,则继续进行 5 天考察,必要时适当提高温度或延长时间。对不适宜采用 $60℃$ 高温或(90 ± 5)% 相对湿度的品种,可用 $40℃$ 或相对湿度(75 ± 5)% 的条件进行。对于易水解的水溶液制剂(如注射液),还应研究不同 pH 的影响。容易氧化的药物应探讨是否通过氮气或加抗氧剂等方法实现了有效抗氧化。应根据剂型性能不同,设计必要的影响因素实验以筛选最佳处方。

根据研究结果,对光敏感的制剂应采取避光包装,对易吸湿的产品则应采用防潮包装,对不耐高温的产品除严密包装外还应在低温或阴凉处贮存。

二、优化法

常用的试验设计和优化技术有正交设计、均匀设计、单纯形优化法、拉氏优化法和效应面优化法等。上述方法都是应用多因素数学分析手段,按照一定的数学规律进行设计,再根据试验得到数据或结果,建立一定的数学模型或应用现有数学模型对试验结果进行客观的分析和比较,综合考虑各方面因素的影响,以较少的试验次数及较短的时间确定其中最优的方案或者确定进一步改进的方向。

1. 单纯形优化法　单纯形优化法是一种动态调优的方法,方法易懂,计算简便,结果可靠、准确,不需要建立数学模型,并且不受因素个数的限制。基本原理是:若有 n 个需要优化设计的因素,单纯形则由 $n+1$ 维空间多面体所构成,空间多面体的各顶点就是试验点。比较各试验点的结果,去掉最坏的试验点,取其对称点作为新的试验点,该点称“反射点”。新试验点与剩下的几个试验点又构成新的单纯形,新单纯形向最佳目标点进一步靠近。如此不断地向最优方向调整,最后找出最佳目标点。在单纯形推进过程中,有时出现新试验点的结果最坏的情况。如果取其反射点,就又回到以前的单纯形,这样就出现单纯形的来回“摆动”,无法继续推进的现象。在此情况下,应以去掉单纯形的次坏点代替去掉最坏点,使单纯形继续推进。单纯形优化法与正交设计相比,在相同试验次数下,单纯形法得到的结果更优。

2. 拉氏优化法　拉氏优化法是一种数学技术。对于有限制的优化问题,其函数关系必须在服从对自变量的约束条件下进行优化。此法的特点有:①直接确定最佳值,不需要搜索不可行的实验点;②只产生可行的可控变量值;③能有效地处理等式和不等式表示的限制条件;④可处理线性和非线性关系。

3. 效应面优化法　效应面优化法又称响应面优化法,是通过一定的实验设计考察自变量,即影响因素对效应的作用,并对其进行优化的方法。效应与考察因素之间的关系可用函数 $y=f(x_1,x_2,\cdots,x_k)+\varepsilon$ 表示(ε 为偶然误差),该函数所代表的空间曲面就称为效应面。效应面优化法的基本原理就是通过描绘效应对考察因素的效应面,从效应面上选择较佳的效应区,从而回推出自变量取值范围即最佳实验条件的优化法。该方法是一种新的集数学与统计学于一体,利用计算机技术数据处理的优化方法。

4. 正交设计　正交设计是一种用正交表安排多因素多水平的试验,并用普通的统计分析方法分析实验结果,推断各因素的最佳水平(最优方案)的科学方法。用正交表安排多因素,多水平的实验,因素间搭配均匀,不仅能把每个因素的作用分清,找出最优水平搭配,而且还可考虑到因素的联合作用,并可大大减少试验次数。正交试验设计的特点是在各因素的不同水平上,使试验点“均匀分散、整齐可比”。

5. 均匀设计　均匀设计法也是一种多因素试验设计方法,它具有比正交试验设计法试验次数更少的优点。进行均匀设计必须采用均匀设计表和均匀设计使用表。每个均匀设计表都配有一个使用表,指出不同因素应选择哪几列以保证试验点分布均匀。均匀设计完全采用均匀性,从而使试验次数大大减少。试验结果采用多元回归分析、逐步回归分析法得多元回归方程。通过求出多元回归方程的极值即可求得多因素的优化条件。

第五节　新药制剂的研究与申报

《药品注册管理办法》适用于在中华人民共和国境内申请药物临床研究、药品生产或药品进口,以及进行药品审批、注册检验和监督管理。

药品注册是国家食品药品监督管理总局依照《药品管理法》的规定,根据药品注册申请人的申请,对拟上市销售药品的安全性、有效性、质量可控性等进行审查,并决定是否同意其申请的审批过程。在药品研制、生产、流通、使用的全过程监管中,药品注册管理是从源头上对药品安全性和有效性实施监管的重要手段,其根本目的是通过科学评价,保证上市药品安全有效,保障和促进公众健康。根据《药品注册管理办法》(2007年)规定,药品注册申请包括新药申请、仿制药申请、进口药品申请及其补充申请和再注册申请。

我国的新药指未曾在中国境内上市销售的药品,按照注册要求分为三类:化学药品、中药和天然药物以及生物制品。

以化学新药为例,我国对化学药品注册分类如下:

1. 未在国内外上市销售的药品:①通过合成或者半合成的方法制得的原料药及其制剂;②天然物质中提取或者通过发酵提取的新的有效单体及其制剂;③用拆分或者合成等方法制得的已知药物中的光学异构体及其制剂;④由已上市销售的多组分药物制备为较少组分的药物;⑤新的复方制剂;⑥已在国内上市销售的制剂增加国内外均未批准的新适应证。

2. 改变给药途径且尚未在国内外上市销售的制剂。

3. 已在国外上市销售但尚未在国内上市销售的药品:①已在国外上市销售的制剂及其原料药,和(或)改变该制剂的剂型,但不改变给药途径的制剂;②已在国外上市销售的复方制剂,和(或)改变该制剂的剂型,但不改变给药途径的制剂;③改变给药途径并已在国外上市销售的制剂;④国内上市销售的制剂增加已在国外批准的新适应证。

4. 改变已上市销售盐类药物的酸根、碱基(或者金属元素),但不改变其药理作用的原料药及其制剂。

5. 改变国内已上市销售药品的剂型,但不改变给药途径的制剂。

6. 已有国家药品标准的原料药或者制剂。

《药品注册管理办法》规定,申报新药的资料项目共32项,其中综述资料6项,药学研究资料有9项,药理毒理研究资料12项,临床试验资料5项。其中药物制剂研究的主要内容有:剂型选择、处方和制备工艺的筛选、检验方法、溶出度和释放度方法的研究、质量标准的确定、制剂稳定性试验和生物利用度研究等。有关详细的研究方法和要求可参见国家食品药品监督管理总局发布的《化学药物制剂研究基本技术指导原则》、《化学药物稳定性研究技术指导原则》和《化学药物临床药代动力学研究基本技术指导原则》等技术资料。

(曹德英)

参 考 文 献

1. 崔福德. 药剂学. 第7版. 北京:人民卫生出版社,2011
2. 国家食品药品监督管理局.《药品注册管理办法》. 2007
3. 曹德英. 药物剂型与制剂设计. 北京:化学工业出版社,2009
4. 李向荣. 药剂学. 杭州:浙江大学出版社,2010
5. 刘建平. 生物药剂学与药物动力学. 第4版. 北京:人民卫生出版社,2011

第三章 液体制剂

第一节 概　　述

　　液体制剂系指药物分散在适宜的分散介质中制成的可供内服或外用的液体形态的制剂。通常是将药物以不同的分散方法和不同的分散程度分散在适宜的分散介质中制成。液体制剂的理化性质、稳定性、药效甚至毒性等均与药物粒子的大小有密切关系。所以研究液体制剂必须着眼于制剂中药物粒子的分散程度。药物以分子状态分散在介质中形成均相液体制剂,如溶液剂、高分子溶液剂等;药物以微粒状态分散在介质中形成非均相液体制剂,如溶胶剂、乳剂、混悬剂等。液体制剂的品种多,临床应用广泛,它们的性质、理论和制备工艺在药剂学中占有重要地位。

一、液体制剂的特点和质量要求

(一)液体制剂的特点

　　1. 液体制剂的优点　①药物以分子或微粒状态分散在介质中:分散度大、吸收快、较迅速地发挥药效;②给药途径多:可以内服,也可以外用,如用于皮肤、黏膜和人体腔道等;③易于分剂量:服用方便,特别适用于婴幼儿和老年患者;④能减少药物的刺激性:调整液体制剂浓度,减少刺激性,避免固体药物(溴化物、碘化物等)口服后由于局部浓度过高而引起胃肠道刺激作用。

　　2. 液体制剂的不足　①药物分散度大,易引起药物的化学降解,降低药效,甚至失效;②液体制剂体积较大,携带、运输、贮存等不方便;③水性液体制剂容易霉变,需加入防腐剂;④非均相液体制剂的药物分散度大,分散粒子具有很大的比表面积,易产生一系列的物理稳定性问题。

(二)液体制剂的质量要求

　　均匀相液体制剂应是澄明溶液;非均匀相液体制剂的药物粒子应分散均匀;口服的液体制剂外观良好,口感适宜;外用的液体制剂应无刺激性;液体制剂在保存和使用过程不应发生霉变;包装容器适宜,方便患者携带和使用。

二、液体制剂的分类

(一)按分散系统分类

　　液体制剂按分散相分类为均相液体制剂和非均相液体制剂。

　　1. 均相液体制剂　药物以分子状态分散在分散介质中形成的澄明溶液,是热力学稳定体系,有以下两种:

　　(1)低分子溶液剂:由低分子药物形成的液体制剂,也称溶液剂。

（2）高分子溶液剂：由高分子化合物形成的液体制剂。在水中溶解时，因为分子较大（<100nm）亦称亲水胶体溶液。

2. 非均相液体制剂　药物以微粒状态分散在分散介质中形成的液体制剂，系多相分散体系，热力学不稳定。非均相液体制剂包括以下几种：

（1）溶胶剂：不溶性药物以纳米粒（<100nm）分散的液体制剂，又称疏水胶体溶液。

（2）乳剂：由不溶性液体药物以乳滴分散在分散介质中形成的液体制剂。

（3）混悬剂：由不溶性固体药物以微粒分散在分散介质中形成的液体制剂。

按分散体系分类，分散微粒大小决定了分散体系的特征，见表3-1。

表3-1　分散体系中微粒大小与特征

液体类型	微粒大小（nm）	特征与制备方法
低分子溶液剂	<1	以分子或离子分散的澄清溶液，稳定，溶解法制备
高分子溶液剂	<100	以分子或离子分散的澄清溶液，稳定，胶溶法制备
溶胶剂	1~100	以胶态分散形成的多相体系，热力学不稳定，分散法或凝聚法制备
乳剂	>100	以液体微粒分散形成的多相体系，热力学和动力学不稳定，分散法制备
混悬剂	>500	以固体微粒分散形成的多相体系，热力学和动力学不稳定，分散法或凝聚法制备

（二）按给药途径分类

1. 内服液体制剂　如糖浆剂、乳剂、混悬液、滴剂等。

2. 外用液体制剂　外用液体制剂又可以分为：

（1）皮肤用液体制剂：如洗剂、搽剂等。

（2）五官科用液体制剂：如洗耳剂、滴耳剂、滴鼻剂、含漱剂、滴牙剂等。

（3）直肠、阴道、尿道用液体制剂：如灌肠剂、灌洗剂等。

第二节　液体制剂的辅料

液体制剂的溶剂，对溶液剂来说可称为溶剂，对溶胶剂、混悬剂、乳剂来说药物并不溶解而是分散，因此称作分散介质。

一、液体制剂的常用溶剂

液体制剂的溶剂对液体制剂的制备方法、稳定性及药效等都产生影响。选择溶剂的原则是：①对药物具有较好的溶解性和分散性；②化学性质稳定，不与药物或附加剂发生反应；③不影响药效的发挥和含量测定；④毒性小、无刺激性、无不适的臭味。

溶剂按介电常数大小分为极性溶剂、半极性溶剂和非极性溶剂。

（一）极性溶剂

1. 水（water）　是最常用溶剂，能与乙醇、甘油、丙二醇等以任意比例混合。能溶解大多数的无机盐类和极性大的有机药物，能溶解药材中的生物碱类、苷类、糖类、树胶、黏液质、鞣质、蛋白质、酸类及色素等。但有些药物在水中不稳定，易产生霉变，故不宜长久储存。配制水性液体制剂时应使用纯化水。

2. 甘油(glycerin) 甘油为无色黏稠性澄明液体,有甜味,毒性小,与水、乙醇等以任意比例混合,对硼酸、苯酚和鞣质的溶解度比水大。含甘油30%以上有防腐作用,可供内服或外用,其中外用制剂应用较多,常用于保湿剂和防腐剂。

3. 二甲亚砜(dimethyl sulfoxide,DMSO) 为无色澄明液体,具大蒜臭味,有较强的吸湿性,能与水、乙醇等以任意比例混合。本品溶解范围广,亦有万能溶剂之称。

(二)半极性溶剂

1. 乙醇(alcohol) 没有特殊说明时,乙醇是指95%(v/v)乙醇,可与水、甘油等以任意比例混合,能溶解大部分有机药物和药材中的有效成分,如生物碱及其盐类、挥发油、树脂、鞣质、有机酸和色素等。乙醇有一定的生理活性,有易挥发、易燃烧等缺点。20%以上的乙醇即有防腐作用,40%以上浓度则能延缓某些药物(如巴比妥钠等)的水解。

2. 丙二醇(propylene glycol) 药用一般为1,2-丙二醇,性质与甘油相近,但黏度较小,可作为内服及肌内注射液溶剂。丙二醇毒性小、无刺激性,能延缓许多药物的水解,增加稳定性。可与水、乙醇、甘油、丙酮、氯仿等任意混合,可溶于乙醚或某些挥发油中,但不能与脂肪油相混溶。

3. 聚乙二醇(polyethylene glycol,PEG) 聚乙二醇分子量在1000以下者为液体,常用聚乙二醇分子量为300~600,无色澄明液体、理化性质稳定,能与水、乙醇、丙二醇、甘油等溶剂任意混合。聚乙二醇-水的混合溶液能溶解许多水溶性无机盐和水不溶性的有机药物。本品对易水解药物有一定的稳定作用,在洗剂中能增加皮肤的柔韧性,具有一定的保湿作用。

(三)非极性溶剂

1. 脂肪油(fatty oils) 多指植物油,如麻油、大豆油、花生油、橄榄油等。本品能与非极性溶剂混合,而且能溶解油溶性药物,如激素、挥发油、游离生物碱和许多芳香族药物。脂肪油容易酸败,也易受碱性药物的影响而发生皂化反应,影响制剂的质量。脂肪油多为外用制剂的溶剂,如洗剂、搽剂、滴鼻剂等。

2. 液状石蜡(liquid paraffin) 是从石油产品中分离得到的液状烃的混合物,分为轻质和重质两种。液状石蜡为无色澄明油状液体,无色无臭,化学性质稳定,但接触空气能被氧化。本品能与非极性溶剂混合,而且能溶解生物碱、挥发油及一些非极性药物等。本品在肠道中不分解也不吸收,能使粪便变软,有润肠通便作用。可作口服制剂和搽剂的溶剂。

3. 乙酸乙酯(ethyl acetate) 无色油状液体,微臭。相对密度(20℃)为0.897~0.906。有挥发性和可燃性。在空气中容易氧化。本品能溶解挥发油、甾体药物及其他油溶性药物。常作为搽剂的溶剂。

二、液体制剂常用附加剂

1. 增溶剂 增溶(solubilization)是指某些表面活性剂增大难溶性药物的溶解度的作用。具有增溶能力的表面活性剂称为增溶剂(solubilizer),被增溶的物质称为增溶质。对于以水为溶剂的药物溶液,增溶剂的最适 HLB 值为15~18。常用增溶剂为聚山梨酯类和聚氧乙烯脂肪酸酯类。

2. 助溶剂 助溶(hydrotropy)系指难溶性药物与加入的第三种物质在溶剂中形成可溶性络合物、复盐或缔合物等,以增加药物在水中的溶解度,这第三种物质称为助溶剂(hydrot-

ropy agent)。助溶剂多为低分子化合物,助溶剂的选择与药物的性质有关,如碘的助溶剂为碘化钾(KI),茶碱的助溶剂为二乙胺,咖啡因为苯甲酸钠等。

3. 潜溶剂 在混合溶剂中各溶剂在某一比例时,药物的溶解度比在各单纯溶剂中的溶解度大,而且出现极大值,这种现象称为潜溶(cosolvency),这种溶剂称为潜溶剂(cosolvent)。潜溶剂能提高药物溶解度的机制,一般认为是两种溶剂间发生氢键缔合,改变了混合溶剂的极性,从而有利于难溶性药物的溶解。能与水形成潜溶剂的有乙醇、丙二醇、甘油、聚乙二醇等。甲硝唑在水中的溶解度为10%(w/v),如果使用水-乙醇混合溶剂,则溶解度提高5倍。

4. 防腐剂 系指防止药物制剂由于细菌、酶、霉等微生物的污染而产生变质的添加剂称为防腐剂(preservative)。

(1)防腐的重要性:液体制剂特别是以水为溶剂的液体制剂,易被微生物污染而发霉变质,尤其是含有糖类、蛋白质等营养物质的液体制剂,更容易引起微生物的滋长和繁殖。抗菌药液体制剂也能生长微生物,因为抗菌药物都有一定的抗菌谱。污染微生物的液体制剂不仅发生理化性质的变化,严重影响制剂质量,而且产生的细菌毒素有害于人体。

(2)各类药物制剂的卫生标准:《中国药典》2010年版附录XI J中关于药品卫生标准中对各类药物制剂规定了染菌数的限量要求(表3-2)。

表3-2 《中国药典》2010年版关于各类药物制剂的卫生标准*

剂型 \ 各类菌		细菌数	霉菌和酵母菌	金黄色葡萄球菌	铜绿假单胞菌	大肠埃希菌	白色念珠菌
口服给药制剂	固体	≤1000	≤100	——	——	不得检出	——
	液体	≤100		——	——	不得检出	——
耳用制剂		≤100	≤10	不得检出	不得检出	——	——
鼻、呼吸道吸入		≤100	≤10	不得检出	不得检出	不得检出	——
阴道、尿道给药制剂		≤100	≤10	不得检出	不得检出	——	不得检出
直肠给药制剂		≤1000	≤100	不得检出	不得检出	——	——
其他局部给药制剂		≤100	≤100	不得检出	不得检出	——	——

注:* 单位为每1g或1ml的含菌数(cfu),膜剂为10cm²的含菌数;用于手术、烧伤及严重创伤的局部给药制剂应符合无菌;含动物组织(包括提取物)的口服给药制剂不得检出沙门菌;霉变、长螨判为不合格。

(3)防腐措施

1)减少或防止环境污染:防止微生物污染是防腐的重要措施,包括生产环境的管理,清除环境的污染源,加强操作人员的卫生管理等有利于防止污染。

2)严格控制辅料的质量:①液体制剂以水为溶剂,应使用纯化水或蒸馏水;②稳定剂、矫味剂或着色剂等附加剂,应该严格控制辅料的质量。

3)添加防腐剂:在液体制剂的制备过程中完全避免微生物污染很困难,少量的微生物污染可加入防腐剂,抑制其生长繁殖,以达到防腐的目的。

优良防腐剂的条件:①在抑菌浓度范围内对人体无害、无刺激性、内服者应无特殊臭味;②水中有较大的溶解度,能达到防腐需要的浓度;③不影响制剂的理化性质和药理作用;④防腐剂的性能不受制剂中药物的影响;⑤对大多数微生物有较强的抑制作用;⑥防腐剂本身的理化性质和抗微生物性质稳定,不易受热和 pH 的影响;⑦长期贮存应稳定,不与包装材料起作用。

(4)常用防腐剂:防腐剂可分为以下四类:①酸碱及其盐类:苯酚、山梨酸及其盐等;②中性化合物类:三氯叔丁醇、聚维酮碘等;③汞化合物类:硫柳汞、硝酸苯汞等;④季铵盐类:苯扎氯铵、溴化十六烷铵、度米芬等。常用的防腐剂有以下几种:

1)对羟基苯甲酸酯类:对羟基苯甲酸甲酯、乙酯、丙酯、丁酯,亦称尼泊金类。这类的抑菌作用随烷基碳数增加而增加,但溶解度则减小,丁酯抗菌力最强,溶解度却最小。本类防腐剂混合使用有协同作用。通常是乙酯和丙酯(1:1)或乙酯和丁酯(4:1)合用,浓度均为 0.01%~0.25%。这是一类很有效的防腐剂,化学性质稳定。在酸性、中性溶液中均有效,在酸性溶液中作用较强,但在弱碱性溶液中作用减弱,这是因为酚羟基解离所致。聚山梨酯类和聚乙二醇等与本类防腐剂能产生络合作用,虽然能增加在水中的溶解度,但其抑菌能力降低,因为只有游离的对羟基苯甲酸酯类才有抑菌作用,所以应避免合用。本类防腐剂遇铁能变色,遇弱碱或强酸易水解,塑料能吸附本品,使用时应加以注意。

2)苯甲酸及其盐:在水中溶解度为 0.29%,乙醇中为 43%(20℃),通常配成 20%醇溶液备用。用量一般为 0.03%~0.1%。未解离的苯甲酸分子抑菌作用强,所以在酸性溶液中抑菌效果较好,最适 pH 是 4。溶液 pH 增高时解离度增大,防腐效果降低。苯甲酸 0.25%和尼泊金 0.05%~0.1%联合应用对防止发霉和发酵最为理想,特别适用于中药液体制剂。

3)山梨酸及其盐:本品为白色至黄白色结晶性粉末,熔点 133℃,溶解度:水中为 0.125%(30℃),无水乙醇或甲醇中 12.9%。对细菌最低抑菌浓度为 0.02~0.04%(pH < 6.0),对酵母、真菌最低抑菌浓度为 0.8%~1.2%。本品发挥防腐作用的是未解离的分子,在 pH4 水溶液中效果较好。山梨酸与其他抗菌剂联合使用产生协同作用。山梨酸钾、山梨酸钙作用与山梨酸相同,水中溶解度更大。

4)苯扎溴铵:又称新洁尔灭,为阳离子表面活性剂。淡黄色黏稠液体,溶于水和乙醇。本品在酸性和碱性溶液中稳定,耐热压。作防腐使用浓度为 0.02%~0.2%,多外用。

5)醋酸氯己定:又称醋酸洗必泰,微溶于水,溶于乙醇、甘油、丙二醇等溶剂,为广谱杀菌剂,用量为 0.02%~0.05%,多外用。

6)邻苯基苯酚:微溶于水,使用浓度为 0.005%~0.2%。为广谱杀菌剂,低毒无味,是较好的防腐剂,亦可用于水果蔬菜的防霉保鲜。

7)其他防腐剂:一些挥发油也有防腐作用,如桉叶油为 0.01%~0.05%;桂皮油为 0.01%;薄荷油为 0.05%。

5. 矫味剂　在制剂中常需要添加矫味剂(flavouring agents),以改善制剂的味道、气味和香味。常用矫味剂有甜味剂和芳香剂,还有干扰味觉的胶浆剂、泡腾剂等。

(1)甜味剂:分为天然和合成的两大类。

1)天然甜味剂:蔗糖、单糖浆,橙皮糖浆、桂皮糖浆等,不但能矫味,而且也能矫臭。山梨醇、甘露醇等也可作甜味剂。天然甜味剂甜菊苷有清凉甜味,甜度约为蔗糖的 300 倍,常用量为 0.025%~0.05%。本品甜味持久且不被吸收,但甜中带苦,故常与蔗糖和糖精钠合用。

2)合成的甜味剂:糖精钠,甜度为蔗糖的 200~700 倍,易溶于水,但水溶液不稳定,长期放置甜度降低。常用量为 0.03%。常与单糖浆、蔗糖和甜菊苷合用,常作咸味的矫味剂。阿司帕坦,为天门冬酰苯丙氨酸甲酯,也称蛋白糖,为二肽类甜味剂,又称天冬甜精,甜度比蔗糖高 150~200 倍,不致龋齿,可以有效地降低热量,适用于糖尿病、肥胖症患者。

（2）芳香剂（aromatic agents）:香料与香精统称为芳香剂。香料分天然和人造香料两大类。

1）天然香料:由植物中提取的芳香性挥发油,如柠檬、薄荷挥发油等,以及它们的制剂,如薄荷水、桂皮水等。

2）人造香料:在人工香料中添加一定量的溶剂调合而成的混合香料,因此亦称调和香料,如苹果香精、香蕉香精等。

（3）胶浆剂:胶浆剂具有黏稠缓和的性质,可以干扰味蕾的味觉而能矫味,如阿拉伯胶、羧甲基纤维素钠、琼脂、明胶、甲基纤维素等的胶浆。如在胶浆剂中加入适量糖精钠或甜菊苷等甜味剂,则增加其矫味作用。

（4）泡腾剂:将有机酸与碳酸氢钠混合后,遇水产生大量二氧化碳,二氧化碳能麻痹味蕾起矫味作用。对盐类的苦味、涩味、咸味有所改善。

6. 着色剂　有些药物制剂本身无色,但经常对制剂进行调色。着色剂（coloring agents）能改善制剂的外观颜色,可用来识别制剂的品种、区分应用方法和减少患者对服药的厌恶感。尤其是选用的颜色与矫味剂能够配合协调,更易为患者所接受。

（1）天然色素:植物性和矿物性色素,可用作食品和内服制剂的着色剂。

1）植物性色素:①红色的有苏木、甜菜红、胭脂虫红等;②黄色的有姜黄、胡萝卜素等;③蓝的有松叶兰、乌饭树叶;④绿色的有叶绿酸铜钠盐;⑤棕色的有焦糖等。

2）矿物性色素:氧化铁（棕红色）。

（2）合成色素:人工合成色素的特点是色泽鲜艳,价格低廉,大多数毒性比较大,用量不宜过多。我国批准的合成色素有苋菜红、柠檬黄、胭脂红、靛蓝等,通常配成 1% 贮备液使用,具体用量和使用范围参考《食品添加剂使用卫生标准》（GB2760-1996）及每年增补标准中的着色剂项下的有关内容。

7. 其他附加剂　在液体制剂中为了增加稳定性或减小刺激性等目的,有时还需要加入抗氧剂、pH 调节剂、金属离子络合剂或止痛剂等。

第三节　低分子溶液剂

低分子溶液剂,系指小分子药物以分子或离子状态分散在溶剂中形成的均相的可供内服或外用的液体制剂。有溶液剂、芳香水剂、糖浆剂、甘油剂、酊剂等。溶液型液体制剂为澄明液体,药物的分散度大,吸收速度较快。

一、溶液剂

溶液剂（solutions）系指药物溶解于溶剂中所形成的澄明液体制剂。溶液剂的溶质一般为不挥发性的化学药物,溶剂多为水,也可用不同浓度乙醇或油为溶剂。根据需要可加入助溶剂、抗氧剂、矫味剂、着色剂等附加剂。

（一）溶液剂的制备方法

溶液剂的制备有两种方法,即溶解法和稀释法。

1. 溶解法　其制备过程是:药物的称量—溶解—过滤—质量检查—包装等步骤。

具体方法:取处方总量 1/2~3/4 量的溶剂,加入药物,搅拌使其溶解。过滤,并通过滤器加溶剂至全量。过滤后的药液应进行质量检查。制得的药物溶液应及时分装、密封、贴标签及进行外包装。

例 3-1　复方碘溶液

【处方】　碘 50g　　碘化钾 100g　　纯化水　加至 1000ml

【制备】　取碘、碘化钾，加纯化水 100ml 溶解后，加纯化水至 1000ml 即得。

【注解】　碘化钾为助溶剂，溶解碘化钾时尽量少加水，以增大其浓度，有利于碘的溶解和稳定。

2. 稀释法　先将药物制成高浓度溶液，再用溶剂稀释至所需浓度即得。用稀释法制备溶液剂时应注意浓度换算，挥发性药物的浓溶液在稀释过程中应注意挥发损失，以免影响浓度的准确性。

（二）制备溶液剂时应注意的问题

有些药物虽然易溶，但溶解缓慢，此种药物在溶解过程中应采用粉碎、搅拌、加热等措施；易氧化的药物溶解时，宜将溶剂加热放冷后再溶解药物，同时应加适量抗氧剂，以减少药物氧化损失；对易挥发性药物应在最后加入，以免在制备过程中损失；处方中如有溶解度较小的药物，应先将其溶解后再加入其他药物；难溶性药物可加入适宜的助溶剂或增溶剂使其溶解。

二、芳香水剂

芳香水剂（aromatic waters）系指芳香挥发性药物的饱和或近饱和的水溶液，《中国药典》2010 年版中称为露剂。用乙醇和水混合溶剂制成的含大量挥发油的溶液，称为浓芳香水剂。芳香挥发性药物多数为挥发油。

芳香水剂应澄明，必须具有与原有药物相同的气味，不得有异臭、沉淀和杂质。芳香水剂浓度一般都很低，可矫味、矫臭和作分散剂使用。芳香水剂多数易分解、变质甚至霉变，所以不宜大量配制和久贮。

三、糖浆剂

糖浆剂（syrups）系指含药物的浓蔗糖水溶液，供口服用。纯蔗糖的饱和水溶液浓度为 85%（g/ml）或 64.7%（g/g），称为单糖浆或糖浆。糖浆剂中的药物可以是化学药物也可以是药材的提取物。

蔗糖和芳香剂能掩盖某些药物的苦味、咸味及其他不适臭味，容易服用，尤其受儿童欢迎。糖浆剂易被霉菌、酵母菌和其他微生物污染，使糖浆剂混浊或变质。糖浆剂中含蔗糖浓度高时，渗透压大，微生物的生长繁殖受到抑制。低浓度的糖浆剂应添加防腐剂。

糖浆剂的质量要求：糖浆剂含糖量应不低于 45%（g/ml）；糖浆剂应澄清，在贮存期间不得有酸败、异臭、产生气体或其他变质现象。含药材提取物的糖浆剂，允许含少量轻摇即散的沉淀。糖浆剂中必要时可添加适量的乙醇、甘油和其他多元醇作稳定剂；如需加入防腐剂，羟苯酯类的用量不得超过 0.05%，苯甲酸的用量不得超过 0.3%；必要时可加入色素。

单糖浆（不含任何药物的糖浆）和矫味糖浆（橙皮糖浆、姜糖浆等），除用于制备含药糖浆外，还可用作矫味剂和助悬剂。

（一）糖浆剂的制备方法

1. 溶解法

（1）热溶法：热溶法是将蔗糖溶于沸纯化水中，继续加热使其全溶，降温后加入其他药物,搅拌溶解、过滤,再通过滤器加纯化水至全量,分装,即得。但注意加热过久或超过100℃时,使转化糖的含量增加,糖浆剂颜色容易变深。热溶法适合于对热稳定的药物和有色糖浆的制备。

(2)冷溶法:将蔗糖溶于冷纯化水或含药的溶液中制备糖浆剂的方法。本法适用于对热不稳定或挥发性药物,制备的糖浆剂颜色较浅。但制备所需时间较长并容易污染微生物。

2. 混合法　系将含药溶液与单糖浆均匀混合制备糖浆剂的方法。这种方法适合于制备含药糖浆剂。本法的优点是方法简便、灵活,可大量配制。一般含药糖浆的含糖量较低,要注意防腐。

（二）制备糖浆剂时应注意的问题

1. 药物加入的方法　①水溶性固体药物,可先用少量纯化水使其溶解再与单糖浆混合;②水中溶解度小的药物可酌情加少量其他适宜的溶剂使药物溶解,然后加入单糖浆中,搅匀,即得;③药物为可溶性液体或药物的液体制剂时,可将其直接加入单糖浆中,必要时过滤;④药物为含乙醇的液体制剂,与单糖浆混合时常发生混浊,为此可加入适量甘油助溶;⑤药物为水性浸出制剂,因含多种杂质,需纯化后再加到单糖浆中。

2. 制备时的注意事项　应在洁净环境中制备,各种用具、容器应进行洁净或灭菌处理,并及时灌装;应选择药用白砂糖;生产中宜用蒸汽夹层锅加热,温度和时间应严格控制。糖浆剂应在30℃以下密闭储存。

例3-2　磷酸可待因糖浆

【处方】　磷酸可待因　5g　纯化水　15ml　单糖浆　加至1000ml

【制备】　取磷酸可待因溶于纯化水中,加单糖浆至全量,即得。

【用途】　镇咳药,用于剧烈咳嗽。

四、醑剂

醑剂(spirits)系指挥发性药物的浓乙醇溶液,可供内服或外用。凡用于制备芳香水剂的药物一般都可制成醑剂。醑剂中的药物浓度一般为5%~10%,乙醇浓度一般为60%~90%。醑剂可用溶解法和蒸馏法制备。

五、酊剂

酊剂(tincture)系指药物用规定浓度乙醇浸出或溶解而制成的澄清液体制剂,亦可用流浸膏稀释制成。可供内服或外用。

酊剂的浓度除另有规定外,含有毒剧药品(药材)的酊剂,每100ml相当于原药物10g;其他酊剂每100ml相当于原药物20g。

酊剂的制备有以下几种方法:

1. 溶解法或稀释法　取药材的粉末或流浸膏,加规定浓度乙醇,溶解或稀释,静置,必要时过滤,即得。

2. 浸渍法　取适当粉碎的药材,置有盖容器中,加溶剂适量,加盖密封,搅拌或振摇,浸渍规定时间,倾去上清液,再加入溶剂适量,依法浸渍至有效成分充分浸出,合并浸出液,加溶剂至规定量后,静置24h,过滤,即得。

3. 渗漉法　用适量溶剂渗漉,至流出液到规定量后,静置,过滤,即得。

酊剂在制备与贮藏过程中应注意以下两点:①乙醇浓度不同对药材中各成分的溶解性

不同,制备酊剂时,应根据有效成分的溶解性选用适宜浓度的乙醇,以减少酊剂中杂质含量,酊剂中乙醇最低浓度为30%(ml/ml);②酊剂久贮会发生沉淀,可过滤除去,再测定乙醇含量、有效成分含量,并调整至规定标准。

六、甘油剂

甘油剂(glycerins)系指药物溶于甘油中制成的专供外用的溶液剂。甘油剂用于口腔、耳鼻喉科疾病。甘油吸湿性较大,应密闭保存。

甘油剂的制备可用溶解法,如碘甘油;化学反应法,如硼酸甘油。

例3-3 碘甘油

【处方】 碘 1.0g   碘化钾 1.0g   纯化水 1.0ml   甘油 加至 100.0ml.

【制备】 取碘化钾加水溶解后,加碘,搅拌使溶解,再加甘油使成 100.0ml,搅匀即得。

【用途】 消毒防腐,用于口腔黏膜感染,牙龈炎、牙周炎、冠周炎及牙周炎治后龈袋消炎。

【注解】 ①甘油作为碘的溶剂可缓和碘对黏膜的刺激性,甘油易附着于皮肤或黏膜上,使药物滞留患处,而起延效作用;②本品不宜用水稀释,必要时用甘油稀释以免增加刺激性;③碘在甘油中溶解度约1%(g/g),可加入碘化钾助溶,并可增加碘的稳定性;④配制时,宜控制水量,以免增加对黏膜的刺激性。

第四节 高分子溶液剂

一、概述

高分子溶液剂系指高分子化合物溶解于溶剂中制成的均相液体制剂。以水为溶剂的高分子溶液剂称为亲水性高分子溶液剂,或称胶浆剂。以非水溶剂制备的高分子溶液剂称为非水性高分子溶液剂。高分子溶液剂属于热力学稳定系统。

二、高分子溶液的性质

1. 荷电性 溶液中高分子化合物因解离而带电,有的带正电,有的带负电。某些高分子化合物所带电荷受溶液 pH 的影响。蛋白质分子中含有羧基和氨基,在水溶液中,当溶液的 pH 大于等电点时,蛋白质带负电荷,pH 小于等电点时,蛋白质带正电,在等电点时,蛋白质不带电,这时高分子溶液的许多性质发生变化,如黏度、渗透压、溶解度、电导等都变为最小值。高分子溶液的这种性质广泛应用于药剂学的剂型设计中,具有重要意义。

2. 渗透压 亲水性高分子溶液与溶胶不同,有较高的渗透压,渗透压的大小与高分子溶液的浓度有关。其溶液的渗透压可用下式表示:

$$\pi/C = RT(1/M + BC) \qquad (3\text{-}1)$$

式中,π—为渗透压;C—高分子的浓度,g/L;R—气体常数;T—绝对温度;M—分子量;B—特定常数,它是由溶质和溶剂相互作用的大小来决定的。由式(3-1)可见 π/C 对 C 呈直线关系。

3. 黏度与分子量 高分子溶液是黏稠性流体,其黏度与分子量之间的关系可用式(3-2)表示。因此可根据高分子溶液的黏度来测定高分子化合物的分子量。

$$[\eta] = KM^a \tag{3-2}$$

式中，K、a—分别为高分子化合物与溶剂之间的特有常数。

4. 聚结特性　高分子化合物含有大量亲水基，能与水形成牢固的水化膜，可阻止高分子化合物分子之间的相互凝聚，使高分子溶液处于稳定状态。但高分子水化膜的荷电发生变化时易出现聚结沉淀。如：①向溶液中加入大量的电解质，由于电解质的强烈水化作用，破坏高分子的水化膜，使高分子凝结而沉淀，这一过程称为盐析；②向溶液中加入脱水剂，如乙醇、丙酮等也能破坏水化膜而发生聚结；③其他原因，如盐类、pH、絮凝剂、射线等的影响，使高分子化合物凝结沉淀，称为絮凝现象；④带相反电荷的两种高分子溶液混合时，由于相反电荷中和而产生凝结沉淀。

5. 胶凝性　一些亲水性高分子溶液，如明胶水溶液、琼脂水溶液，在温热条件下为黏稠性流动液体，当温度降低时，高分子溶液就形成网状结构，分散介质水被全部包含在网状结构中，形成了不流动的半固体状物，称为凝胶，如软胶囊的囊壳就是这种凝胶。形成凝胶的过程称为胶凝。凝胶失去网状结构中的水分时，体积缩小，形成干燥固体，称为干胶。

三、高分子溶液的制备

高分子溶解时首先要经过溶胀过程。溶胀是指水分子渗入到高分子结构的空隙中，与高分子中的亲水基团发生水化作用而使体积膨胀，结果使高分子空隙间充满了水分子，这一过程称有限溶胀。由于高分子空隙间存在水分子降低了高分子分子间的作用力（范德华力），溶胀过程继续，最后高分子化合物完全分散在水中形成高分子溶液，这一过程称为无限溶胀。无限溶胀常需搅拌或加热等过程才能完成。形成高分子溶液的这一过程称为胶溶。胶溶过程的快慢取决于高分子的性质以及工艺条件。制备明胶溶液时，先将明胶碎成小块，放于水中泡浸 3~4 小时，使其吸水膨胀，这是有限溶胀过程，然后加热并搅拌使其形成明胶溶液，这是无限溶胀过程。甲基纤维素则在冷水中完成这一过程。淀粉遇水立即膨胀，但无限溶胀过程必须加热至 60~70℃ 才能完成，即形成淀粉浆。胃蛋白酶等高分子药物，其有限溶胀和无限溶胀过程都很快，将其撒于水面，待自然溶胀后再搅拌可形成溶液，如果将它们撒于水面后立即搅拌则形成团块，给制备过程带来困难。

例3-4　胃蛋白酶合剂

【处方】　胃蛋白酶　2.0g　　单糖浆　10.0ml　5%羟苯乙酯乙醇液　1.0ml
　　　　　橙皮酊　2.0ml　　稀盐酸　2.0ml　　纯化水加至100.0ml

【制备】　①将稀盐酸、单糖浆加入约80.0ml纯化水中，搅匀；②再将胃蛋白酶撒在液面上，待自然溶胀、溶解；③将橙皮酊缓缓加入溶液中；④另取约10.0ml纯化水溶解羟苯乙酯乙醇液后，缓缓加入于上述溶液中；⑤再加纯化水至全量，搅匀，即得。

【注解】　①影响胃蛋白酶活性的主要因素是 pH，一般 pH1.5~2.5。含盐酸的量不可超过 0.5%，否则使胃蛋白酶失去活性，故配制时先将稀盐酸用适量纯化水稀释；②须将胃蛋白酶撒在液面上，待溶胀后，再缓缓搅匀，且不得加热以免失去活性；③本品一般不宜过滤，因胃蛋白酶等电点为 pH2.75~3.00，因此在该溶液中 pH 小于等电点，胃蛋白酶带正电荷，而润湿的滤纸或棉花带负电荷，过滤时则吸附胃蛋白酶。必要时，可将滤材润湿后，用稀盐酸少许冲洗以中和滤材表面电荷，消除吸附现象；④胃蛋白酶消化力应为 1:3000，即 1g 胃蛋白酶应能消化凝固的卵蛋白 3000g；⑤本品不宜与胰酶、氯化钠、碘、鞣酸、浓乙醇、碱以及重金属配伍，因能降低活性。

第五节　溶　胶　剂

溶胶剂(sols)系指固体药物的微细粒子分散在水中形成的非均相分散体系,又称疏水胶体溶液。溶胶剂中分散的微细粒子在 1～100nm 之间,胶粒是多分子聚集体,有极大的分散度,属热力学不稳定系统。将药物分散成溶胶状态,药效会出现显著的变化。目前溶胶剂很少使用,但它们的性质对药剂学却十分重要。

一、溶胶的构造和性质

(一) 溶胶的双电层构造

溶胶剂中固体微粒由于本身的解离或吸附溶液中某种离子而带有电荷,带电的微粒表面必然吸引带相反电荷的离子,称为反离子。吸附的带电离子和反离子构成了吸附层。少部分反离子扩散到溶液中,形成扩散层。吸附层和扩散层分别是带相反电荷的带电层称为双电层,也称扩散双电层。双电层之间的电位差称为 ζ 电位。由于胶粒电荷之间排斥作用和在胶粒周围形成的水化膜,可防止胶粒碰撞时发生聚结。ζ 电位愈高斥力愈大,溶胶也就愈稳定。ζ 电位降至 20～25mV 以下时,溶胶产生聚结而不稳定。

(二) 溶胶的性质

1. 光学性质　由于 Tyndall 效应,当强光线通过溶胶剂时从侧面可见到圆锥形光束,这是由于胶粒粒度小于自然光波长而产生的光散射。溶胶剂的混浊程度用浊度表示,浊度愈大表明散射光愈强。

2. 电学性质　溶胶剂由于双电层结构而带电,或带正电,或带负电。在电场的作用下胶粒在分散介质中移动,产生电位差,这种现象称为界面动电现象。溶胶的电泳现象就是界面动电现象所引起的。

3. 动力学性质　溶胶剂中的胶粒在分散介质中有不规则的运动,这种运动称为布朗运动。这种运动是由于胶粒受溶剂水分子不规则地撞击产生的。胶粒的扩散速度、沉降速度及分散介质的黏度等都与溶胶的动力学性质有关。

4. 稳定性　溶胶剂属热力学不稳定系统,主要表现为有聚结不稳定性和动力不稳定性。但由于胶粒表面电荷产生静电斥力,以及胶粒荷电所形成的水化膜,都增加了溶胶剂的聚结稳定性。由于重力作用胶粒产生沉降,但由于胶粒的布朗运动又使其沉降速度变得极慢,增加了动力稳定性。

溶胶剂对带相反电荷的溶胶以及电解质极其敏感,将带相反电荷的溶胶或电解质加入到溶胶剂中,由于电荷被中和使 ζ 电位降低,同时又减少了水化层,使溶胶剂产生聚结进而产生沉降。向溶胶剂中加入天然的或合成的亲水性高分子溶液,使溶胶剂具有亲水胶体的性质而增加稳定性,这种胶体称为保护胶体。

二、溶胶剂的制备

(一) 分散法

1. 机械分散法　胶体磨是制备溶胶剂的常用设备。将药物、溶剂以及稳定剂从加料口处加入于胶体磨中,胶体磨以 10 000r/min 的转速高速旋转将药物粉碎到胶体粒子范围,制成质量很好的溶胶剂。

2. 胶溶法 亦称解胶法，是将聚集起来的粗粒又重新分散的方法。

3. 超声分散法 用 20 000Hz 以上超声波所产生的能量使分散粒子粉碎成溶胶剂的方法。

（二）凝聚法

1. 物理凝聚法 改变分散介质的性质，使溶解的药物凝聚成为溶胶。

2. 化学凝聚法 借助于氧化、还原、复分解等化学反应制备溶胶的方法。

第六节 混 悬 剂

一、概述

混悬剂（suspensions）系指难溶性固体药物以微粒状态分散于分散介质中形成的非均匀的液体制剂。混悬剂中药物微粒一般在 $0.5 \sim 10\mu m$ 之间，小者可为 $0.1\mu m$，大者可达 $50\mu m$ 或更大。混悬剂属于热力学不稳定的粗分散体系，所用分散介质大多数为水，也可用植物油。

1. 适合制备混悬剂的药物 ①难溶性药物需制成液体制剂时；②药物的剂量超过了溶解度而不能以溶液剂形式应用时；③因两种溶液混合时药物的溶解度降低而析出固体药物时；④需要使药物产生缓释作用时，都可以考虑制成混悬剂。为了安全起见，剧毒药或剂量小的药物不应制成混悬剂。

2. 混悬剂的质量要求 ①药物的化学性质稳定，在使用或贮存期间含量符合要求；②根据用途不同，混悬剂中微粒大小有不同要求；③粒子的沉降速度很慢、沉降后不应有结块现象，轻摇后应迅速均匀分散；④混悬剂应有一定的黏度要求；⑤外用混悬剂应容易涂布。

大多数混悬剂为液体制剂，但《中国药典》2010 年版二部收载有干混悬剂，它是按混悬剂的要求将药物用适宜方法制成粉末状或颗粒状制剂，使用时加水即迅速分散成混悬剂。这有利于解决混悬剂在保存过程中的稳定性问题。在药剂学搽剂、洗剂、注射剂、滴眼剂、气雾剂、软膏剂和栓剂等都有混悬型制剂。

二、混悬剂的物理稳定性

混悬剂中药物微粒的分散度大、具有较高的表面自由能，而处于不稳定状态。疏水性药物的混悬剂比亲水性药物存在更大的物理稳定性问题。

（一）混悬粒子的沉降速度

混悬剂中的微粒受重力作用产生沉降时，其沉降速度服从 Stokes 定律：

$$V = \frac{2r^2(\rho_1 - \rho_2)g}{9\eta} \tag{3-3}$$

式中，V—沉降速度，cm/s；r—微粒半径，cm；ρ_1 和 ρ_2—分别为微粒和介质的密度，g/ml；g—重力加速度，cm/s^2；η—分散介质的黏度，$mPa \cdot s$。由式（3-3）可见，微粒的沉降速度与微粒半径的平方、微粒与分散介质的密度差成正比，与分散介质的黏度成反比。混悬剂微粒沉降速度愈大，动力稳定性愈小。

增加混悬剂的动力稳定性的主要方法是：①尽量减小微粒半径，以减小沉降速度；②加入高分子助悬剂，增加分散介质的黏度，同时也减小了微粒与分散介质之间的密度差，同时微粒吸附助悬剂分子而增加亲水性。

混悬剂中的微粒大小是不均匀的,大的微粒总是迅速沉降,而细小微粒由于布朗运动而缓慢沉降,可长时间悬浮在分散介质中,保持混悬状态。

(二) 微粒的荷电与水化

混悬剂中微粒可因本身离解或吸附分散介质中的离子而荷电,即带有 ζ 电势。由于微粒表面荷电,水分子可在微粒周围形成水化膜,这种水化作用的强弱随双电层厚度而改变。微粒荷电使微粒间产生排斥作用,加之有水化膜的存在,阻止了微粒间的相互聚结,使混悬剂稳定。向混悬剂中加入少量的电解质,可以改变双电层的构造和厚度,影响混悬剂的聚结稳定性并产生絮凝。疏水性药物混悬剂的微粒水化作用很弱,对电解质更敏感。亲水性药物混悬剂微粒除荷电外,本身具有水化作用,受电解质的影响较小。

(三) 絮凝与反絮凝

混悬剂中的微粒由于分散度大而具有很大的总表面积,因而微粒具有很高的表面自由能,这种高能状态的微粒有降低表面自由能的趋势,表面自由能的改变可用式(3-4)表示:

$$\Delta F = \delta_{S,L} \Delta A \tag{3-4}$$

式中,ΔF—表面自由能的改变值;ΔA—微粒总表面积的改变值;$\delta_{S,L}$—固液界面张力。对一定的混悬剂 $\delta_{S,L}$ 是一定的,因此只有降低 ΔA,才能降低微粒的表面自由能 ΔF。可以看出,微粒团聚,增大粒径是使体系稳定的自发过程,但由于微粒荷电,电荷的排斥力阻碍了微粒产生团聚。如果加入适当的电解质,降低 ζ 电位,可以减小微粒间电荷的排斥力。ζ 电势降低一定程度后,混悬剂中的微粒形成疏松的絮状聚集体,使混悬剂处于稳定状态。混悬微粒形成疏松聚集体的过程称为絮凝(flocculation),加入的电解质称为絮凝剂。为了得到稳定的混悬剂,一般应控制 ζ 电势在 20～25mV 范围内,使其恰好能产生絮凝作用。絮凝剂主要是具有不同价数的电解质,其中阴离子絮凝作用大于阳离子。电解质的絮凝效果与离子的价数有关,离子价数增加 1,絮凝效果增加 10 倍。常用的絮凝剂有枸橼酸盐、酒石酸盐、磷酸盐及氯化物等。与非絮凝状态比较,絮凝状态具以下特点:沉降速度快,有明显的沉降面,沉降体积大,经振摇后能迅速恢复均匀的混悬状态。

向絮凝状态的混悬剂中加入电解质,使絮凝状态变为非絮凝状态这一过程称为反絮凝。加入的电解质称为反絮凝剂。反絮凝剂所用的电解质与絮凝剂相同。

混悬剂的微粒间有静电斥力,同时也存在引力,即范德华力。当两个运动的微粒接近时电荷的斥力增大,引力也增大。斥力和引力以微粒间的相互作用能表示,如图 3-1 所示,斥力的相互作用能以正号表示,即 A 线;引力的相互作用能以负号表示,即 B 线。两种相互作用能之和为 C 线。当混悬剂中两个微粒间的距离缩短至 S 点时,引力稍大于斥力,这是粒子间保持的最佳距离,这时粒子形成絮凝状态。当粒子间的距离进一步缩短时,斥力明显增加,当曲线距离达到 m 点时斥力最大,微粒间无法达到聚集而处于非絮凝状态。受外界因素影响粒子间的距离很容易进一步缩短达到 P 点。在此点微粒之间产生强烈的相互吸引,以至于在强引力的作用下挤出粒子间的分散介质而使粒子结饼(caking),这时就无法再恢复混悬状态。

(四) 结晶微粒的长大

混悬剂中药物微粒大小不可能完全一致,在放置过程中,微粒的大小与数量在不断变化,即小的微粒数目不断减少,大的微粒不断长大,使微粒的沉降速度加快,结果必然影响混悬剂的稳定性。研究结果发现,其溶解度与微粒大小有关。药物的微粒小于 0.1μm 时,这

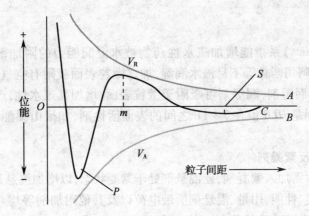

图 3-1　混悬剂中粒子间吸引与排斥位能曲线

一规律可以用 Ostwald Freundlich 方程式表示：

$$\lg \frac{S_2}{S_1} = \frac{2\sigma M}{\rho RT}\left(\frac{1}{r_2} - \frac{1}{r_1}\right) \tag{3-5}$$

式中，S_1、S_2—分别是半径为 r_1、r_2 的药物溶解度；σ—表面张力；ρ—固体药物的密度；M—分子量；R—气体常数；T—绝对温度。由式（3-5）可知，当药物处于微粉状态时，若 $r_2 < r_1$，r_2 的溶解度 S_2 大于 r_1 的溶解度 S_1。混悬剂溶液在总体上是饱和溶液，但小微粒的溶解度大而在不断的溶解，对于大微粒来说过饱和而不断地变大。这时必须加入抑制剂以阻止结晶的溶解和生长，以保持混悬剂的物理稳定性。

（五）分散相的浓度和温度

在同一分散介质中分散相的浓度增加，混悬剂的稳定性降低。温度对混悬剂的影响更大，温度变化不仅改变药物的溶解度和溶解速度，还能改变微粒的沉降速度、絮凝速度、沉降容积，从而改变混悬剂的稳定性。冷冻可破坏混悬剂的网状结构，也使稳定性降低。

三、混悬剂的稳定剂

为了提高混悬剂的物理稳定性而加入的附加剂称稳定剂。稳定剂包括助悬剂、润湿剂、絮凝剂和反絮凝剂等。

（一）助悬剂

助悬剂（suspending agents）系指能增加分散介质的黏度以降低微粒的沉降速度或增加微粒亲水性的附加剂。助悬剂包括的种类很多，其中有低分子化合物、高分子化合物、甚至有些表面活性剂也可作助悬剂用。常用的助悬剂有：

1. **低分子助悬剂**　如甘油、糖浆剂等，在外用混悬剂中常加入甘油。

2. **高分子助悬剂**　可加入天然的高分子助悬剂：如阿拉伯胶、西黄蓍胶、桃胶、海藻酸钠、琼脂、淀粉浆等等。也可加入合成或半合成高分子助悬剂：如甲基纤维素、羧甲基纤维素钠、羟丙基纤维素、卡波姆、聚维酮、葡聚糖等。此类助悬剂大多数性质稳定，受 pH 影响小，但应注意某些助悬剂与药物或其他附加剂有配伍变化。

利用触变胶的触变性，也可以达到助悬、稳定作用。即凝胶与溶胶恒温转变的性质，静置时形成凝胶防止微粒沉降，振摇时变为溶胶有利于倒出。单硬脂酸铝溶解于植物油中可形成典型的触变胶，一些具有塑性流动和假塑性流动的高分子化合物的水溶液常具有触变性,可选择使用。

(二)润湿剂

润湿剂(humectants)系指能增加疏水性药物被水湿润能力的附加剂。许多疏水性药物,如硫黄、甾醇类、阿司匹林等不易被水润湿,加之微粒表面吸附有空气,给制备混悬剂带来困难,这时应加入润湿剂,润湿剂可吸附于微粒表面,增加其亲水性,产生较好的分散效果。最常用的润湿剂是 HLB 值在 7～11 之间的表面活性剂,如聚山梨酯类、聚氧乙烯蓖麻油类、泊洛沙姆等。

(三)絮凝剂与反絮凝剂

制备混悬剂时常需加入絮凝剂,使混悬剂处于絮凝状态,以增加混悬剂的稳定性。絮凝剂和反絮凝剂的种类、性能、用量、混悬剂所带电荷以及其他附加剂等均对絮凝剂和反絮凝剂的使用有影响,应在试验的基础上加以选择。

四、混悬剂的制备

制备混悬剂时,尽量使混悬微粒的粒径小而均匀,以求获得稳定的混悬剂。混悬剂的制备方法分为机械分散法和凝聚法。

(一)机械分散法

分散法是将粗颗粒的药物粉碎成符合粒径要求的微粒,再分散于分散介质中制得混悬剂的方法。采用分散法制备混悬剂时:①亲水性药物,如氧化锌、炉甘石等,一般先将药物粉碎到一定细度,再加处方中的液体适量,研磨到适宜的分散度,最后加入处方中的剩余液体至全量;②疏水性药物不易被水润湿,必须先加一定量的润湿剂与药物研匀后再加液体研磨混匀;③小量制备可用乳钵,大量生产可用乳匀机、胶体磨等机械。

加液研磨法可使药物更易粉碎,微粒可达 $0.1～0.5\mu m$。

对于质重、硬度大的药物,可采用"水飞法",即在药物中加适量的水研磨至细,再加入较多量的水,搅拌,稍加静置,倾出上层液体,研细的悬浮微粒随上清液被倾倒出去,余下的粗粒再进行研磨。如此反复直至完全研细,达到要求的分散度为止。"水飞法"可使药物粉碎到极细的程度。

例 3-5 复方硫黄洗剂

【处方】　沉降硫黄　　　　30g　硫酸锌　30g　　　樟脑醑　　　　250ml
　　　　　羧甲基纤维素钠　5g　　甘油　100ml　　纯化水 加至 1000ml

【制备】　取沉降硫黄置乳钵中,加甘油研磨成细腻糊状,硫酸锌溶于 200ml 水中,另将羧甲基纤维素钠用 200ml 水制成胶浆,在搅拌下缓缓加入乳钵中研匀,移入量器中,搅拌下加入硫酸锌溶液,搅匀,在搅拌下以细流加入樟脑醑,加纯化水至全量,搅匀,即得。

【注解】　硫黄为强疏水性药物,甘油为润湿剂,使硫黄能在水中均匀分散;羧甲基纤维素钠为助悬剂,可增加混悬液的动力学稳定性;樟脑醑为 10% 樟脑乙醇液,加入时应急剧搅拌,以免樟脑因溶剂改变而析出大颗粒;可加聚山梨酯 80 作润湿剂,使成品质量更佳。但不宜用软肥皂,因为软肥皂能与硫酸锌生成不溶性的二价锌皂。

(二)凝聚法

1. 物理凝聚法　是将分子或离子状态分散的药物溶液加入于另一分散介质中凝聚成混悬液的方法。一般将药物制成热饱和溶液,在搅拌下加至另一种不溶性液体中,使药物快速结晶,可制成 $10\mu m$ 以下微粒,再将微粒分散于适宜介质中制成混悬剂。醋酸可的松滴眼剂就是用物理凝聚法制备的。

2. 化学凝聚法　是用化学反应法使两种药物生成难溶性药物的微粒,再混悬于分散介质中制备混悬剂的方法。为使微粒细小均匀,化学反应在稀溶液中进行并应急速搅拌。胃肠道透视用 $BaSO_4$ 就是用此法制成的。

五、评定混悬剂质量的方法

1. 微粒大小　混悬剂中微粒的大小不仅关系到混悬剂的质量和稳定性,也会影响混悬剂的药效和生物利用度。所以测定混悬剂中微粒大小及其分布,是评定混悬剂质量的重要指标。显微镜法、库尔特计数法、浊度法、光散射法、漫反射法等可测定混悬剂粒子大小。

2. 沉降容积比(sedimentation rate)　是指沉降物的容积与沉降前混悬剂的容积之比。

测定方法:将混悬剂放入量筒中,混匀,测定混悬剂的总容积 V_0,静置一定时间后,观察沉降面不再改变时沉降物的容积 V,其沉降容积比 F 为:

$$F = \frac{V}{V_0} = \frac{H}{H_0} \qquad (3-6)$$

沉降容积比也可用高度表示,H_0 为沉降前混悬液的高度,H 为沉降后沉降面的高度。F 值在 $1 \sim 0$ 之间,F 值愈大混悬剂愈稳定。混悬微粒开始沉降时,沉降高度 H 随时间而减小。所以沉降容积比 H/H_0 是时间的函数,以 H/H_0 为纵坐标,沉降时间 t 为横坐标作图,可得沉降曲线,曲线的起点最高点为1,以后逐渐缓慢降低并与横坐标平行。根据沉降曲线的形状可以判断混悬剂处方设计的优劣。沉降曲线比较平和缓慢降低可认为处方设计优良。但较浓的混悬剂不适用于绘制沉降曲线。口服混悬剂的沉降容积比不应低于0.9。

3. 絮凝度(flocculation value)　反映絮凝剂对混悬剂稳定性的重要参数,用式(3-7)表示:

$$\beta = \frac{F}{F_\infty} = \frac{V/V_0}{V_\infty/V_0} = \frac{V}{V_\infty} \qquad (3-7)$$

式中,F—加入絮凝剂后混悬剂的沉降容积比;F_∞—去絮凝混悬剂的沉降容积比。絮凝度 β 表示由于絮凝剂的作用而增加的沉降物容积的倍数,例如,去絮凝混悬剂的 F_∞ 值为0.15,絮凝混悬剂的 F 值为0.75,则 $\beta = 5.0$,说明絮凝混悬剂沉降容积比是去絮凝混悬剂沉降容积比的5倍。β 值愈大,絮凝效果愈好。用絮凝度评价絮凝剂的效果、预测混悬剂的稳定性,有重要价值。

4. 重新分散性　优良的混悬剂经过贮存后再振摇,沉降物应能很快重新分散,这样才能保证服用时的均匀性和分剂量的准确性。

测定方法:将混悬剂置于 100ml 量筒内,以 20r/min 速度转动,经过一定时间旋转后,量筒底部的沉降物应重新均匀分散,说明混悬剂再分散性良好。

5. ζ 电位　一般 ζ 电位在 25mV 以下,混悬剂呈絮凝状态;ζ 电位在 $50 \sim 60mV$ 时,混悬剂呈反絮凝状态。可用电泳法测定混悬剂的 ζ 电位,ζ 电位与微粒电泳速度的关系为:

$$\zeta = 4\pi \frac{\eta V}{\varepsilon E} \qquad (3-8)$$

式中,η—混悬剂的黏度;V—微粒电泳速度;ε—介电常数;E—外加电强度。测出微粒的电泳速度,即能计算出 ζ 电位。

6. 流变学特性　用旋转黏度计测定混悬液的流动特性曲线,通过流动曲线的形状可判断流动类型,以评价混悬液的流变学性质。若为触变流动、塑性流动和假塑性流动,能有效地减缓混悬剂微粒的沉降速度。

第七节　乳　　剂

一、概述

乳剂(emulsions)系指互不相溶的两种液体混合,其中一相液体以液滴状分散于另一相液体中形成的非均匀相液体分散体系。液滴状液体称为分散相(dispersed phase)、内相或非连续相,另一液体则称为分散介质、外相(external phase)或连续相。

1. 乳剂的基本组成　乳剂由水相(W)、油相(O)和乳化剂组成,三者缺一不可。根据乳化剂的种类、性质及相体积比(φ)形成水包油(O/W)或油包水(W/O)型。也可制备复乳(multiple emulsion),如 W/O/W 或 O/W/O 型。水包油(O/W)或油包水(W/O)型乳剂的主要区别方法见表3-3。

表3-3　水包油(O/W)或油包水(W/O)型乳剂的区别

	O/W 型乳剂	W/O 型乳剂
外观	通常为乳白色	接近油的颜色
稀释	可用水稀释	可用油稀释
导电性	导电	不导电或几乎不导电
水溶性染料	外相染色	内相染色
油溶性染料	内相染色	外相染色
滤纸润湿法	液滴迅速铺展、中心留有油滴	不能铺展

2. 乳剂的分类　根据乳滴的大小,将乳剂分类为普通乳、亚微乳、纳米乳。

(1)普通乳(emulsion):普通乳液滴大小一般在 1~100μm 之间,这时乳剂形成乳白色不透明的液体。

(2)亚微乳(submicroemulsion):粒径大小一般在 0.1~1.0μm 之间,亚微乳常作为胃肠外给药的载体。静脉注射乳剂应为亚微乳,粒径可控制在 0.25~0.4μm 范围内。

(3)纳米乳(nanoemulsion):当乳滴粒子小于 100nm 时称纳米乳,纳米乳粒径一般在 10~100nm 范围。过去曾把纳米乳叫微乳(microemulsion)。

液滴大小与乳剂外观的关系见表3-4。乳剂中的液滴具有很大的分散度,其总表面积大,表面自由能很高,属热力学不稳定体系。

表3-4　液滴大小与乳剂外观的关系

液滴大小	大滴	>1μm	0.1~1μm	0.05~0.1μm	<0.05μm
外观	可分辨的两相	白色乳状液	蓝白色乳状液	灰色半透明液	透明液

3. 乳剂的特点　①乳剂中液滴的分散度很大,药物吸收和药效的发挥很快,生物利用度高;②油性药物制成乳剂能保证剂量准确,而且使用方便;③水包油型乳剂可掩盖药物的

不良臭味,并可加入矫味剂;④外用乳剂能改善对皮肤、黏膜的渗透性,减少刺激性;⑤静脉注射乳剂后分布较快、药效高、有靶向性;静脉营养乳剂,是高能营养输液的重要组成部分。

二、乳化剂

乳化剂(emulsifying agents)是乳剂的重要组成部分,对于乳剂的形成、稳定性以及药效等方面起重要作用。

乳化剂的作用:①乳化剂有效地降低表面张力,有利于形成乳滴、增加新生界面,使乳剂保持一定的分散度和稳定性;②在乳剂的制备过程不必消耗更大的能量,用简单的振摇或搅拌的方法,就能制成稳定的乳剂。

乳化剂应具备的条件:①应有较强的乳化能力,并能在乳滴周围形成牢固的乳化膜;②应有一定的生理适应能力,乳化剂不应对机体产生近期的和远期的毒副作用,也不应该有局部的刺激性;③受各种因素的影响小;④稳定性好。

(一)乳化剂的种类

1. 表面活性剂 这类乳化剂分子中有较强的亲水基和亲油基,乳化能力强,性质稳定,容易在乳滴周围形成单分子乳化膜。这类乳化剂混合使用效果更好。

2. 天然乳化剂 系指天然高分子材料,亲水性较强,黏度较大,可形成多分子乳化膜,稳定性较好。可制成 O/W 型乳剂,使用这类乳化剂需加入防腐剂。

(1)阿拉伯胶:是阿拉伯酸的钠、钙、镁盐的混合物,可形成 O/W 型乳剂。适用于制备植物油、挥发油的乳剂,可供内服用。阿拉伯胶使用浓度为 10%~15%。在 pH4~10 范围内乳剂稳定。阿拉伯胶内含有氧化酶,使用前应在 80℃加热加以破坏。阿拉伯胶乳化能力较弱,常与西黄蓍胶、琼脂等混合使用。

(2)西黄蓍胶:可形成 O/W 型乳剂,其水溶液具有较高的黏度,pH5 时溶液黏度最大,0.1%溶液为稀胶浆,0.2%~2%溶液呈凝胶状。西黄蓍胶乳化能力较差,一般与阿拉伯胶合并使用。

(3)明胶:O/W 型乳化剂,用量为油量的 1%~2%。易受溶液的 pH 及电解质的影响产生凝聚作用。使用时须加防腐剂。常与阿拉伯胶合并使用。

(4)杏树胶:为杏树分泌的胶汁凝结而成的棕色块状物,用量为 2%~4%。乳化能力和黏度均超过阿拉伯胶。可作为阿拉伯胶的代用品。

(5)卵黄:含有 7%的卵磷脂,为强 O/W 型乳化剂,可供内服,1g 卵黄磷脂相当于 10g 阿拉伯胶的乳化能力,可乳化脂肪油 80~100g、挥发油 40~50g。受稀酸、盐类以及糖浆等影响较小,但应加防腐剂。

3. 固体微粒乳化剂 不溶性微细的固体粉末,乳化时吸附于油水界面,能形成固体微粒乳化膜,形成乳剂。形成乳剂的类型由接触角 θ 决定,一般 $\theta < 90°$ 易被水润湿,形成 O/W 型乳剂;$\theta > 90°$ 易被油润湿,形成 W/O 型乳剂。O/W 型乳化剂有:氢氧化镁、氢氧化铝、二氧化硅、皂土等。W/O 型乳化剂有:氢氧化钙、氢氧化锌等。

4. 辅助乳化剂 是指与乳化剂合并使用能增加乳剂稳定性的乳化剂。辅助乳化剂的乳化能力一般很弱或无乳化能力,但能提高乳剂的黏度,并能增强乳化膜的强度,防止乳滴合并。

(1)增加水相黏度的辅助乳化剂:甲基纤维素,羧甲基纤维素钠、羟丙基纤维素、海藻酸钠、琼脂、西黄蓍胶、阿拉伯胶、黄原胶、果胶、皂土等。

（2）增加油相黏度的辅助乳化剂：鲸蜡醇、蜂蜡、单硬脂酸甘油酯、硬脂酸、硬脂醇等。

（二）乳化剂的选择

乳化剂的选择应根据乳剂的使用目的、药物的性质、处方组成、欲制备乳剂的类型、乳化方法等综合考虑，适当选择。

1. 根据乳剂的类型选择　在设计乳剂的处方时，首先确定乳剂类型，如 O/W 或 W/O，根据乳剂类型分别选择所需的 O/W 型乳化剂或 W/O 型乳化剂。乳化剂的 HLB 值为这种选择提供了重要的依据。

2. 根据乳剂给药途径选择　口服乳剂应选择无毒的天然乳化剂或某些亲水性高分子乳化剂等。外用乳剂应选择对局部无刺激性、长期使用无毒性的乳化剂。注射用乳剂应选择磷脂等乳化剂。

3. 根据乳化剂性能选择　乳化剂的种类很多，其性能各不相同，应选择乳化性能强、性质稳定、受外界因素的影响小、无毒无刺激性的乳化剂。

4. 混合乳化剂的选择　乳化剂混合使用有许多特点：①改变 HLB 值，以改变乳化剂的亲油亲水性，使其具有更大的适应性，如磷脂与胆固醇混合比例为10:1时可形成 O/W 型乳剂，比例为6:1时则形成 W/O 型乳剂；②增加乳化膜的牢固性，如油酸钠为 O/W 型乳化剂，与鲸蜡醇、胆固醇等亲油性乳化剂混合使用，可形成络合物，增强乳化膜的牢固性，并增加乳剂的黏度及其稳定性；③非离子型乳化剂可以混合使用，如聚山梨酯和脂肪酸山梨坦等；④非离子型乳化剂可与离子型乳化剂混合使用。但阴离子型乳化剂和阳离子型乳化剂不能混合使用，主要原因是它们混合后通常能形成溶解度很小的化合物沉淀析出。乳化剂混合使用，必须符合油相对 HLB 值的要求，乳化油相所需 HLB 值列于表3-5。若油的 HLB 值为未知，可通过实验加以测定。

表3-5　乳化油相所需 HLB 值

名称	所需 HLB 值		名称	所需 HLB 值	
	W/O 型	O/W 型		W/O 型	O/W 型
液状石蜡（轻）	4	10.5	鲸蜡醇	—	15
液状石蜡（重）	4	10~12	硬脂醇	—	14
棉子油	5	10	硬脂酸	—	15
植物油	—	7~12	精制羊毛脂	8	15
挥发油	—	9~16	蜂蜡	5	10~16

三、乳剂的形成理论

乳剂是由水相、油相和乳化剂经乳化制成，但要制成符合要求的稳定的乳剂，首先必须提供足够的能量使分散相能够分散成微小的乳滴，其次是提供使乳剂稳定的必要条件。

（一）降低表面张力

当水相与油相混合时，用力搅拌即可形成大小不同的乳滴，但很快会合并分层。这是因为形成乳剂的两种液体之间存在界面张力，两相间的界面张力愈大，表面自由能也愈大，形成乳剂的能力就愈小。两种液体形成乳剂的过程，是两相液体之间形成大量新界面的过程，乳滴愈小，新增加的界面就愈大，乳剂粒子的表面自由能也就越大。这时乳剂就有巨大的降低界面自由能的趋势,促使乳滴合并以降低自由能,所以乳剂属于热力学不稳定分散体系。为保持乳剂的分散状态和稳定性,必须降低界面自由能,一是乳剂粒子自身形成球形,以保持最小表面积;其次是最大限度地降低界面张力或表面自由能。

乳化剂的作用是吸附于乳滴界面,有效地降低表面张力或表面自由能,从而在简单的振摇或搅拌的作用下就能形成具有一定分散度和稳定的乳剂,所以适宜的乳化剂是形成稳定乳剂的必要条件。

(二)形成牢固的乳化膜

乳化剂吸附于乳滴周围,有规律地定向排列成膜,不仅降低油、水间的界面张力和表面自由能,而且可阻止乳滴的合并。在乳滴周围形成的乳化剂膜称为乳化膜。乳化剂在乳滴表面上排列越整齐,乳化膜就越牢固,乳剂也就越稳定。乳化膜有三种类型。

1. 单分子乳化膜 表面活性剂类乳化剂吸附于乳滴表面,有规律地定向排列成单分子乳化膜。若乳化剂是离子型表面活性剂,则乳化膜的离子化使乳化膜本身带有电荷,由于电荷互相排斥,阻止乳滴的合并,使乳剂更加稳定。

2. 多分子乳化膜 亲水性高分子化合物类乳化剂吸附于乳滴的表面,形成多分子乳化膜。强亲水性多分子乳化膜不仅阻止乳滴的合并,而且增加分散介质的黏度,使乳剂更稳定。如阿拉伯胶作乳化剂就能形成多分子膜。

3. 固体微粒乳化膜 作为乳化剂使用的固体微粒对水相和油相有不同的亲和力,因而对油、水两相表面张力有不同程度的降低,在乳化过程中固体微粒吸附于乳滴的表面排列成固体微粒乳化膜,起阻止乳滴合并的作用,增加乳剂的稳定性。如硅皂土和氢氧化镁等都可作为固体微粒乳化剂使用。

四、影响乳剂类型的主要因素

乳剂的基本类型是 O/W 型和 W/O 型。决定乳剂类型的因素很多,最主要是乳化剂的种类和乳化剂的性质,其次是形成乳化膜的牢固性、相容积比、温度、制备方法等。

1. 乳化剂分子结构和性质的影响 ①乳化剂是表面活性剂,则乳化剂分子中含有亲水基和亲油基,形成乳剂时,亲水基伸向水相,亲油基伸向油相,若亲水基大于亲油基,乳化剂伸向水相的部分较大,使水的表面张力降低很大,可形成 O/W 型乳剂。若亲油基大于亲水基,则恰好相反,形成 W/O 型乳剂;②天然的或合成的亲水性高分子乳化剂,亲水基特别大,而亲油基很弱,降低水相的表面张力大,形成 O/W 型乳剂;③固体微粒乳化剂,若亲水性大则被水相湿润,降低水的表面张力大,形成 O/W 型乳剂,若亲油性大则被油相湿润,降低油的表面张力大,形成 W/O 型乳剂。所以乳化剂亲油、亲水性是决定乳剂类型的主要因素。但乳化剂亲水性太大,极易溶于水,反而使形成的乳剂不稳定。

经研究发现,乳化剂的溶解度也能影响乳剂的形成。通常易溶于水的乳化剂有助于形成 O/W 乳剂,易溶于油的乳化剂有助于形成 W/O 乳剂。油、水两相中对乳化剂溶解度大的一相将成为外相,即分散介质。乳化剂在某一相中的溶解度越大,表示两者的相溶性越好,表面张力越低,体系的稳定性越好。

2. 相容积比的影响 油、水两相的容积比简称相容积比(phase volume ratio)。从几何学的角度看,具有相同粒径的球体,最紧密填充时,球体所占最大体积为 74%,如果球体之间再填充不同粒径的小球体,球体所占总体积可达 90%。理论上相容积比在小于 74% 的前提下,相容积比越大越稳定,因为此时乳滴的运动空间小。实际上乳剂的相容积比达 50%

时能显著降低分层速度，因此相容积比一般在 40%~60% 之间比较稳定。相容积比小于 25% 时乳滴容易分层，分散相的体积超过 60% 时，乳滴之间的距离很近，乳滴易发生合并或引起转相。因此制备乳剂时应考虑油、水两相的相容积比，以利于乳剂的形成和稳定。

五、乳剂的稳定性

乳剂属热力学不稳定的非均匀相分散体系，乳剂常发生下列变化。

1. 分层（delamination） 乳剂的分层系指乳剂放置后出现分散相粒子上浮或下沉的现象，又称乳析（creaming）。分层的主要原因是由于分散相和分散介质之间的密度差造成的。乳滴上浮或下沉的速度符合 Stokes 公式。乳滴的粒子愈小，上浮或下沉的速度就愈慢。减小分散相和分散介质之间的密度差，增加分散介质的黏度，都可以减小乳剂分层的速度。乳剂分层也与分散相的相容积有关，通常分层速度与相容积成反比，相容积低于 25% 乳剂很快分层，达 50% 时就能明显减小分层速度。分层的乳剂经振摇仍能恢复成均匀的乳剂。

2. 絮凝（flocculation） 乳剂中分散相的乳滴发生可逆的聚集现象称为絮凝。由于乳滴荷电以及乳化膜的存在，阻止了絮凝时乳滴的合并。如果乳滴的 ζ 电位降低，乳滴聚集而絮凝。絮凝状态仍保持乳滴及其乳化膜的完整性。乳剂中的电解质和离子型乳化剂是产生絮凝的主要原因，同时絮凝与乳剂的黏度、相容积比以及流变性有密切关系。乳剂的絮凝作用，限制了乳滴的移动并产生网状结构，可使乳剂处于高黏度状态，有利于乳剂稳定。絮凝与乳滴的合并是不同的，但絮凝状态进一步变化也会引起乳滴的合并。

3. 转相（phase inversion） 由于某些条件的变化而改变乳剂的类型称为转相。由 O/W 型转变为 W/O 型或由 W/O 型转变为 O/W 型。转相主要是由于乳化剂的性质改变而引起的。如油酸钠是 O/W 型乳化剂，遇氯化钙后生成油酸钙，变为 W/O 型乳化剂，乳剂则由 O/W 型变为 W/O 型。向乳剂中加入相反类型的乳化剂也可使乳剂转相，特别是两种乳化剂的量接近相等时，更容易转相。转相时两种乳化剂的量比称为转相临界点（phase inversion critical point）。在转相临界点上乳剂不属于任何类型，处于不稳定状态，可随时向某种类型乳剂转变。

4. 合并（coalescence）与破裂（demulsification） 乳剂中的乳滴周围有乳化膜存在，乳化膜破裂导致乳滴变大，称为合并。合并进一步发展使乳剂分为油、水两相称为破裂。乳剂的稳定性与乳滴的大小有密切关系，乳滴愈小乳剂就愈稳定，乳剂中乳滴大小是不均一的，小乳滴通常填充于大乳滴之间，使乳滴的聚集性增加，容易引起乳滴的合并。所以为了保证乳剂的稳定性，制备乳剂时尽可能地保持乳滴均一性。此外分散介质的黏度增加，可使乳滴合并速度降低。影响乳剂稳定性的各因素中，最重要的是形成乳化膜的乳化剂的理化性质，单一或混合使用的乳化剂形成的乳化膜愈牢固，就愈能防止乳滴的合并和破裂。

5. 酸败（rancidify） 乳剂受外界因素及微生物的影响，使油相或乳化剂等发生变化而引起变质的现象称为酸败。所以乳剂中通常须加入抗氧剂和防腐剂，防止氧化或酸败。

六、乳剂的制备

（一）乳剂的制备方法

1. 油中乳化剂法（emulsifier in oil method） 又称干胶法。本法的特点是先将乳化剂（胶）分散于油相中研匀后加水相制备成初乳，然后稀释至全量。在初乳中油、水、胶的比例是：植物油时 4:2:1，挥发油时 2:2:1，液状石蜡时 3:2:1。本法适用于阿拉伯胶或阿拉伯胶与西黄蓍胶的混合胶。

2. 水中乳化剂法（emulsifier in water method）　又称湿胶法。本法先将乳化剂分散于水相中研匀,再将油相加入,用力搅拌使成初乳,加水将初乳稀释至全量,混匀,即得。初乳中油、水、胶的比例与上法相同。

3. 新生皂法（nascent soap method）　将油水两相混合时,两相界面上生成的新生皂类产生乳化的方法。植物油中含有硬脂酸、油酸等有机酸,加入氢氧化钠、氢氧化钙、三乙醇胺等,在高温下（70℃以上）生成的新生皂为乳化剂,经搅拌即形成乳剂。生成的一价皂则为O/W型乳化剂,生成的二价皂则为W/O型乳化剂。本法适用于乳膏剂的制备。

4. 两相交替加入法（alternate addition method）　向乳化剂中每次少量交替地加入水相或油相,边加边搅拌,即可形成乳剂。天然胶类、固体微粒乳化剂等可用本法制备乳剂。当乳化剂用量较多时,本法是一个很好的方法。

5. 机械法（mechanical method）　将油相、水相、乳化剂混合后用乳化机械制备乳剂的方法。机械法制备乳剂时可不用考虑混合顺序,借助于机械提供的强大能量,很容易制成乳剂。

6. 纳米乳的制备　很多油,如薄荷油、丁香油等,还有维生素A、D、E等均可制成纳米乳。纳米乳的乳化剂,主要是表面活性剂,其HLB值应在15~18的范围内,乳化剂和辅助成分应占乳剂的12%~25%。通常选用聚山梨酯60和聚山梨酯80等。制备时取1份油加5份乳化剂混合均匀,然后加于水中,如不能形成澄明乳剂,可增加乳化剂的用量。如能很容易形成澄明乳剂可减少乳化剂的用量。

7. 复合乳剂的制备　采用二步乳化法制备,第一步先将水、油、乳化剂制成一级乳,再以一级乳为分散相与含有乳化剂的水或油再乳化制成二级乳。如制备O/W/O型复合乳剂,先选择亲水性乳化剂制成O/W型一级乳,再选择亲油性乳化剂分散于油相中,在搅拌下将一级乳加于油相中,充分分散即得O/W/O型乳剂。

（二）乳剂的制备设备

1. 搅拌乳化装置　小量制备可用乳钵,大量制备可用搅拌机,分为低速搅拌乳化装置和高速搅拌乳化装置。组织捣碎机属于高速搅拌乳化装置。

2. 乳匀机（high pressure homogenizer）　借助强大推动力将两相液体通过乳匀机的细孔而形成乳剂,制备时先用其他方法初步乳化,再用乳匀机乳化,效果较好。

3. 胶体磨（colloid mill）　利用高速旋转的转子和定子之间的缝隙产生强大剪切力使液体乳化,对要求不高的乳剂可用本法制备。

4. 超声波乳化器（utralsonic homogenizer）　利用10~50kHz高频振动来制备乳剂,可制备O/W和W/O型乳剂,但黏度大的乳剂不宜用本法制备。

（三）乳剂中药物的加入方法

根据药物的溶解性质不同采用不同的加入方法。①若药物溶解于油相,可先将药物溶于油相再制成乳剂;②若药物溶于水相,可先将药物溶于水后再制成乳剂;③若药物不溶于油相也不溶于水相时,可用亲和性大的液相研磨药物,再将其制成乳剂,也可将药物先用已制成的少量乳剂研磨至细再与乳剂混合均匀。

制备符合质量要求的乳剂,要根据制备量的多少、乳剂的类型及给药途径等多方面加以考虑。黏度大的乳剂应提高乳化温度。足够的乳化时间也是保证乳剂质量的重要条件。

例 3-6   鱼肝油乳剂

【处方】   鱼肝油 500ml   阿拉伯胶细粉 125g   西黄蓍胶细粉 7g
　　　　　糖精钠 0.1g   挥发杏仁油 1ml   　　尼泊金乙酯   0.5g
　　　　　纯化水　加至 1000ml

【制备】   将阿拉伯胶与鱼肝油研匀,一次加入 250ml 纯化水,用力沿一个方向研磨制成初乳,加糖精钠水溶液、挥发杏仁油、尼泊金乙酯醇液,再缓缓加入西黄蓍胶胶浆,加纯化水至全量,搅匀,即得。

【用途】   本品用于维生素 A、D 缺乏症。

【注解】   处方中鱼肝油为药物、油相;阿拉伯胶为乳化剂;西黄蓍胶为稳定剂(增加连续相黏度);糖精钠、杏仁油为矫味剂;尼泊金乙酯为防腐剂。

例 3-7   石灰搽剂

【处方】   花生油 10.0ml 　　　Ca(OH)$_2$ 饱和水溶液 10.0ml

【制备】   ①取 Ca(OH)$_2$ 加 50ml 纯化水,在水浴锅上加热溶解,制成饱和水溶液;②量取 Ca(OH)$_2$ 饱和水溶液的上清液和花生油各 10.0ml,同置 50ml 具塞量筒中,加盖用力振摇至乳剂生成。

【用途】   用于轻度烫伤。具有收敛,保护,润滑,止痛等作用。

【注解】   Ca(OH)$_2$ 与花生油中游离脂肪酸生成脂肪酸钙皂,为乳化剂,故本处方为新生皂法制备乳剂。

七、乳剂的质量评定

乳剂给药途径不同,其质量要求也各不相同,很难制定统一的质量标准。但对乳剂的质量必须有最基本的评定。

1. 乳剂的粒径大小   乳剂粒径大小是衡量乳剂质量的重要指标。不同用途的乳剂对粒径大小要求不同,如静脉注射乳剂,其粒径应在 0.5μm 以下。其他用途的乳剂粒径也都有不同要求。乳剂粒径的测定方法有:

(1)显微镜测定法:用光学显微镜可测定粒径范围为 0.2～100μm 粒子,测定粒子数不少于 600 个。

(2)库尔特计数器(coulter counter)测定法:库尔特计数器可测定粒径范围为 0.6～150μm 粒子和粒度分布。方法简便、速度快、可自动记录并绘制分布图。

(3)激光散射光谱(PCS)法:样品制备容易,测定速度快,可测定约 0.01～2μm 范围的粒子,最适于静脉乳剂的测定。

(4)透射电镜(TEM)法:可测定粒子大小及分布,可观察粒子形态。测定粒子范围 0.01～20μm。

2. 分层现象   乳剂经长时间放置,粒径变大,进而产生分层现象。这一过程的快慢是衡量乳剂稳定性的重要指标。为了在短时间内观察乳剂的分层,用离心法加速其分层,用 4000r/min 离心 15 分钟,如不分层可认为乳剂质量稳定。此法可用于比较各种乳剂间的分层情况,以估计其稳定性。将乳剂置于 10cm 离心管中以 3750r/min 速度离心 5 小时,相当于放置 1 年的自然分层的效果。

3. 乳滴合并速度   乳滴合并速度符合一级动力学规律,其方程为:

$$\lg N = -\frac{Kt}{2.303} + \lg N_0 \qquad (3\text{-}9)$$

式中,N、N_0—分别为 t 和 t_0 时间的乳滴数;K—合并速度常数;t—时间。测定随时间 t 变化的乳滴数 N,求出合并速度常数 K,估计乳滴合并速度,用以评价乳剂稳定性大小。

4. 稳定常数的测定　乳剂离心前后光密度变化百分率称为稳定常数,用 K_e 表示,其表达式如下:

$$K_e = \frac{(A_0 - A)}{A_0} \times 100\% \qquad (3\text{-}10)$$

式中,A_0—未离心乳剂稀释液的吸光度;A—离心后乳剂稀释液的吸光度

测定方法:取乳剂适量于离心管中,以一定速度离心一定时间,从离心管底部取出少量乳剂,稀释一定倍数,以蒸馏水为对照,用比色法在可见光波长下测定吸光度 A,同法测定原乳剂稀释液吸收光度 A_0,代入公式计算 K_e。离心速度和波长的选择可通过试验加以确定。K_e 值愈小乳剂愈稳定。本法是研究乳剂稳定性的定量方法。

第八节　其他液体制剂

本节介绍按给药途径分类的液体制剂,给药途径不同对液体制剂有特殊要求,同一给药途径的液体制剂中又包括不同分散体系的制剂。

一、搽剂

搽剂(liniments)系指药物用乙醇、油或适宜的溶剂制成的溶液、乳状液或混悬液,专供无破损皮肤揉擦的液体制剂。有镇痛、收敛、保护、消炎、杀菌作用等。起镇痛、抗刺激作用的搽剂,多用乙醇为分散介质,使用时用力揉擦,可增加药物的渗透性。起保护作用的搽剂多用油、液状石蜡为分散介质,使用时有润滑作用,无刺激性。搽剂也可涂于敷料上贴于患处。

二、涂剂和涂膜剂

涂剂(paints)系指含药物的水性或油性溶液、乳状液、混悬液,供临用前用纱布或棉花蘸取或涂于皮肤或口腔喉部黏膜的液体制剂。涂剂大多为消毒或消炎药物的甘油溶液,也可用乙醇、植物油为溶剂。甘油能使药物滞留于口腔、喉部的黏膜,有滋润作用,对喉头炎、扁桃体炎等起辅助治疗作用。如复方碘涂剂。

涂膜剂(paints)系指将药物溶解或分散于含成膜材料溶剂中,涂布患处后形成薄膜的外用液体制剂。用时涂于患处,溶剂挥发后形成薄膜,对患处有保护作用,同时逐渐释放所含药物起治疗作用。涂膜剂一般用于无渗出液的损害性皮肤病等。常用的成膜材料有聚乙烯醇、聚维酮、聚乙烯缩甲乙醛、聚乙烯缩丁醛、乙基纤维素等,增塑剂常用甘油、丙二醇、邻苯二甲酸二丁酯等,溶剂一般为乙醇、丙酮或二者混合物等。

三、洗剂

洗剂(lotions)系指含药物的溶液、乳状液、混悬液,供清洗或涂抹无破损皮肤的外用液体制剂。洗剂一般轻轻涂于皮肤或用纱布蘸取敷于皮肤上应用。洗剂的分散介质为水或乙

醇。洗剂有消毒、消炎、止痒、收敛、保护等局部作用。混悬型洗剂中的水分或乙醇在皮肤上蒸发,有冷却和收缩血管的作用,能减轻急性炎症。混悬型洗剂中常加入甘油和助悬剂,当分散介质蒸发后可形成保护膜,保护皮肤免受刺激。

四、滴鼻剂

滴鼻剂(nasal drops)系指由药物与适宜辅料制成的澄明溶液、混悬液或乳状液,供滴入鼻腔内的鼻用液体制剂。也可将药物以粉末、颗粒、块状或片状形式包装,另备溶剂,在临用前配成澄明溶液或混悬液。主要供局部消毒、消炎、收缩血管和麻醉之用。以水、丙二醇、液状石蜡、植物油为溶剂,多制成溶液剂,但也有制成混悬剂、乳剂使用的。鼻用水溶液容易与鼻腔内分泌液混合,容易分布于鼻腔黏膜表面,但维持时间短。为促进吸收、防止黏膜水肿,应适当调节渗透压、pH 和黏度。油溶液刺激性小,作用持久,但不与鼻腔黏液混合。正常人鼻腔液 pH 一般为 5.5~6.5,炎症病变时,则呈碱性,有时高达 pH9,易使细菌繁殖,影响鼻腔内分泌物的溶菌作用以及纤毛的正常运动。所以碱性滴鼻剂不宜经常使用。滴鼻剂 pH 应为 5.5~7.5,应与鼻黏液等渗,不改变鼻黏液的正常黏度,不影响纤毛运动和分泌液离子组成。如盐酸麻黄碱滴鼻剂等。

五、滴耳剂

滴耳剂(ear drops)系指由药物与适宜辅料制成的水溶液,或由甘油或其他适宜溶剂和分散介质制成的澄明溶液、混悬液或乳状液,供滴入外耳道用的液体制剂。以水、乙醇、甘油为溶剂,也可用丙二醇、聚乙二醇等。乙醇为溶剂虽然有渗透性和杀菌作用,但有刺激性;以甘油为溶剂作用缓和、药效持久,有吸湿性,但渗透性较差;水作用缓和,但渗透性差,所以滴耳剂常用混合溶剂。滴耳剂有消毒、止痒、收敛、消炎、润滑作用。慢性中耳炎患者,由于黏稠分泌物存在,药物很难达到中耳部。制剂中加入溶菌酶、透明质酸酶等,能淡化分泌物,促进药物分散,加速肉芽组织再生。外耳道有炎症时,pH 在 7.1~7.8 之间,所以外耳道用滴耳剂最好为弱酸性。滴耳剂有氯霉素滴耳液等。用于手术、耳部伤口或耳膜穿孔的滴耳剂应无菌。

六、含漱剂

含漱剂(garles)系指用于咽喉、口腔清洗的液体制剂。用于口腔的清洗、去臭、防腐、收敛和消炎。一般用药物的水溶液,也可含少量甘油和乙醇。溶液中常加适量着色剂,以示外用漱口,不可咽下。有时含药量较大,可先制成浓溶液,用时稀释,也可制成固体粉末用时溶解。含漱剂要求微碱性,有利于除去口腔的微酸性分泌物、溶解黏液蛋白。

七、滴牙剂

滴牙剂(drop dentifrices)系指用于局部牙孔的液体制剂。其特点是药物浓度大,往往不用溶剂或用少量溶剂稀释。因其刺激性、毒性很大,应用时不能直接接触黏膜。滴牙剂由医护人员直接用于患者的牙病治疗。

八、灌肠剂

灌肠剂(enemas)系指灌注于直肠的水性、油性溶液或混悬液,以治疗、诊断或营养为目的的一种液体制剂。根据使用目的不同可分为:泻下灌肠剂、含药灌肠剂和营养灌肠剂等。大量灌肠剂用前应将药液加热至体温。

九、合剂

合剂(mixtures)系指以水为溶剂的含有一种或一种以上药物成分的内服液体制剂。合剂中的药物可以是化学药物,也可是中药材的提取物,合剂中的溶剂,主要是水,有时为了溶解药物可加少量的乙醇。含有酊剂、醑剂、流浸膏剂等的合剂,制备时应缓慢加入以防止析出沉淀。合剂中可加入矫味剂、着色剂、香精等。以水为溶剂的合剂需加入防腐剂,必要时也可加入稳定剂。口服液也属于合剂,目前应用的较多,《中国药典》2010 年版二部也收载了多种口服液。

第九节 液体制剂的包装与贮存

液体制剂的包装关系到产品的质量、运输和贮存。液体制剂体积大,稳定性较差。液体制剂如果包装不当,在运输和贮存过程中会发生变质。因此包装容器的材料选择、容器的种类、形状以及封闭的严密性等都极为重要。

液体制剂的包装材料包括:容器(玻璃瓶、塑料瓶等)、瓶塞(软木塞、橡胶塞、塑料塞)、瓶盖(塑料盖、金属盖)、标签、说明书、纸盒、纸箱、木箱等。液体制剂包装容器上应贴有标签。医院液体制剂的投药瓶上应贴有不同颜色的标签,习惯上内服液体制剂的标签为白底蓝字或黑字,外用液体制剂的标签为白底红字或黄字。医院液体制剂应尽量减小生产批量,缩短存放时间,有利于保证液体制剂的质量。

(曹德英)

参 考 文 献

1. 崔福德. 药剂学. 第 7 版. 北京:人民卫生出版社,2011
2. 国家药典委员会. 中华人民共和国药典. 2010 年版二部. 北京:中国医药科技出版社,2010
3. 张强. 药剂学. 北京:北京大学医学出版社,2005
4. 曹德英. 药物剂型与制剂设计. 北京:化学工业出版社,2009
5. Banker G A. Modern Pharmaceutics. 4th Ed. New York:Marcel Dekker,2002

第四章　灭菌制剂与无菌制剂

第一节　概　述

在临床治疗实践中,因药物理化性质或特殊治疗需求等原因有些药物需要直接注入人体血液系统、特定器官组织,或直接用于黏膜、创口等特定部位,如注射剂、眼用制剂等,这类制剂通常称为灭菌制剂或无菌制剂。该类制剂除了要做到制备工艺稳定,质量可控外,还应该使产品在使用前始终处于无菌状态,以保证药物的安全使用,因此该类制剂在制备中无菌要求非常严格。本章主要介绍各种类型灭菌与无菌制剂的定义、质量要求,常见灭菌制剂和无菌制剂的种类、特点、处方组成和制备方法,注射剂和大型输液的制备方法和工艺流程,对临床常用产品进行举例分析,注射用无菌粉末的定义、特点、制备工艺及原理,最后以滴眼剂为主介绍了眼用制剂的定义、特点、制备工艺及特殊要求。

一、灭菌制剂与无菌制剂的定义和类型

根据人体对环境微生物的耐受程度,《中国药典》将不同给药途径的药物制剂分为无菌制剂和非无菌制剂。广义地讲,不论无菌制剂还是非无菌制剂都规定了染菌的限度,前者要求不得检出活菌,后者限制染菌的种类和数量。根据药物制剂除去微生物的制备工艺,又将无菌制剂分为灭菌制剂和无菌制剂。灭菌制剂和无菌制剂是两个不同的概念,可分别定义如下:

1. 灭菌制剂(sterilized preparation)　系指采用某一物理、化学方法杀灭或除去制剂中所有活的微生物的一类药物制剂。目前临床使用的注射剂、滴眼剂等大多属于这类制剂。

2. 无菌制剂(sterile preparation)　系指在无菌环境中采用无菌操作法或无菌技术制备不含任何活的微生物的一类药物制剂。对于那些热稳定性差的药物,如蛋白质、核酸和多肽类等生物大分子药物经常采用无菌操作法制备无菌制剂。

3. 灭菌制剂和无菌制剂的种类　可根据给药方式、给药部位、临床应用等特点进行如下分类:

(1)注射剂:用针头注入人体的制剂,如小容量注射剂、大型输液、冻干粉针等;

(2)眼用制剂:用于眼部疾病的制剂,如滴眼液、眼用膜剂、眼膏和眼用凝胶等;

(3)植入型制剂:用埋植方式给药的制剂,如植入片、植入棒、植入微球、原位凝胶等;

(4)局部用外用制剂:用于外伤、烧伤以及溃疡等创面用制剂,如溶液、凝胶、软膏和气雾剂等;

(5)手术用制剂:手术时使用的制剂,如止血海绵剂、骨蜡、用于伤口或手术切口的冲洗液等。

二、灭菌制剂与无菌制剂的质量要求

灭菌制剂与无菌制剂,除应有制剂的一般要求外,还必须符合下列各项质量要求:

1. 无菌　制剂中不得含有任何活的微生物。

2. 无热原　特别是供静脉注射或脊椎腔注射的注射剂以及一次用量超过 5ml 的注射液,必须进行热原检查。

3. 可见异物和不溶性微粒　应符合药典规定。

4. 安全性　应具有良好的生物相容性,对组织基本无刺激性,一些非水溶剂和附加剂,必须经动物实验证明无刺激性和毒性,以确保安全。

5. 渗透压　渗透压应和血浆的渗透压相等或相近。供静脉注射用的大容量注射剂还要求具有等张性。

6. pH　应与血液或组织具有相等或相近的 pH,一般注射剂要求 pH 4~9,眼用制剂要求 pH 5~9,脊椎腔用注射剂要求 pH 5~8。

7. 稳定性　具有一定的物理、化学稳定性和生物学稳定性,以确保产品在贮存期内安全有效。

8. 降压物质　有些注射液,如复方氨基酸注射液,其降压物质必须符合规定,确保安全。

此外,注射剂必要时还应检查溶血作用、致敏作用。

第二节　灭菌制剂与无菌制剂的相关技术

一、注射用水的制备方法

水在灭菌制剂和无菌制剂制备过程中使用最多,然而在生产的不同环节和不同工艺过程对水的要求也不同。《中国药典》把制药用水分为饮用水、纯化水、注射用水和灭菌注射用水。

(一) 各种水的来源和质量要求

1. 原水(raw water)　通常是指自来水公司供应的自来水或深井水,原水不能用作制药用水。

2. 饮用水(tap water)　天然水经净化处理后所得的水,通常是制药用水的原水。其质量必须符合中华人民共和国国家标准 GB5749-85《生活饮用水卫生标准》。饮用水可用于药材的漂洗、制药用具的预洗。除另有规定外,也可作为中药材的提取溶剂。

3. 纯化水(purified water)　将饮用水经蒸馏法、离子交换法、反渗透法或其他适宜的方法制得的制药用水,其质量应符合《中国药典》2010 年版二部纯化水项下的规定。可用作配制普通制剂的溶剂和试验用水、灭菌或非灭菌制剂所用药材的提取溶剂、非灭菌制剂用器具的精洗。不得用于注射剂的配制与稀释。

4. 注射用水(water for injection)　将纯化水经蒸馏法或反渗透法制得的水。其质量应符合《中国药典》2010 年版二部注射用水项下的规定。主要用于注射剂、输液、眼用制剂的配制及其容器的清洗。配制的注射剂必须经灭菌后才能用于临床。

5. 灭菌注射用水(sterile water for injection)　将注射用水经灭菌后制得的水。应无菌、无热原。《中国药典》2010 年版在原注射用水质量标准基础上又增加了氯化物、硫酸盐、钙盐、二氧化碳和易氧化物检查。可用于注射用灭菌粉末的溶剂、注射剂的稀释剂或伤口冲洗剂等。

（二）注射用水的制备方法

1. 蒸馏法（distillation method）　用蒸馏法制备注射用水是在纯化水的基础上进行的。它可除去水中所有不挥发性微粒（包括悬浮物、胶体、细菌、病毒、热原等杂质）、可溶性小分子无机盐、有机盐、可溶性高分子材料等，是最经典、最可靠的注射用水的制备方法。蒸馏法制备注射用水可利用专门的蒸馏水器制备，如塔式和亭式蒸馏器、多效蒸馏器及气压式蒸馏水器等。

2. 反渗透法（reverse osmotic method）　反渗透法制备注射用水是 20 世纪 60 年代发展起来的技术，完全能达到注射用水的要求，《美国药典》从 19 版开始作为法定方法之一收载了此法作为注射用水的制备方法。一般一级反渗透装置能除去一价离子 90%~95%，二价离子 98%~99%，同时还能除去微生物和病毒，但除去氯离子的能力达不到药典要求。因此需要至少二级反渗透系统才能制备注射用水。

3. 综合法（synthetic method）　采用综合法制备注射用水是将各种水处理技术按照各自特点进行有效组合，以提高制备注射用水的质量。具体组合方式有多种，主要根据原水质量、设备环境和工艺要求进行。常用的组合方式如下：

自来水→砂滤器→活性炭过滤器→电渗析装置或反渗透装置→阳离子树脂床→脱气塔→阴离子树脂床→混合树脂床→多效蒸馏水机或气压式蒸馏水机→热贮水器→注射用水。

4. 注射用水的检查　在生产过程中一般检查的项目有：氯化物、重金属、pH、铵盐、热原等，应定期检查。具体检查方法，参见《中国药典》2010 年版二部注射用水项下的规定。

二、热原除去技术

1. 热原（pyrogen）　是细菌等微生物产生的一种内毒素（endotoxin），注射后可引起人体的致热反应，其中以革兰阴性杆菌和霉菌所产热原的致热能力最强。热原存在于细菌的细胞膜和固体膜之间，是由磷脂、脂多糖和蛋白质组成的复合物，其中脂多糖是内毒素的主要成分。

2. 热原的性质

（1）耐热性：一般情况下，热原在 60℃加热 1 小时不受影响，100℃也不会分解，120℃加热 4 小时能破坏 98%左右，180~200℃干热 2 小时、250℃干热 45 分钟或 650℃干热 1 分钟可彻底破坏热原。

（2）滤过性：热原体积小，约在 1~5nm 之间，故一般滤器包括微孔滤膜也不能截留热原。

（3）吸附型：多孔性活性炭可吸附热原。

（4）水溶性：由于磷脂结构上连接有多糖，故热原易溶于水。

（5）不挥发性：热原的主要成分为脂多糖，因此无挥发性。但在蒸馏时，可随水蒸气中雾滴带入蒸馏水中，因此需在蒸馏水器蒸发室上部设隔膜装置，以分离蒸汽和雾滴。

（6）其他：热原能被强酸、强碱和强氧化剂所破坏。

3. 去除热原的方法

（1）高温法：由于热原具有热不稳定性，因此可用高温法除去热原。

(2)酸碱法：热原能被强酸、强碱和强氧化剂破坏，因此玻璃容器等用具可用重铬酸钾硫酸清洗液或稀氢氧化钠处理，可有效破坏热原。

(3)吸附法：活性炭对热原有较强的吸附作用，同时有助滤脱色作用，因此在注射剂制备中可采用活性炭吸附法去除热原。常用量为 $0.1\% \sim 0.5\%$。

(4)蒸馏法：利用热原的不挥发性，在多效蒸馏水器制备蒸馏水时热原仍留在浓缩水中。

(5)离子交换法：一般该法除热原的效果不可靠，但采用 10% 的#301 弱碱性阴离子树脂与 8% 的#122 弱酸性阳离子树脂合用可成功去除丙种胎盘球蛋白注射液中的热原。

(6)凝胶过滤法：可用二乙氨基乙基葡聚糖凝胶(分子筛)制备无热原去离子水。

(7)反渗透法：用反渗透法通过三醋酸纤维素膜去除热原，是近年来发展的一种新方法。

(8)超滤法：用 $3 \sim 15nm$ 孔径的超滤膜有时可除去热原，如用超滤膜过滤可除去 $10\% \sim 15\%$ 葡萄糖注射液中的热原。

(9)其他方法：采用二次以上湿热灭菌法或适当提高灭菌温度和时间可除去热原，如葡萄糖和甘露醇注射液中含有的热原亦可采用上述方法处理。

三、灭菌与无菌技术

灭菌与无菌技术是注射剂、输液、滴眼剂等灭菌与无菌制剂质量控制的重要保证，也是制备这些制剂必不可少的单元操作。根据各种制剂或生产环境对微生物的限定要求不同，可采取不同措施，如灭菌、无菌操作、消毒、防腐等。

灭菌(sterilization)系指采用某一物理、化学方法杀灭或除去制剂中所有活的微生物繁殖体和芽孢的技术与手段。

无菌(sterility)系指在任一物体、介质或环境中，不得存在任何活的微生物。

防腐(antisepsis)系指用物理或化学方法抑制微生物的生长与繁殖的手段，又称抑菌。

消毒(disinfection)系指用物理或化学方法杀灭或除去病原微生物的手段。

采用灭菌与无菌技术主要目的是杀灭或除去所有微生物繁殖体和芽孢，最大限度的提高药物制剂的安全性，保护制剂的稳定性，保证制剂的临床疗效。因此研究、选择有效的灭菌方法对保证产品的质量具有重要意义。

药剂学中灭菌法可分为三大类：即物理灭菌法、化学灭菌法和无菌操作法。本节将重点介绍物理灭菌法，并简单介绍其他灭菌法。

(一)物理灭菌技术

利用蛋白质和核酸具有遇热或射线不稳定的特性以及过滤法杀灭或除去微生物的技术称为物理灭菌技术，该技术包括热灭菌法、射线灭菌法和过滤除菌法。

1. **热灭菌法**　利用热能将微生物杀灭的灭菌技术。该法包括干热灭菌和湿热灭菌法两种。

(1)干热灭菌法：系指在干燥环境中加热灭菌的技术，其中包括火焰灭菌法和干热空气灭菌法。

1)火焰灭菌法：系指用火焰直接灼烧微生物而达到灭菌的方法。该法灭菌迅速、可靠、简便，适用于如玻璃、金属、瓷器等耐火焰材质物品与用具的灭菌，不适合药品的灭菌。

2)干热空气灭菌法：系指用高温干热空气灭菌的方法。由于在干燥状态下，热穿透力差,微生物耐热性强,必须经高温长时间作用才能达到灭菌目的。该法适合于耐高温的玻璃和金属器具以及不允许湿气穿透的油脂类(如油性软膏基质、注射用油等)和耐高温的无机化学药的灭菌,不适合于橡胶、塑料器具以及大部分有机药品的灭菌。为了确保灭菌效果,通常采用的灭菌温度与相应的时间可参照下列几种组合:160~170℃灭菌120分钟以上,170~180℃灭菌60分钟以上或250℃灭菌45分钟以上。

(2)湿热灭菌法:系指用饱和蒸汽、沸水或流通蒸汽进行灭菌的方法。由于蒸汽潜热大,热穿透力强,容易使蛋白变性或凝固,因此该法的灭菌效率在相同温度下远高于干热灭菌法,也是在药物制剂的生产过程中最常用的灭菌方法。湿热灭菌法可分为:热压灭菌法、流通蒸汽灭菌法、煮沸灭菌法和低温间歇灭菌法。

1)热压灭菌法:系指利用高压饱和水蒸气加热法杀灭微生物的方法。灭菌时将物品放入灭菌柜内利用高压饱和蒸汽、过热水喷淋等手段使微生物菌体内的蛋白质、核酸发生变性而杀灭微生物。该法灭菌温度高,具有很强的灭菌效果,能杀灭所有细菌繁殖体和芽孢,适用于耐高温、高压蒸汽的所有药物制剂。热压灭菌法具有灭菌可靠、操作方便,易于控制和经济等特点,是在注射剂生产中最为常用的灭菌方法。

一般情况下,热压灭菌法所需的温度与时间通常为:116℃(67kPa)40分钟、121℃(97kPa)30分钟、121℃(97kPa)15分钟,亦可采用其他温度和时间参数。在特殊情况下可通过试验确认合适的灭菌温度和时间。

影响湿热灭菌的主要因素有:

微生物的种类和数量:微生物的种类不同,发育期不同,其耐热、耐压能力存在很大差异。耐热、耐压的次序为芽孢>繁殖体>衰老体。微生物数量愈少,所需的灭菌时间愈短。

蒸汽性质:蒸汽有饱和蒸汽、湿饱和蒸汽和过热蒸汽之分。饱和蒸汽热含量较高,热穿透力较强,灭菌效率较高;湿饱和蒸汽因含有水分,热含量较低,热穿透力差,灭菌效率较低;过热蒸汽温度高于饱和蒸汽,但穿透力差,灭菌效率低,且易引起药物的不稳定性。因此热压灭菌应采用饱和蒸汽。

药品性质和灭菌时间:一般而言,灭菌温度愈高,灭菌时间愈长,药品被破坏的可能性愈大。因此在设计灭菌温度和灭菌时间时必须考虑药物的稳定性,即达到有效灭菌的前提下,尽可能降低灭菌温度缩短灭菌时间。

其他:介质pH对微生物的生长和活力具有较大影响。一般情况下,在中性环境下微生物的耐热性最强,碱性环境次之,酸性环境则不利于微生物的生长与发育。介质中若含有的营养性成分愈丰富,微生物的耐热性愈强。

湿热灭菌法的主要设备是灭菌锅(柜),卧式热压灭菌柜是一种常用的大型灭菌设备,具有高耐压性能,高安全性特点。

2)流通蒸汽灭菌法:系指在常压下,采用100℃流通蒸汽加热杀灭微生物的方法。灭菌时间通常为30~60分钟。该法常用于消毒及不耐高热制剂的灭菌。但不能保证杀灭所有的芽孢,是非可靠的灭菌方法。

3)煮沸灭菌法:系指将灭菌物置沸水中加热灭菌的方法。煮沸时间通常为30~60分钟。该法灭菌效果较差,常用于注射器、注射针等器皿的消毒。

4)低温间歇灭菌法:系指将待灭菌物置60~80℃水或流通蒸汽中加热60分钟杀灭微生物繁殖体后,在室温下放置24小时,让待灭菌物中的芽孢发育成繁殖体,再次加热灭菌、放置使芽孢发育、再次灭菌,反复多次,直至杀灭所有芽孢。该法适合于不耐高温、热敏感物料和制剂的灭菌。其缺点是费时、工效低、灭菌效果差,加入适量灭菌剂可提高灭菌效率。

2. 射线灭菌法　系指采用辐射、微波和紫外线杀灭微生物的方法。

(1)辐射灭菌法:系指将待灭菌物品置于适宜的放射源辐射的 γ 射线或适宜的电子加速器发生的电子束中进行电离辐射而达到杀灭微生物的方法。本法最常用的为放射性同位素(^{60}Co 和 ^{137}Cs)发射的 γ 射线,可杀灭微生物和芽孢。放射灭菌所控制的参数为辐射剂量(灭菌物品的吸收剂量),常用剂量为25kGy。该法适合于热敏感物料和制剂的灭菌,常用于维生素、抗生素、激素、生物制品、中药材和中药制剂、医疗器械、药用包装材料及药用高分子材料等物质的灭菌。

(2)微波灭菌法:采用微波照射产生的热能杀灭微生物的方法,通常使用的微波频率为300～300kMHz。该法适合液态和固态物料的灭菌,且对固体物料有干燥作用。

(3)紫外线灭菌法:系指用紫外线照射杀灭微生物的方法。用于紫外线灭菌的波长为200～300nm,灭菌力最强的波长为254nm。该方法属于表面灭菌。

3. 过滤除菌法　系利用细菌不能通过的致密具孔材料除去气体或液体中微生物的方法,常用于热不稳定的药品溶液或原料的灭菌。此法属于机械除菌方法,该器械称为除菌过滤器。本法适合于对热不稳定的药物溶液、气体、水等物品的灭菌。

(二)化学灭菌技术

化学灭菌技术系指用化学药品直接作用于微生物而将其杀灭的技术。对微生物具有触杀作用的化学药品称为杀菌剂,可分为气体灭菌剂和液体灭菌剂。杀菌剂仅对微生物繁殖体有效,不能杀灭芽孢。化学杀菌剂的杀灭效果主要取决于微生物的种类与数量、物体表面光洁度、多孔性以及杀菌剂的性质等,化学灭菌的目的在于减少微生物的数目,以控制一定的无菌状态。

1. 气体灭菌法　系指用化学消毒剂形成的气体杀灭微生物的方法。常用的化学消毒剂有环氧乙烷、气态过氧化氢、甲醛、臭氧等。该法特别适合环境消毒以及不耐热灭菌的医用器具、设备和设施的消毒。

2. 药液灭菌法　系指采用杀菌剂溶液进行灭菌的方法。该法常用于作为其他灭菌法的辅助措施,适用于皮肤、无菌器具和设备的消毒。常用的杀菌剂有:0.1%和0.2%的苯扎溴铵溶液(新洁尔灭)、2%左右的酚和煤酚皂溶液以及75%的乙醇溶液等。

(三)无菌操作法

无菌操作法(aseptic processing)系指在无菌控制条件下制备无菌制剂的操作方法。无菌分装及无菌冻干是最常见的无菌生产工艺。它不是一个灭菌过程,而是保证操作原料无菌的操作过程。无菌操作所用的一切用具、材料以及环境,均需按照相应的灭菌法灭菌,操作须在无菌操作室或无菌操作柜内进行。

1. 无菌操作室的灭菌　无菌操作室(aseptic processing room)多采用灭菌和除菌相结合的方式,对于流动空气采用过滤介质除菌法,对于静止环境的空气采用气体、液体和紫外线空气灭菌相结合的方式实施。

(1)甲醛溶液加热熏蒸法:该方法为常用的气体灭菌法之一,灭菌彻底。

(2)紫外线灭菌法:是无菌室灭菌的常用方法,该方法适用于间歇和连续操作过程中的灭菌。一般在每天工作前开启紫外灯 1 小时左右,操作间歇中应开启 0.5～1 小时,必要时可在操作过程中开启。

(3)液体灭菌法:是无菌室较常用的辅助灭菌方法,主要采用3%酚溶液、2%煤酚皂溶液、0.2%的苯扎溴铵溶液或75%的乙醇喷洒或擦拭,用于无菌室的空间、墙壁、地面、用具的灭菌。

（4）臭氧灭菌法:该法是将臭氧发生器安装在中央空调净化系统、回风总管道中与被控制的洁净区采用循环形式灭菌的方法。近年来用此法代替紫外线照射和化学试剂熏蒸灭菌取得了满意的效果。

2. 无菌操作　无菌操作室、层流洁净工作台和无菌操作柜是无菌操作的主要场所。无菌操作室要求达到2010年版GMP的A级1空气净化的条件。无菌操作所用的一切物品、器具及环境均需按前述灭菌法灭菌,操作人员进入灭菌室之前要洗澡,并需穿戴已灭菌的工作服、鞋、帽,以免造成污染机会。

（四）无菌操作法

热压灭菌法主要是通过控制灭菌温度和时间来达到所要求的灭菌效果,是目前灭菌制剂生产中使用最广泛的灭菌方法。为了保证终产品的无菌效果,目前多采用 F 与 F_0 值来验证灭菌的可靠性。先介绍与 F 与 F_0 值有关的基础理论。

1. D 值　研究表明,灭菌时其微生物的杀灭速度符合一级过程,即:

$$\frac{dN}{dt} = -kN \tag{4-1}$$

或

$$\lg N_t = \lg N_0 - \frac{kt}{2.303} \tag{4-2}$$

式中, N_0—原有微生物数; N_t—灭菌时间为 t 时残存的微生物数; k—灭菌速度常数。 $\lg N_t$ 对 t 作图得一直线,斜率 $= -\frac{K}{2.303} = \frac{\lg N_t - \lg N_0}{t}$,令斜率的负倒数为 D 值,即:

$$D = \frac{2.303}{K} = \frac{t}{\lg N_0 - \lg N_t} \tag{4-3}$$

由式(4-3)可知,当 $\lg N_0 - \lg N_t = 1$ 时, $D = t$ 。即 D 的物理意义为,在一定温度下杀灭微生物90%或残存率为10%(如lg100降低至lg10)时所需的灭菌时间(分钟),即 $\lg N_0 - \lg N_t = \lg 100 - \lg 10 = 1$ 时的 t 值。

在一定灭菌条件下,不同微生物具有不同的 D 值;同一微生物在不同灭菌条件下, D 值亦不相同(如含嗜热脂肪芽孢杆菌的5%葡萄糖水溶液,121℃热压蒸汽灭菌的 D 值为2.4分钟,105℃的 D 值为87.8分钟)。因此, D 值随微生物的种类、环境和灭菌温度的变化而异。

2. Z 值　当灭菌温度升高时,速度常数 k 增大,而 D 值(灭菌时间)随温度的升高而减少。在一定温度范围内(100~138℃)$\lg D$ 与温度 T 之间呈直线关系。

令

$$Z = \frac{T_2 - T_1}{\lg D_{T_1} - \lg D_{T_2}} \tag{4-4}$$

由式可知, Z 值为降低一个 $\lg D$ 值所需升高的温度数,即灭菌时间减少到原来的1/10所需升高的温度,或在相同灭菌时间内,杀灭90%的微生物所需提高的温度。如 $Z = 10℃$,意思是灭菌时间减少到原来灭菌时间的10%,而具有相同的灭菌效果,所需升高的灭菌温度为10℃。式(4-4)可以改写为:

$$\frac{D_2}{D_1} = 10^{\frac{T_1 - T_2}{Z}} \tag{4-5}$$

设 $Z = 10℃$, $T_1 = 110℃$, $T_2 = 121℃$,则 $D_2 = 0.079D_1$ 。即110℃灭菌1分钟与121℃灭

菌 0.079 分钟,其灭菌效果相当。

若 $Z = 10℃$,灭菌温度每增加 1 度,则 $D_1 = 1.259D_2$,即温度每增加 1 度,其灭菌速率提高 25.9%。

3. F 值与 F_0 值　F 值与 F_0 值为验证灭菌方法的灭菌效果的重要参数。

(1)F 值:系指在一定灭菌温度(T)下给定的 Z 值所产生的灭菌效果与在参比温度(T_0)下给定的 Z 值所产生的灭菌效果相同时,其灭菌效果相当于在参比温度下灭菌了多长时间。其数学表达式为:

$$F = \Delta t \Sigma 10^{\frac{T - T_0}{Z}} \tag{4-6}$$

式中,Δt—被灭菌物在某温度下的灭菌时间,分钟,一般为 0.5 分钟~ 1.0 分钟;T—每间隔 Δt 时间内所测得灭菌物温度,℃;T_0—参比温度,℃。即整个灭菌过程的效果相当于 T_0 温度下 F 时间的灭菌效果。F 值常用于干热灭菌。干热灭菌时 $Z = 20℃$,参比温度为 170℃。评价干热灭菌的相对能力时,必须要保证 F 值大于 60 分钟(170℃),30 分钟(180℃)。破坏大肠杆菌内毒素的 F 值为 250℃时 750 分钟。

(2)F_0 值:在湿热灭菌时,常用参比温度定为 121℃,以嗜热脂肪芽孢杆菌作为微生物指示菌,该菌在 121℃时,Z 值为 10℃。则:

$$F_0 = \Delta t \Sigma 10^{\frac{T - 121}{10}} \tag{4-7}$$

F_0 值为在一定灭菌温度(T),Z 为 10℃时灭菌 t 时间所产生的灭菌效果与 121℃、Z 值为 10℃所产生的灭菌效果相同时,其灭菌效果相当于在 121℃下灭菌 F_0 时间的效果。也就是说,无论温度如何变化,t 分钟内的灭菌效果相当于温度在 121℃下灭菌 F_0 分钟的效果,即它把所有温度下灭菌时间转化成 121℃下等效的灭菌时间。因此称 F_0 为标准灭菌时间(分钟)。按式(4-7)定义的 F_0 又叫物理 F_0,目前 F_0 仅限用于热压灭菌。

灭菌过程中,只需记录灭菌的温度与时间,就可算出 F_0,假设如下数据,Δt 取 1 分钟,即每分钟测量一次温度。

表 4-1　灭菌过程中不同时间对应的温度

时间(分钟)	0	1	2	3	4	5	6	7	8	9 ~ 39	40	41	42	43	44
温度(℃)	100	102	104	106	108	110	112	115	114	115	110	108	106	102	100

按表 4-1 中数据用式 4-7 计算如下:

$$F_0 = 1 \times \left[\left(10 \times \frac{100-121}{10}\right) + \left(10 \times \frac{102-121}{10}\right) + \left(10 \times \frac{104-121}{10}\right) + \left(10 \times \frac{106-121}{10}\right) + \left(10 \times \frac{108-121}{10}\right) \right.$$
$$+ \left(10 \times \frac{110-121}{10}\right) + \left(10 \times \frac{112-121}{10}\right) + \left(10 \times \frac{115-121}{10}\right) + \left(10 \times \frac{114-121}{10}\right) + \left(10 \times \frac{115-121}{10}\right) \times 30$$
$$\left. + \left(10 \times \frac{110-121}{10}\right) + \left(10 \times \frac{108-121}{10}\right) + \left(10 \times \frac{106-121}{10}\right) + \left(10 \times \frac{102-121}{10}\right) + \left(10 \times \frac{100-121}{10}\right) \right] = 8.49 \text{ 分钟}$$

计算结果说明 44 分钟内一系列温度下的灭菌效果相当于在 121℃灭菌 8.49 分钟的灭菌效果。

F_0 值的计算要求测定灭菌物品内部的实际温度,并将不同温度与时间对灭菌的效果统一在 121℃湿热灭菌的灭菌效力,它包括了灭菌过程中升温、恒温、冷却三部分热能对微生物的总致死效果。故 F_0 值可作为灭菌过程的比较参数,对于灭菌过程的设计及验证灭菌效果具有重要意义。

将式(4-7)编入计算机程序中,将计算机与灭菌器连接,根据测得数据,就可自动显示

F_0 值。F_0 值随温度变化而呈指数变化,因此温度即使有很小的差别(如 $0.1 \sim 1.0 \, ℃$),将对 F_0 值产生显著影响。为了使 F_0 测定准确,应选择灵敏度高、重现性好、精密度为 $0.1 \, ℃$ 的热电偶,灭菌时应将热电偶的探针置于被测物的内部,经灭菌器传到温度记录仪。对灭菌工艺及灭菌器进行验证时,要求灭菌器内热分布均匀一致,重现性好。

根据式(4-3)可得出 F_0 的计算公式(4-8),即 F_0 值等于 D_{121} 值与微生物的对数降低值的乘积。由于 F_0 由微生物的 D 值和微生物的初始数及残存数所决定,所以 F_0 又叫生物 F_0。

$$F_0 = D_{121} \times (\lg N_0 - \lg N_t) \tag{4-8}$$

式中,N_t ——灭菌后预期达到的微生物残存数。又叫染菌度概率(probability of non-sterility),一般取 N_t 为 10^{-6},即原有菌数的百万分之一,或 100 万个制品中只允许有一个制品染菌,认为达到了可靠的灭菌效果。比如,将含有 200 个嗜热脂肪芽孢杆菌的 5% 葡萄糖水溶液在 $121 \, ℃$ 热压灭菌时,其 D 值为 2.4 分钟。则 $F_0 = 2.4 \times (\lg 200 - \lg 10^{-6}) = 19.92$ 分钟。因此,F_0 值也可认为是相当于 $121 \, ℃$ 热压灭菌时杀死容器中全部微生物所需要的时间。

为了保证 F_0 值的灭菌效果,应注意以下两个问题。

1)根据式(4-8),若 N_0 越大,即被灭菌物中微生物数越多,则灭菌时间越长,故尽可能减少各工序中微生物对药品的污染,分装好的药品应尽快灭菌,以使初始微生物数在最低水平。最好使每个容器的含菌量控制在 10 以下(即 $\lg N_0 \leqslant 1$)。

2)为了得到可靠的灭菌效果,一般增加 50% 的 F_0 值,如规定 F_0 为 8 分钟,则实际操作应控制 F_0 为 12 分钟。

第三节　注　射　剂

一、概述

注射剂(injections)系指药物与适宜的溶剂或分散介质制成的供注入体内的溶液、乳状液或混悬液及供临用前配制或稀释成溶液或混悬液的粉末或浓溶液的无菌制剂。它是临床应用最广泛、最重要的剂型之一,是一种不可替代的临床给药剂型,在危重患者抢救时尤为重要。

(一) 注射剂的分类与给药途径

1. 注射剂的分类　按照药物的分散方式,主要分为以下几种:

(1)溶液型:原则上,易溶于水而且在水溶液中稳定的药物,或溶于可注射油性介质的都可以制备溶液型注射剂。包括水溶液、胶体溶液和油溶液,如西咪替丁注射剂、右旋糖酐注射剂等。

(2)混悬型:水难溶性或注射后要求延长药效的药物,可制成水或油混悬液,如醋酸可的松注射剂、鱼精蛋白胰岛素注射剂等。这类注射剂一般仅供肌内注射。

(3)乳剂型:根据需要将水不溶性药物溶解在油性溶剂中,再分散于水相,制成乳剂型注射剂,如营养脂肪乳静脉注射剂、依托咪酯脂肪乳注射剂等。

(4)注射用无菌粉末:亦称粉针,采用无菌操作法或冻干技术制成的粉末状无菌制剂,临用时加灭菌注射用水溶解或混悬。遇水不稳定的青霉素、阿奇霉素、蛋白、多肽以及生物大分子药物等,通常制备成粉针剂。

2. 注射剂的给药途径　根据临床治疗的需要,注射剂可以有静脉、脊椎腔、肌内、皮下注射和皮内等多种注射给药途径。给药途径不同,对制剂的质量要求也不一样。

(1)皮内注射(intracutaneous injection):注射于表皮与真皮之间,一般注射部位在前臂。一次注射剂量在 0.2ml 以下,常用于过敏性试验或疾病诊断,如青霉素皮试、白喉毒素诊断等。

(2)皮下注射(subcutaneous injection):注射于真皮与肌肉之间的松软组织内,注射部位多在上臂外侧,一般用量为 1~2ml。皮下注射剂主要是水溶液,但药物吸收速度稍慢。由于人的皮下感觉比肌肉敏感,故具有刺激性的药物及油或水的混悬型注射剂,一般不宜作皮下注射。

(3)肌内注射(intramuscular injection):注射于肌肉组织中,注射部位大都在臀肌或上臂三角肌。肌内注射较皮下注射刺激小,注射剂量一般为 1~5ml。肌内注射除水溶液外,尚可注射油溶液、混悬液及乳浊液。油性注射液在肌肉中吸收缓慢而均匀,可起延效作用,且乳状液有一定的淋巴靶向性。

(4)静脉注射(intravenous injection):药物直接注入静脉,发挥药效最快,常用于急救、补充体液和供营养之用。对于静脉注射剂,质量要求最高,特别是对热原的控制非常严格。根据临床药物治疗需要,静脉注射又分为直接静脉推注和静脉滴注两种类型。静脉推注经常用于需要立即发挥作用的治疗,静脉滴注通常用于常规性治疗,由于静脉滴注时,输入体内的液体量较大,一次治疗需几百毫升至几千毫升,因此又称为"大输液"。

(5)脊椎腔注射(intraspinal injection):注入脊椎四周蜘蛛膜下腔内。由于神经组织较敏感,且脊椎液循环较慢,故脊椎腔注射剂必须等渗,注入时应缓慢。注入一次剂量不得超过 10ml,其 pH 应控制在 5.0~8.0 之间。

(6)动脉内注射(intra-arterial injection):注入靶区动脉末端,如诊断用动脉造影剂、肝动脉栓塞剂等。

(7)其他:包括心内注射(intracardiac injection)、关节腔内注射(intra-articular injection)、滑膜腔内注射(intrasynovial injection)及穴位注射(acupoint injection)等。

(二)注射剂的特点

1. 药效迅速、作用可靠　注射剂临床应用时均以液体状态直接注射入人体组织、血管或器官内,所以吸收快,作用迅速。特别是静脉注射,药物可直接进入血液循环,更适合于抢救危重患者之用。且注射剂由于不经过胃肠道,不受消化液及食物的影响,故剂量准确、作用可靠,易于控制。

2. 适用于不宜口服的药物　某些药物不易被胃肠道吸收,具有刺激性,或易被消化液破坏,这种药物可制成注射剂。如酶、蛋白质等生物技术药物常制成冻干粉针剂。

3. 适合于不能口服的患者　术后禁食、昏迷等状态的患者,或患有消化系统疾病不能口服给药的患者,宜采用注射给药。

4. 准确局部定位给药　如盐酸普鲁卡因注射液可准确定位,产生局部麻醉作用;消痔灵注射液等可用于痔核注射;当归注射液可以穴位注射发挥特有的疗效。

5. 可产生长效作用　一些长效注射剂,可在注射部位形成药物储库,缓慢释放药物达数天、数周或数月之久。

6. 较其他液体制剂耐贮存　注射剂是将药液或粉末密封于特制容器之中与外界空气隔绝,且在制造时经过灭菌处理或无菌操作,故较其他液体制剂耐贮存。

7. 依从性较差　注射疼痛,使用不便,需专业人员及相应的注射器具和设备。

8. 价格昂贵　制造过程复杂,生产成本高。

9. 质量要求高　注射剂直接进入血液和机体组织,使用不当更易发生危险,所以质量要求比其他剂型更为严格。

(三)注射剂的发展概况

由于注射剂具有疗效确切、剂量准确、定位准、起效快等优点,它的研究一直备受关注。近年来,在注射剂的新型释药系统方面有了较大发展,出现了很多新型长效和靶向注射剂,如脂质体注射剂、长效生物降解型微球注射剂、纳米微粒混悬注射剂、聚合物胶束注射剂、储库型控释注射剂、原位凝胶型注射剂等。新型注射剂除具有传统注射剂的优点外,还采用了现代释药技术,具有很好的临床应用前景。目前运用现代技术在国内外已经上市的注射剂有:

1. 脂质体注射剂　如两性霉素 B、多柔比星、柔红霉素和紫杉醇等脂质体注射剂。

2. 长效生物降解型微球注射剂　这是对注射剂的重大革新,传统注射剂以快速起效为特征,而长效注射微球注射剂在体内可缓释 1~3 个月,甚至更长。已上市品种有丙氨瑞林、亮丙瑞林、奥曲肽、利培酮等。

3. 纳米微粒混悬型注射剂　如白蛋白结合紫杉醇纳米粒注射混悬液,美国 FDA 已经批准上市。

4. 聚合物胶束注射剂　紫杉醇聚合物胶束注射剂已在韩国上市,并在美国等国家进行临床研究。

在给药方式和包装方面,则出现了预灌充式注射剂、治疗性输液、即配型输液等。预灌充式注射剂是将药液直接装入注射器中,具有使用简便的优点。例如干扰素 β-1b、人生长激素等药物均有制备成预灌充式的注射剂上市。治疗性输液是将许多药物添加到生理盐水和葡萄糖输液中,直接制备成大型输液,具有无需配制、无需添加溶剂、剂量准确、可有效避免二次污染、使用方便快捷等优点。即配型输液是将药物粉末和注射用溶剂包装在同一个大软袋中,中间用密封手段分隔,使用时只要用力挤压塑料袋中溶剂,即可克服中间分隔带,使注射用溶剂和粉末混合。可解决药物在水中不稳定和化疗药物粉末对医护人员潜在的危害等问题。如临床已有将氨基酸、脂肪乳和葡萄糖输液分隔封装的三腔袋使用。这种即配型输液同时解决了产品稳定性和不同患者的剂量调节等问题。

二、注射剂处方组成

注射剂的处方主要由主药、溶剂和 pH 调节剂、抗氧剂、络合剂等附加剂组成。由于注射剂的特殊要求,处方中所有组分,包括原料药都应采用注射用规格,应符合药典或相应的国家药品及辅料质量标准。

(一)注射用原料药的要求

注射用原料药与口服制剂的原料相比,其质量标准高,除了对杂质和重金属的限量更严格外,还对微生物以及热原等有严格的规定,如要求无菌、无热原。配制注射剂时,必须使用注射用规格的原料药,必须符合《中国药典》或相应的国家药品质量标准的要求。必要时可对原料药进行精制并制定内控标准,使其达到注射用质量要求,并经有关部门批准后方可使用。

（二）常用注射用溶剂

1. 注射用水（water for injection）　是最常用的溶媒，配制注射剂时必须用注射用水，有关注射用水的制备和质量要求请参见本章第二节。

2. 注射用油（oil for injection）　常用的为大豆油、麻油、茶油等植物油（vegetable oil）。其他植物油，如花生油、玉米油、橄榄油、棉籽油、蓖麻油及桃仁油等经精制后也可供注射用。

《中国药典》2010 年版规定注射用油的质量要求为：无异臭，无酸败味；色泽不得深于黄色 6 号标准比色液；在 10℃ 时应保持澄明；碘值为 79～128；皂化值为 185～200；酸值不得大于 0.56。碘值、皂化值、酸值是评价注射用油质量的重要指标。碘值反映油脂中不饱和键的多寡，碘值过高，则含不饱和键多，易氧化酸败。皂化值表示游离脂肪酸和结合成酯的脂肪酸总量，过低表明油脂中脂肪酸分子量较大或含不皂化物（如胆固醇等）杂质较多；过高则脂肪酸分子量较小，亲水性较强，失去油脂的性质。酸值高表明油脂酸败严重，不仅影响药物稳定性，且有刺激作用。

3. 其他注射用溶剂

（1）乙醇（alcohol）：本品与水、甘油、挥发油等可任意混溶，可供静脉或肌内注射。小鼠静脉注射的 LD_{50} 为 1.97g/kg，皮下注射为 8.28g/kg。采用乙醇为注射溶剂浓度可达 50%。但乙醇浓度超过 10% 时可能会有溶血作用或疼痛感。如氢化可的松注射液、乙酰毛花苷 C 注射液中均含一定量的乙醇。

（2）丙二醇（propylene glycol，PG）：本品与水、乙醇、甘油可混溶，能溶解多种挥发油，小鼠静脉注射的 LD_{50} 为 5～8g/kg，腹腔注射为 9.7g/kg，皮下注射为 18.5g/kg。复合注射用溶剂中常用含量为 10%～60%，用做皮下或肌注时有局部刺激性。其对药物的溶解范围广，已广泛用于注射溶剂，供静注或肌注使用，如苯妥英钠注射液中含 40% 丙二醇。

（3）聚乙二醇（polyethylene glycol，PEG）：本品与水、乙醇相混溶，化学性质稳定，PEG300、400 均可用作注射用溶剂。有报道 PEG300 的降解产物可能会导致肾病变，因此 PEG400 更常用，其对小鼠的 LD_{50} 腹腔注射为 4.2g/kg，皮下注射为 10g/kg。如塞替派注射液以 PEG400 为注射溶剂。

（4）甘油（glycerin）：本品与水或醇可任意混溶，但在挥发油和脂肪油中不溶，小鼠皮下注射的 LD_{50} 为 10ml/kg，肌内注射为 6ml/kg。由于黏度和刺激性较大，不单独作注射溶剂用。常用浓度 1%～50%，但大剂量注射会导致惊厥、麻痹、溶血。常与乙醇、丙二醇、水等组成复合溶剂，如普鲁卡因注射液的溶剂为 95% 乙醇（20%）、甘油（20%）与注射用水（60%）。

（5）二甲基乙酰胺（dimethylacetamide，DMA）：本品与水、乙醇任意混溶，对药物的溶解范围大，为澄明中性溶液。小鼠腹腔注射的 LD_{50} 为 3.266g/kg，常用浓度 0.01%。但连续使用时，应注意其慢性毒性。如氯霉素常用 50% DMA 作溶剂，利血平注射液用 10% DMA、50% PEG 作溶剂。

（三）注射剂的主要附加剂

《中国药典》2010 年版规定，注射剂中除主药外，还可根据制备及医疗的需要添加其他物质，以增加注射剂的有效性、安全性与稳定性，这类物质统称为注射剂附加剂（additives for injection）。

附加剂主要用于以下几个方面：①增加药物溶解度；②增加药物稳定性；③调节渗透压；④抑菌；⑤调节 pH；⑥减轻疼痛或刺激。选择的附加剂及其使用的浓度应对机体无毒性，与主药无配伍禁忌,不影响主药的疗效与含量测定。常用的附加剂见表4-2。

表4-2   注射剂常用的附加剂

附加剂的种类	附加剂的名称	使用浓度(溶液总量%)
抗氧剂	焦亚硫酸钠	0.1~0.2
	亚硫酸氢钠	0.1~0.2
	亚硫酸钠	0.1~0.2
	硫代硫酸钠	0.1
金属螯合剂	EDTA·2Na	0.01~0.05
缓冲剂	醋酸,醋酸钠	0.22,0.8
	枸橼酸,枸橼酸钠	0.5,4.0
	乳酸	0.1
	酒石酸,酒石酸钠	0.65,1.2
	磷酸氢二钠,磷酸二氢钠	1.7,0.71
	碳酸氢钠,碳酸钠	0.005,0.06
助悬剂	羧甲基纤维素	2.0
	明胶	2.0
	果胶	0.2
稳定剂	肌苷	0.05~0.8
	甘氨酸	1.5~2.25
	烟酰胺	1.25~2.5
	辛酸钠	0.4
增溶剂、润湿剂或乳化剂	聚氧乙烯蓖麻油	1~65
	聚山梨酯20(吐温20)	0.01
	聚山梨酯40(吐温40)	0.05
	聚山梨酯80(吐温80)	0.04~4.0
	聚维酮	0.2~1.0
	聚乙二醇40蓖麻油	7.0~11.5
	卵磷脂	0.5~2.3
	脱氧胆酸钠	0.21
	普朗尼克F-68	0.21
抑菌剂	苯酚	0.25~0.5
	甲酚	0.25~0.3
	氯甲酚	0.05~0.2
	苯甲醇	1~3
	三氯叔丁醇	0.25~0.5
	硝酸苯汞	0.001~0.002
	尼泊金类	0.01~0.25

续表

附加剂的种类	附加剂的名称	使用浓度(溶液总量%)
局麻剂(止痛剂)	盐酸普鲁卡因	0.5~2
	利多卡因	0.5~1.0
等渗调节剂	氯化钠	0.5~0.9
	葡萄糖	4~5
	甘油	2.25
填充剂	乳糖	1~8
	甘露醇	1~10
	甘氨酸	1~10
保护剂	乳糖	2~5
	蔗糖	2~5
	麦芽糖	2~5
	人血清白蛋白	0.2~2

三、注射剂的制备

注射剂的制备工艺流程和环境区域划分见图 4-1。

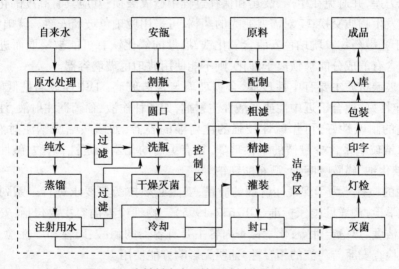

图 4-1 注射剂生产环境区域划分和工艺流程

由图可将注射剂制备的工艺过程分为水处理、容器的处理、药液配制、灌装和封口、消毒灭菌以及灯检包装等。由于各工艺过程对生产环境要求不同,因此需要根据工艺要求对注射剂生产区域进行相对明确的划分,如控制区、洁净区、一般生产区等。

(一)水处理

制备注射剂时,首先对原水(自来水等)进行处理,分别得到纯化水和注射用水。纯化水一般用于注射剂容器的初期冲洗;注射用水主要用于注射液的配制和注射剂容器的最后清洗。因此水处理是制备注射剂的一个重要环节,水处理的质量好坏将直接影响到终产品的质量,有关水处理的详细技术原理和工艺路线,参见教材中注射用水的制备技术部分。

(二) 容器处理

注射剂容器(container for injection)一般是指由硬质中性玻璃制成的安瓿或西林瓶(如青霉素小瓶等),亦有塑料容器。

1. 安瓿　安瓿分有颈安瓿与粉末安瓿。有颈安瓿的容积通常为 1ml、2ml、5ml、10ml、20ml 等几种规格。为避免折断安瓿瓶颈时造成玻璃屑、微粒进入安瓿污染药液,国家食品药品监督管理总局已强制推行曲颈易折安瓿。国标 GB2637-1995 规定水针剂使用的安瓿一律为曲颈易折安瓿。粉末安瓿系供分装注射用粉末或结晶性药物之用。为便于装入药物,其瓶身与颈同粗,在颈与身的连接处有沟槽,用时锯开,灌入溶剂溶解后注射。近年来开发了一种可同时盛装粉末与溶剂的注射容器,容器分为两室,下隔室装无菌药物粉末,上隔室盛装溶剂,中间用特制的隔膜分开,用时将顶部的塞子压下,隔膜打开,溶剂流入下隔室,将药物溶解后使用。此种注射用容器特别适用于一些在溶液中不稳定的药物。

2. 安瓿的成分和产品质量的关系　安瓿不仅在制造过程中需耐受高温灭菌,而且应适合在不同环境下长期贮藏。玻璃质量能影响注射剂的稳定性,如导致 pH 改变、沉淀、变色、脱片等。因此,注射剂玻璃容器应满足以下质量要求:①应无色透明,以利于检查药液的澄清度、杂质以及变质情况;②应具有低的膨胀系数、优良的耐热性,使之不易冷爆破裂;③熔点低,易于熔封;④不得有气泡、麻点及砂粒;⑤应有足够的物理强度,能耐受热压灭菌时产生的较高压力差,并避免在生产、装运和保存过程中造成破损;⑥应具有高度的化学稳定性,不与注射液发生物质交换;⑦对需要遮光的药物,可采用琥珀色玻璃安瓿。琥珀色可滤除紫外线,适用于光敏药物。琥珀色安瓿含氧化铁,痕量的氧化铁有可能被浸取而进入药液中,如果药液中含有的成分能被铁离子催化,则不能使用琥珀色玻璃容器。

安瓿的玻璃材质主要有中性玻璃、含钡玻璃与含锆玻璃:①中性玻璃是低硼酸硅盐玻璃,化学稳定性好,适合于近中性或弱酸性注射剂,如各种输液、葡萄糖注射液、注射用水等;②含钡玻璃的耐碱性好,可作碱性较强的注射液的容器,如磺胺嘧啶钠注射液(pH 10 ~ 10.5);③含锆玻璃系含少量锆的中性玻璃,具有更高的化学稳定性、耐酸、碱性能好,可用于乳酸钠、碘化钠、磺胺嘧啶钠、酒石酸锑钠等。

3. 安瓿的检查　为了保证注射剂的质量,安瓿必须按药典要求进行一系列的检查,包括物理和化学检查,详见国家标准(GB2637-1995)。物理检查内容主要包括:安瓿外观、尺寸、应力、清洁度、热稳定性等;化学检查内容主要有容器的耐酸、碱性和中性检查等。装药试验主要是检查安瓿与药液的相容性,证明无影响方能使用。

4. 安瓿的洗涤　目前国内药厂使用较多的洗涤方法有甩水洗涤法和加压喷射气水洗涤法。

(1)甩水洗涤法:先用灌水机将安瓿灌满去离子水或蒸馏水,然后用甩水机将水甩出,如此反复三次,以达到清洗的目的。如安瓿需热处理,在安瓿灌满水后,送入灭菌柜中,加热蒸煮,趁热将安瓿内水甩干。甩水洗涤法一般适用于 5ml 以下的安瓿。

(2)加压喷射气水洗涤法:本洗涤方法是将经过加压的去离子水或蒸馏水与洁净的压缩空气,由针头交替喷入安瓿内,依靠洗涤水与压缩空气交替数次强烈冲洗。冲洗的顺序为:气→水→气→水→气,一般 4 ~ 8 次。最后一次洗涤用水,应采用通过微孔滤膜精滤过的注射用水。加压喷射气水洗涤法是目前认为有效的洗瓶方法,特别适用于大安瓿与曲颈安瓶的洗涤。已有洗涤机系采用加压喷射气水洗涤与超声波洗涤相结合的方法。

5. 安瓿的干燥与灭菌　安瓿洗涤后,一般置于 120 ~ 140℃ 烘箱内干燥。需无菌操作或低温灭菌的安瓿在 180℃ 干热灭菌 1.5 小时。大生产中多采用隧道式烘箱,主要由红外线发射装置和安瓿传送装置组成,温度为 200℃ 左右,有利于安瓿的烘干、灭菌连续化操作。

近年来,安瓿干燥已广泛采用远红外线加热技术,温度可达 250 ~ 300℃。具有效率高、质量好、干燥速度快和节约能源等特点。

（三）药液的配制

1. 投料计算　配制前,应正确计算原料的用量,若在制备过程中(如灭菌后)或在贮存过程中药物含量易发生下降,应酌情增加投料量。含结晶水的药物应注意其换算。投料量可按下式计算:

$$原料(附加剂)用量 = 实际配液量 \times 成品含量\%$$
$$实际配液量 = 实际灌注量 + 实际灌注时损耗量$$

2. 配液用具的选择与处理　药物的配液操作一般在带有搅拌器的夹层锅中进行,以便加热或冷却。配制用具的材料有:玻璃、耐酸碱搪瓷、不锈钢、聚乙烯等。配制用具在用前要用硫酸清洁液或其他洗涤剂洗净,并用新鲜注射用水荡洗或灭菌后备用。操作完毕后立即清洗干净。

3. 配液方法　药物溶液的配制有浓配法和稀配法两种:①浓配法:系指将全部药物用部分处方量溶剂配成浓溶液,加热或冷藏后过滤,然后稀释至所需浓度的方法,此法优点是可滤除溶解度小的一些杂质;②稀配法:系指将全部药物用处方量的全部溶剂一次性加入,配成所需浓度后过滤的方法,此法可用于优质原料。

注意事项:①配制注射液时应在洁净的环境中进行,所用器具、原料和附加剂尽可能无菌,以减少污染。②配制剧毒药注射液时,应严格称量与校核,并谨防交叉污染。③对不稳定的药物应注意调配顺序,先加稳定剂或通惰性气体等,有时要控制温度与避光操作。④对于不易滤清的药液可加 0.1% ~ 0.3% 活性炭处理,小量注射液可用纸浆混合炭处理。使用活性炭时还应注意其对药物(如生物碱盐等)的吸附作用,而且活性炭用酸碱处理并活化后才能使用。

配制油性注射液,常将注射用油先经 150℃ 干热灭菌 1 ~ 2 小时,冷却至适宜温度(一般在主药熔点以下 20 ~ 30℃),趁热配制、过滤(一般在 60℃ 以下),温度不宜过低,否则黏度增大,不易过滤。

（四）灌装和封口

1. 注射液的滤过　配制好的注射液在灌装前需要过滤,以除去各种不溶性微粒,在注射剂生产中,一般采用二级过滤,先将药液用常规的滤器,如砂滤棒、垂熔玻璃漏斗等办法进行预滤后,再使用微孔滤膜过滤。

各种过滤器的材质、类型、过滤的方式和装置等均会明显影响过滤的效果。

2. 注射液的灌封　灌封包括灌装注射液和封口两步,灌注后应立即封口,以免污染。药液的灌封要求做到剂量准确,药液不沾瓶口。注入容器的量要比标示量稍多,以补偿在给药时由于瓶壁黏附和注射器及针头的吸留而造成的损失,保证用药剂量。易流动液体可少增加补偿量,黏稠性药液宜增加多些,《中国药典》2010 年版规定的注射剂的增加装量见表 4-3。

表4-3 注射液的增加装量通例表

标示装量(ml)	0.5	1	2	5	10	20
易流动液(ml)	0.10	0.10	0.15	0.30	0.5	0.6
黏稠液(ml)	0.12	0.15	0.25	0.50	0.7	0.9

封口方法有拉封和顶封两种。拉封封口比较严密,是目前常用的封口方法。

工业化生产多采用全自动灌封机,灌封机上的灌注药液由五个动作协调进行:①移动齿档送安瓿;②灌注针头下降;③灌注药液入安瓿;④灌注针头上升后安瓿离开灌注工位,进入封口工位,同时灌注器吸入药液;⑤灌好药液的安瓿在封口工位进行熔封。上述五个动作必须按顺序协调进行。药液的容量是由容量调节螺旋上下移动而完成的。我国已有割瓶、洗涤、灌装、封口联动机,生产效率高。

灌装药液时应注意:①剂量准确,可按药典要求适当增加药液量,以保证注射用量不少于标示量。②药液不沾瓶口,为防止灌注器针头"挂水",活塞中心常设有毛细孔,可使针头挂的水滴缩回并调节灌装速度,灌装速度过快时药液易溅至瓶壁。③通惰性气体时应既不使药液溅至瓶颈,又使安瓿空间的空气除尽。一般采用空安瓿先充惰性气体,灌装药液后再充一次效果更好。

在安瓿灌封过程中可能出现的问题有:剂量不准,封口不严(毛细孔)、出现大头、焦头、瘪头、爆头等。焦头是常出现的问题,主要由安瓿颈部沾有的药液在熔封时炭化而致。灌装时给药太急,溅起药液,针头安装不正等,都会导致颈部粘药,以致焦头产生。充 CO_2 时容易发生瘪头、爆头。对于出现的各种问题,应逐一分析原因,予以解决。

(五)灭菌与检漏

1. 灭菌   注射剂在灌封后都需要进行灭菌,注射剂从配制到灭菌,必须尽快完成,通常不超过12小时,以减少细菌繁殖。目前大都采用湿热灭菌法,常用的灭菌条件为121℃×15分钟、或116℃×40分钟。但灭菌后是否符合灭菌要求,还应通过实验确认。有关灭菌的详细理论和原理,请参见本章第二节。无菌操作生产的注射剂可以不灭菌。

2. 安瓿检漏   灭菌后应立即进行安瓿的漏气检查。有下列几种检查方法:

(1)灭菌后减压到常压开锅门,放进冷水淋洗降温,然后关紧锅门抽气(抽出漏气安瓿内气体),抽气完毕开启色水阀,使色液(0.05%曙红或亚甲蓝)进入锅内直至淹没安瓿时止,开启气阀使锅内压力回复常压,此时色液被吸入漏气空瓶中,再将色液抽回贮器,开启锅门、用水淋洗安瓿后,清晰可见带色的漏气安瓿,便可剔除。

(2)在灭菌后,趁热立即放颜色水于灭菌锅内,安瓿遇冷内部压力收缩,颜色水即从漏气的毛细孔进入而被检出。

(3)深色注射液的检漏,可将安瓿倒置进行热压灭菌,灭菌时安瓿内气体膨胀,将药液从漏气的细孔挤出,使药液减少或成空安瓿而被剔除。

(六)灯检与印字

1. 灯检   主要是检查注射液中有无微粒、小白点、纤维、玻屑等异物,应符合规定。

可用目力检查(灯检),也可用光散射全自动可见异物检测仪检查。目力检测法是在一定光照度(1000~4000lx)和不反光的黑色或白色背景下进行。

2. 印字   在注射剂瓶的侧面印上注射剂的名称、规格、批号、厂名等。

四、注射剂的质量检查

（一）可见异物检查

可见异物系指在灯检条件下目视可观察到的不溶性物质，其粒径或长度通常大于50μm。按照《中国药典》2010 年版附录ⅨH 中规定进行检查，应符合规定。

（二）细菌内毒素或热原检查

《中国药典》规定静脉用注射剂需进行细菌内毒素或热原检查。热原检查采用家兔法（rabbit pyrogen test），细菌内毒素检查采用鲎试剂法（limulus amebocyte lysate test）。

1. 热原检查　由于家兔对热原的反应与人体相同，目前各国药典法定的方法仍为家兔法，详见《中国药典》2010 年版二部附录ⅪD。

2. 细菌内毒素检查　鉴于家兔法费时，操作烦琐，近年来发展了鲎试剂法，其原理是利用鲎的变形细胞溶解物与内毒素之间的胶凝反应。详见《中国药典》2010 年版附录。

鲎试剂法特别适用于一些放射性制剂、肿瘤抑制剂等，因为这些制剂有细胞毒性而具有一定的生物效应，不适合用家兔进行。但对革兰阴性菌以外的内毒素不够灵敏，且由于检测的高灵敏性常出现假阳性，故尚不能完全取代家兔的热原试验法。近几年来发展的定量测定热原的显色基质法，具有一定的研究价值。

（三）无菌检查

任何注射剂在灭菌操作完成后，均应抽取一定数量的样品进行无菌试验，以确保制品的灭菌质量。通过无菌操作制备的成品更应注意无菌检查的结果。具体参照《中国药典》2010 年版附录ⅪH 无菌检查法检查，应符合规定。

（四）pH 测定

用 pH 试纸或酸度计。一般允许范围在 4.0 ~ 9.0 之间，具体品种按其质量要求检查pH。同一品种 pH 差异范围不能超过 ±1.0。

（五）其他检查

注射剂装量检查应按《中国药典》2010 年版附录 1 B 注射剂制剂通则的规定进行。

此外，视品种不同，有的尚需进行有关物质、降压物质检查、异常毒性检查、刺激性、过敏试验及抽针试验等。

五、注射液的包装

包装对保证注射剂在运输和贮存过程中的质量具有重要作用。经印字后的安瓿即可放入纸盒内，盒外应贴标签，标明注射剂名称、内装支数、每支装量及主药含量、批号、制造日期与失效日期、制造厂家名称及商标、卫生主管部门批准文号、应用范围、用量、禁忌、贮藏方法等。盒内应附详细说明书，以方便使用者及时参考。

六、典型处方与制备工艺分析

（一）维生素 C 注射液

【处方】　维生素 C　　　　104g　　依地酸二钠　　0.05g
　　　　　碳酸氢钠　　　　49g　　　亚硫酸氢钠　　2g
　　　　　注射用水加至 1000ml

【制备】　在配制容器中，加处方量80％的注射用水，通二氧化碳饱和，加维生素 C 溶解后,分次缓缓加入碳酸氢钠,搅拌使完全溶解,加入预先配制好的依地酸二钠溶液和亚硫酸氢钠溶液,搅拌均匀,调节药液 pH 6.0~6.2,添加二氧化碳饱和的注射用水至足量。用垂熔玻璃漏斗与膜滤器过滤,溶液中通入二氧化碳,并在二氧化碳或氮气流下灌封,最后通 100℃流通蒸汽 15 分钟灭菌。

【注解】　①维生素 C 分子中有烯二醇式结构,显强酸性。注射时刺激性大,产生疼痛,故加入碳酸氢钠(或碳酸钠),使部分维生素 C 中和成钠盐,以避免疼痛,同时碳酸氢钠起调节 pH 的作用,可增强本品的稳定性。②维生素 C 易氧化水解而失效,原辅料的质量,特别是维生素 C 原料和碳酸氢钠,是影响制剂质量的关键。③影响本品稳定性的因素还有空气中的氧、溶液的 pH 和金属离子,特别是铜离子。因此生产上采取充填惰性气体、调节药液 pH、加抗氧剂及金属离子络合剂等措施。但实验表明抗氧化剂只能改善本品色泽,对稳定制剂的含量没有作用,亚硫酸盐和半胱氨酸对改善本品色泽作用较显著。④本品稳定性与温度有关。实验证明,用 100℃流通蒸汽 30 分钟灭菌,含量减少 3%,而 100℃流通蒸汽灭菌 15 分钟含量只减少 2%,故以 100℃流通蒸汽 15 分钟灭菌为宜。但目前认为 100℃流通蒸汽 15 分钟或 30 分钟均难以杀灭芽孢,不能保证灭菌效果,因此操作过程应尽量在无菌条件下进行,或先进行除菌过滤,以防污染。

(二) 维生素 B$_2$ 注射液

本品为维生素类药,参与体内生物氧化作用,用于预防和治疗口角炎、舌炎、结膜炎、脂溢性皮炎等维生素 B$_2$ 缺乏症。

【处方】　维生素 B$_2$　　　　2.575g　　　　烟酰胺　　　　77.25g
　　　　　乌拉坦　　　　　38.625g　　　苯甲醇　　　　7.5ml
　　　　　注射用水　　加至 1000ml

【制备】　将维生素 B$_2$ 先用少量注射用水调匀待用,再将烟酰胺、乌拉坦溶于适量注射用水中,加入活性炭 0.1g 搅拌均匀后放置 15 分钟,粗滤脱炭,加注射用水至约 900ml,水浴加热至 80~90℃,慢慢加入已用注射用水调好的维生素 B$_2$,保温 20~30 分钟,完全溶解后冷却至室温。加入苯甲醇,用 0.1mol/ml 的盐酸调节 pH 至 5.5~6.0,调整体积至 1000ml,然后在 10℃ 以下放置 8 小时,过滤至澄明、灌封,100℃流通蒸汽灭菌 15 分钟即可。

【注解】　①维生素 B$_2$ 在水中溶解度小,0.5% 的浓度已为过饱和溶液,所以必须加入大量的烟酰胺作为助溶剂。此外还可用水杨酸钠、苯甲酸钠、硼酸等作为助溶剂。研究表明 10% 的 PEG600 和 10% 的甘露醇也能增加维生素 B$_2$ 的溶解度。②维生素 B$_2$ 水溶液对光不稳定,在酸性和碱性溶液中极易变成酸性或碱性感光黄素。所以在注射液制备时,应严格避光操作,成品也需避光保存。酰脲和水杨酸钠能延缓或防止维生素 B$_2$ 的水解和光解作用。③本品还可制成长效混悬型注射剂,如加 2% 单硬脂酸铝制成的维生素 B$_2$ 混悬注射剂,一次注射 150mg,能维持疗效 45 天,而注射同剂量的普通注射剂只能维持 4~5 小时。

(三) 柴胡注射液

本品为柴胡挥发油的灭菌溶液,临床上用于流行性感冒的解热止痛。

【处方】　北柴胡　　　　　1000g　　　氯化钠　　　　　　8.5g
　　　　　聚山梨酯-80　　　10ml　　　注射用水　　加至 1000ml

【制备】　取柴胡(饮片或粗粉)1000g 加 10 倍量水,加热回流 6 小时后蒸馏,收集初蒸馏液 6000ml 后,重蒸馏至 1000ml。含量测定后,加氯化钠和聚山梨酯-80,使全部溶解过滤、灌封,100℃灭菌30分钟即得。

【注解】　①本品的原料为伞形科柴胡属植物,柴胡根及其果实中含微量挥发油约2%,挥发油为柴胡醇。产地来源不同,其挥发油含量存在差异。②柴胡中挥发油用一般蒸馏法很难提取完全,故采取先加热回流6小时后二次蒸馏提取,使得组织细胞中的挥发油在沸腾状态下溶于水中,同时重蒸馏后的残液可套用于下批药材的提取,从而提高其挥发油提取率。③聚山梨酯-80为非离子型表面活性剂,处方中起增溶剂作用,氯化钠在处方中用于调节注射剂的渗透压。④将柴胡重蒸馏后的蒸馏液可用乙醚抽提,乙醚液经无水硫酸钠脱水后回收乙醚,得到柴胡油,将柴胡油溶于注射用油可配制成4%的柴胡油注射液。

（四）盐酸普鲁卡因注射液

【处方】

	0.5%	2%
盐酸普鲁卡因	5.0g	20.0g
氯化钠	8.0g	4.0g
0.1mol/L 盐酸	适量	适量
注射用水加到	1000ml	1000ml

【制备】　取注射用水约800ml,加入氯化钠,搅拌溶解,再加盐酸普鲁卡因使之溶解,加入0.1mol/L的盐酸溶液调节pH,再加水至足量,搅匀,过滤分装于中性玻璃容器中,用流通蒸汽100℃、30分钟灭菌,瓶装者可适当延长灭菌时间(100℃、45分钟)。

【注解】　①本品为酯类药物,易水解。影响本品稳定性的因素及解决办法参见教材中药物制剂稳定性有关部分。保证本品稳定性的关键是调节pH,本品pH应控制在3.5~5.0。灭菌温度不宜过高,时间不宜过长。②实验表明氯化钠除用于调节等渗外,还有稳定本品的作用。未加氯化钠的处方,一个月分解1.23%,而加0.85%氯化钠的处方仅分解0.4%。③同上为保证产品灭菌效果,操作过程应尽量在无菌条件下进行,或先进行除菌过滤,以防污染。

（五）二巯丙醇注射液

【处方】　二巯丙醇　　　　100g　　苯甲酸苄酯　　　192g
　　　　　注射用油　加至1000ml

【制备】　取注射用油于不锈钢配液桶中,加热至150℃灭菌1小时,放冷备用。另取苯甲酸苄酯加二巯丙醇搅拌混合均匀,然后加入上述放冷的油中搅拌均匀。待温度低于60℃时用垂熔玻璃过滤器过滤,滤清药液灌注于1ml或2ml安瓿内,并通氮气熔封,于100℃流通蒸汽灭菌30分钟。

【注解】　①二巯丙醇,为无色或几乎无色易流动的液体,有类似葱蒜的特臭,露置空气中慢慢氧化而降低含量。本品能在水中溶解(1:3),但药物在水溶液中极易降解失效,故只能制成油溶液。②由于二巯丙醇在油溶液中不溶,故采用苯甲酸苄酯溶解后,再加入脂肪油稀释混合。苯甲酸苄酯不仅作为二巯丙醇助溶剂,且能增加其稳定性。③在配制中不得接触铁器或生锈容器以防止药液变色。④同上为保证产品灭菌效果,操作过程应尽量在无菌条件下进行,或先进行除菌过滤,以防污染。由于是油溶液,故所用器具须充分干燥,注射用油所含的水分也应符合规定,否则药液浑浊。苯甲酸苄酯在低温时,易析出结晶,故必要时置烘箱中低温微热熔化成液体备用。

第四节 输 液

输液（infusions）是指由静脉滴注输入体内的大剂量注射液，一次给药在 100ml 以上。它是注射剂的一个分支，通常包装在玻璃或塑料的输液瓶或袋中，不含防腐剂或抑菌剂。使用时通过输液器调整滴速，持续而稳定地输入静脉。

在现代医疗中，输液占有十分重要的地位，临床上已形成了独立的输液疗法。由于其用量大而且是直接进入血液，故质量要求高，生产工艺等亦与小容量注射剂有一定差异。

一、输液的分类与质量要求

（一）输液的分类

1. 电解质输液（electrolyte infusions） 用以补充体内水分、电解质，纠正体内酸碱平衡等。如氯化钠注射液、复方氯化钠注射液、乳酸钠注射液等。

2. 营养输液（nutrition infusions） 用于不能口服吸收营养的患者。主要有糖类、氨基酸、维生素、脂肪乳等。糖类输液中最常用的为葡萄糖注射液。此外，还有果糖、木糖醇等。这些糖类糖尿病患者也能使用。因其在无胰岛素存在的情况下也可进行正常代谢，不致引起血糖升高。

3. 胶体输液（colloid infusions） 用于调节体内渗透压。胶体输液有多糖类、明胶类、高分子聚合物等，如右旋糖酐、淀粉衍生物、明胶、聚维酮等。

4. 含药输液（drug-containing infusions） 含有治疗药物的输液，如替硝唑输液、苦参碱输液等。

（二）输液的质量要求

输液的质量要求与注射剂基本一致，但由于这类产品的注射量大，直接进入血液循环，故对无菌、无热原及可见异物这三项要求更加严格，也是当前输液生产中存在的主要质量问题。此外，还应注意以下的质量要求：①输液的 pH 应在保证疗效和制品稳定的基础上，力求接近人体血液的 pH，过高或过低都会引起酸碱中毒；②输液的渗透压应为等渗或偏高渗；③输液中不得添加任何抑菌剂，并在贮存过程中质量稳定；④应无毒副作用，要求不能有引起过敏反应的异性蛋白及降压物质，输入人体后不会引起血象的异常变化，不损害肝、肾功能等。

（三）输液和小针剂的区别

输液和小针剂都属于注射剂，但质量要求、处方设计等方面存在许多特殊要求，现对比如表 4-4 所示。

表 4-4 输液和小针剂的区别

类别	小针剂	输液
剂量	<100ml	≥100ml
给药途径	肌内注射为主，或静脉、脊椎腔、皮下以及局部注射	静脉滴注
工艺要求	从配制到灭菌，一般应控制在 12 小时内完成	从配制到灭菌应控制在 4 小时内完成
附加剂	可加入适宜抑菌剂、止痛剂和增溶剂	不得加入任何抑菌剂、止痛剂和增溶剂

续表

类别	小针剂	输液
不溶性微粒	除另有规定外，每个供试品容器（份）中含 10μm 以上的微粒不得超过 6000 粒，含 25μm 以上的微粒不得超过 600 粒	除另有规定外，1ml 中含 10μm 以上的微粒不得超过 25 粒，含 25μm 以上的微粒不得超过 3 粒
渗透压	等渗	等渗、高渗或等张

二、输液的制备

（一）输液的制备工艺流程图

输液有玻璃容器与塑料器两种包装，制备工艺流程见图 4-2、图 4-3 和图 4-4。

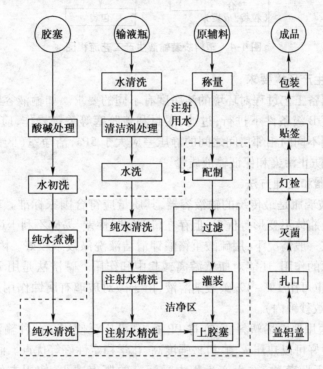

图 4-2　玻璃瓶装输液生产工艺流程图

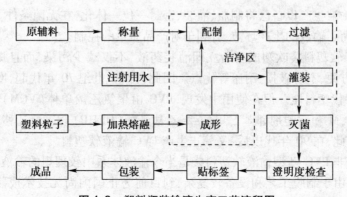

图 4-3　塑料瓶装输液生产工艺流程图

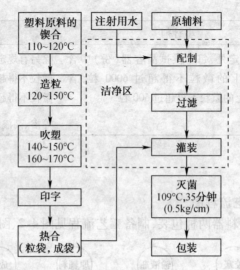

图4-4   塑料袋装输液生产工艺流程图

（二）输液的生产环境要求

输液的不同制备工艺过程对环境的洁净度有不同的要求。如输液容器的洗涤、输液的配制要求在洁净度 B 级条件下进行；过滤、灌封和盖胶塞等关键操作，应在 A 级条件下进行。空气洁净级别不同的相邻房间之间的静压差应大于 5Pa，洁净室（区）与室外大气静压差应大于 10Pa，以防止污染和保证输液质量。

（三）输液容器和处理方法

1. **玻璃瓶**   玻璃瓶是最传统的输液容器，其质量应符合国家标准。玻璃瓶具有透明、热稳定性好、耐压、瓶体不变形等优点，但存在口部密封性差、易碎不利于运输等缺点。

清洗玻璃瓶在一般情况下，用硫酸重铬酸钾清洁液洗涤效果较好。因为它既有强力的杀灭微生物及热原的作用，还能对瓶壁游离碱起中和作用。碱洗法是用 2% 氢氧化钠溶液（50～60℃）冲洗，也可用 1%～3% 碳酸钠溶液，由于碱对玻璃有腐蚀作用，故碱液与玻璃接触时间不宜过长（数秒钟内）。

2. **塑料瓶**   医用聚丙烯塑料瓶，亦称 PP 瓶，现已广泛使用。此种输液瓶耐腐蚀，具有无毒、质轻、耐热性好可以热压灭菌、机械强度高、化学稳定性好等优点。而且还有装入药液后口部密封性好、无脱落物、在生产过程中受污染的概率减少、使用方便、一次性使用等优点。

目前，新型输液生产设备已将制瓶、灌装、密封三位一体化，在无菌条件下完成大输液的自动化生产，精简了输液的生产环节，有利于对产品质量的控制。

3. **塑料袋**   软塑料袋吹塑成型后立即灌装药液，不仅减少污染，而且提高工效。它具有重量轻、运输方便、不易破损、耐压等优点。因此，自 20 世纪 70 年代起，欧美国家开始用 PVC 软塑料袋替代塑料瓶。但在使用中发现，PVC 由聚氯乙烯单体（VCM）聚合而成，而其中未经聚合的 VCM 和增塑剂邻苯二甲酸-2-乙基己酯（DEHP）会逐渐迁移进入输液，对人体产生毒害。为此，在 90 年代以后，又禁止生产 PVC 输液软塑料袋。

目前上市的非 PVC 新型输液软塑料袋是当今输液体系中较理想的输液形式，代表国际最新发展趋势。由于制膜工艺和设备较复杂，到目前为止国内尚无技术成熟的生产这种薄膜的企业，主要依赖进口，生产成本较高。

4. 橡胶塞　输液瓶所用橡胶塞对输液的质量影响很大，因此对橡胶塞有严格的质量要求：①富有弹性及柔软性；②针头刺入和拔出后应立即闭合，能耐受多次穿刺而无碎屑脱落；③具有耐溶性，不会增加药液中的杂质；④可耐受高温灭菌；⑤有高度的化学稳定性；⑥对药物或附加剂的作用应达最低限度；⑦无毒性，无溶血作用。但目前使用的橡胶塞还不能全部满足上述要求，加之橡胶塞组成复杂，必须加强对橡胶塞的处理，以减少对药液的污染。

橡胶塞的处理：橡胶塞先用酸碱法处理。水洗 pH 呈中性。再用纯水煮沸 30 分钟，用注射用水洗净备用。我国规定使用合成橡胶塞，如丁基橡胶塞，具备诸多优异的物理和化学性能，符合药品对瓶塞材料的质量要求。但一些活性比较强的药物可能和丁基胶塞发生反应，如头孢菌素类药物、治疗性输液以及中药注射剂等。因此在国内多采用涤纶膜将药液和橡胶塞隔离，称为覆膜胶塞。其特点是：对电解质无通透性，理化性能稳定，用稀盐酸（0.001mol/L 的 HCl）或水煮均无溶解物脱落，耐热性好（软化点 230℃以上）并有一定的机械强度，灭菌后不易破碎。

（四）输液的配制

配液必须用新鲜注射用水，原料应选用优质注射用原料。输液的配制，可根据原料质量好坏，分别采用稀配法和浓配法。其操作方法与注射液的配制相同。

1. 稀配法　原料质量较好，药液浓度不高，配液量不太大时，可采用稀配法。配成所需浓度后再调节 pH 即可，必要时用 0.1%～0.3% 可用于注射剂生产的活性炭搅匀，放置约 30 分钟后过滤，此法一般不加热。配制好后，要检查半成品质量。

2. 浓配法　药液的配制多用浓配法，方法同注射剂。大量生产时，加热溶解可缩短操作时间，减少污染机会。

配制输液时，常使用活性炭，具体用量视品种而异。活性炭有吸附热原、杂质和色素的作用，并可作助滤剂。根据经验，活性炭分次吸附较一次吸附效果好。

（五）输液的过滤

同注射剂一样先预滤，然后用微孔滤膜精滤。预滤时，滤棒上应吸附一层活性炭，过滤开始，反复进行过滤至滤液澄明合格为止。过滤过程中，不要随便中断，以免冲动滤层，影响过滤质量。再用微孔滤膜精滤，滤膜孔径为 0.65μm 或 0.8μm。也可用加压三级（砂滤棒→G3 滤球→微孔滤膜）过滤装置，也可用双层微孔滤膜过滤，上层为 3μm 微孔膜，下层为 0.8μm 微孔膜，这些装置可大大提高过滤效率和产品质量。

（六）输液的灌封

输液灌封由药液灌注、盖胶塞和轧铝盖三步连续完成。药液维持 50℃ 为好。目前药厂生产多用旋转式自动灌封机、自动翻塞机、自动落盖轧口机完成整个灌封过程，实现联动化机械化生产。

（七）输液的灭菌

灌封后的输液应立即灭菌，以减少微生物污染繁殖的机会。灭菌输液从配制到灭菌的时间间隔应尽量缩短，以不超过 4 小时为宜。输液通常采用热压灭菌，灭菌条件为 121℃×15 分钟 或 116℃×40 分钟。近年来，有些国家规定，对于大输液灭菌要求 F_0 值大于 8 分钟，常用 12 分钟。塑料袋装输液常采用 109℃×45 分钟灭菌，且具有加压装置以免爆破。

三、输液的质量检查

（一）可见异物与不溶性微粒检查

可见异物按药典规定方法检查，应符合规定，如发现崩盖、歪盖、松盖、漏气、隔膜脱落的成品，应剔除。

由于肉眼只能检出 $50\mu m$ 以上的粒子，药典还规定在可见异物检查符合规定后，还应对 $\geqslant 100ml$ 的静脉滴注用注射液进行不溶性微粒检查，检查要求见表 4-4，检查方法参看《中国药典》2010 年版附录ⅨC。

（二）热原与无菌检查

对于输液，热原和无菌检查都非常重要，必须按《中国药典》2010 年版规定方法进行检查。

（三）含量、pH 及渗透压检查

根据品种按《中国药典》2010 年版中该项下的各项规定进行。

（四）存在的主要问题及解决办法

当前输液生产中主要存在三个问题，即可见异物、染菌和热原反应问题。

1. 可见异物与微粒的问题　注射液中常出现的微粒有炭黑、碳酸钙、氧化锌、纤维素、纸屑、黏土、玻璃屑、细菌和结晶等。

产生微粒的原因及解决办法：

（1）原辅料质量：常用于渗透压调节剂的葡萄糖有时含有少量蛋白质、水解不完全糊精、钙盐等杂质；氯化钠中含有较高的钙盐、镁盐和硫酸盐等杂质；其他附加剂中含有的杂质或脱色用活性炭等可使输液出现乳光、小白点、发浑等现象。因此，原辅料的质量必须严格控制，国内已制订了输液用的原辅料质量标准。

（2）输液容器与附件质量：输液中发现的小白点主要是钙、镁、铁、硅酸盐等物质，这些物质主要来自橡胶塞和玻璃输液容器。

（3）生产工艺及操作：车间洁净度差，容器及附件洗涤不净，滤器的选择不恰当，过滤与灌封操作不合要求，工序安排不合理等都会增加澄清度的不合格率。解决的办法为加强工艺过程管理、采用层流净化空气，微孔薄膜过滤和联动化等措施，效果显著。

（4）医院输液操作及静脉滴注装置的问题：无菌操作不严、静脉滴注装置不净或不恰当的输液配伍都可引起输液的污染。安置终端过滤器（$0.8\mu m$ 孔径的薄膜）是解决微粒污染的重要措施。

2. 染菌问题　有些输液染菌后出现霉团、云雾状、浑浊、产气等现象，也有即使含菌数很多，但外观上没有任何变化。如果使用这种输液，将引起脓毒症、败血病、内毒素中毒甚至死亡。

输液染菌的主要原因是：生产过程受到严重污染，灭菌不彻底，瓶塞不严、松动、漏气等。在输液的制备过程中染菌越严重，耐热芽孢菌类污染的机会就越多，不仅对灭菌造成很大压力，而且输液多为营养物质，细菌易于滋长繁殖，即使经过了灭菌，但大量的细菌尸体存在，也会因热原引起发热反应。因此，最根本办法是尽量减少生产过程中的污染，同时还要严格灭菌，严密包装。

3. 热原反应　关于热原污染的途径及防止办法，参阅本章第二节灭菌制剂和无菌制剂的相关技术热原项下。此外使用过程中的污染必须引起注意，据统计，在 25 例热原反应中

有 84% 属于输液器和输液管道引起。因此,一方面要加强生产过程的控制,同时更应重视使用过程中的污染。

四、输液的包装、运输与贮存

输液的包装同注射剂,参见注射剂包装。由于输液属大容量注射剂,以单剂量包装为主,因此在运输和贮存中应避免低温和挤压,玻璃瓶装更是如此。

五、典型处方与制备工艺分析

(一) 葡萄糖输液

【处方】

	5%	10%	25%	50%
注射用葡萄糖	50g	100g	250g	500g
1% 盐酸	适量	适量	适量	适量
注射用水加至	1000ml	1000ml	1000ml	1000ml

【制备】　按处方量将葡萄糖投入煮沸的注射用水内,使成 50%～60% 的浓溶液,加盐酸适量,同时加浓溶液量的 0.1%(g/ml)的活性炭,混匀,加热煮沸约 15 分钟,趁热过滤脱炭,滤液加注射用水稀释至所需量,测定 pH 及含量合格后,反复过滤至澄清,即可灌装,封口,116℃、40 分钟热压灭菌。

【注解】　①葡萄糖注射液有时产生云雾状沉淀,一般是由于原料不纯或过滤时漏炭等原因造成。解决办法一般采用浓配法,滤膜过滤,并加入适量盐酸,中和胶粒上的电荷,加热煮沸使糊精水解,蛋白质凝聚,同时加入活性炭吸附过滤除去。②葡萄糖注射液另一个不稳定的表现为:颜色变黄和 pH 下降。有人认为葡萄糖在酸性溶液中,首先脱水形成 5-羟甲基呋喃甲醛,再分解为乙酰丙酸和甲酸,同时形成一种有色物质。其反应过程如下:

5-羟甲基呋喃甲醛

5-羟甲基呋喃甲醛本身无色,有色物质一般认为是 5-羟甲基呋喃甲醛的聚合物,由于酸性物质的生成,所以灭菌后 pH 下降。影响稳定性的主要因素是灭菌温度和溶液的 pH。因此,为避免溶液变色,一方面要严格控制灭菌温度与时间,同时调节溶液的 pH 在 3.8～4.0 较为稳定。

(二) 复方氯化钠输液

【处方】

氯化钠	8.6g	氯化钾	0.3g
氯化钙	0.33g	注射用水	1000ml

【制备】　称取氯化钠、氯化钾溶于适量注射用水(约所需总量 10%)中,加入 0.1%(g/ml)活性炭,以浓盐酸调 pH 至 3.5～6.5,煮沸 5～10 分钟,加入氯化钙溶解,停止加热,过滤除炭,加新鲜注射用水至全量,再加入少量活性炭,粗滤、精滤,经含量及 pH 测定合格后灌封,116℃热压灭菌 40 分钟即得。

【注解】　①由上述方法配制的复方氯化钠,由于最后加入氯化钙,可避免与水中的碳酸根离子生成碳酸钙沉淀,因为加入氯化钙以前已煮沸母液,从而充分驱逐了溶在水中的二氧化碳,减少生成沉淀的机会;②制备过程中采用加大活性炭用量,并分 2 次加炭的方法,使杂质吸附更完全,从而提高液体澄明度。

（三）复方氨基酸输液

【处方】

L-赖氨酸盐酸盐	19.2g	L-缬氨酸	6.4g
L-蛋氨酸	6.8g	L-组氨酸盐酸盐	4.7g
L-亮氨酸	10.0g	L-苯丙氨酸	8.6g
L-异亮氨酸	6.6g	L-苏氨酸	7.0g
L-精氨酸盐酸盐	10.9g	L-色氨酸	3.0g
甘氨酸	6.0g	L-半胱氨酸盐酸盐	1.0g
亚硫酸氢钠	0.5g	注射用水加至	1000ml

总氨基酸浓度按游离碱计为 8.33%,含氮量 13.13mg/ml 时,pH 6.0。

另外,还有 18 种氨基酸输液。除上述 11 种外,还有谷氨酸、门冬氨酸、半胱氨酸、酪氨酸、丙氨酸、丝氨酸、脯氨酸。

【制备】 取约 800ml 注射用水,加热至 95℃,通氮气至饱和,于氮气流下按处方量加入各种氨基酸,搅拌使全溶,加抗氧剂亚硫酸氢钠,并用 10% 氢氧化钠调 pH 至 6.0 左右,加注射用水至全量,再加 0.15% 的活性炭,继续加热搅拌一定时间,氮气流下滤过,灌装,充氮气,加塞、压盖,110℃×30 分钟热压灭菌即可。

【注解】 产品质量问题主要为:①可见异物问题,其关键是原料的纯度,一般需反复精制,并要严格控制质量;②稳定性,表现为含量下降,色泽变深,其中以变色最为明显。含量下降以色氨酸最多,赖氨酸、组氨酸、蛋氨酸也有少量下降。色泽变深通常是由色氨酸、苯丙氨酸、异亮氨酸氧化所致,而抗氧剂的选择应通过实验进行,有些抗氧剂能使产品变浑。为了提高稳定性,灌装输液时应通氮气,调节 pH,加入抗氧剂,避免金属离子混入,避光保存。

（四）静脉注射用脂肪乳

【处方】

精制大豆油（油相）	150g
精制大豆磷脂（乳化剂）	15g
注射用甘油（等渗调节剂）	25g
注射用水加至	1000ml

【制备】 称取豆磷脂 15g、甘油 25g 及注射用水 400ml 加至高速组织捣碎机后,在氮气流下搅拌至形成半透明状的磷脂分散体系;将磷脂分散体放入高压匀化机,加入精制豆油及剩余的注射用水至全量,在氮气流下匀化多次后,经出口流入乳剂收集器内。乳剂冷却后,于氮气流下经垂熔滤器过滤,分装于玻璃瓶内,充氮气,橡胶塞密封后,加轧铝盖;水浴预热 90℃左右,于 121℃旋转灭菌 15 分钟,浸入热水中,缓慢冲入冷水,逐渐冷却,置于 4～10℃下贮存。

【注解】 (1)制备此乳剂的关键是选用高纯度的原料及毒性低、乳化能力强的乳化剂。原料一般选用植物油,如麻油、棉籽油、豆油等,所用油必须精制,提高纯度,减少副作用,并应有质量控制标准,例如碘价、酸价、皂化值、过氧化值、黏度、折光率等。静脉用脂肪乳常用的乳化剂有蛋黄磷脂、豆磷脂、普朗尼克 F-68 等。国内多选用豆磷脂,比其他磷脂稳定而且毒性小,但易被氧化。

(2)注射用乳剂除应符合注射剂项下各规定外,还应符合以下条件:①乳滴直径 <1μm,大小均匀,也允许有少量粒径达 5μm;②在贮存期内乳剂稳定,成分不变;③无副作用、

无抗原性、无降压作用和溶血反应。

（五）右旋糖酐输液

【处方】　右旋糖酐 40　　　　60g　　　氯化钠　　　　9g

注射用水加至　1000ml

【制备】　将注射用水适量加热至沸，加入计算量的右旋糖酐，搅拌使溶解，加入 1.5% 的活性炭，保持微沸 1～2 小时，加压过滤脱炭，浓溶液加注射用水稀释成 6% 的溶液，然后加入氯化钠，搅拌使溶解，冷却至室温，取样，测定含量和 pH，pH 应控制在 4.4～4.9，再加活性炭 0.5%，搅拌，加热至 70～80℃，过滤，至药液澄清后灌装，112℃、30 分钟灭菌即得。

【注解】　右旋糖酐经生物合成，易夹杂热原，故活性炭用量较大。本品黏度较大，需在高温下过滤，本品灭菌一次，相对分子质量会下降 3000～5000，受热时间不能过长，以免变黄。本品在贮存过程中易析出片状结晶，主要与贮存温度和分子量有关。

第五节　注射用无菌粉末

一、概述

注射用无菌粉末（sterile powder for injection）又称粉针剂，临用前用灭菌注射用水、生理盐水等溶解后注射，适用于在水中不稳定的药物，特别是对湿热敏感的抗生素及生物制品。

注射用无菌粉末依据生产工艺不同，可分为注射用无菌粉末直接分装制品和注射用冻干无菌粉末制品。前者是将已经用灭菌溶剂法或喷雾干燥法精制而得的无菌药物粉末在无菌条件下分装而得，常见于抗生素药品，如青霉素；后者是将灌装了药液的安瓿进行冷冻干燥后封口而得，常见于生物制品，如辅酶类。

二、注射用无菌粉末的质量要求

除应符合《中国药典》2010 年版对注射用原料药物的各项规定外，还应符合下列要求：①粉末无异物，配成溶液后可见异物检查合格；②粉末细度或结晶度应适宜，便于分装；③无菌、无热原。

由于多数情况下，制成粉针的药物稳定性较差，因此，粉针的制造一般没有灭菌的过程，大都采用无菌工艺。因而对无菌操作有较严格的要求，特别在灌封等关键工序上，必须采用较高的层流洁净措施，以保证操作环境的洁净度。

三、冻干无菌粉末的制备

（一）冷冻干燥技术

冷冻干燥（freeze-drying）技术是把含有大量水分的物料预先进行降温，冻结成冰点以下的固体，在真空条件下使冰直接升华，从而去除水分得到干燥产品的一种技术。因为是利用升华达到除水分的目的，所以也可称作升华干燥。凡是对热敏感，而且在水溶液中不稳定的药物，都可采用冻干法制备干燥粉末。

1. 冷冻干燥原理　冷冻干燥的原理可用三相图加以说明，如图 4-5。图中 OA 是冰-水平衡曲线，OB 为水-水蒸气平衡曲线，OC 为冰-水蒸气平衡曲线，O 点为冰、水、气的三相平衡点,该点温度为 0.01℃,压力为 4.6mmHg。从图中可以看出当压力小于 4.6mmHg 时,不管温度如何变化,水只能以固态和气态两相存在。固态(冰)吸热后不经液相直接变为气态,而气态放热后直接转变为固态,如冰的饱和蒸汽压在 -40℃时为 0.1mmHg,若将 -40℃的冰压力降低到 0.01mmHg,则固态的冰直接变为蒸汽。同理,将 -40℃的冰在 0.1mmHg时加热到 -20℃,甚至加热到 20℃时,固态的冰也直接变为蒸汽,即能发生升华现象。升高温度或降低压力都可打破气、固两相平衡,使整个系统朝冰转化为气的方向进行。冷冻干燥就是根据这个原理进行的。

如果处于 a 点的水经过恒压降温过程,将沿 ab 线移动并在 OA 的交叉点上结冰,最后到达 b;再经恒温减压,到达 c;再经恒压升温操作,水分(冰)将沿 cd 方向移动,在 OC 线的交叉点上开始汽化(升华)成水蒸气,并到达 d 处,汽化的水蒸气被减压抽去,使物品本身得到干燥。

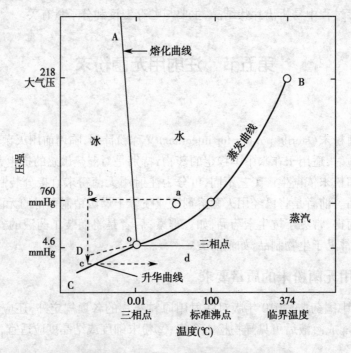

图 4-5 冻干原理水的三相平衡图

冷冻干燥的优点有:①可避免药品因高热而分解变质,如产品中的蛋白质不变性;②所得产品质地疏松,加水后迅速溶解恢复药液原有的特性;③含水量低,一般在 1%~3% 范围内,且在真空状态下进行干燥,故不易氧化,有利于产品长期贮存;④产品中杂质微粒较少,因为污染机会相对少;⑤产品剂量准确,外观优良。冷冻干燥制品不足之处是:溶剂不能随意选择,有时某些产品重新溶解时出现浑浊。此外,本法需特殊设备,成本较高。

2. 冷冻干燥曲线及其分析   在冷冻干燥时,制品温度与板温随时间的变化所绘的曲线称为冷冻干燥曲线,如图 4-6。先将冻干箱空箱降温到 -50 ~ -40℃,然后将制品放入冻干箱内进行预冻(降温阶段),制品中冰的升华是在高真空下进行的。冷冻干燥时可分为升华和再干燥阶段,升华阶段进行第一步加热,使冰大量升华,此时制品温度不宜超过共熔点。干燥阶段进行第二步加热,以提高干燥程度,此时板温一般控制在 30℃左右,直到制品温度与板温重合即达终点。不同产品应采用不同干燥曲线,同一产品采用不同曲线时,产品质量也不同。冻干曲线还与冻干设备的性能有关。因此产品、冻干设备不同时,冻干曲线亦不相同。

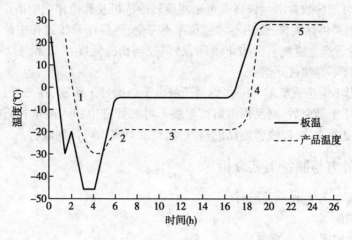

图 4-6　冷冻干燥曲线

3. 冷冻干燥设备　冷冻真空干燥机简称冻干机。冻干机按系统分,由制冷系统、真空系统、加热系统和控制系统四个主要部分组成;按结构分,由冻干箱、冷凝器、冷冻机、真空泵和阀门、电器控制元件组成。冻干箱是形成真空的密闭容器,箱内设有若干层隔板,隔板内置冷冻管和加热管。冷凝器内装有螺旋冷冻管数组,其操作温度应低于冻干箱内的温度,工作温度可达 −60 ~ −45℃,其作用是将来自干燥箱中升华的水分进行冷凝,以保证冻干过程顺利进行。

（二）冻干无菌粉末的制备工艺

由冷冻干燥原理可知,冻干粉末的制备工艺可以分为预冻、减压、升华、干燥等几个过程。此外,药液在冻干前需经过滤、灌装等处理过程。

1. 制备工艺流程　无菌配液→过滤→分装(安瓿或小瓶)→装入冻干箱→预冻→减压(升华干燥)→加温→再干燥。

2. 冻干工艺

(1)预冻:预冻是恒压降温过程。药液随温度的下降冻结成固体,温度一般应降至产品共熔点以下10 ~ 20℃以保证冷冻完全。若预冻不完全,在减压过程中可能产生沸腾喷瓶的现象,使制品表面不平整。

(2)升华干燥:升华干燥首先是恒温减压,然后是在抽气条件下,恒压升温,使固态水升华逸去。升华干燥法有两种:①一次升华法:首先将制品预冻后减压,待真空度达一定数值后,启动加热系统缓缓加热,使制品中的冰升华,升华温度约为 −20℃,药液中的水分可基本除尽。适用于共熔点为 −10 ~ −20℃ 的制品,且溶液黏度不大。②反复冷冻升华法:减压和加热升华过程与一次升华法相同,只是预冻过程须在共熔点与共熔点以下20℃之间反复进行升温和降温。通过反复的升降温处理,使制品的晶体结构发生改变,由致密变为疏松,有利于水分的升华。本法常用于结构较复杂、稠度大及熔点较低的制品,如蜂蜜、蜂王浆等。

(3)再干燥:升华完成后,温度继续升高至0℃或室温,并保持一段时间,可使已升华的水蒸气或残留的水分被除尽。再干燥可保证冻干制品含水量 <1%,并有防止吸潮作用。

（三）冷冻干燥中存在的问题及处理方法

1. 含水量偏高 装入容器的药液过厚,升华干燥过程中供热不足,冷凝器温度偏高或真空度不够,均可能导致含水量偏高。可采用旋转冷冻机及其他相应的措施去解决。

2. 喷瓶 如果供热太快,受热不匀或预冻不完全,则易在升华过程中使制品部分液化,在真空减压条件下产生喷瓶。为防止喷瓶,必须控制预冻温度在共熔点以下 $10 \sim 20℃$,同时加热升华,温度不宜超过共熔点。

3. 产品外形不饱满或萎缩 一些黏稠药液由于结构过于致密,在冻干过程中内部水蒸气逸出不完全,冻干结束后,制品因潮解而萎缩。可在处方中加入适量甘露醇、氯化钠等填充剂,并采取反复预冻法,以改善制品的通气性,产品外观即可得到改善。

四、典型处方与制备工艺分析

注射用辅酶 A 的无菌冻干制剂

【处方】　辅酶 A　　　　　　　　56.1 单位

　　　　　水解明胶(填充剂)　　　　5mg

　　　　　甘露醇(填充剂)　　　　　10mg

　　　　　葡萄糖酸钙(填充剂)　　　1mg

　　　　　半胱氨酸(稳定剂)　　　　0.5mg

【制备】　将上述各成分用适量注射用水溶解后,无菌过滤,分装于安瓿中,每支 0.5ml,冷冻干燥后封口,漏气检查即得。

【注解】　①辅酶 A 易被空气、过氧化氢、碘、高锰酸盐等氧化成无活性二硫化物,故在制剂中加入半胱氨酸等,用甘露醇、水解明胶等作为赋形剂;②辅酶 A 在冻干工艺中易丢失效价,故投料量应酌情增加。

第六节　眼用制剂

一、概述

眼用制剂(ophthalmic preparations)系指直接用于眼部的无菌制剂。

眼用制剂可分为眼用液体制剂、眼用半固体制剂、眼用固体制剂等。眼用液体制剂也可以固态形式包装,另备溶剂,在临用前配成溶液或混悬液。

眼用液体制剂根据用法分为滴眼剂、洗眼剂、眼内注射溶液;眼用半固体制剂根据基质的性质分为眼膏剂、眼用乳膏剂、眼用凝胶剂;眼用固体制剂根据形态特性分为眼膜剂、眼丸剂、眼内植入剂等。眼用液体制剂存在用药后药液流失,药效维持短,给药频繁,生物利用度低(1%~10%)等不足。为解决上述问题,新型眼部递药系统(ocular delivery system)研究主要集中在如何改善眼部的生物利用度和持续释药。研究的主要剂型有原位凝胶释药系统、微粒释药系统、眼部植入释药系统、给药装置等。这些新型眼用给药系统一方面可解决部分难溶性药物眼部给药的困难,并在一定程度上提高药物在眼部组织的生物利用度;另一方面,可延长药物的角膜滞留时间,减少用药次数,降低药物在眼部或全身的毒副作用。近年来,一些眼用新剂型,如眼用膜剂、眼用缓释植入剂以及离子敏感型原位凝胶剂等也已逐步应用于临床。本章主要介绍液体眼用制剂。

二、滴眼剂和洗眼剂

（一）滴眼剂

1. 定义　滴眼剂（eye drops）系指由药物与适宜辅料制成的无菌液体制剂。可分为水性或油性溶液、混悬液或乳状液。常用于杀菌、消炎、收敛、缩瞳、麻醉或诊断，有的还有滑润或代替泪液之用。

2. 质量要求　滴眼剂虽然是外用剂型，但质量要求类似注射剂，对 pH、渗透压、无菌、可见异物等都有一定要求。

（1）pH：pH 不当可引起刺激性，增加泪液的分泌，导致药物迅速流失，甚至损伤角膜。正常眼睛可耐受的 pH 范围为 5~9，pH 6~8 时无不适感觉。滴眼剂的 pH 调节应兼顾药物的溶解度、稳定性、刺激性的要求，同时亦应考虑 pH 对药物吸收及药效的影响。

（2）渗透压：除另有规定外，应与泪液等渗。眼球能耐受的渗透压范围相当于 0.6%~1.5% 的氯化钠溶液，超过 2% 就会有明显不适。低渗溶液应该用合适的调节剂调成等渗，如氯化钠、硼酸、葡萄糖等。

（3）无菌：用于眼外伤或术后的眼用制剂要求绝对无菌，多采用单剂量包装，并不得加入抑菌剂。一般用于无外伤的滴眼剂，要求无致病菌，不得检出铜绿假单胞菌和金黄色葡萄球菌。滴眼剂是一种多剂量剂型，患者在多次使用时，很易染菌，因此可加抑菌剂，于下次再用之前恢复无菌。因此一般滴眼剂的抑菌剂要求迅速起作用，一般在 1~2 小时内达到无菌。

（4）可见异物：滴眼剂的可见异物要求比注射液要稍低些。一般玻璃容器的滴眼剂按注射剂的可见异物检查方法检查，但有色玻璃或塑料容器的滴眼剂应在光照度 3000~5000lx 下用眼检视，尤其不能有玻璃屑。混悬型滴眼剂应进行药物颗粒的粒度检查，一般规定含 15μm 以下的颗粒不得少于 90%，50μm 的颗粒不得超过 10%。混悬型滴眼剂的沉降物不应结块或聚集，经振摇应易再分散，并应检查沉降体积比。

（5）黏度：滴眼剂的黏度适当增大，可使药物在眼内停留时间延长，从而增强药物的作用，同时黏度增加后减少刺激作用，也能增加药效。合适的黏度在 4.0~5.0mPa·S 之间。

（6）装量：每一容器的装量，除另有规定外，应不超过 10ml。

（二）洗眼剂

1. 定义　洗眼剂（eye lotions）系指由药物制成的无菌澄明水溶液，供冲洗眼部异物或分泌液、中和外来化学物质的眼用液体制剂，如生理盐水、2% 硼酸溶液等。

2. 质量要求　洗眼剂属用量较大的眼用制剂，应基本与泪液等渗并具有相近的 pH。多剂量洗眼剂一般应加适当抑菌剂，并在使用期间内均能发挥抑菌作用。除另有规定外，每个容器的装量应不超过 200ml。其他质量要求同滴眼剂。

三、眼用液体制剂的制备

（一）制备工艺流程图

图 4-7 是眼用液体制剂的基本工艺流程图。眼用液体制剂的制备一般有下列三种生产工艺：

1. 药物性质稳定的眼用液体制剂的工艺流程如图 4-7 所示。

2. 主药不耐热的品种，全部无菌操作法制备。

3. 对用于眼部手术或眼外伤的制剂,应制成单剂量包装,如安瓿剂,并按安瓿生产工艺进行,保证完全无菌。洗眼液用输液瓶包装,按输液工艺处理。

$$原辅料 \longrightarrow 配滤 \longrightarrow 滤液 \atop 洗瓶(塞) \longrightarrow 灭菌 \Big\} 灭菌/无菌操作分装 \longrightarrow 质检 \longrightarrow 印字包装$$

图4-7 滴眼剂制备工艺流程图

(二) 制备工艺

1. 容器的处理 目前用于滴眼液灌装的容器有玻璃瓶和塑料瓶两种。

玻璃瓶一般为中性玻璃,配有滴管和铝盖。耐热、遇光不稳定者可选用棕色瓶。玻璃瓶洗涤方法与注射剂容器相同,可用干热灭菌。

塑料瓶有软塑料瓶与硬塑料瓶两种,后者常配有带滴管的密封瓶盖,使用方便。塑料瓶体软而有弹性、不易破裂、容易加工、包装价廉,目前为最常用的滴眼瓶。但应注意塑料会使抑菌剂浓度降低,也会使药物含量降低;塑料瓶具有一定的透气性,不适宜盛装对氧敏感的药物溶液;塑料中的增塑剂或其他成分也会溶入药液中,使药液质量下降。因此通过试验后才能确定能否选用。塑料瓶可用气体灭菌。

橡胶塞、橡皮帽亦有与塑料类似的吸附等缺点,但接触面积小,常采用饱和吸附的办法解决。橡胶塞、橡皮帽的处理方法与输液橡胶塞的处理方法类似。

药房内配制的洗眼剂,按输液分装处理即可。

2. 配制 滴眼剂要求无菌,小量配制可在无菌操作柜中进行,大量生产,要按照注射剂生产工艺要求进行。所用器具于洗净后干热灭菌,或用杀菌剂(用75%乙醇配制的0.5%度米芬溶液)浸泡灭菌,用前再用新鲜蒸馏水洗净。操作者的手宜用75%乙醇消毒,或戴灭菌手套,以避免细菌污染。

滴眼剂的配制与注射剂工艺过程几乎相同。对热稳定的药物、附加剂用适量溶剂溶解,必要时加活性炭(0.05%~0.3%)处理,经滤棒、垂熔滤球或微孔滤膜过滤至澄明,加溶剂至全量,灭菌后做半成品检查。对热不稳定的药物可用已灭菌的溶剂和用具在无菌柜中配制,操作中应避免细菌污染。眼用混悬剂需先将微粉化药物灭菌,另取表面活性剂、助悬剂加少量灭菌蒸馏水配成黏稠液,再与主药用乳匀机搅匀,添加无菌蒸馏水至全量。

3. 灌封 目前生产上均采用减压灌装。灌装方法应依瓶的类型和生产量的大小而确定。下面介绍间歇式减压灌装工艺。

将灭菌过的滴眼剂空瓶瓶口向下排列在一平底盘中,将盘放入一个真空灌装箱内,由管道将药液从贮液瓶定量地(稍多于实灌量)放入盘中,密闭箱门,抽气使成一定负压,瓶中空气从液面下小口逸出。然后将空气通过洗气装置通入,恢复常压。药液即灌入瓶中,取出盘子,立即封口并旋紧罩盖即可。

4. 质量检查 应检查可见异物、主药含量、抽样检查铜绿假单胞菌及金黄色葡萄球菌。

5. 印字包装 印字同注射剂。眼用溶液包装形式很多,应按具体条件选用。

四、典型处方与制备工艺分析

(一) 氯霉素滴眼液

【处方】 氯霉素(主药) 　　　　　　 0.25g

氯化钠（渗透压调节剂）　　0.9g

尼泊金甲酯（抑菌剂）　　0.023g

尼泊金丙酯（抑菌剂）　　0.011g

蒸馏水加至　　　　　　　100ml

【制备】　取尼泊金甲酯、丙酯，加沸蒸馏水溶解，于60℃时溶入氯霉素和氯化钠，过滤，加蒸馏水至足量，灌装，100℃、30分钟灭菌。

【注解】　①氯霉素对热稳定，配液时加热以加快溶解速度；②处方中可加硼砂、硼酸做缓冲剂，亦可调节渗透压，同时还可增加氯霉素的溶解度，但此处不如用生理盐水为溶剂时稳定及刺激性小。

（二）醋酸可的松滴眼液（混悬液）

【处方】　醋酸可的松（微晶）　5.0g　　吐温-80　　　　　　0.8g

　　　　　硝酸苯汞　　　　0.02g　　硼酸　　　　　　　20.0g

　　　　　羧甲基纤维素钠　2.0g　　蒸馏水加至　　　　1000ml

【制备】　取硝酸苯汞溶于处方量50%的蒸馏水中，加热至40～50℃，加入硼酸、吐温-80使溶解，3号垂熔漏斗过滤待用；另将羧甲基纤维素钠溶于处方量30%的蒸馏水中，用垫有200目尼龙布的布氏漏斗过滤，加热至80～90℃，加醋酸可的松微晶搅匀，保温30分钟，冷至40～50℃，再与硝酸苯汞等溶液合并，加蒸馏水至全量，200目尼龙筛过滤两次，分装，封口，100℃流通蒸汽灭菌30分钟。

【注解】　①醋酸可的松微晶的粒径应在5～20μm之间，过粗易产生刺激性，降低疗效，甚至会损伤角膜；②羧甲基纤维素钠为助悬剂，配液前需精制。本滴眼液中不能加入阳离子型表面活性剂，因与羧甲基纤维素钠有配伍禁忌；③为防止结块，灭菌过程中应振摇，或采用旋转无菌设备，灭菌前后均应检查有无结块；④硼酸为pH与等渗调节剂，因氯化钠能使羧甲基纤维素钠黏度显著下降，促使结块沉降，改用2%的硼酸后，不仅改善降低黏度的缺点，且能减轻药液对眼黏膜的刺激性。本品pH为4.5～7.0。

（三）人工泪液

本品为人工泪液，能代替或补充泪液，湿润眼球。

【处方】　羟丙基甲纤维素（4500）　3.0g　　氯化钾　　　　　3.7g

　　　　　苯扎氯铵溶液　　　0.2ml　　氯化钠　　　　　4.5g

　　　　　硼酸　　　　　　　1.9g　　硼砂　　　　　　1.9g

　　　　　蒸馏水加至　　　　1000ml

【制备】　称取HPMC溶于适量蒸馏水中，依次加入硼砂、硼酸、氯化钾、氯化钠、苯扎氯铵溶液，再添加蒸馏水至全量，搅匀，过滤，滤液灌装于滴眼瓶中，密封，于100℃流通蒸汽灭菌30分钟即得。

【注解】　①羟丙甲纤维素宜用2%溶液，在20℃时黏度为3750～5250mPa·S；②处方中的苯扎氯铵溶液系苯扎氯铵的50%水溶液。

（钟延强）

参 考 文 献

1. 崔福德. 药剂学. 第7版. 北京：人民卫生出版社，2012

2. 国家药典委员会. 中华人民共和国药典 2010 年版二部. 北京:中国医药科技出版社,2010

3. 陆彬. 药物新剂型与新技术. 第二版. 北京:人民卫生出版社,2005

4. Zhao H,Wu F,Cai Y,*et al*. Local antitumor effects of intratumoral delivery of rlL-2 loaded sustained-release dextran/PLGA-PLA core/shell microspheres. Int J Pharm,2013;450(1-2):235-240

5. Gratieri T,Gelfuso GM,de Freitas O,*et al.* Enhancing and sustaining the topical ocular delivery of fluconazole using chitosan solution and poloxamer/chitosan in situ forming gel. *Eur J Pharm Biopharm*,2011,79(2):320-327

6. 付丽杰,杨丹凤,刘桢. 冻干粉针剂产品可见异物的影响因素及其控制. 中国药事,2011,25(3):292-294

第五章 固体制剂

第一节 概　述

固体制剂(solid preparations)是以固体状态存在的剂型总称。常用的固体剂型有散剂、颗粒剂、片剂、胶囊剂、滴丸剂、膜剂等。与液体制剂相比,固体制剂具有稳定性高、生产制造成本低、服用与携带方便等特点,故在新药开发和临床使用中成为首选剂型。

一、固体制剂在胃肠道中的行为特征

固体制剂通常采用口服给药的方式,其在胃肠道中的行为特征具有一定的相似性(图5-1)。当口服固体制剂后,药物必须从制剂中溶出/或者释放,才能通过胃肠道上皮细胞膜吸收进入血液循环而发挥治疗作用。片剂和胶囊在胃肠道中,首先需要经历崩解成细小颗粒的过程,颗粒剂与散剂则不需要崩解的过程,所以药物的溶出与吸收相对迅速。一般而言,口服固体制剂吸收的快慢顺序依次为:散剂 > 颗粒剂 > 胶囊剂 > 片剂。

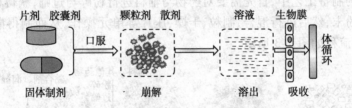

图 5-1　固体制剂在消化道内的吸收过程

按照生物药剂学分类系统(biopharmaceutics classification system,BCS)可将药物分成四种类型:Ⅰ型(高溶解性、高通透性)、Ⅱ型(低溶解性、高通透性)、Ⅲ型(高溶解性、低通透性)和Ⅳ型(低溶解性、低通透性)。对于第二类药物,药物在体内的溶出速度是影响药物的起效时间、作用强度和实际疗效的限速因素,因此药物的溶出是固体制剂质量控制的主要内容之一。药物从制剂中溶出的示意图见图5-2,溶出速度与粒径大小的关系可以用 Noyes-Whitney 方程式(5-1)进行描述。

$$\frac{dC}{dt} = KS(C_S - C) \tag{5-1}$$

式中,K—溶出速度常数;C_S—固体表面药物的饱和浓度;C—溶液主体中药物的浓度;S—溶出面积。根据方程,提高溶出速度的有效措施是减小粒径,增大溶出面积。药物经过边界层进入溶液主体,其扩散推动力是$(C_S - C)$。

根据方程可知,将药物粉碎成小粒径、使片剂崩解成小颗粒是提高药物溶出度的有效措

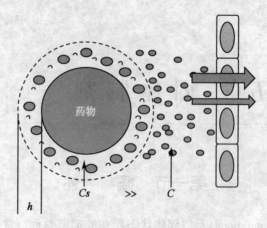

图 5-2　药物的溶出与吸收原理示意图

施之一。

　　近年来,难溶性药物的纳米尺寸晶体(简称为纳晶)得到极大关注。纳晶不仅提供极大的溶出面积,而且提高药物的溶出速度,从而延长在胃肠道的滞留时间,增加有效吸收时间窗,进而提高药物的生物利用度。目前已有采用 Nanocrystal® 技术制备的多种产品上市,如 Rapamune®(sirolimus,西罗莫司)、Emend®(aprepitant,阿瑞匹坦)和 Tricor®(fenofibrate,非诺贝特)等。

二、固体剂型的制备工艺

　　固体制剂的制备工艺中,首先需要对药物与辅料进行粉碎与过筛,获得粒径小而粒度分布均匀的药物粉末,然后进行混合、制粒、干燥、压片等单元操作,从而制得散剂、颗粒剂、片剂和胶囊剂,其流程如图5-3所示。

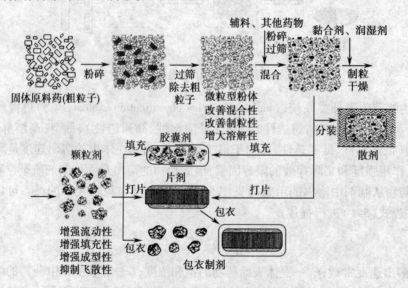

图 5-3　固体剂型的制备工艺流程示意图

第二节 散 剂

一、概述

散剂（powders）系指一种或多种纯药物或与适宜的辅料经粉碎、均匀混合制成的干燥粉末状制剂，可供口服和外用。

散剂可分为口服散剂和局部用散剂，除另有规定外，口服散剂应为细粉，即粉末全部通过五号筛（80目），并含能通过六号筛（100目）的细粉含量不少于95%；局部用散剂应为最细粉，即粉末全部通过六号筛（100目），并能通过七号筛（120目）的细粉含量不少于95%。口服散剂一般溶于或分散于水中服用，也可直接用水送服；局部用散剂可供皮肤、口腔、咽喉或腔道等处使用。

散剂的特点：①口服散剂药物粉末的粒径小，比表面积大，易于分散，溶解速度、吸收和起效均较快；②局部用药散的覆盖面积大，可同时发挥保护和收敛的作用；③剂量易于控制，便于婴幼儿和老人服用；④制备工艺相对简单，贮存、运输和携带较方便。由于散剂的分散度大，吸湿性高，且嗅味、刺激性及化学活性也会发生变化，具有刺激性、易吸湿或风化的药物不宜制成散剂。

二、散剂的制备

散剂的制备工艺过程主要包括：物料的前处理、粉碎与筛分、混合、分剂量、包装等，如图5-4所示。

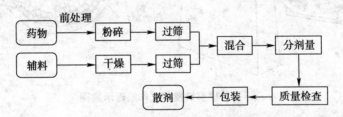

图5-4 散剂的制备工艺流程示意图

（一）物料的前处理

一般情况下，粉碎前需要将固体物料进行前处理，如干燥；药材的前处理相对复杂，包括洗净、干燥、切割或粗碎等。

（二）粉碎

1. 粉碎（crushing） 将大块物料借助机械力破碎成一定大小颗粒或细粉的操作。通过粉碎，可以达到提高固体药物的分散度，有利于各组分混合均匀，改善难溶性药物的溶出度等目的。粉碎操作对药物制剂质量和药效等也会产生影响，如药物的晶型转变或热降解，固体颗粒的黏附与团聚以及润湿性的变化等，故应给予足够重视。

固体药物的粉碎过程，即是机械能转变成表面能的过程。极性药物的晶型因具有脆性，便于粉碎成微小晶体；而非极性药物，则易产生变形，且具有较强的内聚力平衡外加机械力，需采用特殊粉碎设备或方法才能达到粉碎的目的。

2. 设备 粉碎设备有研钵、球磨机、冲击式粉碎机和流能磨等，应根据物料的性质和粉碎的目的,选择适宜的装置。

(1)研钵:由碗状研钵和研磨棒组成,材质一般为陶瓷、玻璃或玛瑙。主要用于小剂量药物的粉碎或实验室规模研磨等,如图5-5所示。

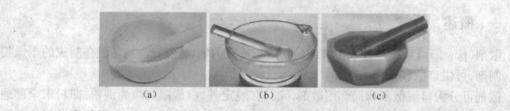

图5-5　不同材质的研钵

(a)陶瓷　(b)玻璃　(c)玛瑙

(2)球磨机(ball mill):在不锈钢或陶瓷制成的罐筒内加入适量不同大小的钢球或瓷球构成,根据物料和粉碎的不同要求,采用干法或湿法粉碎(图5-6)。球磨机结构简单,密闭性好,粉碎效率高,产生粉尘少,适用于药效强、剂量小的贵重物料和具有刺激性及吸湿性药物的粉碎。

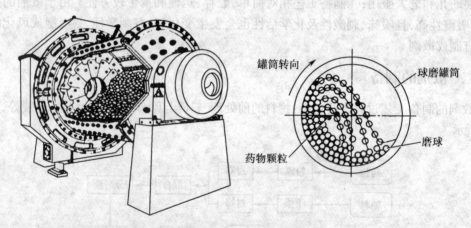

图5-6　球磨机及其工作原理示意图

(3)冲击式粉碎机(impact crusher):又称为"万能粉碎机",根据粉碎机的结构,可分为锤击式和冲击柱式粉碎机,适用于脆性、韧性物料以及中碎、细碎和超细碎等(图5-7)。

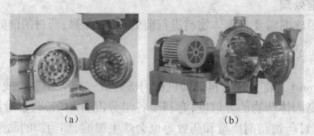

图5-7　冲击式粉碎机

(a)锤击式　(b)冲击柱式

高速旋转的轴上安装有锤头或冲击柱,机壳上装有衬板,下部有筛板。物料进入粉碎腔中,受到高速回转的锤头或冲击柱的冲击而粉碎,与此同时物料相互撞击,多次破碎,经过筛网的筛选,已经合格的粉末从筛网间隙中排出,不合格的物料,在粉碎腔内再次经锤头的冲击,研磨,挤压而破碎。

冲击式粉碎机具有低能耗、高细度、低磨损、无粉尘污染等特点。

(4)流能磨(fluid energy mill):又称气流粉碎机(jet mill),通过喷射空气、蒸汽或惰性气体,将待研磨药物颗粒加速至超音速,促使粒子间或与器壁强烈碰撞完成粉碎。研磨机的结构设计可改变碰撞速度和次数,且不产生任何产品污染,其结构如图5-8所示。

流能磨适用于热敏材料和低共熔物料的粉碎,并可达到超微粉碎与无菌粉碎。但是,相比于其他粉碎方法费用略高。

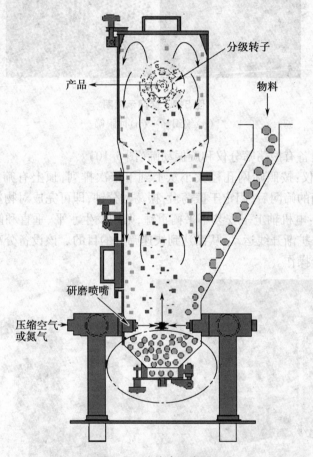

图5-8 流能磨示意图

此外,滚压机和胶体磨也属于粉碎设备。常用粉碎机的粉碎机制和应用范围如表5-1所示,应根据物料的性质与粉碎产品的要求选择适宜粉碎机。

表5-1 粉碎机的类型与应用特点

粉碎机类型	粉碎作用力	粉碎后粒度/μm	适应物料
球磨机	磨碎、冲击	20～200	可研磨性物料
冲击式粉碎机	冲击	4～325	大部分医药品
气流粉碎机	撞击、研磨	1～30	中硬度物质

（三）筛分

筛分（sieving）系指利用筛网的孔径大小将物料进行分离,以获得较均匀粒子的操作方法。筛分对提高物料的流动性和均匀混合具有重要影响。筛分的目的是为了获得较均匀的粒子群,即不同粒径的粉末。

一般而言,筛网有两种,即编织筛和冲眼筛(图5-9)。编织筛是由具有一定机械强度的金属丝或非金属丝编织而成,筛分效率高,可用于细粉的筛选。冲眼筛是在金属板上冲出圆形的筛孔而成,筛孔不易变形,多用于高速旋转粉碎机的筛板及药丸等粗颗粒的筛分。

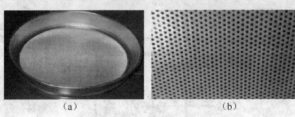

(a)   (b)

图5-9 筛网示意图

(a)编织筛   (b)冲眼筛

常用的筛分设备有振荡筛分仪和旋振动筛(图5-10)。

(1)振荡筛分仪:按照筛网孔径大小从上到下依次排列,顶上有筛盖,底部有接受盘。将物料置于最上面的筛网后,固定于振荡台,振荡数分钟,即可完成对物料的粒子大小分级。

(2)旋振动筛:电机轴上下安装不平衡重锤,筛网发生水平、垂直和倾斜的三维运动,使物料在筛网上做外扩渐开线运动,从而达到快速筛分的目的。该设备分离效率高,常用于规模化生产中的筛分操作。

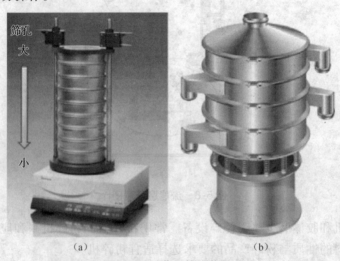

(a)   (b)

图5-10 药用筛分装置

(a)振荡筛分仪   (b)旋振动筛

（四）混合

1. 混合(blending)　系指把两种或两种以上的组分均匀混合的操作。混合操作以含量的均匀一致为目的。在固体混合中,粒子是分散单元,不可能得到分子水平的完全混合。因此应尽量减小各成分的粒度,以满足固体混合物的相对均匀性。并根据组分的特性、粉末的用量和实际的设备条件,选择适宜的方法。少量药物与辅料的混合可采用搅拌法或研磨法。

散剂的粒度小、分散度大,因此混合均匀是保证散剂质量的关键。

2. 影响混合的因素

(1)物料因素:组分的粒度大小、外观形态、密度、含水量、黏附性与团聚性等都会影响混合的过程。

(2)设备因素:包括混合机的类型、混合的方法与内部结构等,应根据待混合物料的性质和目的选择适宜的混合设备。

(3)操作条件:包括物料的充填量、装料方式、混合比、混合机的转动速度及混合时间等。

3. 混合设备　规模化生产时多采用搅拌或容器翻转的方式,故混合设备分为容器固定型和容器旋转型混合机。

(1)容器固定型混合机:物料在固定容器内叶片或螺旋推进器的搅拌作用下进行混合的设备(图5-11)。

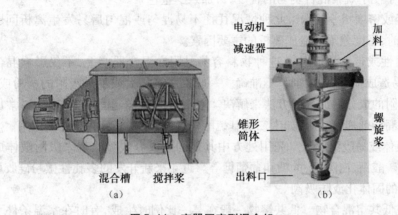

图5-11　容器固定型混合机
(a)搅拌槽型混合机　(b)锥形垂直螺旋混合机

(2)容器旋转型混合机:靠容器本身的旋转作用带动物料产生多维运动而使物料混合的设备,如图5-12所示。

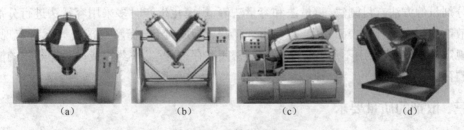

图5-12　旋转型混合机
(a)双锥型　(b)V型　(c)二维运动型　(d)三维运动型

散剂中可根据需要加入矫味剂、芳香剂和着色剂等辅料。对于由多种药物(或药材)组成的散剂而言,均匀混合是保证其安全和有效的基础。由于散剂的粒度大小和分布与混合均匀有着密切的关系,应根据不同散剂粒度的要求进行筛分后再进行混合。

在混合操作中经常遇到的问题和解决方法如下:

1. 混合比相差悬殊　药物比例相差悬殊时应采用等量递加混合法(mixing equal amounts sliding scale method),又称配研法,即先称取小剂量的药粉,然后加入等体积的其他成分混匀,依次倍量增加,混合均匀,再过筛混合即可。

小剂量剧毒药与数倍量稀释剂混合制成的散剂叫"倍散"。稀释倍数由药物的剂量而定,见表5-2。制备倍散时必须采用等量递加混合法。

表5-2 倍散的剂量与稀释倍数

倍散名称	剂量(g)	稀释剂:药粉
10 倍散	0.1~0.01	9:1
100 倍散	0.01~0.001	99:1
1000 倍散	0.001 以下	999:1

倍散中常用的稀释剂有乳糖、蔗糖、淀粉、糊精、沉降碳酸钙、磷酸钙、白陶土等惰性物质。有时为了便于观察混合均匀的程度,可加入少量色素。

2. 粒径或密度相差悬殊 此种情况往往不易混匀或混匀后易发生离析问题。当粒径小于30μm时,密度差不是造成离析的主要因素。

3. 黏附性或带电性成分 这种物料容易黏附在混合器壁上,不仅影响混合的均匀程度,而且容易造成损失,导致剂量不准确。一般采用将量大或不易吸附的药粉或辅料垫底,量少或易吸附的成分后加入的方法来解决。对混合时摩擦起静电的粉末,通常加入少量表面活性剂或润滑剂加以克服,如十二烷基硫酸钠、硬脂酸镁等具有抗静电作用。

4. 含液体或易吸湿成分 先用处方中其他固体成分或吸收剂来吸附液体成分。常用的吸收剂有磷酸钙、白陶土、蔗糖和葡萄糖等。近年来新开发的多孔性微粉硅胶可应用于油性液体药物的固体化或防吸潮。

5. 形成低共熔混合物 低共熔物一般在某一比例时生成,有时在室温条件下出现润湿或液化现象。常常需要尽量避免形成低共熔物的混合比,或各成分分别包装,服用时再混合。另外,可利用此现象来获得分子态分散的制剂。易发生低共熔现象的药物有水合氯醛、樟脑、麝香草酚等。

(五)分剂量、包装与贮存

分剂量的方法有目测法、重量法和容量法等,规模化生产时多采用容量法进行分剂量。

散剂的粒度小且比表面积大,容易出现潮解、结块、变色、降解或霉变等不稳定现象,除另有规定外,散剂应采用不透性包装材料并密闭贮存,含挥发性药物或易吸潮药物的散剂应密封贮存。

三、散剂的质量要求

《中国药典》2010 年版收载了散剂的质量检查项目,主要有:

1. 粒度 除另有规定外,局部用散剂按单筛分法依法检查,通过七号筛(120 目,125μm)的细粉重量不应低于95%。

在中药散剂中规定,用于烧伤或严重创伤的外用散剂,按单筛分法依法检查,通过六号筛(100 目,150μm)的粉末重量不得少于95%。

2. 外观均匀度 取供试品适量,置光滑纸上,平铺约5cm²,将其表面压平,在亮处观察,应呈现均匀的色泽,无花纹与色斑。

3. 干燥失重 除另有规定外,按照干燥失重测定法测定,在105℃干燥至恒重,减失重量不得过 2.0%。

4. 水分　按照水分测定法依法测定,除另有规定外,不得超过 9.0%(中药散剂)。

5. 装量差异　单剂量包装的散剂,依法检查,装量差异限度应符合规定,见表5-3。

表5-3　散剂装量差异限度要求

标示装量(g)	装量差异限度(%)	标示装量(g)	装量差异限度(%)
0.1 或 0.1 以下	±15	1.5 以上至 6.0	±5
0.1 以上至 0.5	±10	6.0 以上	±3
0.5 以上至 1.5	±7.5		

凡规定检查含量均匀度的散剂,一般不再进行装量差异检查。

6. 装量　多剂量包装的散剂,按照最低装量检查法检查,应符合规定。

7. 无菌　用于烧伤或创伤的局部用散剂,按照无菌检查法检查,应符合规定。

8. 微生物限度　除另有规定外,按照微生物限度检查法检查,应符合规定。

有关项目的检查方法,参见《中国药典》2010 年版附录 Ⅰ P 的有关规定。

四、散剂实例

例5-1　儿科敷脐散

【处方】　醋白芍 100g　　陈皮 50g　　升麻 50g　　吴茱萸 50g

煨肉豆蔻 50g　　焦山楂 5g　　丁香 50g　　白术 50g

共制成 200 袋,每袋 2g

【制备】　(1)取煨肉豆蔻研成粗粉,用草纸包裹、挤压,以进一步去除其有毒成分肉豆蔻醚和部分油脂,便于粉碎过筛。

(2)取醋白芍、升麻、焦山楂、白术四味,置烤箱中,80℃干燥 8 小时。

(3)加入陈皮、吴茱萸、丁香及去油的煨肉豆蔻粗粉,60℃干燥 2 小时。

(4)将干燥好的物料取出,略摊凉,粉碎,过五号筛,分装 2g/袋,即可。

【功能主治】　各种原因所致小儿腹泻、便秘、久泻不止。

【注解】　粉末粒度不可太小,以免敷用时过分黏结,影响药物的渗透吸收。

例5-2　脚气粉

【处方】　樟脑 0.4g　　薄荷脑 0.2g　　硼酸 2.5g

水杨酸 1.3g　　氧化锌 2.5g　　滑石粉加至 25g

共制成 5 包

【制备】　(1)取薄荷脑、樟脑研磨共熔液化,形成低共熔物,加入少量滑石粉混匀,备用。

(2)另将硼酸、水杨酸、氧化锌分别研细,过 80~100 目筛混合,用此混合细粉吸收上述共熔物,最后按等量递加法加入滑石粉研匀,使成 25g,过七号筛 2~3 次。

(3)用重量法分成 5 袋,每袋 5g,包装即得。

【功能主治】　本品为外用散剂,具有吸湿、止痒、消炎作用,每天 1~2 次,撒布于患处。

【注解】　①本处方中樟脑、薄荷脑共同研磨时形成低共熔物,可增加疗效,故采用共熔法。②本品作为外用散剂,能通过七号筛的细粉量应不少于 95%。

第三节　颗　粒　剂

一、概述

颗粒剂(granules)系指药物与适宜的辅料混合制成具有一定粒度的干燥粒状制剂。

颗粒剂与散剂相比具有以下特点:①飞散性、附着性、团聚性、吸湿性等均较少;②多种成分混合后用黏合剂制成粒,可防止各种成分的离析;③贮存、运输方便;④必要时对颗粒进行包衣,根据包衣材料的性质可使颗粒具有防潮性、缓释性或肠溶性等。

根据颗粒剂在水中的状态分为可溶性颗粒(通称为颗粒)、混悬性颗粒、泡腾性颗粒、肠溶性颗粒和缓控释颗粒等,见表5-4。主要用于口服,亦可直接吞服,或冲入水中饮服。

表5-4　颗粒剂的分类

分类	特征	举例
可溶性颗粒	由水溶性药物与辅料制成的颗粒	牛磺酸颗粒,头孢氨苄颗粒
混悬性颗粒	由难溶性固体药物与适宜辅料制成的颗粒	阿奇霉素颗粒,克拉霉素颗粒,清脑降压颗粒
泡腾性颗粒	含碳酸盐和有机酸,遇水可放出大量气体而呈泡腾状的颗粒	维生素C泡腾颗粒,利巴韦林泡腾颗粒
肠溶性颗粒	采用肠溶材料包衣颗粒	奥美拉唑肠溶颗粒
缓控释颗粒	缓慢地非恒速(恒速)释放药物的颗粒	美沙拉嗪缓释颗粒

二、颗粒剂的制备

制粒(granulation)是将粉末、块状、熔融液、水溶液等状态的物料经过加工,制成具有一定形状与大小的颗粒状物的操作。制粒技术是固体制剂制备中的关键技术之一,在颗粒剂、胶囊剂与片剂制备中均有广泛应用。通过制粒,可以达到减少粉尘飞扬、提高主药的含量均匀度、增加物料的流动性、改善压缩性与充填性的目的。

根据润湿剂或黏合剂的使用与否,将制粒方法分为湿法制粒与干法制粒,常用制备工艺如表5-5所示。

表5-5　颗粒剂制备工艺与操作过程

制粒方法	制备工艺	操作过程
湿法制粒	挤压制粒法	将物料粉末混合均匀,加入润湿剂或黏合剂制备软材,强制挤压通过筛网,制得颗粒
	高速搅拌制粒法	将物料粉末加至高速搅拌制粒机的容器中,混匀,加入黏合剂,在高速搅拌桨和切割刀的作用下快速制粒
	流化床制粒法	将物料粉末置于流化室内,自下而上气流作用使其呈悬浮的流化状态,喷入黏合剂液体,粉末聚结成颗粒
	转动制粒法	将物料粉末置于容器中,转动容器或底盘,喷洒润湿剂或黏合剂,制得颗粒

续表

制粒方法	制备工艺	操作过程
干法制粒	压片法	利用重型压片机,将物料粉末压制成致密的料片,然后再破碎成一定大小的颗粒
	滚压法	利用转速相同的两个滚动圆筒之间的缝隙,将物料粉末滚压成板状,然后破碎成一定大小的颗粒

湿法制粒(wet granulation)是在药物粉末中加入液体黏合剂,依靠黏合剂的架桥或黏结作用使粉末聚结在一起而制备颗粒的方法。工艺流程如图 5-13 所示。

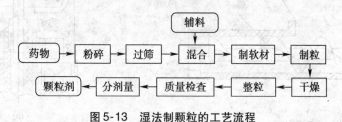

图 5-13　湿法制颗粒的工艺流程

可见,物料的前处理、粉碎、过筛、混合的操作与散剂相同,而制软材、制粒、干燥和整粒是影响制剂质量的重要环节。

1. 湿法制粒方法及设备

(1)挤出制粒:粉末用适当的黏合剂制备软材之后,用强制挤出的方式使软材通过孔板或筛网而制粒的方法。这类制粒设备有螺旋挤出式、旋转挤出式、摇摆挤出式等,如图 5-14 所示。

挤出式制粒机特点:①颗粒的粒度由筛网的孔径大小调节,可制得的粒径范围在 0.3～30mm 左右,粒度分布较窄,粒子形状以圆柱状、角柱状为主;②挤出压力不大时,可制成松软颗粒,适合压片。

缺点是:劳动强度大,不适合连续生产,筛网的寿命短等。

在挤出制粒过程中,制软材(捏合)是关键步骤。

1)制软材:药物和辅料混合均匀后,加入适量的黏合剂或润湿剂并混匀的过程。制软材时应注意:正确选择黏合剂的种类与用量的选择;控制黏合剂的浓度与搅拌时间;软材应达到手捏紧能成团、手指轻压又能散开的程度;搅拌时间不宜过长,否则将导致黏性大、颗粒硬,并影响颗粒的崩解时限。

如果颗粒自筛网落下时呈长条状,则表明软材过湿,黏合剂或润湿剂用量过大;相反若软材通过筛孔后呈粉状,表明软材过干,应给予调整。

2)制湿颗粒:用机械力使软材通过筛网制成颗粒的过程。

3)湿颗粒干燥:制得的湿颗粒应立即进行干燥,以防止结块或受压变形。

4)整粒与分级:将干燥后的颗粒通过筛分法进行整粒和分级,一方面使结块、粘连的颗粒散开,另一方面获得均匀颗粒。

(2)转动制粒:转动圆盘型制粒机,亦称离心制粒机,如图 5-15。由固定容器、转盘、喷头组成。物料在高速旋转的圆盘作用下受到离心作用而靠拢器壁旋转,并在从圆盘周边吹出的空气流的作用下向上运动,同时在重力作用下往下滚落入圆盘中心,落下的粒子重新受到

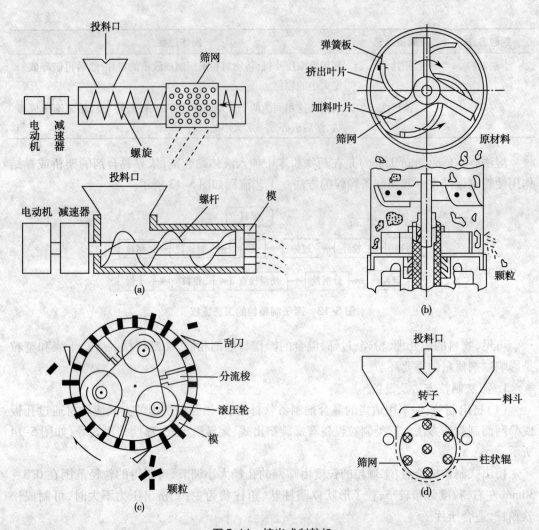

图 5-14 挤出式制粒机

（a）螺旋挤出制粒机 （b）篮式叶片挤出制粒机

（c）环模式辊压挤出制粒机 （d）摇摆式挤出制粒机

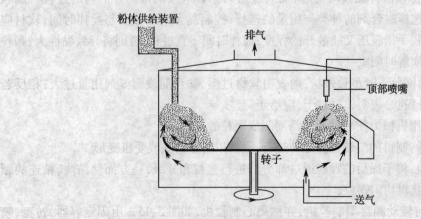

图 5-15 转动制粒示意图

圆盘的离心作用,从而使物料不停地做类似麻花样滚转运动,有利于形成球形颗粒。黏合剂向物料层斜面上部的表面定量喷雾,由于颗粒的激烈运动颗粒表面均匀润湿,散布的药粉或辅料均匀附着在颗粒表面层层包裹,如此反复操作可得所需大小的球形颗粒。调整在圆盘周边上升的气流温度可对颗粒进行干燥。转动制粒过程分为三个阶段,即母核形成、母核长大、压实。

(3)高速搅拌制粒:图5-16是常用高速搅拌制粒机的示意图。其结构主要由容器、搅拌桨、切割刀所组成。操作时先把药粉和各种辅料倒入容器中,盖上盖,把物料搅拌混合均匀后加入黏合剂,搅拌制粒,完成制粒后出料,进行干燥。

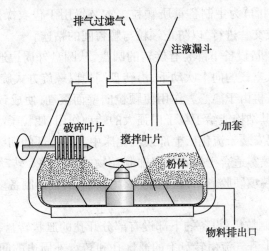

图 5-16　搅拌制粒示意图

高速搅拌制粒的特点:在一个容器内进行混合、捏合、制粒过程,和传统的挤压制粒相比,具有省工序、操作简单、快速等优点。改变操作条件可制备致密、强度高的适用于装胶囊的颗粒,也可制备松软的适合压片的颗粒,因此在制药工业中的应用非常广泛。

2. 流化床制粒　图5-17是流化床制粒机的示意图。主要结构由容器、气体分布装置(如筛板等)、喷嘴、气固分离装置、空气进口和出口、物料排出口组成。操作时,把药物粉末与各种辅料装入容器中,从床层下部通过筛板吹入适宜温度的气流,使物料在流化状态下混合均匀,然后开始均匀喷入黏合剂液体,粉末开始聚结成粒,经过反复的喷雾和干燥,当颗粒的大小符合要求时停止喷雾,形成的颗粒继续在床层内送热风干燥,出料送至下一步工序。由于在一台设备内可完成混合、制粒、干燥过程,又称一步制粒。

流化床制粒的特点:在一台设备内进行混合、制粒、干燥,甚至是包衣等操作,简化工艺、节约时

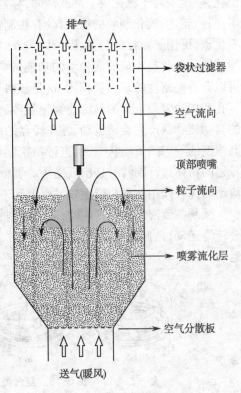

图 5-17　流化床制粒示意图

间、劳动强度低;制得的颗粒密度小、粒子强度小、粒度均匀、流动性、压缩成形性好。

3. 复合制粒　为了发挥流化床制粒的优势,出现了一系列以流化床为母体的多功能的新型复合型制粒设备。

(1)搅拌流化制粒机:圆筒型容器底部固定有流化板,板上设有可开闭的通气阀,流化板上部配置有搅拌桨,附近器壁上装有切割刀,上部安装有喷雾装置,容器顶部设有高压逆洗式圆筒袋滤器。本装置进行混合时流化板上的通气阀关闭,制粒时根据所需粒度及密度的要求选择适当的搅拌速度和送风条件,干燥时把通气阀全开。制备压片用颗粒或速溶性颗粒时,以流化操作(开启阀门)为主制备轻质颗粒;制备装于硬胶囊的颗粒或包衣用颗粒时,以搅拌操作(关闭阀门)为主制备重质颗粒。本装置用于包衣操作时,可使送风、搅拌、喷雾包衣等操作同时或交替进行,以防止颗粒与颗粒间的粘连。

(2)转动流化制粒机:设备下部装有旋转的圆盘,从圆盘外周边通入空气。物料粉末在圆盘的旋转作用与通入空气的向上吹动下,沿转盘周边以螺旋方式旋转,黏合液喷洒在物料之上,使其聚结成颗粒,再由于离心力作用使颗粒向壁面滚动,使成致密的球形颗粒。该设备的关键部位是转盘,其结构能给予粒子以强大的转动作用,使粒子沿流化床周边做旋转运动。喷雾装置根据需要安装于流化床上部或流化床中部或下部的切线方向。上部喷雾适合于制粒操作,下部切线喷雾适合于包衣或修饰制粒物的操作中。转动流化制粒与流化制粒相比,更适合用于制备装填硬胶囊用颗粒及包衣用颗粒,而且可制备多层不同组分的修饰制粒物。

(3)搅拌转动流化制粒机:设备的下部设有部分开孔的皿状转盘,其上部装有能独立旋转的搅拌桨和切割刀,上升气流由转盘上的通气孔和转盘外周边的间隙进入容器内使床层流化,喷枪安装于流化层上部或侧面,容器顶部设有高压逆洗式圆筒状袋滤器。该装置综合了搅拌、转动、流化制粒的特征,具有在制粒过程中不易出现结块、喷雾效率高、制粒速度快等优点,可用于颗粒的制备、颗粒的包衣、颗粒的修饰,球形化颗粒的制备等。图 5-18 表示搅拌转动流化制粒机的四种不同功能的典型的示意图。(a)为离心转动,转盘的旋转运动可以获得高密度的球形制粒物,这是该种设备的最大特征之一;(b)为悬浮运动,从转盘的气孔和周边缝隙上升的气流使物料悬浮,使颗粒松软堆密度小;(c)为旋转运动,由搅拌桨的转动使物料产生旋转运动,并在转盘的离心力和空气流的悬浮等混合作用下使物料产生高浓度的均匀的流动状态,可进行精密制粒、包衣、干燥等过程;(d)为整粒作用,对吸湿性较强的粉体进行制粒时易出现结块。器壁上安装的切割刀的破碎、分散作用和搅拌的旋转流动的综合作用使颗粒产生较大密度和不定性的形状。

欲制备致密的球形颗粒时,以搅拌制粒、转动制粒为主体,靠机械作用产生粒子的自转、公转等运动;欲制备轻质、不规则颗粒时,以流化床制粒为主体,依靠流动空气产生物料的运动。

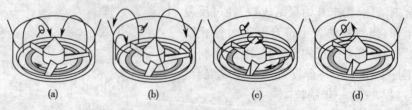

(a)　　　　　(b)　　　　　(c)　　　　　(d)

图 5-18　复合型制粒机的各种功能示意图
(a)离心转动　(b)悬浮转动　(c)旋转运动　(d)整粒作用

4. **喷雾制粒** 喷雾制粒是将药物溶液或混悬液用雾化器喷雾于干燥室内的热气流中,使水分迅速蒸发以直接制成球状干燥细颗粒的方法。该法在数秒钟内即完成原料液的浓缩、干燥、制粒过程,原料液含水量可达70%~80%以上。以干燥为目的时叫喷雾干燥;以制粒为目的时叫喷雾制粒。

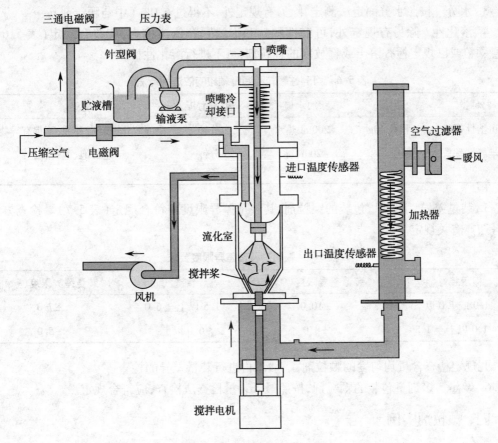

图 5-19 喷雾制粒机示意图

图 5-19 为喷雾制粒机的示意图。原料液由贮槽进入雾化器喷成液滴分散于热气流中,空气经蒸汽加热器或电加热器加热后沿切线方向进入干燥室与液滴接触,液滴中的水分迅速蒸发,液滴经干燥后形成固体粉末落于器底,干品可连续或间歇出料。

喷雾制粒法的优点是:①从液体直接得到粉状固体颗粒;②热风温度高,雾滴比表面积大,干燥速度非常快(通常只需要数秒至数十秒),物料的受热时间极短,干燥物料的温度相对低,适合于热敏性物料的处理;③粒度范围约在 30μm 至数百微米,堆密度约在 200 ~ 600kg/m³ 的中空球状粒子较多,具有良好的溶解性、分散性和流动性。

缺点是:①设备高大、汽化大量液体,因此设备费用高、能量消耗大、操作费用高;②黏性较大料液易粘壁使其使用受到限制,需用特殊喷雾干燥设备。

三、颗粒剂的质量检查

颗粒剂的质量检查,除主药含量、外观外,还规定了粒度、干燥失重、水分(中药颗粒)、溶化性以及重量差异等检查项目(参见《中国药典》2010 年版附录ⅠN)。

1. 粒度　除另有规定外,按照粒度和粒度分布测定法检查,不能通过一号筛(2000μm)和能通过五号筛(180μm)的总合不得过供试量的15%。

2. 干燥失重　除另有规定外,按照干燥失重测定法测定,于105℃干燥至恒重,含糖颗粒应在80℃减压干燥,减失重量不得超过2.0%。

3. 水分　按照水分测定法测定,除另有规定外,不得过6.0%(中药颗粒剂)。

4. 溶化性　除另有规定外,可溶性颗粒和泡腾颗粒依法检查,应符合规定(表5-6)。混悬颗粒或已规定检查溶出或释放度的颗粒剂,可不进行溶化性检查。

表5-6　可溶性颗粒和泡腾颗粒的依法检查法

种类	用量	加水量	溶化时间	现象
可溶性颗粒	颗粒 10g	200ml 热水	5 分钟	全部溶化或轻微浑浊,不得有异物
泡腾性颗粒	颗粒 6 袋	200m 水 15~25℃	5 分钟	迅速冒泡、泡腾状

5. 装量差异　单剂量包装的颗粒剂,其装量差异限度应符合规定(表5-7)。检查方法参考药典有关规定。

表5-7　颗粒剂装量差异限度要求

标示装量(g)	装量差异限度(%)	标示装量(g)	装量差异限度(%)
1.0 或 1.0 以下	±10.0	1.5 以上至 6.0	±7.0
1.0 以上至 1.5	±8.0	6.0 以上	±5.0

凡规定检查含量均匀度的颗粒剂,一般不再进行装量差异的检查。

6. 装量　多剂量包装的颗粒剂,按照最低装量检查法检查,应符合规定。

四、颗粒剂实例

例5-3　卡维地洛微孔渗透泵颗粒

【处方】　卡维地洛 1 份　　　氯化钠 3 份
　　　　　酒石酸 10%　　　　3% N-琥珀酰壳聚糖
　　　　　PEG400 30%　　　　醋酸纤维素适量
　　　　　滑石粉适量　　　　丙酮适量

【制备方法】　(1)称取卡维地洛、氯化钠和酒石酸,混合均匀,并加入适量 3% N-琥珀酰壳聚糖(黏合剂)制软材。

(2)过 20 目筛制湿颗粒,40 目筛除去细粉后二次制粒,20 目筛整粒。湿颗粒于 60℃恒温干燥 2 小时。

(3)取适量醋酸纤维素溶解于丙酮中,并加入 PEG400,搅拌使溶解,待完全溶解后加入少量滑石粉,得到包衣溶液。

(4)40℃条件下进行悬浮喷洒包衣,控制包衣增重 8%,颗粒于 40℃继续恒温干燥 2 小时,即得。

【注解】　①卡维地洛为活性药物,氯化钠为渗透压活性物质,酒石酸为溶解度调节剂,PEG400 为水溶性致孔剂,醋酸纤维素为包衣膜材。②卡维地洛微孔渗透泵颗粒在模拟胃肠环境中按零级动力学方式释放药物,具有明显的渗透泵特征和控释效果,且基本不受胃肠pH环境的影响。

例5-4 复方维生素B颗粒剂

【处方】 盐酸硫胺 1.20g 核黄素 0.24g 盐酸吡多辛 0.36g

    烟酰胺 1.20g 枸橼酸 2.0g   橙皮酊 20ml

    苯甲酸钠 4.0g 蔗糖粉 986g 混旋泛酸钙 0.24g

【制备】 将核黄素加蔗糖混合粉碎3次,过80目筛;将盐酸吡多辛、混旋泛酸钙、橙皮酊、枸橼酸溶于纯化水中作润湿剂;另将盐酸硫胺、烟酰胺等与上述稀释的核黄素拌和均匀后制粒,60~65℃干燥,整粒,分级即得。

【注解】 ①处方中核黄素带有黄色,须与辅料充分混匀。②加入枸橼酸使颗粒呈弱酸性,以增加主药的稳定性。③本品中核黄素等对光敏感,操作时应尽量避免直射光线。

第四节 片 剂

一、概述

片剂(tablets)系指药物与辅料经过适宜的工艺处理而制成的片状固体制剂。常见工艺包括压制与冻干。

片剂是现代药物制剂中应用最为广泛的剂型之一,也是各国药典收载最多的制剂,其形状有圆片状、异形片状(如椭圆形、方形、棱形、动物模形等),常见的形状为圆片状。近年来,随着对片剂成形理论的深入研究,开发了多种新型辅料、新型高效压片机等实现了连续化规模生产,不仅提高了片剂的质量,而且推动了片剂品种的多样化。

(一)片剂的特点

1. 优点 ①物理化学稳定性较好;②剂量准确,服用方便;③运输、携带方便;④生产成本低;⑤可以满足不同临床医疗的需要,如速效(分散片)、长效(缓释片)、口腔疾病(口含片)、阴道疾病(阴道片)、肠道疾病(肠溶片)等。

2. 缺点 婴幼儿、老年患者及昏迷患者不易吞服。

(二)片剂的分类

片剂以口服用片剂为主,另有口腔用片剂、外用片剂等。

1. 口服用片剂

(1)片剂(tablets):药物与辅料混合、压制或者冻干而成的普通片剂。

(2)包衣片(coated tablets):在普通片的表面上包一层衣膜的片剂。根据包衣材料不同可分为糖衣片、薄膜衣片和肠溶衣片。

1)糖衣片(sugar coated tablets):主要包衣材料为蔗糖,具有较强的掩盖不良气味、口感、色泽等作用,如小檗碱糖衣片。

2)薄膜衣片(film coated tablets):包衣材料为高分子成膜材料,如羟丙甲纤维素等,其作用与糖衣类同。

3)肠溶衣片(enteric coated tablets):包衣材料为肠溶性高分子材料,此种片剂在胃液中不溶,肠液中溶解,如阿司匹林肠溶片,可防止药物对胃的刺激。

(3)泡腾片(effervescent tablets):系指含有碳酸氢钠和有机酸,遇水时二者反应生成大量的二氧化碳气体而呈泡腾状的片剂。该类片剂的药物应是水溶性,有机酸一般用枸橼酸、酒石酸等。如维生素 C 泡腾片。

(4)咀嚼片(chewable tablets):在口腔中咀嚼后吞服的片剂。通常加入蔗糖、甘露醇、山梨醇、薄荷香精等食用香料等以调整口味。如碳酸钙咀嚼片。

(5)分散片(dispersible tablets):在水中能迅速崩解并均匀分散的片剂。水中分散后饮用,也可含于口中吮服或吞服。

(6)缓释片(sustained release tablets):在规定的释放介质中缓慢地非恒速释放药物的片剂。与相应的普通制剂相比,具有服药次数少,作用时间长等优点。如盐酸吗啡缓释片。

(7)控释片(controlled release tablets):在规定的释放介质中缓慢地恒速药物的片剂。与相应的缓释片相比,血药浓度更加平稳。如硝苯地平控释片。

(8)多层片(multilayer tablets):由两层或多层构成的片剂。每层含不同药物和辅料,可以避免复方制剂中不同药物之间的配伍变化,或者缓释和速释组合的双层片。如胃仙-U 双层片,马来酸曲美布汀多层片。

(9)口腔速崩片(orally disintegrating tablets)或口腔速溶片(orally dissolving tablets):片剂在口腔中能迅速崩解或溶解的片剂,一般吞咽后发挥全身作用。特点是服药时不用水,特别适合于吞咽困难的患者或老人和儿童。常加入山梨醇、赤藓糖、甘露醇等作为调味剂和填充剂。如法莫替丁口腔速溶片,硫酸沙丁胺醇口腔速崩片。

(10)冻干片(freeze-dried tablets):采用冷冻干燥技术制备的片剂,如间苯三酚口服冻干片、利扎曲普坦冻干片(辅料包括明胶、甘露醇、甘氨酸、阿司帕坦等)。

2. 口腔用片剂

(1)舌下片(sublingual tablets):系指置于舌下能迅速溶化,药物经舌下黏膜吸收而发挥全身作用的片剂。可避免肝脏对药物的首过作用,主要用于急症的治疗。如硝酸甘油舌下片。

(2)含片(toroches):系指含于口腔中缓缓溶化产生局部或全身作用的片剂。含片中的药物应是易溶性的,主要起局部消炎、杀菌、收敛、止痛或局部麻醉作用。如复方草珊瑚含片。

(3)口腔贴片(buccal tablets):系指粘贴于口腔内,经黏膜吸收后起局部或全身作用的片剂。在口腔内缓慢释放药物,用于口腔及咽喉疾病的治疗,如醋酸地塞米松粘贴片、甲硝唑口腔贴片等。

3. 外用片剂

(1)可溶片(solution tablets):系指临用前能溶解于水的非包衣片。一般用于漱口、消毒、洗涤伤口等,如复方硼砂漱口片,利福平(眼用)片等。

(2)阴道片(vaginal tablets):系指置于阴道内发挥作用的片剂。主要起局部消炎、杀菌、杀精子及收敛等作用,也可用于性激素类药物。如壬苯醇醚阴道片,甲硝唑阴道泡腾片等。

二、片剂的常用辅料

片剂由药物和辅料(excipients)组成。辅料系指在片剂处方中除药物以外的所有附加物的总称。

片剂的辅料应具备:①较高的化学稳定性,不与主药发生任何物理化学反应;②对人体无毒、无害、无不良反应;③不影响主药的疗效和含量测定。

不同辅料可提供不同功能,即稀释、黏合、吸附、崩解和润滑等作用,根据需要还可加入着色剂、矫味剂等,以提高患者的顺应性。根据各种辅料所起的作用不同,将辅料分为五大类。

(一)稀释剂

稀释剂(diluents)亦称填充剂(fillers)。片剂的直径一般不小于 6mm,片重多在 100mg以上。稀释剂的作用不仅是增加片剂的重量(或体积),更重要的是改善药物的压缩成形性,提高含量均匀度,特别是制备小剂量药物的片剂时更为重要。

1. 淀粉(starch) 淀粉有玉米淀粉、小麦淀粉、马铃薯淀粉等,其中玉米淀粉最常用。玉米淀粉为白色粉末、无臭、无味、不溶于冷水与乙醇。粒径为 5 ~ 30μm 之间,含水量在 10%~14% 范围,具有黏附性,其流动性与压缩成形性较差,但性质稳定,可与大多数药物配伍,外观色泽好,价格便宜,是固体制剂中最常用的辅料。常与可压性较好的蔗糖粉、糊精等混合使用。

2. 蔗糖(sucrose) 从甘蔗和甜菜中提取而得。蔗糖为无色结晶或白色结晶性松散粉末,无臭,味甜。水中极易溶解,在无水乙醇中几乎不溶。在室温和中等湿度条件下稳定,在高温(110 ~ 145℃),或在酸性条件下不稳定,变为转化糖(葡萄糖和果糖)。本品黏合力强,可增强片剂硬度,但吸湿性较强,长期贮存会使片剂的硬度过大,延缓崩解或溶出。

3. 糊精(dextrin) 是将部分水解的淀粉在干燥状态下经加热改性制得的聚合物。本品为白色或类白色的无定型粉末,无臭,味微甜。本品在沸水中易溶,在乙醇中不溶。具有较强的聚集、结块趋势,使用不当会使片面出现麻点、水印等,有时会造成片剂的崩解或溶出迟缓,常与蔗糖、淀粉配合使用。

4. 乳糖(lactose) 从牛乳中提取而得。乳糖分无水 α-乳糖、一水 α-乳糖和 β-乳糖,常用一水 α-乳糖。一水 α-乳糖为白色或类白色结晶性颗粒或粉末,无臭,味微甜(甜度是蔗糖的 15%),在水中易溶,在乙醇中不溶。用乳糖制得的片剂表面光洁美观,性质稳定,可与大多数药物配伍。由喷雾干燥法制得的乳糖为球形,流动性和可压性良好,可供粉末直接压片。

5. 预胶化淀粉(pregelatinized starch) 将淀粉部分或全部胶化而成,目前上市的品种是部分预胶化淀粉。本品为白色粉末状,无臭,无味,在冷水中可溶 10% ~ 20%,不溶于乙醇。具有良好的流动性、可压性、润滑性及干黏合性,并具有较好的崩解作用。作为多功能辅料,常用于粉末直接压片。

6. 微晶纤维素(microcrystalline cellulose,MCC) 系从纯棉纤维经水解制得。本品为白色或类白色粉末,无臭,无味,由多孔微粒组成,干燥失重不得超过 5%。微晶纤维素具有较强的结合力与良好的可压性,亦有"干黏合剂"之称,可用作粉末直接压片。另外,片剂中含 20% 以上微晶纤维素时崩解性较好。

7. 无机盐类 一些无机钙盐,如硫酸钙、磷酸氢钙、碳酸钙、二水硫酸钙等。其中二水硫酸钙较为常用,其性质稳定,无臭,无味,微溶于水,可与多种药物配伍,制成的片剂外观光洁,硬度和崩解均好,对药物也无吸附作用。但应注意硫酸钙对某些药(四环素类药物)的含量测定有干扰。

8. 糖醇类 甘露醇(mannitol)和山梨醇(sorbitol)互为同分异构体。本品为白色,无臭,具有甜味的结晶性粉末或颗粒。甜度约为蔗糖的一半,在溶解时吸热,有凉爽感,适用于咀嚼片、口腔溶解片等。但价格较贵,常与蔗糖配合使用。近年来开发的赤藓糖(erithritol),其甜度为蔗糖的 80%,溶解速度快,有较强的凉爽感,口服后不产生热能,在口腔内 pH 不下降(有利于牙齿的保护)等,是制备口腔速溶片的最佳辅料,但价格昂贵。

9. 明胶(gelatin)　系动物胶原蛋白的水解产物。本品为微黄色至黄色,透明或半透明,微带光泽的薄片或颗粒状粉末,无臭,无味,浸在水中时会膨胀变软,能吸收其自身质量的5～10倍水。在乙醇中不溶,在酸或碱中溶解。在热水中溶解,冷水中形成胶冻或凝胶,是优良的冻干片剂的赋形剂。

(二)润湿剂与黏合剂

润湿剂(moistening agent)与黏合剂(binders)是在制粒时添加的辅料。

1. 润湿剂　系指本身没有黏性,但润湿物料后诱发物料黏性的液体。常用的润湿剂有蒸馏水和不同浓度乙醇。

(1)蒸馏水(distilled water):价格低廉,来源丰富,是首选的润湿剂。但干燥温度高,干燥时间长,不适合用于对水敏感的药物。制粒时处方中水溶性成分较多时易出现结块、润湿不均匀、干燥后颗粒坚硬等现象。选择适当浓度的乙醇-水溶液作为润湿剂,可以克服上述不足。

(2)乙醇(ethanol):可用于遇水易分解的药物或遇水黏性太大的药物。中药干浸膏的制粒中常用乙醇-水混合液,随着乙醇浓度的增大,润湿后所产生的黏性降低,常用浓度为30%～70%,根据物料性质与试验确定乙醇浓度。

2. 黏合剂　系指靠本身所具有的黏性使无黏性或黏性不足的物料赋予黏性的辅料。

(1)淀粉浆:淀粉在水中受热后糊化(gelatinization)而得,玉米淀粉的糊化温度是73℃。淀粉浆的制法有两种,煮浆法和冲浆法:①煮浆法:将淀粉混悬于全量水中,边加热边搅拌,直至糊化;②冲浆法:将淀粉混悬于少量(1～1.5倍)水中,然后按浓度要求冲入一定量的沸水,不断搅拌糊化而成。淀粉价廉易得,黏合性良好,是制粒中首选的黏合剂,但不适合用于遇水不稳定的药物。

(2)纤维素衍生物:天然的纤维素经处理后制得的纤维素的各种衍生物。

1)甲基纤维素(methylcellulose,MC):本品为白色或类白色纤维状或颗粒状粉末,无臭,无味,在热水及乙醇中几乎不溶。将甲基纤维素溶解于水制备黏合剂时,先将甲基纤维素分散于热水中(不能把甲基纤维素直接放入冷水中,容易结块),然后冷却至20℃以下,可得到澄明的甲基纤维素胶状溶液,或用乙醇润湿后加入于水中分散,溶解。

2)羟丙纤维素(hydroxypropylcellulose,HPC):本品为白色或类白色粉末,无臭,无味,在冷水中溶解成透明溶液,加热至45～50℃时形成凝胶状。HPC的吸湿性较比其他纤维素小,可溶于水和乙醇,而且黏度规格较多,是优良黏合剂。高黏度的HPC可用作凝胶骨架型缓释片剂。

3)羟丙甲纤维素(hydroxypropylmethylcellulose,HPMC):本品为白色或类白色粉末,无臭,无味,溶于水及部分溶剂,如适当比例的乙醇和水、丙醇和水的混合液。水溶液具有表面活性,透明性高,性能稳定。在冷水中溶胀并溶解,不溶于热水与乙醇。不同规格HPMC其性能有一定差异,不同规格的产品凝胶温度不同,溶解度随黏度而变化,黏度愈低,溶解度愈大,HPMC在水中的溶解不受pH影响。制备HPMC水溶液时,先将HPMC加入到热水(80～90℃)中分散,水化,然后降温,搅拌使溶解。本品不仅用于制粒的黏合剂,而且在凝胶骨架片等缓释制剂中得到广泛的应用。

4)羧甲基纤维素钠(carboxymethylcellulose sodium,CMC-Na):本品为白色至微黄色纤维状或颗粒状粉末,无臭,无味,有吸湿性。含水量一般少于10%,含水量超过20%时,容易结块,要注意密封保存。在水中先溶胀后溶解,在乙醇中不溶。不同规格的CMC-Na具有不同的黏度,1%水溶液的黏度为5～13 000mPa·s。本品常用于可压性较差的药物。

5)乙基纤维素(ethylcellulose,EC):本品为白色颗粒或粉末,无臭,无味。本品不溶于水,溶于乙醇等有机溶剂中。乙基纤维素的乙醇溶液可作对水敏感性药物的黏合剂。本品的黏性较强,且在胃肠液中都不溶解,会对片剂的崩解及药物的释放产生阻滞作用。本品常用于缓控释制剂的包衣材料。

(3)聚维酮(povidone,PVP):本品为白色至乳白色粉末,无臭或稍有特臭,无味,有吸湿性。在水和乙醇中溶解,因此制备黏合剂时,可根据药物的性质选用水溶液或乙醇溶液,用起来比较灵活。本品常用于泡腾片及咀嚼片的制粒中,最大缺点是吸湿性强。

(4)聚乙二醇(polyethylene glycol,PEG):常用 PEG4000 和 PEG6000 作黏合剂,其性状为白色蜡状固体薄片或颗粒状粉末,略有特殊臭。在水和乙醇中易溶,可根据药物的性质选用不同浓度的水溶液或乙醇溶液作为黏合剂。制得的颗粒压缩成形性好,片剂硬度适中,适用于水溶性与水不溶性药物的制粒。

(5)其他黏合剂:50%~70%的蔗糖溶液,海藻酸钠溶液等。

(三)崩解剂

崩解剂(disintegrants)是促使片剂在胃肠液中迅速碎裂成细小颗粒的辅料,其作用机制包括毛细管作用、膨胀作用、润湿热和产气作用。除了缓控释片、口含片、咀嚼片、舌下片等有特殊要求的片剂外,一般均需加入崩解剂。对于压制片剂而言,片剂是高压下压制而成,因此空隙率小,结合力强,很难迅速崩解。崩解剂的主要作用是消除因黏合剂或高度压缩而产生的结合力,从而使片剂在水中瓦解。常用崩解剂有:

1. 干淀粉　是一种经典的崩解剂,在 100~105℃下干燥 1 小时,含水量在8%以下。干淀粉的吸水性较强,其吸水膨胀率为 186% 左右。干淀粉适用于水不溶性或微溶性药物的片剂,而对易溶性药物的崩解作用较差。这是因为易溶性药物遇水溶解,堵塞毛细管,不易使水分通过毛细管渗入片剂的内部,也就妨害了片剂内部的淀粉吸水膨胀。

2. 羧甲基淀粉钠(sodium carboxymethyl starch,CMS-Na)　淀粉的羧甲醚的钠盐,不溶于水,吸水膨胀作用非常显著,其吸水后膨胀率为原体积的 300 倍,是一种超级崩解剂。

3. 低取代羟丙基纤维素(low-substituted hydroxypropylcellulose,L-HPC)　系低取代 2-羟丙基醚纤维素。白色或黄白色的粉末或颗粒,无臭,无味,在水中不溶解,10% NaOH 溶液中溶解。由于表面积和孔隙率很大,具有快速吸水溶胀的性能。根据型号吸水膨胀率一般在 500%~700% 之间,具有"超级崩解剂"之称。

4. 交联羧甲纤维素钠(croscarmellose sodium,CCM-Na)　由于交联键的存在不溶于水,能吸收数倍于本身重量的水而膨胀,膨胀体积为原体积的 4~8 倍,所以具有较好的崩解作用;当与羧甲淀粉钠合用时,崩解效果更好,但与干淀粉合用时崩解作用会下降。

5. 交联聚维酮(crospovidone,PVPP)　在水中不溶,但在水中迅速呈现毛细管活性和优异的水化能力,最大吸水量为 60%,无凝胶倾向。PVPP 的崩解性能十分优越,具有"超级崩解剂"之称。

6. 泡腾崩解剂(effervescent disintegrants)　是专用于泡腾片的特殊崩解剂,最常用的是由碳酸氢钠与枸橼酸组成的混合物。遇水时产生二氧化碳气体,使片剂在几分钟之内迅速崩解。含有这种崩解剂的片剂,应妥善包装,避免受潮造成崩解剂失效。

(四)润滑剂

润滑剂是一个广义的概念,是以下三种辅料的总称。

1. 助流剂(glidants)　降低颗粒之间摩擦力,从而改善粉体流动性。

2. 抗黏剂（antiadherent）　防止压片时物料黏附于冲头与冲模表面，以保证压片操作的顺利进行，并使片剂表面光洁。

3. 润滑剂（lubricants）　是狭义概念的润滑剂，即降低物料与模壁之间的摩擦力，以保证压片和推片时，压力分布均匀，从模孔推片顺利。

不同润滑剂的作用机制比较复杂，概括起来有以下几种：①改善粒子表面的静电分布；②改善粒子表面的粗糙度，减少摩擦力；③改善气体的选择性吸附，减弱粒子间的范德华力等。总之，润滑剂的作用是改善颗粒的表面特性，因此润滑剂应具有粒径小，表面积大的特性。

（1）硬脂酸镁（magnesium stearate）：白色粉末，疏水性，触摸有细腻感，松密度小（0.159g/cm^3），比表面积大（1.6~14.8m^2/g），易与颗粒混匀并附着于颗粒表面，减少颗粒与冲模之间的摩擦力，为优良的润滑剂和抗黏剂。用量一般为 0.1%~1%，用量过大时，会使片剂的崩解（或溶出）迟缓。另外，该物质属于强碱弱酸盐，影响某些药物的稳定性，如阿司匹林等。

（2）微粉硅胶（silica gel）：微粉化硅胶，亦称轻质无水硅酸（light anhydrous silicic acid），白色粉末，比表面积大，触摸有细腻感，为优良的助流剂和润滑剂，常用量为 0.1%~0.3%。

（3）滑石粉（talc）：是经过纯化的含水硅酸镁。本品为白色或灰白色结晶性粉末，触感柔软，比表面积大，为优良的助流剂和抗黏剂。常用量一般为 0.1%~3%，最多不要超过5%，过量时反而流动性差。

（4）氢化植物油（hydrogenated vegetable oil）：由精制植物油经催化氢化制得。本品为白色或黄白色细粉，片状，不溶于水，溶于石油或液状石蜡等，应用时，将其溶于轻质液状石蜡，然后喷于干颗粒上，以利于均匀分布，用于润滑剂。常用量为 1%~6%（W/W），常与滑石粉合用。

（5）聚乙二醇类（Polyethylene glycol，PEG）：具有良好的润滑效果，片剂的崩解与溶出不受影响，常用 PEG4000 和 PEG6000。

（6）月桂硫酸钠（sodium lauryl sulfate）：为阴离子表面活性剂，白色或乳白色，有光滑感的粉末，带有苦皂味，微有脂肪臭，溶于水，形成乳白色溶液。在粉末的处理中具有抗静电性和良好的润滑作用，而且促进片剂的崩解和药物的溶出。

（五）其他

为了改善口味和外观，在片剂中经常加入着色剂、矫味剂等。色素必须是药用级，色素的最大用量一般不超过 0.05%。注意色素与药物的反应，以及在干燥过程中颜色的迁移。香精的加入方法是将香精溶解于乙醇中，均匀喷洒在已经干燥的颗粒上或将微囊化固体香精可直接加入于已干燥的颗粒中进行压片。

三、片剂的制备方法

为了制得光亮而均匀的片剂，物料必须具备三大要素：其一是流动性好，保证物料从加料斗中顺利流出并充填于模圈中，有效减小片重差异；其二是压缩成形性好，有效防止裂片、松片，制得致密而有一定强度的片剂；其三是润滑性好，有效避免黏冲，制得光洁的片剂。

制粒是改善物料的流动性和压缩成形性的有效方法之一，因此制粒压片法是传统而基本的制备方法。近年来，优良辅料和先进压片机的出现，粉末直接压片法（不需制粒）得到了越来越多的关注。

片剂的制备工艺可分为两大类或四小类：

制粒压片法 $\begin{cases} 湿法制粒压片法 \\ 干法制粒压片法 \end{cases}$

$$直接压片法\begin{cases}粉末（药物结晶）直接压片法\\半干式颗粒（空白辅料颗粒）压片法\end{cases}$$

（一）湿法制粒压片法

湿法制粒压片法是将物料经湿法制粒（wet granulation）干燥后进行压片的方法。在此制备工艺中，尽管整粒前的工艺几乎和颗粒剂的制备完全相同，但对制粒的要求和颗粒剂有所不同。在颗粒剂中制粒应符合最终产品的质量要求，而在片剂中制粒是中间过程，不仅使颗粒具有良好的流动性，而且具有良好的压缩成形性。

虽然湿法制粒压片法与其他制备工艺相比工序多，但目前还是在医药工业中应用最多。因为湿法制粒有以下优点：①表面改性好（表面黏附黏合剂），使颗粒具有良好的压缩成形性；②粒度均匀，流动性好；③耐磨性较强等。最大的缺点是不适宜用于热敏性、湿敏性、极易溶性物料的制粒。

（二）干法制粒压片法

干法制粒压片法是将物料干法制粒（dry granulation）后进行压片的方法。常用于遇水不稳定的药物的片剂生产中。干法制粒时需要干黏合剂，以保证片剂的硬度或脆碎度合格，常用的干黏合剂有：甲基纤维素、羟丙甲纤维素、微晶纤维素等。

（三）粉末直接压片法

粉末直接压片法（direct compression method）是不经过制粒过程直接把药物和所有辅料混合均匀后进行压片的方法。

粉末直接压片法省去了制粒的步骤，因而具有工序少，工艺简单，省时节能，特别适用于对湿或热不稳定药物的压片。近二十年来随着科学的发展，可用于粉末直接压片的优良药用辅料与高效旋转压片机的研制成功，促进了粉末直接压片的发展。目前，各国的直接压片品种不断上升，有些国家高达60%以上采用粉末直接压片法。可用于粉末直接压片的辅料有：各种型号的微晶纤维素、可压性淀粉、喷雾干燥乳糖、磷酸氢钙二水合物、微粉硅胶等。这些辅料可以满足粉状物料的流动性、压缩成形性。常用崩解剂有 L- HPC、PVPP、CCM- Na 等超级崩解剂。

（四）半干式颗粒压片法

半干式颗粒压片法是将药物粉末和预先制好的辅料颗粒（空白颗粒）混合后进行压片的方法。该法适合于对湿或热敏感，而且压缩成形性差的药物，这些药可借助辅料的优良压缩特性顺利制备片剂。

四、压片

（一）片重的计算

片重包括药物和所有辅料的总量。为保证每片中药物的剂量，在压片前必须对颗粒中的含药量进行检测，并计算片重，见式（5-2）。

$$片重 = \frac{每片含主药量（标示量）}{颗粒中主药含量（实测值）} \tag{5-2}$$

例：某片剂的主药标示量为100mg，实测颗粒中主药含量为50%，则每片的重量应为：100/0.5 = 200mg，即片重应为200mg。若片重的重量差异限度为 ±7.5%，则本品的片重上下限为 185～215mg。

（二）压片机

常用压片机按其结构分为单冲压片机和旋转压片机；按压制片形分为圆形片压片机和

异形片压片机;按压缩次数分为一次压制压片机和二次压制压片机;按片层分为单层压片机、双层压片机等。

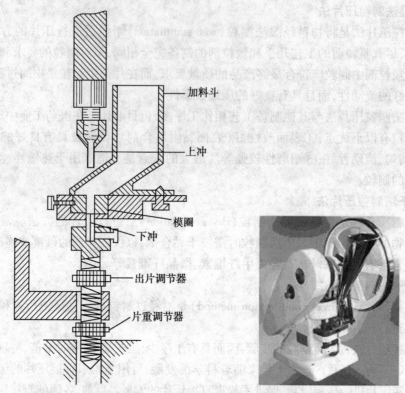

加料斗

上冲

模圈

下冲

出片调节器

片重调节器

图 5-20　单冲压片机主要构造示意图

1. 单冲压片机(single punch tablet press machine)　其主要结构部件包括,①加料器:加料料斗和饲粉器;②压缩部件:一副上下冲和模圈;③各种调节器:片重调节器、推片调节器、压力调节器。片重调节器连在下冲杆上,通过调节下冲在模内下降的深度来调节模孔的容积,从而控制片重;推片调节器连在下冲杆上,用以调节下冲推片时抬起的高度,恰使与模圈的上缘相平,被下冲推上的片剂由饲粉器推开;压力调节器连在上冲杆上,用以调节上冲下降的高度,实际调节上下冲间的距离,上下冲间距离越近,压力越大,反之则小。主要结构示意图见图 5-20。

单冲压片机的产量大约在每分钟 80~100 片,最大压片直径为 12mm,最大填充深度 11mm,最大压片厚度 6mm,最大压力 15kN,多用于新产品的试制。

2. 旋转压片机(rotating tableting machine)　结构示意图与工作原理如图 5-21 所示。旋转压片机由机台、压轮、片重调节器、压力调节器、加料斗、饲粉器、吸尘器、保护装置等主要工作部件组成。机台分为三层,机台的上层装有若干上冲,在中层的对应位置上装着模圈,在下层的对应位置装着下冲。上冲与下冲各自随机台转动并沿着固定的轨道有规律地上下运动,当上冲与下冲随机台转动,分别经过上下压轮时,上冲向下,下冲向上运动,并对模孔中的物料加压;机台中层的固定位置上装有刮粉器,片重调节器装于下冲轨道的刮粉器所对应的位置,用以调节下冲经过刮粉器时的高度,以调节模孔的容积;用上下压轮的上下移动位置调节压缩压力。

(三)片剂成型性的评价方法

在实际应用中,片剂常用硬度与抗张强度、脆碎度、弹性复原率等指标来评价。

1. **硬度与抗张强度**

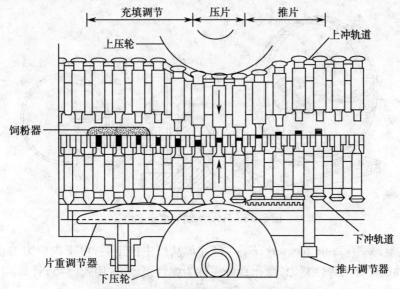

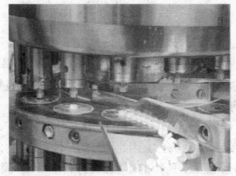

图 5-21 旋转压片机的结构与工作原理示意图

（1）硬度（hardness）：系指片剂的径向破碎力。常用孟山都硬度计（图 5-22）或硬度测定仪测定。也可将片剂置于中指与食指之间，用拇指轻压，根据片剂的抗压能力，初步判断其硬度。

（2）抗张强度（tensile strength，T_S）：系指单位面积的破碎力，kPa 或 MPa。

$$T_S = 2F/\pi \cdot D \cdot L \tag{5-3}$$

式中，F—片剂的径向破碎力，kN；D—片剂的直径，m；L—片剂的厚度，m。

硬度和抗张强度都可反映物料的结合力，其中抗张强度消除面积的影响，更有实际意义。

2. 脆碎度（breakage，Bk） 脆碎度反映片剂的抗磨损和振动能力，常用 Roche 脆碎度测定仪（图 5-23）。测定脆碎度时，根据药典规定取若干药片，精密称重（W_0，g）置圆筒中，转动 100 次，取出后吹除粉末，精密称重（W，g），按式（5-4）计算。

$$Bk = \frac{W_0 - W}{W_0} \times 100\% \tag{5-4}$$

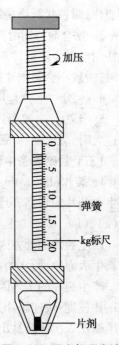

图 5-22 孟山都硬度计

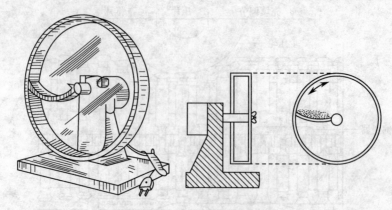

图 5-23　Roche 脆碎度测定仪

3. 弹性复原率（elastic recovery, E_R）　将片剂从模中推出后，由于内应力的作用发生弹性膨胀，此种现象称为弹性复原，变化百分率称为弹性复原率，用式（5-5）计算。

$$E_R = \frac{V - V_0}{V_0} = \frac{H - H_0}{H_0} \times 100\% \tag{5-5}$$

式中，V，H—分别表示膨胀后片剂的体积和高度；V_0，H_0—分别表示最大压力下（膨胀前）片剂的体积和高度。一般普通片剂的弹性复原率在 2%～10%，如果药物的弹性复原率较大，结合力降低，甚至易于裂片。此公式应用的基本条件是，片剂为直径不变的圆柱体。

（四）片剂成型的影响因素

1. 物料的压缩特性　物料在受到外压时产生塑性变形和弹性变形（叫黏弹性物质），其中塑性变形产生结合力，弹性变形破坏结合力，因此物料的塑性变形是物料压缩成型的必要条件。

2. 药物的熔点及结晶形态　①药物的熔点低，有利于形成"固体桥"，但熔点过低，压片时容易黏冲；②立方晶系的结晶易压缩成型；鳞片状或针状结晶压缩后以层状方式排列，容易裂片；树枝状纤维易发生变形而且相互嵌接，成型性好，但流动性差。

3. 黏合剂与润滑剂　黏合剂用量过多易于黏冲，或影响片剂的崩解和药物的溶出。疏水性润滑剂会降低片剂表面的润湿性，同时由于其黏性差，会减弱颗粒间结合力，但用量较少时，一般不会影响片剂质量。

4. 水分　水分是片剂成型的必要条件，但过量的水分易造成黏冲等问题。

5. 压力　一般而言，压力愈大，颗粒间的距离愈近，结合力愈强，片剂硬度也愈大，但压力过大时，会出现一系列问题，如崩解延迟或裂片等。

（五）片剂制备中可能发生的问题及其原因分析

1. 裂片（laminating）　压成的片剂从模子推出时，有时发生裂片现象，如果裂开的位置发生在药片的顶部，习惯上称顶裂（capping），在片中间发生，就称腰裂（laminating），见图 5-24（a）、（b）。

产生裂片的处方因素有：①物料的塑性差，结合力弱；②物料中细粉太多，压缩时所产生的新生表面少，所含的空气也不能充分排出，导致结合力弱。

产生裂片的工艺因素有：①压片机型：单冲压片机对片剂施加的压力不均匀，易裂片；②压片速度：快速压片比慢速压片易裂片；③冲模模具：凸面比平面易裂片；④压缩次数：一次压缩比二次压缩易出现裂片。

2. 松片（loosing）　由于片剂硬度不够，对片剂稍加触动即散碎的现象称为松片。主要原因是黏性力差;压缩压力不足等。

3. 黏冲(sticking)　片剂表面被冲头黏去,造成片面粗糙不平或有凹痕的现象称黏冲,如图5-24(c);若片剂侧边粗糙或有缺痕,则称黏壁,如图5-24(d)。主要原因是颗粒干燥不够,物料较易吸湿,润滑剂选用不当或用量不足,冲头表面锈蚀,粗糙不光或刻字等。

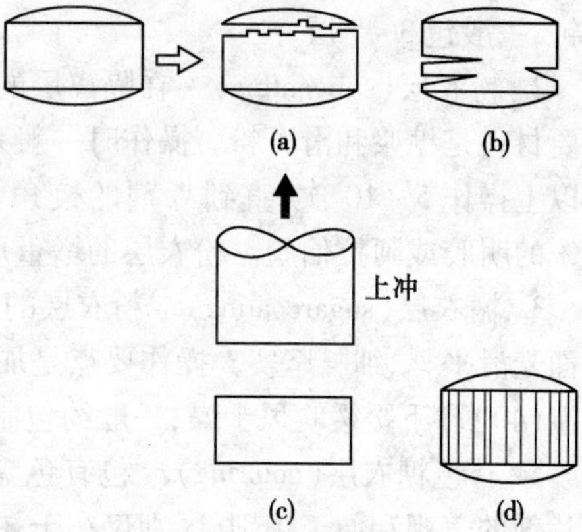

4. 片重差异超限　片剂的重量差异超出药典规定范围的现象称为片重差异超限。主要原因:①物料的流动性差;②物料中细粉太多或粒度大小相差悬殊;③料斗内的物料时多时少;④刮粉器与模孔吻合性差等。

5. 崩解迟缓　片剂的崩解时限超出药典规定范围的现象称为崩解迟缓。主要原因:①压缩

图 5-24　片剂的不良现象
(a)顶裂　(b)腰裂　(c)黏冲　(d)黏壁

力过大,片剂内部的孔隙小,影响水分的渗入;②可溶性成分溶解,堵住毛细孔,影响水分的渗入;③强塑性物料或黏合剂使片剂的结合力过强;④崩解剂的吸水膨胀能力差或对结合力的瓦解能力差。

6. 溶出超限　药物溶出度超出药典规定范围的现象称为溶出超限。主要原因:①疏水性润滑剂量过多;②黏合剂用量过大;③颗粒过硬;④药物晶型转化或药物与辅料发生作用等。

7. 含量不均匀　药物含量均匀度超出药典规定范围的现象称为含量不均匀。主要原因:①片重差异过大;②混合不均匀;③药物迁移等。

五、片剂的包衣

将片剂包衣(coating)的目的有:①掩盖苦味或不良气味;②防潮,避光,隔离空气以增加药物的稳定性;③防止药物的配伍变化;④控制药物在胃肠道的释放部位,如肠溶包衣片避免胃酸和胃酶对药物的破坏;⑤控制药物在胃肠道中的释放速度,如缓控释以达到长效目的;⑥改善片剂的外观等。

常用的包衣方式有糖包衣和薄膜包衣。包衣过程的影响因素较多,操作人员之间的差异、批与批之间的差异经常发生。

(一) 糖包衣

糖包衣需要多个包衣程序,各包衣程序目的不同,所采用的材料也不同。糖包衣的生产工艺流程见图5-25。

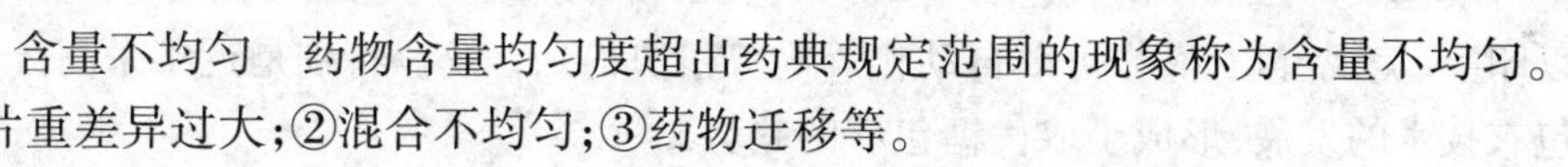

片芯 —— 包隔离层 —— 包粉衣层 —— 包糖衣层 —— 包有色糖衣层 —— 打光
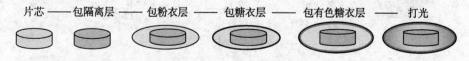

图 5-25　糖包衣工艺流程

1. 隔离层(water proofing)　首先在素片上包不透水隔离层,以防止糖浆中的水分浸入片芯。用于隔离层的材料有:10%的玉米朊乙醇溶液、15%~20%的虫胶乙醇溶液、10%的

邻苯二甲酸醋酸纤维素(CAP)乙醇溶液等。采用低温干燥(40~50℃),每层干燥时间约30分钟,一般包3~5层。

2. 粉衣层(subcoating) 在隔离层的外面包上一层较厚的粉衣层,以消除片剂的棱角,主要材料是糖浆和滑石粉。操作时一般采用洒一次浆、撒一次粉,低温干燥(40~50℃),重复以上操作5~10次,直到片剂的棱角消失。为了增加糖浆的黏度,也可在糖浆中加入10%的明胶或阿拉伯胶。粉衣层的增重可达片芯的30%~50%。

3. 糖衣层(sugarcoating) 粉衣层的片子表面比较粗糙、疏松,因此应再包糖衣层使其表面光滑平整、细腻坚实。操作要点是加入稍稀的糖浆,逐次减少用量(湿润片面即可),在低温(40℃)下缓缓吹风干燥,一般约包制10~15层。

4. 有色糖衣层(coloring) 包有色糖衣层与上述包糖衣层的工序完全相同,目的是为了片剂的美观和便于识别,区别仅在于在糖浆中添加了食用色素。每次加入的有色糖浆中色素的浓度应由浅到深,以免产生花斑,一般约需包制8~15层。

5. 打光(polishing) 其目的是为了增加片剂的光泽和表面的疏水性。一般用四川产的川蜡。

糖包衣的工艺复杂、费时、费料,在相当程度上依赖操作者的经验和技艺。糖包衣对片剂的要求:片芯的形状为边缘很薄的双面凸形片,以便减轻包粉衣层阶段消除棱角的压力;强度足够,以致在包衣时不至于破损。

(二) 薄膜包衣

有关薄膜包衣片的文献最早发表在1930年,但直到1954年才由Abbott药厂生产出第一批市售薄膜包衣片。由于薄膜包衣增重少(包衣材料用量少)、包衣时间短、节省劳力、片面上可以印字、美观、包衣操作可以自动化等优势很快得到普及。特别是近年来高分子分散体乳胶包衣技术的发展,形成了取代糖包衣的趋势。

常用薄膜包衣工艺有有机溶剂包衣法和水分散体乳胶包衣法。采用有机溶剂包衣时包衣材料的用量较少,表面光滑、均匀,但必须严格控制有机溶剂的残留量。水分散体乳胶包衣法不使用有机溶剂,安全,但与有机溶剂包衣法相比增重较多。

1. 薄膜包衣工艺 包薄膜衣的基本生产工艺过程如图5-26表示,其包衣过程简述如下:

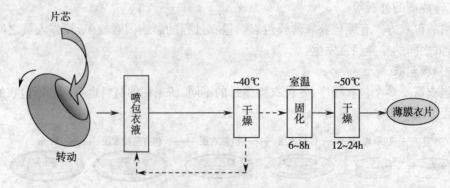

图5-26 薄膜包衣工艺流程

(1)将筛除细粉的片芯放入锅内、旋转,喷入一定量的薄膜衣溶液,使片芯表面均匀湿润。

（2）吹入温和的热风使溶剂蒸发，温度最好不要超过40℃，以免干燥过快，出现"皱皮"或"起泡"现象；当然也不能干燥过慢，否则会出现"粘连"或"剥落"现象。

（3）如此重复上述操作若干次，但重复操作时的薄膜衣溶液的用量要逐次减少，直至达到一定的厚度为止。

（4）大多数的薄膜需要一个固化期，其时间的长短因材料、方法、厚度而异，一般是在室温（或略高于室温）下，自然放置6~8小时使之固化完全。

（5）使残余的有机溶剂完全除尽，一般还要在50℃下干燥12~24小时。

2. 薄膜包衣用材料　薄膜包衣材料通常由高分子材料、增塑剂、速度调节剂、增光剂、固体物料、色料和溶剂等组成。

（1）高分子材料：一般来说，先将包衣用高分子材料溶解在适宜的溶剂（水或非水溶剂）中，然后包于固体制剂上。目前水分散体系得到广泛的应用，其优点是难溶性高分子材料不用有机溶剂，在水系统中实施包衣。

包衣材料按衣层的作用分为三类：

1）普通型薄膜包衣材料：主要用于改善吸潮和防止粉尘等的薄膜衣材料，如羟丙基甲基纤维素、甲基纤维素、羟乙基纤维素、羟丙基纤维素等。

2）缓释型包衣材料：常用中性的甲基丙烯酸酯共聚物（Eudragit RS，Eudragit RL）和乙基纤维素。这些材料在整个生理pH范围内不溶，具有溶胀性，对水及水溶性物质有通透性，因此可作为调节释放速度的包衣材料。

3）肠溶型包衣材料：肠溶聚合物有耐酸性，而在十二指肠很容易溶解，常用的有醋酸纤维素酞酸酯（CAP）、聚乙烯醇酞酸酯（PVAP）、丙烯酸树脂（Eu S100，Eu L100）、羟丙基甲基纤维素酞酸酯（HPMCP）等，适合做空肠或结肠定位释放的肠溶衣材料。

（2）增塑剂：增塑剂能改变高分子薄膜的物理机械性质，使其更柔顺，有利于包衣。聚合物与增塑剂之间要具有化学相似性，例如甘油、丙二醇，PEG等带有-OH基，可作某些纤维素衣材的增塑剂；脂肪族非极性聚合物可用精制椰子油、蓖麻油、玉米油、液状石蜡、甘油单醋酸酯、甘油三醋酸酯、二丁基癸二酸酯和邻苯二甲酸二丁酯（二乙酯）等。

（3）释放速度调节剂：释放速度调节剂又称致孔剂，其中包括低分子量的辅料，如蔗糖、氯化钠、表面活性剂以及PEG。

（4）固体物料及色素：在包衣过程中有些聚合物的黏性过大时，加入固体粉末以防止颗粒或片剂的粘连。如聚丙烯酸酯中加入滑石粉、硬脂酸镁。

色素的应用主要是为了便于鉴别、防止假冒，并且满足产品美观的要求，也有遮光作用。

3. 薄膜包衣设备　包衣装置大体分为三大类，即锅包衣装置、转动包衣装置、流化包衣装置。锅包衣装置主要用于片剂的包衣，转动包衣装置常用于小丸的制备与包衣，流化床包衣适合用于微丸的包衣。

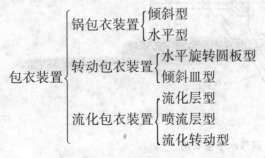

（1）倾斜包衣锅和埋管包衣锅：倾斜包衣锅为传统的包衣锅（图5-27）。物料在包衣锅内既能随锅的转动方向滚动，并上升到一定高度后沿着锅的斜面滚落下来，作反复、均匀而有效的翻转，使包衣液均匀涂布于物料表面进行包衣。然而具有倾斜锅内空气交换效率低，干燥慢；气路不能密闭，有机溶剂污染环境等不利因素。因此常用改良方式，如在物料层内插进喷头和空气入口，称埋管包衣锅，见图5-28。这种包衣方法使包衣液的喷雾在物料层内进行，热气通过物料层，不仅能防止喷液的飞扬，而且加快物料的运动速度和干燥速度。

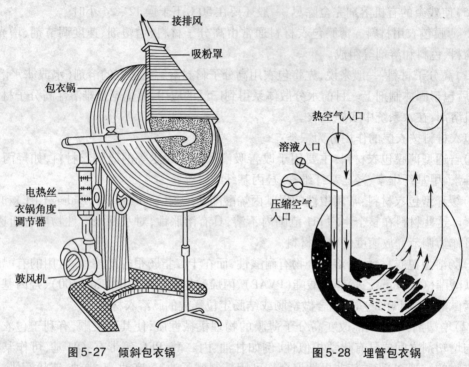

图5-27 倾斜包衣锅   图5-28 埋管包衣锅

（2）水平锅包衣机：为改善传统倾斜包衣锅干燥能力差的缺点而开发的水平包衣锅，如图5-29，干燥快，包衣效果好，亦称高效包衣机，目前已成为包衣装置的主流。

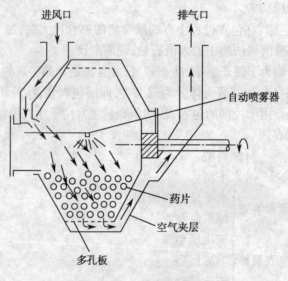

图5-29 高效水平包衣锅

　　加入锅内的粒子随转筒运动被带动上升到一定高度后由于重力作用在物料层斜面上边旋转边滑下。转动锅壁上安装有带动颗粒向上运动的挡板,喷雾器安装于颗粒层斜面上部,向物料层表面喷雾包衣溶液,干燥空气从转锅前面的空气入口进入,透过颗粒层从锅的夹层排出。

　　特点:①粒子运动比较稳定;②空气透过物料层,干燥速度快,不易粘连,包衣效果好;③装置可密闭、卫生、安全、可靠。

　　(3)转动包衣装置:转动包衣装置的结构与操作原理基本和转动制粒机相同,主要用于微丸的包衣。图5-30为典型的包衣操作原理示意图,粒子层在旋转过程中形成麻花样旋涡状环流,包衣液的喷雾和干燥交替反复进行,直至符合包衣要求。

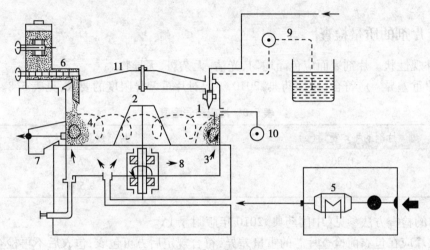

图5-30　转动包衣锅

1-喷嘴;2-转子;3-进气;4-粒子层;5-热交换器;6-粉末加料器;
7-出料斗;8-气室;9-计量泵;10-湿分计;11-容器盖

　　利用转动包衣装置可制备多层微丸。黏合剂的喷雾和粉末的撒布交替进行,使粉末在表面均匀黏附,从而防止颗粒间的粘连,保证撒布的不同粉末层层包裹,形成多层微丸。需要干燥时从圆盘外周缝隙送入热空气。

　　转动包衣装置的特点:①粒子运动主要靠圆盘的机械运动;②由于粒子间剪切运动激烈(类麻花状),减少粘连,可用于微丸的包衣;③在操作过程中可开启上盖,可以直接观察颗粒的运动与包衣情况。④缺点是粒子运动激烈,易磨损颗粒,不适合脆弱粒子的包衣。

　　(4)流化包衣装置:流化包衣装置如图5-31所示。

　　1)流化型包衣装置:包衣液的喷雾装置设在流化层上部,构造以及操作与流化制粒基本相同。由于喷雾位置较高,包衣效果差,小颗粒容易粘连。

　　2)喷流型包衣装置:包衣液的喷雾装置设在底部,并配有圆筒,形成高强度的喷雾区。特点是喷雾区域粒子浓度低,粒子运动速度大,不易粘连,适合小粒子的包衣;可制成均匀、圆滑的包衣膜。缺点是容积效率低。

　　3)流化转动型包衣装置:在底部设有转动盘,包衣液由底部以切线方向喷入。特点是粒子运动激烈,不易粘连;干燥能力强,包衣时间短,适合比表面积大的小颗粒,甚至可进行粉末包衣。缺点是设备构造较复杂,价格高;粒子运动过于激烈,易磨损脆弱粒子。

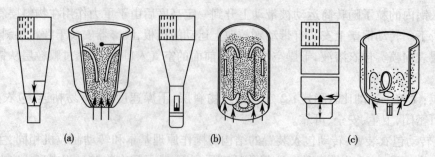

图 5-31   流化包衣装置

(a) 流化型包衣装置;(b) 喷流型包衣装置;(c) 流化转动型包衣装置

六、片剂的质量检查

1. **外观性状**   片剂表面应色泽均匀、光洁,无杂斑,无异物。
2. **片重差异**   应符合《中国药典》2010 年版对片重差异限度的要求,见表 5-8。

表 5-8   片重差异限度

片剂的平均重量(g)	片剂差异限度(%)
<0.30	±7.5
≥0.30	±5.0

具体的检查方法参见《中国药典》2010 年版附录ⅠA。

糖衣片应在包衣前检查片芯的重量差异,符合规定后方可包衣;包衣后不再检查片重差异。薄膜衣片应在包薄膜后检查重量差异。另外,凡检查含量均匀度的片剂,一般不再进行重量差异检查。

3. **硬度和脆碎度**   虽然在药典没有明确规定,但一般认为,普通片剂的硬度在 50N 以上,抗张强度在 1.5~3.0MPa 之间为好。

脆碎度小于 1% 为合格片剂。测定方法详见《中国药典》2010 年版附录ⅩG。

4. **崩解度**(disintegration)   一般口服片均需做崩解度检查,应符合规定。检查方法见《中国药典》2010 年版附录ⅩA。凡药典规定检查溶出度、释放度或分散均匀性的片剂,口含片、咀嚼片等,不再进行崩解时限的检查。

5. **溶出度或释放度**   对于难溶性药物而言,虽然片剂的崩解度合格却不一定能保证药物溶出合格,因此,溶出度检查更能够体现片剂的内在质量。测定溶出度的品种无需检查崩解度。

对缓控释制剂一般都要检查释放度,除另有规定外至少取 3 个时间点,即①开始 0.5~2 小时的取样时间点,用于考查药物是否有突释;②中间取样时间点(释放约 50%),用于确定释药特性;③最后取样时间点,用于考查释药是否完全。此 3 点用于表征片剂在体外的药物释放度。具体要求详见《中国药典》2010 年版附录Ⅺ ⅩD。

6. **含量均匀度**   含量均匀度系指小剂量制剂符合标示量的程度。每片标示量不大于 25mg 或每片主药含量不大于 25% 时,均应检查含量均匀度。均匀度的检查方法详见《中国药典》2010 年版附录ⅩE。片剂的含量测定一般只是平均含量,易掩盖小剂量药物由于混合不匀而造成的每片含量差异。

七、片剂的包装

片剂的包装与贮存应当做到密封、防潮以及使用方便等,以保证制剂到达患者手中时,依然保持着药物的稳定性与药物活性。多剂量包装常采用塑料瓶,单剂量包装主要采用泡罩和窄条式两种形式。

八、片剂实例

1. 化学性质稳定且易压缩成形药物的片剂

例5-5 复方磺胺甲基异噁唑片(复方新诺明片)

【处方】

磺胺甲基异噁唑(SMZ)	400g	甲氧苄啶(TMP)	80g
淀粉	40g	10%淀粉浆	24g
干淀粉	23g(4%左右)	硬脂酸镁	3g(0.5%左右)

制成1000片(每片含SMZ 0.4g)

【制备】 将SMZ和TMP分别过80目筛,与淀粉混匀,加淀粉浆制软材,用14目筛挤出制粒,于70~80℃干燥,用12目筛整粒,加入干淀粉及硬脂酸镁混匀后压片,即得。

【注解】 这是最普通的湿法制粒压片的实例,SMZ为主药,TMP为抗菌增效剂,淀粉主要作为填充剂(同时也兼有内加崩解剂的作用),干淀粉为外加崩解剂,淀粉浆为黏合剂,硬脂酸镁为润滑剂。

2. 化学性质不稳定药物的片剂

例5-6 复方乙酰水杨酸(阿司匹林)片

【处方】

乙酰水杨酸	268g	对乙酰氨基酚(扑热息痛)	136g
咖啡因	33.4g	淀粉	266g
淀粉浆(15%~17%)	85g	滑石粉	25g(5%)
轻质液状石蜡	2.5g	酒石酸	2.7g

制成1000片

【制备】 将咖啡因、对乙酰氨基酚与1/3量的淀粉混匀,加淀粉浆(15%~17%)制软材,过14目尼龙筛制湿颗粒,于70℃干燥,干颗粒用12目尼龙筛整粒,然后将此颗粒与乙酰水杨酸混合均匀,最后加剩余的淀粉(预先在100~105℃干燥)及吸附有液状石蜡的滑石粉,共同混匀,过12目尼龙筛,颗粒经含量测定合格后,用12mm冲压片,即得。

【注解】 ①在处方中,液状石蜡为滑石粉的10%,可使滑石粉更易于黏附在颗粒的表面上,压片振动时不易脱落;②生产车间的湿度不宜过高,以免乙酰水杨酸发生水解;③淀粉的剩余部分作为崩解剂加入;④乙酰水杨酸遇水易水解,加入相当于乙酰水杨酸量1%的酒石酸,并且不使用硬脂酸镁作为润滑剂,减少水解;⑤处方中三种主药产生低共熔现象,因此采用分别制粒的方法,保证制剂的稳定性;⑥乙酰水杨酸的水解受金属离子的催化,水杨酸与金属离子形成有色物质,因此采用尼龙筛网制粒;⑦乙酰水杨酸的可压性极差,采用了较高浓度的淀粉浆(15%~17%)作为黏合剂;⑧乙酰水杨酸具有一定的疏水性(接触角θ=73°~75°),必要时可加入适量的表面活性剂,如0.1%吐温-80等,可改善崩解和溶出;⑨为了使乙酰水杨酸与咖啡因颗粒混合均匀,可将乙酰水杨酸用干法制粒后与咖啡因颗粒混合。

总之,当遇到理化性质不稳定的药物时,应综合考虑处方和制备方法,保证用药的安全性、稳定性和有效性。

3. 小剂量药物的片剂

例 5-7　硝酸甘油片

【处方】　10% 硝酸甘油乙醇溶液 6ml(硝酸甘油量 600mg)　　　乳糖 88.8g

　　　　　17% 淀粉浆适量　　　　　　　　　　　　　　　　糖粉 38.0g

　　　　　硬脂酸镁 1.0g

制成 1000 片(每片含硝酸甘油 0.5mg)

【制备】　首先制备空白颗粒,然后将硝酸甘油制成 10% 的乙醇溶液(按 120% 投料)喷洒于空白颗粒的细粉(30 目以下)中混合,过 16 目筛二次,于 40℃ 干燥 50～60 分钟,再与事先制成的空白颗粒及硬脂酸镁混匀,压片,即得。

【注解】　①这是一个小剂量药物的舌下片,在舌下迅速溶解,被吸收,治疗心绞痛;②处方中不宜加入不溶性的辅料(除微量的硬脂酸镁作为润滑剂以外);③药物剂量小,为混合均匀,将药物溶于乙醇后喷洒于空白颗粒中混匀;④注意防止振动、受热和操作者吸入,以免造成爆炸以及操作者的剧烈头痛;⑤本品属于急救药,片剂不宜过硬,以免影响其在舌下的速溶性。

4. 中药片剂

例 5-8　当归浸膏片

【处方】　当归浸膏　　262g　　　淀粉　　　40g

　　　　　轻质氧化镁　60g　　　　滑石粉　　80g

　　　　　硬脂酸镁　　7g

制成 1000 片

【制备】　取浸膏加热(不用直火)至 60～70℃,搅拌使熔化,将轻质氧化镁、部分滑石粉(60g)及淀粉依次加入混匀,铺烘盘上,于 60℃ 干燥至含水量 3% 以下。将烘干的片(块)状物粉碎成 14 目颗粒,加入硬脂酸镁、滑石粉(20g)混匀,过 12 目筛整粒,压片、质检、包糖衣。

【注解】　①当归浸膏中含有较多糖类物质,有较强的吸湿性,加入适量滑石粉(60g)克服操作上的困难;②当归浸膏中含有挥发油成分,加入轻质氧化镁吸收后有利于压片;③本品易黏冲,可加入适量的滑石粉(20g)克服之,并控制在相对湿度 70% 以下压片。

5. 胃漂浮片剂

例 5-9　盐酸伊托必利胃漂片

【处方】　盐酸伊托必利　100g　　　羧甲基淀粉钠　60g

　　　　　HPMC K100M　100g　　　硬脂酸镁　　　5g

　　　　　碳酸氢钠　　　150g　　　乳糖　　　　　40g

制成 1000 片

【制备】　将盐酸伊托必利过 100 目筛,与处方量的 HPMC K100M、碳酸氢钠、乳糖 40g 和羧甲基淀粉钠混匀,加入 95% 乙醇制软材,过 20 目筛制粒,40℃ 干燥 6 小时,过 18 目筛整粒,加入 5g 硬脂酸镁,压片(压力为 $4kg/mm^2$,片径为 9.5mm),即得。

【注解】　以 HPMC 为亲水性凝胶骨架,它是一种常见的缓、控释制剂的材料,具有吸水膨胀的特性,投入水中迅速水化形成凝胶层。$NaHCO_3$ 与胃酸作用产生二氧化碳,使整个片剂体积及其表面积增大,降低片剂密度,漂浮于胃液上,从而制成胃漂片。

第五节　胶　囊　剂

一、概述

（一）胶囊剂的概念和特点

胶囊剂（capsules）系指将药物填装于囊状结构的材料中而制成的固体制剂。

胶囊剂具有以下特点：①能掩盖药物的不良嗅味，增加患者的顺应性；②提高药物稳定性，且药物在体内起效快；③实现液态药物的固体剂型化；④可延缓、控制或定位释放药物。

胶囊壳的主要材料是明胶和植物纤维素及其衍生物，不能填充水溶液或稀乙醇溶液，以防囊壁溶化；另外，易风化而失去结晶水的药物，易潮解而吸水的药物均不宜制成胶囊剂。胶囊壳在体内溶化后，局部药量很大，因此易溶性的刺激性药物也不宜制成胶囊剂。

（二）胶囊剂的分类

根据胶囊剂的溶解与释放特性，胶囊剂可分为硬胶囊、软胶囊、缓释胶囊、控释胶囊和肠溶胶囊，主要供口服用。

（1）硬胶囊（hard capsules）：系指采用适宜的制剂技术，将药物（填充物料）制成粉末、颗粒、小片、小丸、半固体或液体等，充填于空胶囊中制成的胶囊剂。

（2）软胶囊（soft capsules）：系指将液体药物直接包封，或将药物与适宜辅料制成溶液、混悬液、半固体或固体，密封于软质囊材中制成的胶囊剂。可用滴制法或压制法制备。

（3）缓释胶囊（sustained release capsules）：系指在规定的释放介质中缓慢地非恒速释放药物的胶囊剂。

（4）控释胶囊（controlled release capsules）：系指在规定的释放介质中缓慢地恒速释放药物的胶囊剂。

（5）肠溶胶囊（enteric capsules）：系指将硬胶囊或软胶囊用适宜的肠溶材料制备而得，或用经肠溶材料包衣的颗粒或小丸充填于胶囊而制成的胶囊剂。

二、胶囊剂的制备

（一）硬胶囊剂的制备

一般分为空胶囊的制备、填充物料的制备、填充、套合囊帽等工艺过程，其中空胶囊可从相关专业制造企业购买。

1. 空胶囊的组成与规格　空胶囊主要由明胶、增塑剂和水组成，根据需要还可以加入其他成分，如色素、防腐剂、遮光剂等。

动物明胶存在短缺和风险的问题，也不适合所有人群服用。更为重要的是，明胶胶囊易失水硬化、吸潮软化、遇醛类物质发生交联反应，并对贮存环境的温度、湿度和包装材料依赖性强。为解决此类问题，出现了采用植物多糖和膳食纤维素等物质制备的植物空胶囊，如淀粉胶囊、甲基纤维素胶囊、羟丙基甲基纤维素胶囊等。相比于传统明胶空胶囊，植物胶囊具有许多优点，如来源广，无交联反应风险，无"疯牛病"问题，适应所有人群，稳定性高，释药速度相对稳定，个体差异较小等。另外，植物胶囊在低湿条件下几乎不脆碎，高湿条件下不软化，对贮存条件的依赖性不强。

空胶囊的规格与质量：空胶囊的质量与规格均有明确规定，空胶囊共有 8 种规格，但常用的为 0~5 号，随着号数由小到大，容积由大到小（见表 5-9）。

表 5-9 空胶囊的号数与容积

空胶囊号数	0	1	2	3	4	5
容积(ml)	0.75	0.55	0.40	0.30	0.25	0.15

2. 填充物料的制备及填充与套合囊帽

(1)填充物料的制备:若纯药物粉碎至适宜粒度就能满足硬胶囊剂的填充要求,即可直接填充,但多数药物由于流动性差等方面的原因,均需加一定的稀释剂、润滑剂等辅料。一般可加入蔗糖、乳糖、微晶纤维素、改性淀粉、二氧化硅、硬脂酸镁、滑石粉等,也可加入辅料制成颗粒后进行填充。

(2)胶囊规格的选择:应根据药物的填充量选择空胶囊的规格,首先按药物的规定剂量所占容积来选择最小空胶囊,可根据经验试装后决定。还有常用方法是先测定待填充物料的堆密度,然后根据装填剂量计算该物料容积,以确定应选胶囊的号数。

(3)填充与套合囊帽:将物料装填于空胶囊后套合胶囊帽。目前多使用锁口式胶囊,密闭性良好,不必封口;对于装填液体物料的硬胶囊须封口。封口材料常用不同浓度的明胶液,在囊体和囊帽套合处封上一条胶液,烘干,即得。

(二)软胶囊剂的制备

软胶囊剂由软质囊材(囊壁)与内容物组成。

1. 囊壁 囊壁具有可塑性与弹性是软胶囊剂的特点,也是软胶囊剂成型的基础。囊壁主要由明胶、增塑剂、水三者所构成,其重量比例通常是,明胶:增塑剂:水 = 1:0.4~0.6:1。增塑剂具有调节囊壁可塑性与弹性的作用,更重要的是,能够防止囊壁在贮存过程中水分的损失,避免软胶囊剂硬化和崩解时间延长的问题。根据需要,囊壁中还可加入其他成分,如色素、防腐剂、遮光剂等。

2. 内容物 内容物可以是液体、混悬液、半固体和固体,由于囊壁以明胶为主,因此对内容物具有一定的要求:①含水量不应超过 5%;②避免含挥发性、小分子有机化合物,如乙醇、酮、酸及酯等,均能使囊壁软化或溶解;③不得采用醛类可使明胶变性;④液态药物 pH 以 2.5~7.5 为宜,否则易使明胶水解或变性,导致泄漏或影响崩解和溶出。

当药物为固体粉末时,常以植物油或 PEG400 作为分散介质制备成混悬液。为确保在填装软胶囊时药物分散均匀、剂量准确,混悬液中还应加入助悬剂。在油状介质中通常需加入 10%~30% 的油蜡混合物作助悬剂,油蜡混合物组成为氢化植物油 1 份、蜂蜡 1 份、熔点为 33~38℃ 的短链植物油 4 份。在 PEG400 等非油性介质中,可用 1%~15% 的 PEG4000~6000 为助悬剂。PEG400 对囊壳有硬化(脱水)作用,加入 5%~10% 的甘油或丙二醇可改善这一问题。为了制备大小适宜的软胶囊剂,可用“基质吸附率(base adsorption)”来计算。基质吸附率是指将 1g 固体药物制成适宜的混悬液时所需液体基质的克数,可按式(5-6)计算。

$$基质吸附率 = 基质重量/固体药物重量 \tag{5-6}$$

显然,固体药物粉末的形态、大小、密度、含水量等均会对基质吸附率有影响,从而影响软胶囊的大小。

3. 软胶囊的制备方法 常用滴制法和压制法制备软胶囊。

(1)滴制法:滴制法由具双层滴头的滴丸机(图 5-32)完成。囊壁(胶液)与药液分别在双层滴头的外层与内层以不同速度流出,使定量的胶液将定量的药液包裹后,滴入与胶液不相混溶的冷却液中,逐渐冷却,凝固成软胶囊。由于表面张力作用,所得软胶囊为球形,如常见的鱼肝油胶丸等。滴制中,胶液、药液的温度、滴头的大小、滴制速度、冷却液的种类与温度等因素均会影响软胶囊的质量。

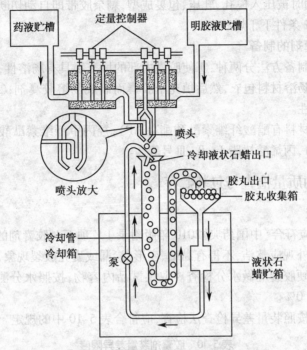

图 5-32 滴制法生产软胶囊过程示意图

(2)压制法:系将囊壁(胶液)先制成薄厚均匀的胶带,再将药液置于两个胶带之间,用钢板模或旋转模压制成软胶囊的一种方法。目前生产上主要采用旋转模压法,其制囊机及模压过程如图 5-33 所示。

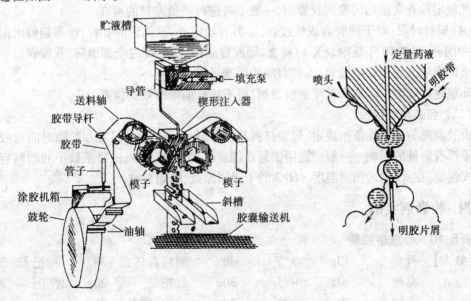

图 5-33 自动旋转轧囊机旋转模压示意图

模具的形状可为椭圆形、球形或其他形状,制备过程中,胶带连续不断地向相反方向移动,在接近旋转模时,两胶带靠近,此时药液由填充泵经导管至楔形注入器,定量地注入胶带之间,并在向前转动时被压入模孔、轧压、包裹成型,剩余胶带即自动切断分离。最后于21～24℃,相对湿度40%条件下干燥胶丸。

（三）肠溶胶囊剂的制备

肠溶胶囊剂的制备方法分两种:①使胶囊内部的填充物具有肠溶性,如将药物与辅料制成颗粒或小丸后用肠溶材料包衣,然后填充于胶囊而制成肠溶胶囊剂;②通过肠溶包衣法,使胶囊壳具有肠溶性。

常用肠溶包衣材料有醋酸纤维素酞酸酯(CAP),羟丙甲纤维素酞酸酯(HPMCP),聚乙烯醇酞酸酯(PVAP),丙烯酸树脂Ⅰ、Ⅱ、Ⅲ号等。

三、胶囊剂的质量检查与包装贮存

（一）质量检查

胶囊剂的质量应符合《中国药典》2010年版附录ⅠE项下对胶囊剂的要求。

(1)外观:胶囊外观应整洁,不得有黏结、变形、渗漏或囊壳破裂现象,并应无异臭。

(2)水分:中药硬胶囊应做水分检查。取供试品内容物,按照水分测定法测定,除另有规定外,不得超过9.0%。

(3)装量差异:按照装量差异检查法检查,应符合表5-10中的规定。

表5-10　胶囊剂装量差异限度

平均装量	装量差异限度
0.30g以下	±10%
0.30g及0.30g以上	±7.5%

凡规定检查含量均匀度的胶囊剂,一般不再进行装量差异的检查。

(4)崩解时限:对于硬胶囊或软胶囊,除另有规定外,取供试品6粒,按照崩解时限检查法(《中国药典》2010年版附录ⅩA)检查,硬胶囊应在30分钟内全部崩解,软胶囊应在1小时内全部崩解。对于肠溶胶囊,参照对应的标准进行。

凡规定检查溶出度或释放度的胶囊剂,可不进行崩解时限的检查。

（二）包装与储存

由胶囊剂的囊壁性质所决定,包装材料与储存环境,如湿度、温度和贮藏时间对胶囊剂的质量都有明显的影响。一般应选用密封性能良好的玻璃容器、透湿系数小的塑料容器和泡罩式包装,在<25℃、相对湿度<60%的干燥阴凉处,密闭贮藏。

四、胶囊剂实例

例5-10　心脑康胶囊

【处方】

丹参	40g	赤芍	30g	制何首乌	30g	枸杞子	30g
葛根	30g	川芎	30g	红花	20g	泽泻	30g
牛膝	30g	地龙	30g	远志(蜜炙)	30g	郁金	3g
九节菖蒲	30g	炒酸枣仁	20g	鹿心粉	30g	甘草	20g

制成1000粒

【制备】 以上十六味,除鹿心粉外,川芎、红花、泽泻、牛膝、郁金、远志、九节菖蒲、炒酸枣仁、甘草粉碎成细粉,过筛,备用。其余丹参等六味,加水煎煮三次,第一次 3 小时,第二次 2 小时,第三次 1 小时,合并煎液,滤过,滤液浓缩至相对密度为 1.25 ~ 1.30(60℃)的清膏。加入上述川芎等的细粉,混匀,干燥,粉碎,过筛,加入鹿心粉,混匀,装入胶囊,制成 1000 粒,即得。

【功能与主治】 活血化瘀,通窍止痛。用于瘀血阻络所致的胸痹、眩晕,症见胸闷、心前区刺痛、眩晕、头痛;冠心病心绞痛、脑动脉硬化见上述证候者。

例 5-11 环孢素自微乳软胶囊

【处方】

环孢素	50g	1,2 丙二醇	85g
无水乙醇	15g	失水山梨醇单油酸酯	100g
中链三酰甘油(MCT)	100g	Cremophor RH40	100g

共制成 100 粒

【制备】 (1)称取处方量环孢素、MCT、脱水山梨醇单油酸酯、Cremophor RH40、1,2-丙二醇与乙醇,在 50℃ 水浴中 50r/min 搅匀混合,至形成黄色均一透明的液体,即得到环孢素自乳化微乳内容物。

(2)将上述内容物溶液用旋转模压机压制成软胶囊,乙醇洗去表面油层,于 24℃ 通风干燥,即得环孢素自微乳化软胶囊。

【功能与主治】 环孢素是一种免疫抑制剂,适用于预防同种异体肾、肝、心、骨髓等器官或组织移植所发生的排斥反应;预防及治疗骨髓移植时发生的移植物抗宿主反应。

【注解】 环孢素在水中几乎不溶,所以口服后很少被人体吸收,生物利用度很低(30%或更低)。同时有报道称,个体之间的吸收差异很大(4%~60%),在长时间大剂量给药时,会出现肾、肝毒性等严重副作用。采用自微乳化递药系统(self-microemulsifying drug delivery system,SMEDDS)制备环孢素软胶囊,可提高环孢素的生物利用度,有效地增加环孢素的临床疗效,减少服用量以及减少肾、肝毒性等严重副作用,同时提高药物稳定性。

第六节 滴 丸 剂

一、概述

滴丸剂(guttate pills)系指固体或液体药物与适宜的基质加热熔融后溶解、乳化或混悬于基质中,再滴入不相混溶、互不作用的冷凝介质中,由于表面张力的作用使液滴收缩成球状而制成的制剂,主要供口服用。

滴丸剂的特点:①设备简单,操作方便,利于劳动保护,工艺周期短,生产效率高;②工艺条件易于控制,质量稳定,剂量准确,受热时间短,易氧化及具挥发性的药物溶于基质后,可增加其稳定性;③可使液态药物固体化,如芸香油滴丸;④用固体分散技术制备的滴丸具有吸收迅速,生物利用度高的特点;⑤发展了耳、眼科用药的新剂型,五官科制剂多为液态或半固态剂型,作用时间不持久,作成滴丸剂可起到延效作用。

二、滴丸剂基质

滴丸剂所用的基质分为两大类:水溶性基质和脂溶性基质。

1. 水溶性基质　PEG类,如PEG6000、PEG4000、PEG9300;泊洛沙姆;硬脂酸聚烃氧(40)酯;甘油明胶等。

2. 脂溶性基质　硬脂酸、单硬脂酸甘油酯、氢化植物油等。

三、滴丸剂制法

一般采用滴制法制备,常用冷凝液包括液状石蜡、植物油、二甲硅油和水等。应根据基质的性质选用冷凝液,并根据滴丸与冷凝液相对密度的差异选用不同的滴制设备,如图5-34示:(甲)用于滴丸密度小于冷凝液者、(乙)用于滴丸密度大于冷凝液者。

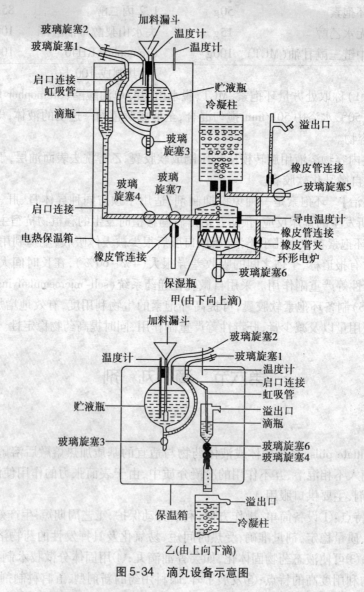

图5-34　滴丸设备示意图

制备要点:在制备过程中保证滴丸圆整成形、丸重差异合格的关键是:选择适宜基质,确定合适的滴管内外口径,滴制过程中保持恒温,滴制液液压恒定,及时冷凝等。

四、滴丸剂质量检查

1. 外观　应大小均匀、色泽一致，无粘连现象。

2. 重量差异　除另有规定外，按照重量差异检查法(《中国药典》2010 年版附录 Ⅰ H)检查，应符合规定。

3. 溶散时限　除另有规定外，按照崩解时限检查法(《中国药典》2010 年版附录 Ⅹ A)检查，均应符合规定。普通滴丸应在 30 分钟内全部溶散，包衣滴丸应在 1 小时内全部溶散。

4. 丸剂应密封贮存，防止受潮、发霉、变质。

5. 滴丸冷凝介质必须安全无害，且与主药不发生作用。

五、滴丸剂实例

例 5-12　灰黄霉素滴丸

【处方】　灰黄霉素　1 份　　PEG6000　9 份

【制备】　取 PEG6000 在油浴上加热至约 135℃，加入灰黄霉素细粉，不断搅拌使全部熔融，趁热过滤，置贮液瓶中，135℃保温，用管口内、外径分别为 9.0mm、9.8mm 的滴管滴制，滴速 80 滴/分钟，滴入含 43%煤油的液状石蜡(外层为冰水浴)冷凝液中冷凝成丸，然后用液状石蜡洗丸至无煤油味，用毛边纸吸去黏附的液状石蜡，即得。

【注解】　①灰黄霉素极微溶于水，对热稳定；熔点为 218～224℃，PEG6000 的熔点为 60℃左右，以 1：9 比例混合，在 135℃时可以成为两者的固态溶液。因此，在 135℃下保温，滴入冷凝液骤冷，形成固体分散物，从而大大提高灰黄霉素的生物利用度，其剂量仅为普通微粉制剂的 1/2。②灰黄霉素系口服抗真菌药，对头癣等疗效明显，但不良反应较多，制成滴丸，可以提高其生物利用度，降低剂量，从而减弱其不良反应，提高疗效。

例 5-13　葛根素包衣缓释滴丸

【处方】　葛根素原料药粉末适量，PEG6000 适量(基质与药物重量配比为 5：1)；薄膜衣的成膜剂为二醋酸纤维素，其在包衣液中用量为 3%；增塑剂为邻苯二甲酸二乙酯，用量为 0.6%；致孔剂为 PEG200，用量为 0.1%～0.2%；包衣增重 5%～7%。

【制备】　(1)滴丸的滴制：利用固体分散体技术，熔融法制备滴丸丸芯。葛根素原料药粉末研磨后过 200 目筛，加入熔融的基质 PEG6000 中磁力搅拌均匀，保持料温 60～80℃，倾入滴丸机中，调节滴入速度、滴距，滴入冷凝液石蜡中冷却 15 分钟。取出已冷凝的小丸，除去滴丸表面的冷却剂，风干，即得。

(2)包衣工艺：以丙酮和无水乙醇的混合液(丙酮：无水乙醇 = 95：5)为溶剂，加入成膜剂、增塑剂、致孔剂，将其置于超声仪中超声溶解 4～5 小时，超声条件为 80W，即得包衣液；用包衣锅采用滚转包衣法对滴丸丸芯进行包衣，吹入温度 40℃，包衣锅转速为 40～50r/min，包衣增重达到要求后，停止喷包衣液，继续吹热风至丸面干燥，即得。

【注解】　葛根素水溶性较差，在水中溶解度为 0.011mol/L，口服给药生物利用度很低，其临床应用受到限制。由于心血管系统类疾病特点决定了需要长期服用药物，普通片剂生物利用度低，血药浓度波动大，且服用次数较频繁，患者依从性差。采用两步法制备葛根素缓释滴丸，首先采用固体分散体技术制备葛根素速释滴丸，然后在此基础上包上薄膜衣，控制药物释放，从而达到缓释的目的。

第七节　膜　剂

一、概述

膜剂（films）系指药物溶解或均匀分散于成膜材料中，经加工制成的薄膜状制剂。膜剂的给药途径广，可口服、口含、舌下、眼结膜囊内和阴道内给药，也可用于皮肤和黏膜创伤、烧伤或炎症表面的覆盖。膜剂分为单层膜、多层膜（复合）与夹心膜等，其形状、大小和厚度等视用药部位的特点和含药量而定。一般膜剂的厚度为 0.05～0.2mm，面积为 1cm² 的可供口服，0.5cm² 的供眼用。

膜剂适合于小剂量的药物，其优点包括：①药物在成膜材料中分布均匀，含量准确，稳定性好；②普通膜剂，药物的溶出和吸收快；③制备工艺简单，生产中没有粉尘飞扬；④膜剂体积小，质量轻，应用、携带及运输方便。其缺点是载药量小。

采用不同的成膜材料可制成不同释药速度的膜剂，既可制备速释膜剂又可制备缓释或恒释膜剂。

二、成膜材料

成膜材料的性能和质量不仅对膜剂的成型工艺有影响，而且对膜剂的质量及药效产生重要影响。理想的成膜材料应具有下列条件：①生理惰性，无毒、无刺激、无不适嗅味；②性能稳定，不降低主药药效，不干扰含量测定；③成膜、脱膜性能好，成膜后有足够的强度和柔韧性；④用于口服、腔道、眼用膜剂的成膜材料应具有良好的水溶性，或能逐渐降解；外用膜剂的成膜材料应能迅速、完全释放药物；⑤来源丰富、价格便宜。

常用的成膜材料：

1. 天然的高分子化合物　天然的高分子材料有明胶、阿拉伯胶、琼脂、淀粉、糊精等。此类成膜材料多数可降解或溶解，但成膜性能较差，故常与其他成膜材料合用。

2. 合成高分子材料

（1）聚乙烯醇（polyvinyl alcohol，PVA）：是由聚醋酸乙烯酯经醇解而成的结晶性高分子材料。为白色或黄白色粉末状颗粒。其聚合度和醇解度不同则有不同的规格和性质。国内常用的 PVA 型号有 05-88 和 17-88，其中"05"和"17"分别表示平均聚合度为 500～600 和 1700～1800，两者的"88"表示醇解度均为 88%±2%。两种成膜材料均能溶于水，PVA05-88 聚合度小，水溶性大，柔韧性差；PVA17-88 聚合度大，水溶性小，柔韧性好。两者以适当比例（如 1∶3）混合使用则能制得很好的膜剂。经验证明成膜材料中在成膜性能、膜的抗拉强度、柔韧性、吸湿性和水溶性等方面，均以 PVA 为最好，是目前国内最常用的成膜材料。PVA 对眼黏膜和皮肤无毒、无刺激，是一种安全的外用辅料。口服后在消化道中很少吸收，80% 的 PVA 在 48 小时内随大便排出。PVA 在载体内不分解亦无生理活性。

（2）乙烯-醋酸乙烯共聚物（ethylene-vinyl acetate copolymer，EVA）：是乙烯和醋酸乙烯在过氧化物或偶氮异丁腈引发下共聚而成的水不溶性高分子聚合物。为透明、无色粉末或颗粒。EVA 的性能与其分子量及醋酸乙烯含量有很大关系。随分子量增加，共聚物的玻璃化温度和机械强度均增加。在分子量相同时，则醋酸乙烯比例越大，材料溶解性、柔韧性和透明度越大。EVA 无毒，无臭，无刺激性，对人体组织有良好的相容性，不溶于水，能溶于二氯甲烷、氯仿等有机溶剂。本品成膜性能良好,膜柔软,强度大,常用于制备眼、阴道、子宫等控释膜剂。

(3)其他:羟丙纤维素、羟丙甲纤维素、聚维酮、甲基丙烯酸酯-甲基丙烯酸共聚物等。特别是羟丙纤维素、羟丙甲纤维素的成膜性、韧性等优良性质,在膜剂的开发中得到广泛应用。

三、膜剂的制备工艺

(一)膜剂一般组成

主药	0%~70%(w/w)
成膜材料(PVA等)	30%~100%
增塑剂(甘油、山梨醇等)	0%~20%
表面活性剂(聚山梨酯80、十二烷基硫酸钠、豆磷脂等)	1%~2%
填充剂($CaCO_3$、SiO_2、淀粉)	0%~20%
着色剂(色素、TiO_2等)	0%~2%(w/w)
脱膜剂(液状石蜡)	适量

(二)制备方法

1. 匀浆制膜法 本法常用于以PVA为载体的膜剂,首先将成膜材料溶解于水,过滤,然后将主药加入,充分搅拌溶解(不溶于水的主药可以预先制成微晶或粉碎成细粉),脱去气泡。小量制备时倾于平板玻璃上涂成宽厚一致的涂层,大量生产可用涂膜机涂膜。烘干后根据主药含量计算单剂量膜的面积,剪切成单剂量的小格。

2. 热塑制膜法 将药物细粉和成膜材料(如EVA颗粒)相混合,用橡皮滚筒混炼,热压成膜;或将成膜材料(如聚乳酸、聚乙醇酸等)在热熔状态下加入药物细粉,使其溶入或均匀混合,涂膜,在冷却过程中成膜。

3. 复合制膜法 以不溶性的热塑性成膜材料(如EVA)为外膜,分别制成具有凹穴的底外膜带和上外膜带,另用水溶性的成膜材料(如PVA或海藻酸钠)以匀浆制膜法制成含药的内膜带,剪切后置于底外膜带的凹穴中。也可用易挥发性溶剂制成含药匀浆,以间隙定量注入的方法注入底外膜带的凹穴中。经吹风干燥后,盖上外膜带,热封即成。这种方法一般用机械设备制作,常用于缓释膜的生产,如眼用毛果芸香碱膜剂(缓释一周)。与单用匀浆制膜法制得的毛果芸香碱眼用膜剂相比具有更好的控释作用。复合膜的简便制备方法是先将PVA制成空白覆盖膜后,将覆盖膜与药膜用50%乙醇粘贴,加压,在(60±2)℃烘干即可。

四、膜剂质量要求

膜剂可供口服或黏膜外用,除控制主药含量合格外,应符合下列质量要求:①膜剂外观应完整光洁,厚度一致,色泽均匀,无明显气泡;②膜剂所用的包装材料应无毒性、易于防止污染、方便使用,并不能与药物或成膜材料发生理化作用;③除另有规定外,膜剂宜密封保存,防止受潮、发霉、变质,并应符合微生物限度检查要求;④膜剂的重量差异应符合要求,按《中国药典》2010年版附录"制剂通则"项下规定(表5-11)进行检查:除另有规定外,取膜20片,精密称定总重量,求得平均重量,再分别精密称定各膜片的重量。每片重量与平均重量相比较,超出重量差异限度的膜片不得多于2片,并不得有一片超出限度的1倍。

表 5-11   膜剂的重量差异限度

平均重量	重量差异限度
0.02g 及 0.02g 以下	±15%
0.02g 以上至 0.2g	±10%
0.2g 以上	±7.5%

五、膜剂实例

例 5-14   复方替硝唑口腔膜剂

【处方】

替硝唑	0.2g	氧氟沙星	0.5g
聚乙烯醇(17-88)	3.0g	羧甲基纤维素钠	1.5g
甘油	2.5g	糖精钠	0.05g
蒸馏水	加至100g		

【制备】   ①聚乙烯醇、羧甲基纤维素钠分别用水浸泡过夜,溶解,待用;②替硝唑用 15ml 热蒸馏水溶解,氧氟沙星以适量稀醋酸溶解,待用;③将①与②混合,并溶入糖精钠和甘油,蒸馏水补至足量,搅拌均匀。放置,待气泡除尽后,涂膜,干燥分格,每格含替硝唑 0.5mg,氧氟沙星 1mg。

例 5-15   毛果芸香碱膜剂

【处方】

硝酸(或盐酸)毛果芸香碱	15g
聚乙烯醇(05-88)	28g
甘油	2g
蒸馏水	30ml

【制备】   称取聚乙烯醇,加蒸馏水、甘油、搅拌溶胀后于 90℃ 水浴上加热溶解,趁热将溶液用 80 目筛网滤过,滤液放冷后加入硝酸(或盐酸)毛果芸香碱,搅拌使溶解,然后涂膜,经含量测定后划痕分格,每格内含硝酸(或盐酸)毛果芸香碱 2.5mg。

例 5-16   香菇多糖口腔膜剂

【处方】

香菇多糖	0.1g	庆大霉素溶液	5ml
维生素 B_2 溶液	1ml	聚乙烯醇	9g
羧甲基纤维素钠	1g	甘油	1ml

共制成 100 张膜剂(2cm×3cm/张)

【制备】   (1)取处方量的聚乙烯醇试剂于干燥的烧杯中,用 50ml 的 85% 的乙醇溶液浸泡 24 小时,滤过,改用 50ml 蒸馏水浸泡 24 小时。

(2)置于水浴锅中加热至 90℃ 左右,使聚乙烯醇全部溶解。

(3)取另一烧杯于常温下溶解羧甲基纤维素钠于一定量的蒸馏水中,在不断搅拌下,将羧甲基纤维素钠缓缓加入到已冷至常温的聚乙烯醇溶液中,同时加入适量的甘油、香菇多糖、庆大霉素以及适量的维生素 B_2,搅拌均匀。

(4)将产物脱尽气泡,将混合液均匀涂抹于洁净的玻璃板上,制成 100 张膜剂,于 30℃ 烤箱中静置 36 小时,起膜即可。

【注解】   (1)聚乙烯醇与羧甲基纤维素钠的比例为 9∶1 时所制备的膜剂更完整光洁,透明度较好,释放速度也较快,黏附力适中。

（2）膜剂中少量甘油的加入，能够增加膜剂的保湿性，增强膜剂柔韧度和光泽感，使药物有利于吸收。

（3）在处方中加入一定量的维生素 B_2 与庆大霉素，可以增强香菇多糖的消炎、抗炎能力，使膜剂的药效达到更好的效果。

（4）成膜的材料中，随着羧甲基纤维素钠的比例的增大，所成的膜剂的黏附力会升高，但柔软度会降低，同时比较干燥不易起膜。

（5）将香菇多糖制成膜剂，利用膜剂对口腔的黏附性强、药物的释放快、药效强等特点，可使香菇多糖的有效成分充分发挥其活血散瘀、消炎止痛等功效。

（邓意辉　崔京浩）

参 考 文 献

1. 崔德福. 药剂学. 第 7 版. 北京：人民卫生出版社，2011
2. 邱怡虹，陈义生，张光中. 固体口服制剂的开发——药学理论与实践. 郑梁元，金方等译. 北京：化学工业出版社，2013
3. Junghanns J U A H，Müller R H. Nanocrystal technology，drug delivery and clinical applications. *Int J Nanomed*，2008，3（3）：295-309
4. 张志荣，何勤. 药剂学研究进展. 中国药学杂志，2001，36（1）：10-13
5. 潘卫三. 工业药剂学. 第 2 版. 北京：中国医药科技出版社，2010
6. 胡向青，杜青. 滴丸剂的研究进展. 药学进展，2004，28（12）：537-541
7. 范晓萍，戴其昌. 复方替硝唑口腔膜剂的制备及质量控制. 中国医院药学杂志，1999，19（6）：369-370

第六章　半固体制剂

半固体制剂是指由药物与基质和附加剂组成的具有一定稠度的半固体状制剂,一般为应用于皮肤或黏膜上,起局部作用的外用制剂。半固体制剂处于固体和液体之间的状态,具有典型的流变学性质。既有固体的变形性,又有液体的流动性。通常半固体制剂处方复杂,由水相和油相组成,药物一般溶解于一相或两相之中。半固体制剂的物理性质取决于分散相的颗粒大小、两相间界面张力、药物在两相间的分配系数及产品的流变性。这些因素共同决定药物的释放特性及黏度。半固体制剂的设计基于它能在皮肤或黏膜表面黏附,并在洗去或擦掉前保持一定时间,该黏附力是由塑性流变行为引起的,可使半固体制剂维持形状,粘紧皮肤或黏膜表面,直到外力作用而发生形变或流动。尽管大多数的半固体制剂含有药物供治疗用,也有一些不含药物的半固体制剂,利用其物理性质作为保护剂或润滑剂。

半固体制剂按基质的性质与用途可以分为软膏剂、乳膏剂、糊剂、凝胶剂、眼膏剂等。

第一节　软　膏　剂

一、软膏剂的种类与组成

软膏剂(ointments)是指药物与适宜基质均匀混合制成具有适当稠度的半固体外用制剂。广义上的软膏剂是具有一定黏稠度的半固体状制剂,按分散体系分为溶液型、乳剂型和混悬型三类。溶液型软膏剂指药物溶解(或共融)于基质或基质组分中制成的软膏剂。乳剂型软膏又叫乳膏。混悬型软膏剂指药物细粉均匀的分散于基质中制成的软膏剂。按不同基质和用途分为乳膏剂、油膏剂、糊剂及部分凝胶剂和眼膏剂。

乳膏剂(creams)是指药物溶解或分散于乳剂型基质中形成的均匀的半固体外用制剂。根据不同基质种类和配比,可分为 O/W 型乳膏剂和 W/O 型乳膏剂。

糊剂(pastes)是指大量的固体粉末均匀的分散在适宜的基质中所组成的外用半固体制剂。在体温下软化,可在皮肤上保持较长时间。分为油脂性糊剂(脂肪糊剂)和水溶性糊剂(水凝胶型糊剂)两类。

二、软膏剂的基质

软膏剂是由药物、基质、附加剂(抗氧剂、防腐剂、助溶剂、增稠剂、皮肤渗透促进剂等)组成。基质(bases)是软膏剂形成和发挥药效的重要组成部分。软膏剂中基质直接影响制剂的稳定性、药效的发挥、制剂的流变性和黏稠度等。软膏剂的基质要求:润滑无刺激,稠度适宜,易于涂布;性质稳定,不妨碍皮肤的正常功能,具有合适的释药特性,与主药不发生配伍变化;具有吸水性,能吸收伤口分泌物;易洗除,不污染衣服。但目前,尚未发现某种基质能达到以上所有的要求,因此在科研和生产中,应根据主药性质及软膏剂的特点和要求选择不同类型的基质成分,同时加入不同的添加剂或采用不同的制备方法和仪器设备,以保证制剂的质量及其使用的可靠性和安全性。常用的基质主要有油脂性基质、乳剂型基质以及亲水或水溶性基质。

(一)油脂性基质

油脂性基质是以动植物油脂、类脂、烃类及硅酮类等疏水性物质为基质成分。主要用于遇水不稳定的药物制备软膏剂。此类基质涂布于皮肤能形成封闭性油膜,从而促进皮肤表面的水合作用,对表皮或皮下组织的增厚、角质化、皲裂有软化和保护作用。一般不单独用于制备软膏剂,为了克服其疏水性常加入表面活性剂或制成乳剂型基质应用。

油脂性基质中以烃类基质最为常用,尤以凡士林为甚。通常用液态或固态石蜡调节黏稠度。羊毛脂可增加基质的吸水能力和稳定性,硅酮可以增加制剂的润滑性。植物油通常与熔点较高的蜡类混合成稠度适当的混合基质使用。

1. 烃类 烃是碳氢化合物的统称,通常是从石油中提取而得到的,药剂领域所用的是饱和烃类。

(1)凡士林(vaselin):又称软石蜡(soft paraffin),是由多种分子量烃类组成的半固体状物,熔程为38~60℃,有黄白两种。化学性质稳定,无刺激性,能形成封闭油膜,可保护皮肤与创伤面,促进皮肤水合作用,因而适用于遇水不稳定的药物如抗生素等。由于其仅能吸收约5%的水分,故不能用于有大量渗出液的患处。凡士林中加入适量羊毛脂、胆固醇或某些高级醇类可提高其吸水性能。水溶性药物与凡士林配合时可加适量表面活性剂如非离子型表面活性剂聚山梨酯类等于基质中以增加其亲水性。其吸水性可用水值来表示,水值是指常温下每100g基质所能吸收水的克数。一般用来估算以凡士林为基质配制软膏时吸收药物水溶液的量。

(2)石蜡(paraffin)与液状石蜡(liquid paraffin):石蜡是从石油、页岩油或其他沥青矿物油的某些馏出物中提取出来的一种固体饱和烃混合物,为白色或淡黄色半透明物,在50~65℃熔化,密度约0.9g/cm³。液状石蜡性状为无色透明油状液体,在日光下观察不显荧光,为液态饱和烃,与凡士林同类,因而最适宜用于调节凡士林基质的稠度,也可用于调节其他类型基质稠度。

2. 类脂类 类脂主要是指在结构或性质上与油脂相似的天然化合物。药剂学上指高级脂肪酸与高级脂肪醇化合而成的酯及其混合物,物理性质与脂肪类似,但化学性质较脂肪稳定,具一定的表面活性作用且有一定的吸水性能,多与烃类合用。常用的有羊毛脂、蜂蜡、鲸蜡及二甲硅油等。

(1)羊毛脂(wool fat):为淡黄色黏稠微有特臭的半固体,是羊毛中的脂肪性物质的混合物。无水羊毛脂主要成分是胆固醇类的棕榈酸酯及游离的胆固醇,熔程为36~42℃。具有良好的吸水性,能与2倍量的水均匀混合,形成W/O或O/W型乳剂型基质。吸收25%~30%水分的羊毛脂称为含水羊毛脂,可以改善其黏稠度,形成W/O型乳剂型基质。由于本品黏性较大,很少单用做基质,常与凡士林合用,以改善凡士林的吸水性与渗透性,在乳剂型基质中起到辅助乳化剂的作用。

(2)蜂蜡(beeswax)与鲸蜡(spermaceti):蜂蜡主要成分为棕榈酸蜂蜡醇酯,熔程为62~67℃;鲸蜡主要成分为棕榈酸鲸蜡醇酯,熔程为42~50℃。蜂蜡和鲸蜡均含有少量游离高级脂肪醇而具有较弱的表面活性作用,属W/O型辅助乳化剂,在W/O型乳剂型中起稳定与调节稠度的作用。蜂蜡与石蜡均不易酸败,常用于取代乳剂型基质中部分脂肪性物质。

(3)二甲硅油(dimethicone):也称硅油或硅酮(silicones),是一系列不同分子量的聚二甲硅氧烷的总称,结构式如图6-1。本品为一种无色或淡黄色的透明油状液体,无臭,无味,黏度随分子量的增加而增大,常见的黏度范围在 $2 \sim 100 \text{mPa} \cdot \text{s}$。在非极性溶剂中易溶,随黏度增大,溶解度逐渐降低。硅油最大的特点是在应用温度范围内($-40 \sim 150\text{℃}$)黏度变化极小。对大多数化合物稳定,但在强酸强碱中易降解。由于硅油优良的疏水性和较小的表面张力,使其具有很好的润滑作用及易于涂布、对皮肤无刺激等优点,能与羊毛脂、硬脂醇、鲸蜡醇、硬脂酸甘油酯、聚山梨酯类、脂肪酸山梨坦类等混合。但对眼部有刺激性,不宜用作眼膏基质。因本品有极好的润滑效果,常用于乳膏中作润滑剂。二甲硅油具有很好的防水性能,常与其他油脂性基质合用制成防护性软膏,保护皮肤免受水溶性刺激物的侵袭。乳剂型基质加少量硅油,可防治尿疹或褥疮。

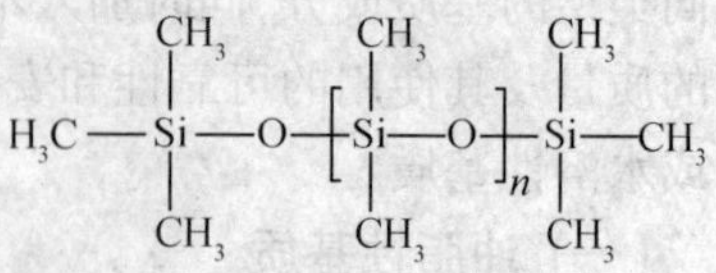

图 6-1　二甲硅油结构式

(二)乳剂型基质

乳剂型基质是将固体的油相加热熔化后与水相混合,在乳化剂的作用下形成乳剂,最后在室温下成为半固体基质。形成基质的类型及原理与乳剂十分相似。遇水不稳定的药物不宜用乳剂型基质制备软膏。常用的油相多数为固体,主要有硬脂酸、石蜡、蜂蜡、高级醇(如十八醇)等。稠度调节剂为液状石蜡、凡士林或植物油等。

乳剂型基质有水包油型(O/W)[又称雪花膏(vanishing creams)]和油包水型(W/O)[又称冷霜(cold cream)]两种类型。乳化剂对形成乳剂基质的类型起决定作用。常用的乳化剂有新生皂类、脂肪醇硫酸酯类、高级脂肪酸及多元醇酯类等。由于 O/W 型基质含水量较高,涂抹在皮肤表面易于清洗,几乎不留痕迹。但 O/W 型乳剂型基质易变硬、腐败、挥发,因此应用时需加入防腐剂和保湿剂如甘油、丙二醇、尿素、山梨醇等,一般用量为 5% ~ 20%。W/O 型乳膏剂主要起润肤和清洁作用。

乳剂型基质中常用的乳化剂种类有:

1. 皂类　有一价皂、二价皂和三价皂之分。

(1)一价皂:常为一价金属离子钠、钾、铵的氢氧化物、硼酸盐或三乙醇胺、三异丙胺等有机碱与脂肪酸(如硬脂酸或油酸)作用生成的新生皂,*HLB* 值一般在 15 ~ 18,降低水相的表面张力强于降低油相的表面张力,易形成 O/W 型乳剂基质,但如果处方中含有油相过多时可能转为 W/O 基质。

一价皂的乳化能力随脂肪酸中碳原子数从 12 到 18 而递增。但在 18 以上此种能力又会降低,故碳原子数为 18 的硬脂酸为最常用脂肪酸,用量约为基质总量的 10% ~ 25%。主要作为油相成分,并与碱反应形成新生皂。未皂化的部分存在于油相中,被乳化而分散成乳粒,由于其凝固作用而增加基质的稠度。

新生皂反应时碱性物质的选择对乳剂型基质的影响较大。新生钠皂为乳化剂制成的乳剂型基质较硬;钾皂有软肥皂之称,以钾皂为乳化剂制成的乳剂型基质较软;新生有机铵皂为乳化剂制成的乳剂型基质较为细腻、光亮、美观。因此,后者常与前两者合用或单用作乳化剂。新生皂为乳化剂形成的基质应避免用于酸、碱类药物制备的软膏,特别是忌与含钙、镁离子的药物配伍。

(2)多价皂:系由二、三价的金属(钙、镁、锌、铝)氧化物与脂肪酸作用形成的多价皂。

多价皂在水中解离度小,亲水性小于一价皂,其亲油性强于亲水性。$HLB<6$,是 W/O 型乳化剂,多价皂形成的 W/O 型乳剂基质比一价皂形成的 O/W 型乳剂基质稳定。

2. 脂肪醇硫酸钠类 常用的有十二烷基硫酸钠(sodium lauryl sulfate),是阴离子表面活性剂,常用量 0.5%~2%,HLB 为 40。常与其他 W/O 型乳化剂(如十六醇-鲸蜡醇或十八醇-硬脂醇、硬脂酸甘油酯、脂肪酸山梨坦类等)合用以调节所需的 HLB 值。本品与阳离子表面活性剂或阳离子型药物作用形成沉淀而失效,适宜的 pH 为 6~7,不应小于 4 或大于 8。

3. 高级脂肪醇及多元醇酯类

(1)十六醇及十八醇:十六醇也称为鲸蜡醇(cetylalcohol),熔点 45~50℃。十八醇也称为硬脂醇(stearyl alcohol),熔点 56~60℃。二者均不溶于水,但有一定的吸水能力,吸水后可形成 W/O 型乳剂型基质的油相,可增加乳剂的稳定性和稠度。新生皂为乳化剂制备的乳剂基质中,用十六醇和十八醇取代部分硬脂酸形成的基质较细腻光亮。

(2)硬脂酸甘油酯(glyceryl monostearate):即单、双硬脂酸甘油酯的混合物,不溶于水,溶于热乙醇及乳剂型基质的油相中。本品分子的甘油基上有羟基存在,有一定的亲水性,但十八碳链的亲油性强于羟基的亲水性,HLB 值为 3.8,是一种较弱的 W/O 型乳化剂。与较强的 O/W 型乳化剂合用时,制得的乳剂型基质稳定,且产品细腻润滑,用量为 15% 左右。

(3)脂肪酸山梨坦与聚山梨酯类:非离子型表面活性剂,脂肪酸山梨坦,即司盘类,HLB 值在 4.3~8.6 之间,为 W/O 型乳化剂;聚山梨酯,即吐温类,HLB 值在 10.5~16.7 之间,为 O/W 型乳化剂。上述均可单独制成乳剂型基质,但为调节 HLB 值而常与其他乳化剂合用。此类乳化剂无毒性,pH 中性,对热稳定,对黏膜与皮肤的刺激性较离子型乳化剂小,并能与酸性盐、电解质配伍,但与碱类、重金属盐、酚类及鞣质均发生配伍变化。聚山梨酯类能严重抑制一些消毒剂、防腐剂的效能,如与尼泊金类、季铵盐类、苯甲酸等络合而使之部分失活,但可适当增加防腐剂用量予以克服。非离子型表面活性剂为乳化剂的基质中可用的防腐剂有山梨酸、氯己定碘、氯甲酚等,用量约 0.2%。

4. 聚氧乙烯醚类

(1)平平加 O(peregal O):即十八(烯)醇聚乙二醇-800 醚为主要成分的混合物,为非离子型表面型活性剂,其 HLB 值为 15.9,属 O/W 型乳化剂。但单用时不能制成稳定的乳剂型基质,通常加入不同的辅助乳化剂,按不同配比制成乳剂型基质,以提高乳化效率,增加基质稳定性。

(2)乳化剂 OP:以聚氧乙烯(20)月桂醚为主的烷基聚氧乙烯醚的混合物,为 O/W 型非离子型表面活性剂类乳化剂,HLB 值为 14.5。本品溶于水,1% 水溶液的 pH 为 5.7,对皮肤无刺激性,常与其他乳化剂合用。耐酸、碱、还原剂及氧化剂,性质稳定,用量一般为油相重量的 5%~10%。不宜与羟基类化合物,如苯酚、间苯二酚、麝香草酚、水杨酸等配伍,以免形成络合物,破坏乳剂型基质稳定性。

(三)水溶性基质

水溶性基质是由天然或合成的水溶性高分子物质溶解在水中形成的半固体状凝胶。常用于制备此类基质的高分子物质有甘油明胶、淀粉甘油、纤维素衍生物、聚乙烯醇和聚乙二醇类等。目前常用的是聚乙二醇类,一般由不同分子量的型号配合而成。

水溶性基质释药速度快,无油腻性,耐高温,易霉败,易涂布,易洗除,能与水溶液混合,能吸收组织渗出液,多用于湿润、糜烂创面,也可用于腔道黏膜,常作为防油保护性软膏的基质。但其润滑性差,对皮肤有刺激性,不稳定,水分易蒸发,一般要求加入防腐剂和保湿剂。

由于其较强的吸水性,久用可引起皮肤脱水产生干燥感,并能降低酚类防腐剂的活性,使用时应予以注意。

除此之外,局部外用软膏剂中常添加如下附加剂,主要有抗氧剂、还原剂、防腐剂、抑菌剂等。

三、软膏剂的制备

软膏剂的制备,按照形成的软膏类型、制备量及设备条件不同,采用的方法也不同。油脂性或混悬型软膏常采用研磨法或熔融法。乳剂型软膏常在形成乳剂型基质的过程中或在形成乳剂型基质后加入药物,称为乳化法。在形成乳剂型基质后加入的药物常为不溶性微细粉末。

(一)制备方法

油脂性基质的软膏制备主要采用研磨法和熔融法。

1. 研磨法 基质为油脂性的半固体时,可直接采用研磨法(水溶性基质和乳剂型基质不宜用)。一般在常温下将药物与基质等量递加混合均匀。此法适用于小量不耐热药物,且不溶于基质的药物软膏的制备。小量制备设备可采用软膏刀、软膏板、乳钵,大量生产可用软膏机等。

2. 熔融法 大量制备油脂性基质时,常用熔融法。此法也可用于水溶性基质的制备,特别适用于含固体成分的基质。先加热熔化高熔点基质后,再加入其他低熔点成分熔合成均匀基质,然后加入药物,搅拌均匀冷却即可。或通过胶体磨或研磨机进一步混匀,使软膏均匀、细腻、无颗粒感。含不溶性药物粉末的软膏经一般搅拌、混合后尚难制成均匀细腻的产品,可通过研磨机进一步研匀。常用的有三滚筒软膏研磨机,其主要构造是由三个平行的滚筒和传动装置组成,滚筒间的距离可自行调节。

3. 乳化法 适于乳剂型软膏剂的制备。将处方中的油脂性基质和油溶性组分一起加热至80℃左右成油溶液(油相),另将水溶性组分溶于水后一起加热至80℃成水溶液(水相),使温度略高于油相温度,然后将水相逐渐加入油相中,边加边搅至冷凝,搅匀即得。大规模生产时,在温度降低到30℃后再通过胶体磨或研磨机使其更加均匀细腻。

(二)药物加入方法

1. 药物不溶于基质或基质的任何组分中时,必须将药物粉碎至细粉(眼膏中药粉细度为75μm以下)。若用研磨法配制,配制时取药粉先与适量的液体组分,如液状石蜡、植物油、甘油等研成糊状,再与其余基质混匀。

2. 药物可溶于基质某组分中时,一般油溶性药物溶于油相或少量有机溶剂,水溶性药物溶于水或水相,再分别与其他组分吸收混合或乳化混合。

3. 药物可直接溶于基质中时,则油溶性药物溶于少量油中,再与油脂性基质混匀成为油脂性溶液型软膏;水溶性药物溶于少量水后,与水溶性基质混匀成为亲水或水溶性溶液型软膏。

4. 具有特殊性质的药物,如半固体黏稠性药物(鱼石脂或煤焦油等),可直接与基质混合,必要时先与少量羊毛脂或聚山梨酯类混合后再与凡士林等油性基质混合。若药物有挥发性共熔组分(如樟脑、薄荷脑等)时,可先研磨至共熔后再与其他基质混合。

5. 中药浸出物为液体(如煎剂,流浸膏剂)时,可先浓缩至稠膏状再加入基质中。固体浸膏可加少量水或稀醇研成糊状,再与基质混合。

四、软膏剂的质量控制

软膏剂的质量要求与半固体制剂的一般要求一致,因此软膏剂的质量评定主要包括药物含量测定、软膏物理性状、刺激性、稳定性、装量、微生物限度检查以及软膏剂中药物的释放、穿透、吸收的评定等。根据具体情况还需进行某些特定项目检测,如软膏剂用于大面积烧伤及严重创伤时应作无菌检查;混悬型软膏要求进行粒度检查等。

(一) 主药含量测定

软膏剂采用适宜的溶剂将药物溶解提取,再进行含量测定,测定方法必须排除基质对提取物含量测定的干扰和影响,测定方法的回收率要符合要求。

(二) 物理性质的检测

1. 熔程　一般软膏以接近凡士林的熔程为宜。按照《中国药典》2010 年版方法测定或用显微熔点仪测定。由于测定误差较大,需取数次平均值。为了克服误差,生产上常采用滴点在 45~55℃的标准。滴点是指样品在标准条件下加热熔化而从管口落下第一滴时的温度。

2. 黏度和流变性质测定　用于软膏剂黏度和流变性质的测定仪器为流变仪和黏度仪(如旋转黏度计、落球黏度计和穿入计等)。

(三) 刺激性

软膏剂涂于皮肤或黏膜时,不得引起疼痛、红肿或产生斑疹等不良反应。若软膏的酸碱度不适而引起刺激时,应在基质的精制过程中进行酸碱度处理,使软膏的酸碱度近似中性。《中国药典》2010 年版规定了酸碱度检查方法。

(四) 稳定性

根据《中国药典》2010 年版二部有关稳定性的规定,软膏剂应进行粒度、装量、无菌和微生物限度等方面的检查,在一定的贮存期内应符合规定要求。

(五) 药物释放度测定

释放度测定方法很多,如表玻片法(watch glass method)、桨法、渗析池法(dialysis cell method)、圆盘法(disk assemble method)等。

(六) 吸收性

1. 体外试验法　有离体皮肤法、半透膜扩散法、凝胶扩散法和微生物扩散法等,其中以离体试验法较为接近实际情况。

2. 体内试验法　将软膏涂于人体或动物的皮肤表面,经一定时间后进行测定,具体方法有体液与组织器官中的药物含量测定法、生理反应法、放射性示踪原子法。

五、软膏剂实例

(一) 油脂性基质软膏

例 6-1　碘伏烧伤软膏

【处方】　碘伏 50g,甘油 90g,纯化水 10ml,液状石蜡 85g,羊毛脂 85g,凡士林 680g。

【制备】　甘油与纯化水混合,加入碘伏搅拌混匀放置 2 小时,使其充分膨胀溶解成黏稠状流动液体;另将液状石蜡、凡士林、羊毛脂加热融化,滤过,经 150℃灭菌 1 小时,放置室温,在无菌条件下按等量递增加于上述碘伏液中,研匀,即得棕红色软膏。

（二）乳剂型基质软膏

例6-2 尿素乳膏

【处方】 尿素250g,硬脂酸325g,液状石蜡500g,石蜡325g,三乙醇胺75g,甘油250g,羟苯乙酯1g,蒸馏水适量制成1000g。

【制备】 取硬脂酸、液状石蜡、石蜡(油相)混合均匀,另取尿素、甘油、三乙醇胺、羟苯乙酯及适量蒸馏水(水相)混合均匀。两相分别置适当容器中,加热至熔化或溶解,并保持至80℃左右,将水相缓缓加入油相中,按同一方向边加边搅拌,至凝即得。

（三）水溶性基质软膏

例6-3 水杨酸软膏

【处方】 水杨酸50g,羧甲基纤维素钠60g,甘油100g,苯甲酸钠5g,蒸馏水适量制成1000g。

【制备】 取羧甲基纤维素钠置研钵中,加入甘油研匀,然后边研边加入溶有苯甲酸钠的水溶液,待溶胀后研匀,即得水溶性基质。取水杨酸置于软膏板上或研钵中,分次加入制得的水溶性基质即得水杨酸软膏剂。

（四）糊剂

例6-4 氟化钠糊剂

【处方】 葵花籽油20ml,75%氟化钠2ml,75%乙醇1ml,50%甘油2ml。

【制备】 取上述处方量的各组分至调拌容器内,调拌均匀至黏稠糊状即得。

第二节 凝 胶 剂

凝胶剂(gels)是指药物与适宜的辅料制成均匀或混悬的透明或半透明的半固体制剂,可供内服或外用。乳剂型的凝胶剂称为乳胶剂。

凝胶剂有单相凝胶和双相凝胶之分。双相凝胶是由小分子无机物药物胶体粒以网状结构存在于液体中,如氢氧化铝凝胶。局部应用的由有机化合物形成的凝胶剂为单相凝胶,又可分为水性凝胶和油性凝胶。

凝胶剂应均匀、细腻,在常温时保持胶状,不干涸或液化,具有触变性;凝胶剂一般应检查pH;凝胶剂基质不应与药物发生理化作用;除另有规定外,凝胶剂应避光,密闭储存,并应防冻;混悬型凝胶剂中胶粒应分散均匀,不应下沉结块。

一、水性凝胶剂

水凝胶(hydrogel)是亲水化合物遇水后发生水化作用形成的溶胀交联状态的半固体物。其交联方式有离子键、共价键及次价力,如范德华力和氢键。水性凝胶基质一般由西黄蓍胶、明胶、淀粉、纤维素衍生物、聚羧乙烯和海藻酸钠等加水、甘油或丙二醇制成。临床上应用较多的是水凝胶为基质的凝胶制剂。

水凝胶剂具有易涂展洗除,无油腻感,吸收组织渗出液,不妨碍皮肤正常功能,黏滞度较小,利于水溶性药物的释放等优点。缺点是润滑作用差,易失水和霉变,常需添加保湿剂和防腐剂,且加入量较其他基质多。

（一）水凝胶剂的高分子聚合物

1. 卡波姆(carbomer)系丙烯酸与丙烯基蔗糖交联的高分子聚合物,具有很强的引湿性,按黏度分为不同规格。1%的水分散液的 pH 为 3.11,黏度较低。可以在水中迅速膨胀,但不溶解。水分散液显酸性。当用碱中和时,随大分子的不断溶解,黏度也逐渐上升,在低浓度时形成澄明溶液,在浓度较大时形成半透明的凝胶,pH 6 ~ 11 时有最大的黏度和稠度。适用于治疗脂溢性皮肤病。盐类电解质可使卡波姆凝胶的黏性下降,碱金属离子以及阳离子聚合物均可使之结合成不溶性盐,强酸也可使卡波姆失去黏性,在配伍时必须注意。

2. 纤维素衍生物 常用的品种有甲基纤维素(MC)和羧甲基纤维素钠(CMC - Na),前者能缓慢溶于冷水,不溶于热水,但润湿、放冷后可溶解;后者在任何温度下均可溶解。本类基质涂布于皮肤时有较强的黏附性,较易失水,干燥而有不适感,常需加入约 10% ~ 15% 的甘油作保湿剂;加 0.2% ~ 0.5% 的羟苯乙酯作防腐剂。MC 在 pH 2 ~ 12 时均稳定。CMC- Na 在 pH < 5 和 pH > 10 时,黏度显著降低。在 CMC- Na 基质中不宜加硝(醋)酸苯汞或其他重金属盐作防腐剂,也不宜与阳离子药物配伍,否则易与 CMC- Na 形成不溶性沉淀物。

(二) 水凝胶剂的制法

1. 水溶性药物 先将药物溶于部分水或甘油中,必要时可加热,其余处方成分按基质配制方法制成水凝胶基质,再与药物溶液混匀加水至足量搅匀即得。

2. 水不溶性药物 先将药物用少量水或甘油研细、分散,再混于基质中搅匀即得。

二、乳胶剂

乳胶剂(emulgels)是乳剂型的凝胶剂,可以通过调节乳剂和凝胶体系的类型改变药物的释放速度,临床上广泛应用于局部止痛药、抗真菌药、抗炎药等。

乳胶剂中乳剂的类型可分为 O/W 和 W/O 两种,其中常用的油相有蓖麻油、橄榄油、麦芽胚油等;常用的乳化剂有吐温-20、司盘-20 等;构成乳胶剂的凝胶基质主要有天然和合成的两大类,主要是亲水性凝胶基质,常用普朗尼克® F127、HPMC、卡波姆等。

近年来,乳胶剂在难溶性药物局部给药制剂中的应用吸引了广泛关注,与常用的半固体制剂相比,乳胶剂凝胶基质的亲水性更利于药物的快速释放,且释药速度可调节,是难溶性药物局部给药制剂的有效载体。

三、凝胶剂的实例

例 6-5 阿昔洛韦凝胶剂

【处方】 阿昔洛韦(200 目)适量,卡波姆-940 8g,甘油 3g,氢氧化钠 4g,吐温 – 80 2g,尼泊金乙酯 0.5g,蒸馏水适量。

【制备】 将卡波姆-940 干细粉分次撒于适量蒸馏水上,搅拌均匀,放置过夜,使其充分溶胀,避免结块,待卡波姆-940 完全溶胀后充分研磨,边研磨边加入甘油和吐温-80,后分别加入尼泊金乙酯的水溶液研匀,用氢氧化钠水溶液调 pH 6.5 左右,用剩余的蒸馏水调节稠度,快速研磨至基质均匀、细腻即得。

例 6-6 复方双氯芬酸钠温敏型水凝胶剂

【处方】 双氯芬酸钠 5g,盐酸屈他维林 1g,泊洛沙姆 P407 15g,泊洛沙姆 P188 20g,海藻酸钠 6g,95% 乙醇 250g,纯化水加至 1000g。

【制备】 称取双氯芬酸钠和盐酸屈他维林溶解于 95% 乙醇中,加入纯化水适量,缓慢加入海藻酸钠,边加边搅拌,将混合物冷却至 4℃;然后缓慢加入泊洛沙姆,边加边搅拌,纯化水加至 1000g;将混合物放置于 4℃过夜,得乳白色黏液,即为复方双氯芬酸钠温敏型水凝胶。

例6-7　甲芬那酸乳胶剂

【处方】　甲芬那酸 1g,卡波姆 1g,液状石蜡 7.5g,吐温-20 0.5g,司盘-20 1g,丙二醇 5g,乙醇 2.5g,丁香油 10g,水适量。

【制备】　凝胶基质制法:适量卡波姆-940 分散于水中,乙醇胺调节其 pH 至 6～6.5;司盘-20 溶于处方量液状石蜡后与丁香油混合均匀形成油相,吐温-20 溶于水中并与丙二醇、乙醇混合均匀形成水相,水相、油相分别加热至 70～80℃,将油相加至水相并持续搅拌至室温,所得乳剂再与凝胶基质按 1:1 比例混合均匀即得本品。

第三节　眼　膏　剂

眼膏剂(eye ointments)是指药物与适宜基质均匀混合,制成无菌溶液或混悬型膏状的眼用半固体制剂。与滴眼剂相比,具有疗效持久、能减轻眼睑对眼球的摩擦等特点。也可用于对水不稳定的药物,如某些抗生素不能制成滴眼剂,可制成眼膏剂。由于用于眼部,眼膏剂中的药物必须极细(可过九号筛),基质必须纯净,制成的眼膏剂应均匀、细腻,易涂布于眼部,对眼无刺激性,且无细菌污染。常用的眼膏基质一般由凡士林 8 份,液状石蜡与羊毛脂各 1 份组成。基质中的羊毛脂具有表面活性作用,吸水性和黏附性较强,使眼膏易于与泪液混合,并附着于眼黏膜上,有利于药物吸收。

一、眼膏剂的制备

眼膏剂的制备与一般软膏剂的制法基本相同,但必须在符合 GMP 要求的净化条件下进行,一般可在无菌室或超净台中配制,所用基质、药物、器械与包装容器等均应严格灭菌。眼膏配制时,若主药易溶于水且性质稳定者,先配成少量水溶液,用适量基质研匀吸水后,再逐渐加到其余基质中研匀制成软膏。当主药不溶于水或不宜用水溶解又不溶于基质时,应研磨成极细粉,并通过九号筛,将药粉与少量眼膏基质或灭菌液状石蜡研成糊状,然后与基质混合制成混悬型眼膏剂。

二、眼膏剂的质量控制

眼膏剂作为眼用制剂还应符合相应剂型制剂通则项下的有关规定,除另有规定外,每个容器装量不应超过 5g,且应遮光密封,置阴凉处贮存。

根据《中国药典》2010 版二部(附录)IG 有关规定,眼用制剂应检查项目有可见异物、粒度、沉降体积比、金属性异物、重量差异、装量、渗透压摩尔浓度、无菌、微生物限度等,检查方法详见药典附录。

眼用半固体制剂及固体制剂除另有规定外,应参照微生物限度检查法(《中国药典》附录 XI J)检查,并符合规定。

三、眼膏剂实例

例6-8　酮康唑眼膏剂

【处方】　酮康唑 2g,羊毛脂 150g,液状石蜡 150g,黄凡士林加至 1000g。

【制备】　取羊毛脂和凡士林置适宜容器中,加热至80℃熔化,加入处方量的液状石蜡,混匀,趁热过滤,经150℃干热灭菌1小时,放冷至呈半固体状,取酮康唑置灭菌乳钵中,加少许乙醇溶解后,按无菌操作法,分次加入眼膏基质,边加边研匀,使成1000g,无菌分装,即得。

例6-9　复方碘苷眼膏(复方疱疹净眼膏)

【处方】　碘苷0.1g,硫酸新霉素5.0g,无菌注射用水20ml,眼用基质加至1000g。

【制备】　取碘苷、硫酸新霉素,置于无菌乳钵中,加灭菌注射用水研成细腻糊状,再分次递加眼膏基质使成全量,研匀,无菌分装,即得。

第四节　栓　　剂

一、概述

栓剂(suppositories)是指药物与适宜基质制成具有一定形状供人体腔道给药的固体状制剂。

(一) 栓剂种类与形状

栓剂按给药途径不同分为直肠用、阴道用、尿道用栓剂等,其中最常用的是肛门栓和阴道栓。肛门栓的形状有圆锥形、圆柱形、鱼雷形等,阴道栓的形状有球形、卵形、鸭嘴形等,见图6-2。

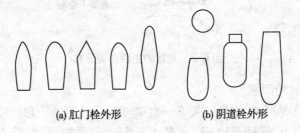

(a) 肛门栓外形　　　　　(b) 阴道栓外形

图6-2　肛门栓剂和阴道栓剂的形状

(二) 治疗作用

1. 局部作用的栓剂　局部作用栓剂选择熔化或溶解、释药速度慢的栓剂基质。水溶性基质制成的栓剂因腔道中的液体量有限,使其溶解速度受限,释放药物缓慢,较脂肪性基质更有利于发挥局部药效,如甘油明胶基质用于局部杀虫、抗菌的阴道栓基质。肛门栓常用于通便、止血、止痒、止痛、痔疮及直肠炎等;阴道栓剂用于抗菌消炎、月经失调、外阴阴道炎及外阴瘙痒等,阴道栓应调整pH约为4.5,与阴道正常pH接近,此酸度可抑制致病菌生长。

2. 全身作用的栓剂　用于全身作用的栓剂主要是直肠栓。一般应根据药物性质选择与药物溶解性相反的基质,有利于药物释放,增加吸收。如药物是脂溶性的则应选择水溶性基质,而水溶性药物的则选择脂溶性基质,这样溶出速度快,体内血药浓度峰值高,达峰时间短。

全身作用栓剂特点:可部分避免或全部避免药物的首过效应,降低副作用;不受胃肠pH或酶的影响;可避免药物对胃肠黏膜的刺激;适用于不能吞服药物的患者,不宜口服的药物。但是,由于直肠无蠕动作用,表面无绒毛,皱褶较少,故有效吸收面积及局部体液容量与胃、小肠相比均要小得多,因此,对于需要起全身作用的大剂量药物,直肠给药不是理想的吸收部位和方式。

（三）药物的吸收和影响因素

1. 栓剂中药物的吸收途径 药物在直肠部位的吸收途径有：①通过直肠上静脉进入肝脏，进行代谢后再进入大循环；②通过直肠中、下静脉和肛管静脉，进入下腔静脉，绕过肝脏而进入大循环。如果栓剂进入直肠深度越小，越靠近直肠下部，栓剂所含药物在吸收时则更多的不经肝脏而直接进入大循环，如图6-3。因此，栓剂在全身治疗应用时塞入距肛门口约2cm处为宜，这样可使总量的50%~75%药物不经过肝脏直接进入血液循环。

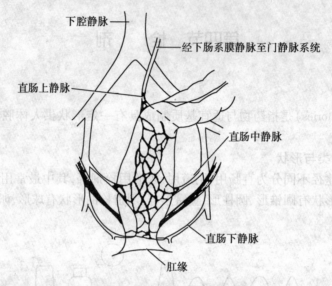

图6-3 直肠的主要血管分布

2. 影响直肠吸收的因素

（1）生理因素：①结肠内容物：主要是一些粪便对于栓剂的物理作用的影响；②pH：酸性药物 pK_a 值在4.0以上、碱性药物 pK_a 值低于8.5时可以被直肠黏膜迅速吸收；③直肠液缓冲能力：主要是指缓冲液的多少以及 pH 的大小对于药物吸收的影响。

（2）药物的理化性质：①脂溶性与解离度：脂溶性药物容易透过类脂质膜而被吸收，同时药物的吸收与解离常数有关。直肠黏膜属类脂屏障，对药物分子有选择透过性。脂溶性好，未解离型的药物透过性好，容易吸收。高度解离的药物不容易透过直肠黏膜被吸收；②粒度：药物在基质中不溶呈混悬分散状态时，其粒径大小能影响药物释放、溶解及吸收。粒径越小、越易溶解，吸收亦越快；③溶解度：溶解度大的能被黏膜快速吸收，溶解度小的药物吸收就较差。

二、栓剂的处方组成

（一）药物要求

栓剂中药物加入后可溶于基质中，也可混悬于基质中，预先用适宜方法制成细粉，并全部通过六号筛，根据使用腔道和目的的不同，制成各种适宜的形状。

（二）基质

常用的栓剂基质可分为油脂性基质和水溶性基质两大类。

1. 油脂性基质

（1）可可豆脂（cocoa butter）：系梧桐科植物可可树种仁中得到的一种固体脂肪，为白色或淡黄色、脆性蜡状固体。主要含硬脂酸、棕榈酸、油酸、亚油酸和月桂酸的甘油酯，其中可可碱含量可高达2%。可可豆脂具有多晶形，有α、β、β′、γ等四种晶型。其中以β型最稳定，熔点为34℃。当加热到36℃（熔点以上），再迅速冷至0℃时，可可豆脂熔点仅为24℃，原因是高温引起异构化，由稳定型转变为不稳定型，使熔点降低。本品能与多种药物混合制成可塑性团块，含10%以下羊毛脂时其可塑性增加。有些药物如挥发油、樟脑、薄荷油、酚以及水合氯醛等可使其熔点降低，甚至液化，可加入蜂蜡或鲸蜡以提高熔点。可可豆脂与药物的水溶液不能混合，但可加入适量乳化剂制成乳剂基质。

（2）半合成或全合成脂肪酸甘油酯：系由椰子或棕榈种子等天然植物油水解、分馏所得的碳原子数12～18的游离脂肪酸，经部分氢化再与甘油酯化而得的三酯、二酯、一酯的混合物，即称半合成脂肪酸酯。其化学性质稳定，成型性能良好，具有保湿性和适宜的熔点，不易酸败等特点。国内已生产的有半合成椰油酯、半合成山苍子油酯、半合成棕榈油酯、硬脂酸丙二醇酯等。

2. 水溶性基质

（1）甘油明胶（gelatin glycerin）：系将明胶、甘油、水按一定的比例在水浴上加热融熔，蒸去大部分水，放冷后经凝固而制得。具有较好的弹性，不易折断，且在体温下不融化，但能软化并于分泌液中缓慢释药。通常用量为明胶与甘油约等量，水分含量在10%以下。本品多用于阴道栓剂基质。凡与蛋白质能产生配伍变化的药物，如鞣酸、重金属盐等均不能用甘油明胶作基质。

（2）聚乙二醇（polyethylene glycol，PEG）：系结晶性载体，易溶于水，熔点较低，多用熔融法制备成型，是难溶性药物的常用载体。分子量200、400、600者为液体，1000为软蜡状，4000以上为固体。本品能释放水溶性药物，亦能释放脂溶性药物。本品吸湿性较强，对黏膜有一定的刺激性，加入约20%的水，则可减轻刺激性。PEG基质不宜与银盐、鞣酸、奎宁、水杨酸、乙酰水杨酸、苯佐卡因、氯碘喹啉、磺胺类配伍。

（3）聚氧乙烯（40）单硬脂酸酯类：系聚乙二醇的单硬脂酸酯和二硬脂酸酯的混合物，并含有游离乙二醇，为非离子表面活性剂，呈白色或微黄色，无臭或稍有脂肪味的蜡状固体。熔点39～45℃，本品易溶于水、乙醇、丙酮等，不溶于液状石蜡。商品代号S-40，商品名为Myri52，可与PEG混合使用，可制得性质稳定、崩解及释放性能较好的栓剂。

（4）泊洛沙姆（poloxamer 188）：系乙烯氧化物和丙烯氧化物的嵌段聚合物（聚醚），为非离子表面活性剂。随聚合度增大，物态从液态、半固态到固态且易溶于水。本品有多种型号，常用型号为188型，熔点52℃。本品能促进药物吸收并起到缓释与延效的作用。

三、栓剂的制备与实例

（一）制备方法

栓剂的制备方法有热熔法与冷压法，可按基质的种类选择制法；油脂性基质可采用任何一种，而水溶性基质多采用热熔法。

1. 冷压法（cold compression method） 此法采用制栓机制备，是将药物与基质的粉末置于冷却的容器内混合均匀，然后装入制栓模型机内压成一定形状的栓剂。

2. 热熔法（fusion method） 热熔法应用较广泛。将计算量的基质粉末加热熔化，然后按药物性质以不同方法加入药物并混合均匀，倾入冷却并涂有润滑剂模型中至稍微溢出模口为度。放冷,待完全凝固后,削去溢出部分,开模取出即得。

（二）基质用量的确定

栓剂模型的容积是固定的,通常所说的 1g 或 2g 栓剂是指纯基质(常为可可豆脂)栓的重量。由于药物与基质相对密度不同,加入药物所占体积不一定是等重量基质体积,特别是堆密度小的药物占的体积更大,为使栓剂含药量准确,必须测定置换价,从而准确计算基质用量。置换价(displacement value,DV)是用以计算栓剂基质用量的参数,即一定体积的药物重量与同体积基质重量之比值称为该药物对某基质的置换价。同药物不同基质,同基质不同药物其置换价均不同。

置换价的计算公式如下:

$$DV = \frac{W}{G-(M-W)} \tag{6-1}$$

式中,G 为纯基质栓的平均栓重;M 为含药栓的平均栓重;W 为含药栓的平均含药量。从而可知,$(M-W)$ 为含药栓中基质的重量,$G-(M-W)$ 为纯基质栓剂与含药栓剂中基质的重量之差,亦即得到与药物同体积的基质的重量。

用测定的置换价可以方便地计算出制备某种含药栓需要基质的重量 x:

$$x = \left(G - \frac{y}{DV}\right) \cdot n \tag{6-2}$$

式中,y 为处方中药物的剂量;n 为拟制备栓剂的枚数。

（三）实例

例 6-10   伊立替康中空栓剂

【处方】 盐酸伊立替康,半合成脂肪酸甘油酯,羧甲基纤维素钠

【制备】 称取羧甲基纤维素钠 0.1g,加水 100ml 溶解,摇匀,配制成 0.1% 的羧甲基纤维素钠溶液,取其中 10ml 至研钵中,加入伊立替康原料 1.6g,充分研磨,得 160mg/ml 的伊立替康混悬液。取适量半合成脂肪酸甘油酯置容器中,于 70℃ 水浴中熔化,注入经润滑剂处理的栓模中,转移至室温待其适当凝固后,迅速翻转栓模,使模孔中央未凝的基质流出,形成内壁光滑的空腔,室温下放冷后,空腔内用微量加液器加入伊立替康混悬液 0.5ml,尾部用同一熔融的基质封口,放冷至完全凝固后即得含每枚伊立替康 80mg 的中空栓剂。

四、栓剂的质量控制

栓剂在室温下应具有适宜的硬度与韧性,以免在包装、储存或使用时变形;具有适宜的熔点,在体温下易软化、融化,能与体液混合或溶于体液,逐渐释放出药物,产生局部或全身作用;具有润湿或乳化能力,水值较高,能容纳较多的水;药物与基质应混合均匀,剂型外形应完整光滑,不因药物晶形的转化而影响栓剂的成型;基质的熔点与凝固点之差不宜过大,油脂性基质的酸价小于 0.2,皂化值应在 200~245 间,碘价低于 7;应用于冷压法及热熔法制备的栓剂应能易于脱模;栓剂基质性质稳定,不易发霉变质,不妨碍主药作用,与药物混合后无相互作用,其释药速度能符合医疗要求;对黏膜无刺激、无毒性、无过敏性等。

《中国药典》2010 年版二部附录 ID 规定,栓剂的一般质量控制检查项为重量差异、融变时限检查、溶出速度与吸收实验、稳定性与刺激性试验、微生物限定等。

1. **重量差异** 栓剂中有效成分的含量,每个均应符合标示量。

2. **融变时限** 药典规定油脂性基质的栓剂应在 30 分钟内全部融化或软化或无硬心;

水溶性基质的栓剂应在 60 分钟内全部溶解。

　　3. 体外溶出试验与体内吸收试验　主要包括体外溶出速度试验和体内吸收试验。

　　4. 稳定性和刺激性试验　具体方法详见《中国药典》2010 年版二部附录 ID 规定。

　　5. 微生物限定　按照"微生物限定检查法"(《中国药典》2010 年版附录 XI J)检查,应符合规定。

(徐希明)

参 考 文 献

1. 崔福德. 药剂学. 第二版. 北京:中国医药科技出版社,2011

2. 屠锡德,张钧寿,朱家璧. 药剂学. 第 3 版. 北京:人民卫生出版社,2002

3. 斯沃布里克 J,博伊兰 J C. 制剂技术百科全书. 王浩,侯惠民,主译. 北京:科学出版社,2009

4. 国家药典委员会. 中华人民共和国药典. 2010 年版. 北京:中国医药科技出版社,2010

5. 刘铭佩,朱恒,王利. 复方双氯芬酸钠温敏型水凝胶的制备及质量控制. 中国药房,2013,24(9):808-810

6. Yasuhiro Noda, Kazuya Watanabe, Akimasa Sanagawa, *et al*. Physicochemical properties of macrogol ointment and emulsion ointment blend developed for regulation of water absorption. *Int J Pharm*,2011,419:131-136

7. Ajazuddin, Amit Alexander, Ajita Khichariya, et al. Recent expansions in an emergent novel drug delivery technology: Emulgel. *J Control Release*,2013,171(2):122-132

8. Yutaka Inoue, Kayoko Furuya, Rikimaru Maeda, *et al*. Assessment of the physical properties and stability of mixtures of tetracycline hydrochloride ointment and acyclovir cream. *Int J Pharm*,2013,447:158-164

9. Soichi Itoha, Naomi Teraokaa, Toshio Matsudaa, *et al*. Reciprocating dialysis tube method: Periodic tapping improved in vitro release/dissolution testing of suppositories. *Eur J Pharm Biopharm*,2006,64(3):393-398

第七章　气体制剂

第一节　概　　述

一、发展简史

吸入给药是指一种或一种以上的药物经特殊的给药装置,进入呼吸道深处的肺部,发挥局部或全身作用的给药方式。近年来,随着呼吸系统疾病所占比重加大,以及吸入给药在治疗局部或全身性疾病的优势,吸入治疗被多国推荐为防治哮喘、慢性阻塞性肺疾病等呼吸道疾病的首选给药方式。吸入给药以气体制剂为主,包括定量吸入的气雾剂、喷雾剂和粉雾剂。1947 年,气雾剂开始临床上应用,近几十年来,由于广泛应用于气雾剂的氟氯烷烃类抛射剂可破坏臭氧层,引起严重的环境问题,而且在动物或人体内达到一定的浓度可以致敏心脏,造成心律失常。因此,开发性能优良的非氟氯烷烃类抛射剂引起人们的重视。此外随着生物技术的发展,多肽与蛋白质类药物逐渐得到重视。但是这类药物由于分子量比较大,难以从胃肠道吸收,而且在胃肠道中不稳定,容易被破坏,因此无法口服给药,只能注射给药,这对长期用药的患者十分痛苦。因此多肽与蛋白质类药物的非注射途径给药得到迅速发展。而吸入给药被认为是有希望替代注射给药的方式之一,因此得到广泛重视。

二、药物肺部吸收的特点

气雾剂、喷雾剂和粉雾剂均可通过肺部给药。药物肺部吸收主要有以下特点:①药物经吸入可快速沉降在肺部,能避免或减少对其他部位的毒副作用;②肺部吸收表面积大,膜通透性高,吸收部位血流丰富,药物吸收迅速;③肺部酶活性较低且无肝脏首过效应,有利于提高药物的生物利用度;④可用于肺部的局部疾病治疗,也能起到全身的治疗作用。

三、影响药物吸收的因素

肺部给药受多种因素的影响,吸入雾粒的粉体特性、呼吸道解剖结构以及患者的使用均能影响药物的疗效。

第二节　气　雾　剂

一、气雾剂的定义及特点

气雾剂(aerosols)系指含药溶液、乳状液或混悬液与适宜的抛射剂共同装封于具有特制阀门系统的耐压容器中,使用时借助抛射剂的压力将内容物呈雾状喷出,用于肺部吸入或直接喷至腔道黏膜、皮肤及空间消毒的制剂。

气雾剂具有如下优点:速效和定位作用,如治疗哮喘的气雾剂可直接进入肺部,吸入 2 分钟即能显效;药物封闭于容器内可保持药物无菌、避光、隔绝氧气和水分,从而保持药物稳定性;可通过定量阀门控制剂量;药物可避免胃肠道的破坏和肝脏首过作用;使用及携带方便。

但由于存在启动和吸入不协调,患者个体差异大,启动时抛射剂快速蒸发产生制冷效应,抛射剂氟里昂对大气层中臭氧层的破坏以及药物在口咽部的大量沉积等缺点,使气雾剂在使用上受到一定限制。

二、气雾剂的组成

气雾剂是由药物、附加剂、抛射剂、耐压容器和阀门系统组成。

(一) 药物和附加剂

液体、半固体及固体药物均可以开发成气雾剂。目前应用较多的药物有呼吸系统用药,心血管系统用药、解痉药及烧伤用药等。除抛射剂外,气雾剂往往需要添加能与抛射剂混溶的潜溶剂、增加药物稳定性的抗氧剂以及乳化所需的表面活性剂等附加剂,附加剂应视具体情况而定。

(二) 抛射剂

抛射剂(propellants)是直接提供气雾剂动力的物质,有时可兼作药物的溶剂或稀释剂。由于抛射剂多为液化气体,在常压下沸点低于大气压。因此,一旦阀门系统开放,压力突然降低,抛射剂急剧气化,可将容器内的药液分散成极细的微粒,通过阀门系统喷射出来,到达作用或吸收部位。

气雾剂的喷射能力的强弱决定于抛射剂的用量及自身蒸气压。一般来说,抛射剂用量越大,蒸气压越高,喷射能力越强,喷出的液滴就越细,反之亦然。根据医疗要求选择适宜抛射剂的组分及用量,一般可采用混合抛射剂,并通过调整用量和蒸汽压来达到调整喷射能力的目的。

常用抛射剂可分为氟氯烷烃、碳氢化合物及压缩气体三类。氟氯烷烃类又称氟里昂,其特点是沸点低,常温下蒸气压略高于大气压,易控制,性质稳定,不易燃烧,液化后密度大,无味,基本无臭,毒性较小,不溶于水,可作脂溶性药物的溶剂。但是氟里昂对大气层中臭氧层有破坏作用,国际卫生组织已经要求停用。在各国政府与医药企业的共同努力下,氢氟烷烃(hydrofluoroalkanes,HFA)获准用作气雾剂的抛射剂,目前常用的为四氟乙烷和七氟丙烷。除了氢氟烷烃外,二甲醚也是一种新型抛射剂。碳氢化合物主要品种有丙烷、正丁烷和异丁烷。此类抛射剂性质稳定,毒性不大,密度低,沸点较低,但易燃,易爆,不宜单独使用。压缩气体主要品种有二氧化碳、氮气和一氧化氮等。

(三) 容器

气雾剂的容器应对内容物稳定,能耐受工作压力,并且有一定的耐压安全系数和冲击耐力。用于制备耐压容器的材料包括玻璃、金属和塑料三大类。玻璃容器的化学性质比较稳定,但耐压性和抗撞击性较差,故需在玻璃瓶的外面搪以塑料层;金属材料如铝、不锈钢等耐压性强,但对药物溶液的稳定性不利,故容器内常用环氧树脂、聚氯乙烯或聚乙烯等进行表面处理。塑料容器本身通透性较高,其添加剂可能会影响药物的稳定性。

（四）阀门系统

阀门系统的基本功能是密封和提供药液喷射的通道,对于定量阀门系统还要准确控制药液喷射的质量。阀门系统使用的材料必须对内容物为惰性,所有部件需要精密加工,具有并保持适当的强度。阀门系统一般由阀门杆、橡胶封圈、弹簧、浸入管、定量室和推动钮组成,并通过铝制封帽将阀门系统固定在耐压容器上(图7-1)。

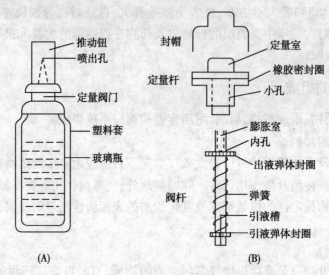

图7-1　气雾剂的定量阀门系统装置外形及部件
(A)气雾剂外形;(B)定量阀部件

1. **封帽**　其作用是把阀门固定在容器上,通常是铝制品,必要时涂以环氧树脂薄膜。

2. **阀门杆**　是阀门的轴芯部分,通常用尼龙或不锈钢制成,包括内孔和膨胀室。若为定量阀门,其下端应有一细槽(引液槽)供药液进入定量室。

3. **橡胶封圈**　是封闭或打开阀门内孔的控制圈,通常用丁腈橡胶制成,有出液与进液两个封圈,分别套在阀门杆上,并定位于定量室的上下两端,分别控制内容物由定量室进入内孔和从容器进入定量室。

4. **弹簧**　供给推动钮上升的弹力,套在阀门杆(或定量室)的下部,需要用质量稳定的不锈钢制成,否则药液容易变质。

5. **浸入管**　连接在阀门杆的下部,其作用是将内容物输送至阀门系统中。通常用聚乙烯或聚丙烯制成(图7-2)。

6. **定量室**　亦称定量小杯,起定量喷雾作用。它的容量决定气雾剂一次给出的准确剂量。定量室下端伸入容器内的部分有两个小孔,用橡胶垫圈封住,使内容物不能外漏。

7. **推动钮**　是用来打开或关闭阀门系统的装置,具有各种形状并有适当的小孔与喷嘴相连,限制内容物喷出的方向。一般用塑料制成。

三、气雾剂的分类

（一）按分散系统分类

1. **溶液型气雾剂**　固体或液体药物溶解在抛射剂中,形成均匀溶液,喷出后抛射剂挥发,药物以固体或液体微粒状态达到作用部位。

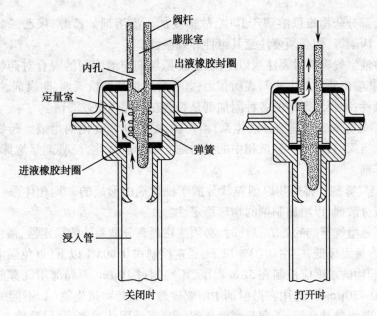

图 7-2　有浸入管的定量阀门

2. 混悬型气雾剂　固体药物以微粒状态分散在抛射剂中,形成混悬液。喷出后抛射剂挥发,药物以固体微粒状态达到作用部位。此类气雾剂又称为粉末气雾剂。

3. 乳剂型气雾剂　液体药物或药物溶液与抛射剂(不溶于水的液体)形成 W/O 或 O/W 型乳剂。O/W 型在喷射时随着内相抛射剂的气化而以泡沫形式喷出,W/O 型在喷射时随着外相抛射剂的气化而形成液流。

(二)按处方组成分类

1. 二相气雾剂　即溶液型气雾剂,由药物与抛射剂形成的均匀液相与抛射剂部分挥发形成的气相所组成。

2. 三相气雾剂　包括乳剂型气雾剂和混悬型气雾剂。其中两相均是抛射剂,即抛射剂的溶液和部分挥发的抛射剂形成的气体。根据药物的情况,又有三种:①药物的水性溶液与液化抛射剂形成 W/O 乳剂,另一相为部分气化的抛射剂;②药物的水性溶液与液化抛射剂形成 O/W 乳剂,另一相为部分气化的抛射剂;③固体药物微粒混悬在抛射剂中,形成固、液、气三相。

(三)按给药途径分类

1. 吸入气雾剂　指用时将内容物呈雾状喷出并吸入肺部的气雾剂。吸入气雾剂还可分为单剂量包装和多剂量包装。

2. 非吸入气雾剂　用时直接喷到腔道黏膜(口腔、鼻腔、阴道等)的气雾剂。

3. 外用气雾剂　是指用于皮肤和空间消毒的气雾剂。

此外,气雾剂按是否采用定量阀门系统可分为定量气雾剂和非定量气雾剂。其中定量气雾剂主要用于肺部、口腔和鼻腔,而非定量气雾剂主要是用于局部治疗的皮肤、阴道和直肠。

四、气雾剂的制备

(一)处方设计

1. 溶液型气雾剂　将药物溶于抛射剂中形成溶液型气雾剂。但由于常用抛射剂是非极性的,因此,部分药物难以溶解于其中,故需要加入潜溶剂如乙醇、聚乙二醇、丙二醇、甘油、乙酸乙酯、丙酮等,但必须要注意其毒性和刺激性。

在开发溶液型气雾剂时要注意以下问题:①抛射剂与潜溶剂的混合对药物溶解度和稳定性的影响;②喷出液滴的大小与表面张力;③各种附加剂如抗氧剂、防腐剂、潜溶剂等对用药部位的刺激性;④吸入剂中的各种附加剂是否能在肺部代谢或滞留。

2. 乳剂型气雾剂　乳剂型分散体系,由药物、抛射剂和乳化剂组成。药物可溶解在水相或油相中。当阀门打开后,分散相中的抛射剂立即膨胀气化,使乳剂呈泡沫状喷出,因此称为泡沫气雾剂。

3. 混悬型气雾剂　将药物以细粒状分散于抛射剂中形成的非均相体系。常加入一些表面活性剂或分散剂,以增加制剂的物理稳定性。

在进行混悬型气雾剂的处方设计时,必须注意提高分散系统的稳定性,需注意以下几个问题:①水分含量要极低,应在 0.03% 以下,通常控制在 0.005% 以下,以免遇水药物微粒聚结;②吸入用药物的粒度应控制在 $5\mu m$ 以下,不得超过 $10\mu m$,而局部用气雾剂的最大粒度一般控制在 $40\sim50\mu m$;③选用在抛射剂中溶解度最小的药物衍生物(如不同的盐基),以免在储存过程中药物微晶变粗;④调节抛射剂和(或)混悬固体的密度,尽量使二者密度相等;⑤添加适当的表面活性剂、分散剂或助悬剂,以增加制剂的稳定性。

(二)制备工艺

气雾剂的制备过程可分为:容器阀门系统的处理与装配,药物的配制与分装,填充抛射剂,质量检查,包装。

1. 容器与阀门系统的处理与装配

(1)玻璃瓶的处理:先将玻璃瓶洗净烘干,预热至 $120\sim130℃$,趁热浸入塑料黏液中,使瓶颈以下均匀地粘上一层塑料液,倒置后于 $150\sim170℃$ 干燥 15 分钟,备用。对塑料涂层的要求是紧密包裹玻瓶,万一爆瓶不致玻片飞溅,外表平整、美观。

(2)阀门系统的处理与装配:橡胶制品可在 75% 乙醇中浸泡 24 小时,以除去色泽并消毒,干燥备用;塑料、尼龙零件洗净再浸在 95% 乙醇中备用;不锈钢弹簧在 1%~3% 碱液中煮沸 $10\sim30$ 分钟,用水洗涤数次,然后用蒸馏水洗两三次,直至无油腻为止,浸泡在 95% 乙醇中备用。最后将上述已处理好的零件,按照阀门系统的构造进行装配。

2. 药物的配制与分装　按处方组成及所要求的气雾剂类型进行配制。溶液型气雾剂应制成澄清药液;混悬型气雾剂应将药物微粉化并保持干燥状态;乳剂型气雾剂应制成稳定的乳剂。将上述配制好的合格药物分散系统,定量分装在已准备好的容器内,安装阀门,轧紧封帽。

3. 抛射剂的填充　抛射剂的填充有压灌法和冷灌法两种,其中压罐法比较常用。

(1)压灌法:先将配好的药液(一般为药物的乙醇溶液或水溶液)在室温下灌入容器内,再将阀门装上并轧紧,然后用压装机压入定量的抛射剂(最好先将容器内空气抽去)。液化抛射剂经砂棒过滤后进入压装机。容器上顶时,灌装针头伸入阀杆内,压装机与容器的阀门同时打开,液化的抛射剂即以自身膨胀压入容器内。操作压力以 $68.65\sim105.975$ kPa 为宜。压力低于 41.19 kPa 时,充填无法进行。

压灌法的设备简单,不需要低温操作,抛射剂损耗较少,目前我国多用此法生产。但生产速度较慢,且在使用过程中压力的变化幅度较大。国外气雾剂的生产主要采用高速旋转压装抛射剂的工艺,产品质量稳定,生产效率大为提高。

(2)冷灌法:药液借助冷却装置冷却至 −20℃左右,抛射剂冷却至沸点以下至少 5℃。先将冷却的药液灌入容器中,随后加入已冷却的抛射剂(也可两者同时进入)。立即将阀门装上并轧紧,操作必须迅速完成,以减少抛射剂损失。

冷灌法速度快,对阀门无影响,成品压力较稳定。但需制冷设备和低温操作,抛射剂损失较多。含水品不宜用此法。在完成抛射剂的灌装后(对冷灌法而言,还要安装阀门并用封帽轧紧),最后还要在阀门上安装推动钮,而且一般还加保护盖。这样整个气雾剂的制备才算完成。

五、气雾剂实例

1. 溶液型气雾剂

例 7-1 盐酸异丙肾上腺素气雾剂

【处方】 盐酸异丙肾上腺素 2.5g   丙二醇 2.5g

F_{12} 70g   维生素 C 1.0g

乙醇   294g

共制成 1000g

【制备】 将盐酸异丙肾上腺素与维生素 C 溶于乙醇中,分装于耐压容器中,安装阀门后压入 F_{12},即得。

【注解】 本品为溶液型气雾剂,用于治疗哮喘及慢性气管炎。由于主药在 F_{12} 中的溶解度较小,故需要使用丙二醇和乙醇作为潜溶剂;由于主药容易氧化,加入维生素 C 作为抗氧剂。

2. 混悬型气雾剂

例 7-2 沙丁胺醇气雾剂

【处方】 沙丁胺醇 1.313g   油酸乙酯 0.28g

司盘-85 0.28g F_{11} 和 F_{12} 适量

制成 1000 瓶

【制备】 将沙丁胺醇微粉与油酸乙酯和司盘-85 混合均匀,加入处方量 F_{11},充分混合得到均匀的混悬液后,分装于耐压容器中,安装阀门系统后压入 F_{12},即得。

【注解】 本品为混悬型气雾剂,用于治疗哮喘。处方中的油酸乙酯和司盘-85 作为分散剂,防止药物粒子的聚集或结晶生长。处方中使用混合抛射剂,先加高沸点的 F_{11},有利于药物粒子的混悬;阀门系统安装后再压入低沸点的 F_{12},可减少抛射剂的损失。

3. 乳剂型气雾剂

例 7-3 大蒜油气雾剂

【处方】 大蒜油   10ml   聚山梨酯 80   30g

油酸山梨坦   35g   十二烷基硫酸钠 20g

甘油   50ml   二氯二氟甲烷   5.5g

纯化水   加至 400ml

【制备】 将大蒜素(油)与乳化剂等混合均匀,在搅拌条件下加水乳化,分装于耐压容器中成 175 瓶,每瓶压入 5.5g 二氯二氟甲烷,密封而得。

【注解】 本品为 O/W 型气雾剂,喷射后可形成稳定的泡沫,可用于治疗滴虫性和霉菌性阴道炎等疾病。处方中使用的是混合型的乳化剂,甘油可以调节黏度,有利于泡沫的稳定。

六、气雾剂的质量评价

气雾剂的质量评价,首先应对气雾剂的内在质量进行检测评定以确定其是否符合规定要求,然后按照《中国药典》2010 年版附录 IL 要求对气雾剂的包装容器和喷射情况进行逐项检查,具体项目如下:

1. 安全与漏气检查　安全检查主要进行爆破试验。漏气检查,可用加温后目测确定,必要时用称重方法测定。

2. 每瓶总揿次与每揿主药含量　对于定量气雾剂,每瓶总揿次均不得少于其标示总揿次;平均每揿主药含量应为每揿主药含量标示量的 80%~120% 。

3. 雾滴(粒)的分布　对于吸入气雾剂,除另有规定外,雾滴中药物量应不少于每揿主药含量标示量的 15% 。

4. 喷射速度和喷出总量检查　对于非定量气雾剂,每瓶的平均喷射速率(g/s)均应符合各品种项下的规定;每瓶喷出总量均不得少于其标示装量的 85% 。

5. 微生物限度　应符合规定。

6. 无菌检查　用于烧伤、创伤或溃疡的气雾剂的无菌检查应符合规定。

第三节　喷　雾　剂

一、喷雾剂的定义和特点

喷雾剂(sprays)系指不含抛射剂,借助手动泵的压力、高压气体、超声振动或其他方法将内容物以雾状等形态释放出来,用于肺部吸入或直接喷至腔道黏膜、皮肤及空间消毒的制剂。按用药途径可分为吸入喷雾剂、非吸入喷雾剂及外用喷雾剂。按给药定量与否,喷雾剂还可分为定量喷雾剂和非定量喷雾剂;按使用方法分为单剂量喷雾剂和多剂量喷雾剂;按分散系统分为溶液型、乳剂型和混悬型。

喷雾剂由于雾粒粒径较大,多用于舌下和鼻腔黏膜给药。也可用于喉部、眼部、耳部和体表等不同的部位。如果作为吸入喷雾剂雾滴大小应控制在 $10\mu m$ 以下,其中大多数应在 $5\mu m$ 以下。

溶液型喷雾剂应为澄清的药液;乳剂型喷雾剂的乳滴应在分散介质中分散均匀;混悬型喷雾剂应使药物粒子在介质中分散均匀,而且保持稳定。配置喷雾剂时,可按药物的性质和治疗的需要添加适宜的溶剂、抗氧剂、表面活性剂或其他附加剂,但要保证所有的附加剂对使用部位无刺激性、无毒性。

二、喷雾剂的装置

1. 普通喷雾装置　常用的喷雾剂是利用机械或电子装置制成的手动泵进行喷雾给药的。这些喷雾给药装置通常由两部分构成,一部分是手动泵,另一部分为容器。手动泵和容器一般都是标准配件,通过螺纹口互相密封配合。喷雾剂无需抛射剂作为动力,无大气污染,生产处方与工艺简单,产品成本较低,可作为非吸入气雾剂的替代品。

2. 超声波雾化器　超声波喷雾器是通过压电元件发生超声波,使药物溶液表面产生振动波,利用这种振动波的冲击力使药物溶液微粒化。该式喷雾器能生成粒度几乎均一的1~5μm 的药物微粒,但对于因超声波作用易分解、药物浓度高、溶液有黏性的药物不适用。

3. 智能型喷射雾化器　Medic-Aid 公司开发的 HaloLite™喷雾器装有一电子控制的反馈系统,使其只在吸气循环的前半期喷出雾化的药物,因为在吸气循环的后半期传输的任何药物都不太可能渗透到呼吸道很深的部位。消除呼气循环中雾化药物的产生,可降低药物的浪费,而当其为强效药物时,可为患者和家属提供更安全的环境。

4. Respimate 喷雾器　Respimat™的方法是使液体在高压下从储液室中强制通过两个8μm 的喷嘴,所喷出的液体互相撞击,可额外增加液体破裂成小液滴的机会。

三、喷雾剂实例

例7-4　丙酸氟替卡松喷雾剂

【处方】

丙酸氟替卡松	0.2g	Avicel	6g
Tween 80	0.02g	苯扎氯铵	0.05g
苯乙醇	1ml	葡萄糖	20g
加纯化水至	400ml		

【制备】　在 50MPa 压力下高压均质 6 个循环,将丙酸氟替卡松原料微粒化。加入处方量 Avicel 及纯化水适量充分搅拌溶胀,加入处方量的苯乙醇、苯扎氯铵及葡萄糖,加水至处方量。在 20MPa 压力下均质 1 个循环使混悬液均匀,灌装于棕色玻璃瓶中,轧盖安装喷头,即得丙酸氟替卡松鼻喷雾剂。

【注解】　丙酸氟替卡松为糖皮质激素,具有强效抗感染活性,用于预防和治疗季节性过敏性鼻炎和常年性过敏性鼻炎。Avicel 为助悬剂,增加了鼻喷雾剂的黏度,有利于形成良好的喷雾。

四、喷雾剂质量控制

喷雾剂在生产贮藏期间应符合《中国药典》2010 年版二部附录ⅠL 中有关规定。喷雾剂应标明每瓶的装量、主药含量、总喷次、贮存条件。除另有规定外,喷雾剂应进行每瓶总喷次、每喷喷量、每喷主药含量、雾滴(粒)分布、装量、装量差异、无菌、微生物限度检查。

第四节　吸入粉雾剂

一、概述

粉雾剂(powder aerosols)是指一种或一种以上的药物粉末,装填于特殊的给药装置,以干粉形式将药物喷雾于给药部位,发挥全身或局部作用的一种给药系统。目前临床上所用的粉雾剂可分为吸入粉雾剂、非吸入粉雾剂和外用粉雾剂。其中吸入粉雾剂是最受关注的一类。吸入粉雾剂(powder aerosols for inhalation)是一种或一种以上的微粉化药物与载体(或无)以胶囊、泡囊等多剂量储库形式,经特殊的给药装置给药后以干粉形式进入呼吸道,发挥全身或局部作用的一种给药系统,亦称干粉吸入剂(dry powder inhalations,DPIs)。根据给药部位的不同,可分为经鼻用粉雾剂和经口腔用(肺吸入)粉雾剂。目前粉雾剂上市产品一般经口腔吸入肺部,包括用于治疗哮喘的抗组胺药物、支气管解痉药物和甾体激素等。与气雾剂及喷雾剂相比,粉雾吸入剂具有以下特点:①易于使用,患者主动吸入药粉;②无抛射剂氟里昂,可避免对大气环境的污染;③药物可以胶囊或泡囊形式给药,剂量准确,无超剂量给药的危险;④不含防腐剂及酒精等溶剂,对病变黏膜无刺激性;⑤药物呈干粉状,稳定性好,干扰因素少,尤其适用于多肽和蛋白类药物的给药。因此粉雾剂以其独特的优势吸引了越来越多药剂工作者的研究兴趣。

二、吸入粉雾剂的组成和装置

(一) 吸入粉雾剂的组成

1. 药物　在吸入粉雾剂系统中,粒子与粒子,粒子与吸入装置之间的气动碰撞与摩擦关系十分复杂,要求制得粒子的空气动力学直径应小于 $10\mu m$,其中大多数应在 $5\mu m$ 以下。这种供吸入用的细粉既可是单独的药物,也可是药物与适宜辅料制成的粉末。除粒径之外,细粉的其他粉体学性质,如引湿性、密度、荷电性与形态等对吸入粉雾剂的可吸入性质也具有重要影响。这些因素可影响粉末的分散性和气流顺应性。在制备技术方面,传统的吸入用药物粒子可由研磨制得,再与载体混合以改善流动性和剂量均一性。但这样所制备的粒子电荷高,黏附性大。传统制备技术的不足促进了新技术的发展。目前研究比较多的是超临界流体技术、喷雾干燥和冷冻干燥技术。

2. 药物载体　细微的药物粉末在体外易聚集,流动性也差,很难进行填充和分剂量。因此干粉处方中通常加入较大粒径的乳糖($100 \sim 300\mu m$)作为载体。药物粉末附着在载体表面,流动性得到很大提高。在干粉雾化的过程中,通过挡板或筛网的设计,并借助患者吸气或干粉吸入剂自身的动力装置使药物粉末与乳糖载体解聚而被吸入肺部,乳糖粒子则停留在喉咽部。除乳糖外葡萄糖、甘露醇、木糖醇等也可作为药物载体。其中乳糖因其呼吸道刺激性与肺部不良反应较小、含水量低和价格低廉等优势而成为粉雾剂载体的首选。

3. 其他附加剂　在吸入粉雾剂中除含药细粉与载体之外,还可以加入另一种小粒径的组分以提高药物沉积性能,称为第三组分。第三组分提高粉雾剂沉积性能的机制主要有以下几点:①改善载体或含药细粉的粉体学性质;②改善载体表面性质;③与药物竞争吸附于载体的高能部位,或对载体"包衣"后再桥接药物,从而减弱药物与载体的吸附作用;④吸入粉雾剂在雾化时易产生静电,第三组分的加入可明显减小吸入粉雾剂使用时因摩擦而产生的静电,从而有利于减弱由静电引起的吸附作用。

(二) 给药装置

粉雾剂由粉末吸入装置和供吸入用的干粉组成。自 1971 年英国的 Bell 研制的第一个干粉吸入装置(Spinhaler)问世以来,粉末吸入装置已由第一代的胶囊型发展至第三代的贮库型。理想的干粉吸入装置应具有:①患者应用方便;②干粉易于雾化;③剂量重现性好;④价格低廉;⑤可保证装置内药物稳定;⑥ 适用于多种药物和剂量等特点。目前市场上的干粉吸入装置包括单剂量和多剂量型,主动型和被动型。

1. 胶囊型给药装置　第 1 代干粉吸入装置为被动型单剂量装置,最具代表性的就是 Spinhaler®和 Rotahaler®。Spinhaler®是世界上第一个干粉吸入装置。将装有干粉末的明胶胶囊连接上一个转动子和金属尖针,在吸入的过程中,转子开始转动,尖针刺破胶囊,药物粉末可随吸入的气流送入呼吸道中。这种装置的基本原理可用图 7-3 表示:装置结构主要有雾化器的主体、扇叶推进器和口吸器三部分组成。在主体外套有能上下移动的套筒,套筒上有不锈钢针;口吸器的中心也装有不锈钢针,作为扇叶推进器的轴心及胶囊一端的致孔针。

使用时,将组成的三部分卸开,先将扇叶套于口吸器的不锈钢针上,再将装有极细粉的胶囊的深色盖端插入推进器扇叶的中孔中,然后将三部分组成整体,并旋转主体使与口吸器连接并试验其牢固性。压入套筒,使胶囊两端刺入不锈钢针;再提起套筒,使胶囊两端的不锈钢针脱开,扇叶内胶囊的两端已致孔,并能随扇叶自由转动,即可供患者应用。

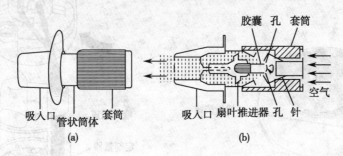

图 7-3　Spinhaler® 结构示意图
(a)外观;(b)工作原理示意图

2. 泡囊型给药装置　应用最早的泡囊型吸入器是由英国 Allen & Hanburys 公司推出的圆盘状吸入器具 Diskhaler™(图 7-4)。药物储存在 4 个或 8 个泡囊中,这些泡囊分布在一个叫作 Rotadisk 的圆形塑料片上,用铝箔封底。使用时将 Rotadisk 放入装置中,刺针刺破泡囊,由吸嘴吸入药物,转轮自动转向下一个泡囊。

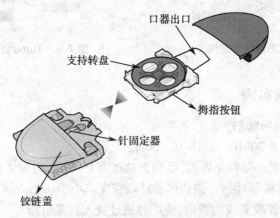

图 7-4　Diskhaler™ 的结构示意图

Diskus™/Accuhaler™ 人们习惯地称之为胖胖鱼或准纳器(图 7-5),是由葛兰素史克公司于 20 世纪 90 年代推出的一款应用比较广泛的泡囊型吸入装置。60 个泡囊置于盘状输送带的泡罩内,通过转盘输送,口器上有一个保护性的外部封盖,当操作杆滑回后,口器打开,一个泡罩刺破。药物被吸入。

3. 贮库型给药装置　1988 年阿斯利康公司推出了第一个真正意义上的多剂量储库型吸入装置 Turbuhaler™(图 7-6),经常被称为"都保"。此装置能储存近 200 个剂量,使用时旋转底座,药物即由储库释放至转盘上,同时被刮刀刮至药物通道处。吸嘴处有一个双螺旋通道,在吸入动力产生的湍流气流下,颗粒在通道中可以相互撞击,药物更易于与载体分离,形成更细小的微粒,从而有利于提高药物的肺部沉积量。该装置还带有彩色的剂量指示器,当临近额定的最后剂量时,指示窗显示红色标记。

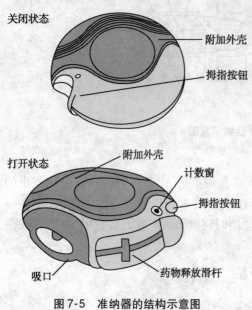

关闭状态

——附加外壳

——拇指按钮

打开状态

附加外壳

计数窗

拇指按钮

吸口

药物释放滑杆

图 7-5 准纳器的结构示意图

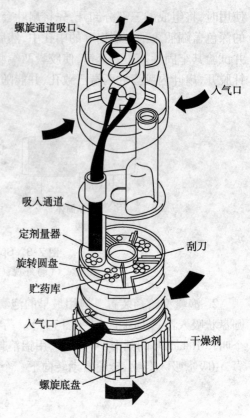

螺旋通道吸口

入气口

吸入通道

定剂量器

旋转圆盘

贮药库

入气口

刮刀

干燥剂

螺旋底盘

图 7-6 Turbuhaler™ 工作原理示意图

三、吸入粉雾剂实例

例 7-5 鲑降钙素粉雾剂

【处方】 鲑降钙素 300IU 载体 10 ~ 50mg

【制备】 鲑降钙素经微粉化处理,得动态粒径为 1 ~ 3μm 的粉体,与生物可降解的载体(如乳糖、甘露醇、环糊精等)混合,该载体的轻敲密度应小于 0.4g/cm³,质量平均粒径为 5 ~ 30μm。混合后的粉体置胶囊或泡囊内,使用时通过吸入装置给药。

四、吸入粉雾剂质量评价

吸入粉雾剂在生产和储存期间应符合《中国药典》2010 年版附录 IL 中的有关规定。吸入粉雾剂中所有附加剂应为生理可接受物质,且对呼吸道黏膜和纤毛无刺激性、无毒性;多剂量储库型吸入粉雾剂应标明:每瓶装量、主药含量、总吸次、每吸主药含量。

(李凌冰)

参 考 文 献

1. 崔福德. 药剂学. 第 7 版. 北京:人民卫生出版社,2011
2. 陆彬. 药剂学. 北京:中国医药科技出版社,2003

3. Alexander T. Florence and Juergen Siepmann. Modern Pharmaceutics. 5th Ed. New York：Informa Healthcare，2009
4. 唐翠，印春华. 肺部给药系统的研究进展. 中国医药工业杂志，2001，32(12)：560-564
5. 张宇，林霞，唐星. 肺部吸入给药装置的研究进展. 沈阳药科大学学报，2009，26(10)：835-844
6. 汤玥，朱家壁，陈西敬. 新型肺部给药系统—吸入粉雾剂. 药学学报，2009，44(6)：571-574
7. 孟博宇，许向阳，王青松. 干粉吸入给药装置的研究进展. 中国医药工业杂志，2010，41(9)：698-703
8. 文冰亭，赵荣生. 吸入给药装置的结构原理及使用. 临床药物治疗杂志，2008，6(1)：41-48

第八章 固体分散体制备技术

第一节 概 述

固体分散体(solid dispersion)系指药物以分子、胶态、无定型、微晶等状态高度分散在某一固体载体中所形成的分散体系。将药物制成固体分散体所用的制剂技术称为固体分散技术。固体分散体作为一种制剂中间体,可以进一步制成片剂、胶囊剂、颗粒剂、滴丸剂、软膏剂和栓剂等剂型。

固体分散体的发展经历了三个阶段。1961 年,Sekiguchi 和 Obi 首次提出固体分散体这一概念,并以尿素为载体,采用熔融法制备了难溶性药物磺胺噻唑的固体分散体,使磺胺噻唑的口服吸收较普通片剂显著增加,生物利用度随之提高。这是第一代固体分散体,其特点是以结晶性水溶性物质为载体,如尿素和乳糖醇,通过载体的溶解释放难溶性药物。该类载体与药物易形成结晶性固体分散体,具有较好的热稳定性,但是较无定型载体而言,释药速度相对较慢。在 20 世纪 60 年代末期,出现了主要以聚合物为载体的第二代固体分散体。采用合成聚合物,如聚维酮、聚乙二醇、聚甲基丙烯酸酯,或天然聚合物,包括纤维素衍生物(如羟丙甲基纤维素、乙基纤维素、或羟丙纤维素)和淀粉衍生物(如环糊精)为载体,与药物形成无定型的固体溶液或固体混悬液,加速药物的释放。第三代固体分散体以表面活性剂或表面活性剂与聚合物的混合物为载体,可以避免药物结晶或微小结晶的聚集,增加稳定性,并进一步提高难溶性药物的生物利用度。例如,以 PEG 与聚山梨醇酯 80 为混合载体制备难溶性药物 LAB68 的固体分散体,其生物利用度提高 10 倍,且达到至少 16 个月的稳定性。

近年来,针对固体分散体的研究越来越受到重视,多个采用固体分散体技术制备的药品已成功上市(表 8-1)。随着载体材料类型的扩展,固体分散技术除了用于普通制剂中改善难溶性药物的溶解性能以提高生物利用度外,在缓控释制剂领域的研究和应用也日益增多,且逐渐应用于中药制剂的剂型改进,对于推动中药制剂的创新发展,弘扬我国特色医药,具有非常积极的意义。

固体分散体作为一种新型制剂技术,具有独特的性能,但同时也存在一些问题,有待进一步地解决。

固体分散体的主要优点:①将药物高度分散在不同性质的固体载体中,达到不同的制剂目的。如选用亲水性载体,可显著增加难溶性药物的溶解性,提高溶出速率,甚至达到速释效果,从而提高生物利用度;选用疏水性载体,可延缓或控制药物的释放;选用肠溶性载体,可实现药物在小肠释放;②利用载体的保护作用,增加药物的化学稳定性和物理稳定性;③可使液体药物固体化;④掩盖药物的不良气味或刺激性。

固体分散体的主要问题:①物理稳定性较差。药物在固体分散体中常常呈过饱和状态,久贮析出结晶,产生相分离。同时由于制备过程的机械压力及储存过程中温度或湿度等条件的影响,药物易从无定型或亚稳态晶型转变成稳态晶型。当使用水溶性载体时,因其吸水性强,更容易引发上述固体分散体的老化。②工业生产困难。熔融法制备固体分散体需加热熔融后冷却,大规模生产难以操作。许多药物载体在高温熔融时可能分解,冷却过程中固体分散体也可能吸潮。规模化生产和实验室制备固体分散体因加热和冷却速度不同,所获得的固体分散体的理化性质和稳定性也可能不一致。固体分散体需制成适宜的剂型才能有广泛的商业价值,但是固体分散体常较软且黏稠,存在流动性不好、难以与其他辅料混合均匀、可压性差、不宜湿法制粒等问题,制备片剂和胶囊剂比较困难。溶剂法制备固体分散体面临更大的挑战,在生产过程中必须考虑回收大量溶剂的安全性、高额的花费以及溶剂残留的达标等问题。

表8-1　采用固体分散体技术制备的药品

药物	商品名	剂型	制造商
灰黄霉素	Gris-PEG	片剂	Pedinol
洛匹那韦/利托那韦	Kaletra	片剂	Abbott
纳比隆	Cesamet	胶囊	Veleant
依曲韦林	Intelence	片剂	Tibotec
依维莫司	Cesamet	片剂	Novartis
维拉帕米	Isoptin SR-E	片剂	Abbott
尼伐地平	Nivadil	胶囊	Fujisawa
他克莫司	Prograf	胶囊	Fujisawa
伊曲康唑	Sporanox	胶囊	Janssen
西罗莫司	Rapamune	片剂	Wyeth
非诺贝特	Tricor	片剂	Abbott
醋酸甲地孕酮	Megace ES	片剂	Par
阿瑞匹坦	Emend	胶囊	Merck

第二节　常用载体材料

固体分散体由药物与载体构成,且与药物相比,载体材料往往占有较高的比例(50%~80%,w/w),因此载体材料的选择对于固体分散体的性能起着决定性的作用。通常情况下,难溶性药物选择水溶性载体材料,以提高药物的溶出速率和生物利用度;相反地,制备缓控释固体分散体,选择难溶性载体材料。此外,载体材料还应达到下列基本要求:无毒、无刺激性、性质稳定、不影响药物的物理化学稳定性、不影响药物的药效与含量检测、与药物具有良好的相容性、能使药物高度分散、价廉易得。

目前常用的固体分散体载体可分为水溶性、水不溶性和肠溶性三大类。各种载体可以单独使用,也可以几种载体联合应用,以达到满意的速释与缓释效果。

一、水溶性载体材料

1. 聚乙二醇（PEG）类　　PEG 是一种结晶性高分子化合物，由环氧乙烷聚合而成，相对分子质量从 200 到 30 000，性状随着分子量的增加而产生差异，从无色、无臭、黏稠液体转变至蜡状固体。相对分子质量 1000～20 000 的 PEG 是最常用的水溶性固体分散体载体之一，例如 PEG4000 和 PEG6000。它们的熔点低（50～63℃），毒性小，化学性质稳定，能与多种药物配伍，不干扰药物的含量测定，能够显著增加药物的溶出速率，提高药物的生物利用度。油类药物宜采用分子量更高的 PEG12000 或 PEG6000 与 PEG20000 的混合物作载体，以增加固体分散体的硬度。由于 PEG 熔点较低，且能溶于乙醇等有机溶剂，因此可采用熔融法或溶剂挥发法制备固体分散体。研究表明，药物的溶出速度与 PEG 的分子量、药物与 PEG 的比例及制备方法有关。一般来说，增加固体分散体中 PEG 的含量可显著增加药物的溶出速度。例如水飞蓟素-PEG6000 固体分散体，随着 PEG6000 与药物的比例从 4∶1 增加到 9∶1，药物的溶出速率相应加快。

2. 聚维酮（PVP）类　　PVP 是一种无定型高分子化合物，由乙烯吡咯烷酮聚合而成，相对分子质量范围在 2500～3 000 000。PVP 以 K 值分类，K 值越大，则相对分子质量就越高。作为固体分散体的载体，常用的 PVP 为 K12～K30，对应于相对分子质量 2500～50 000。PVP 的稳定性良好，熔点高，但加热到 150℃会变色。PVP 易溶于水、乙醇、氯仿等多种有机溶剂，在水中的溶解度随着分子量的增加而降低。一般采用溶剂法制备固体分散体，不宜用熔融法。用共沉淀法制备固体分散体时，由于氢键作用或络合作用，可抑制药物晶核的形成及成长，使药物形成无定型物。但成品对湿的稳定性较差，贮存过程中易吸湿而析出药物结晶。药物从 PVP 固体分散体中的溶出速度与 PVP 的相对分子质量、药物与 PVP 的比例，以及药物与 PVP 的相互作用有关。PVP 相对分子质量大，在水中的溶解度减小，黏度增大，使得药物的溶出速度减慢。与 PEG 类似，固体分散体中 PVP 的含量大，药物的溶出速率快，但也有例外。药物与 PVP 分子间的相互作用越强，越易形成共沉淀物，PVP 对药物产生较强的抑晶作用，促进药物的溶出。一般情况下，低相对分子质量的 PVP 较高相对分子质量的 PVP 更易与药物作用，所形成的共沉淀物的药物溶出速率更快。例如分别用不同相对分子质量（3800、10 000、25 000）的 PVP 为载体制备葛根素固体分散体，PVP3800 促进药物释放效果最佳。

3. 表面活性剂类　　该类载体包括泊洛沙姆类、卖泽类、聚氧乙烯蓖麻油类等，可单独用作固体分散体的载体，也可与其他载体联用。因其同时具有分散和乳化药物的作用，常常能获得较高的载药量。泊洛沙姆是最常用的表面活性剂载体，由环氧乙烷（EO）和环氧丙烷（PO）共聚制得。通过调节聚氧丙烯的相对分子质量和聚氧乙烯的百分比，可得到一系列具有不同性质的产物。随相对分子质量的增大，产品性状由流动液体、膏状逐渐变成蜡状固体。多数型号产品在水中易溶，在乙醚和石油醚中几乎不溶，能溶于无水乙醇、乙酸乙酯、氯仿等有机溶剂。其中 poloxamer 188 是最重要的产品，相对分子质量为 8350，为白色蜡状固体或片状固体，能溶于水，可采用熔融法或溶剂法制备固体分散体，其增加药物溶出的作用明显大于 PEG 类载体，是理想的速效固体分散体的载体。

目前国外报道了多种新型的表面活性剂载体，如维生素 E 聚乙二醇琥珀酸酯（Vitamin E TPGS®）和月桂酸聚乙二醇甘油酯（Gelucire®）等。维生素 E 聚乙二醇琥珀酸酯由 PEG1000 与 d-α-琥珀酸生育酚的酸性基团反应而得，为白色或类白色晶体状粉末，稳定性好,熔点为 40℃,易溶于水,*HLB* 值 13,*CMC* 值 0.02%,熔融法或溶剂法制备固体分散体均适用,且能有效促进难溶性药物的口服吸收。Gelucire® 是甘油基与 PEG1500 酯长链脂肪酸的混合物,有多种型号,常用的是 Gelucire® 44/14,其熔点为 44℃,*HLB* 值 14,能在水中分散并溶于多种有机溶剂,可采用熔融法或溶剂法制备固体分散体。

4. 环糊精类　近年来报道用环糊精衍生物作为固体分散体的载体,其中羟丙基-β-环糊精(HP-β-CD),极易溶于水(750g/L),安全性能好,抑晶作用较 β-CD 强,具有更好的药物释放促进效应,应用较多。另一个水溶性环糊精衍生物磺丁基-β-环糊精(SBE-β-CD)也可作为载体,促进难溶性药物的溶出。

5. 其他　除上述载体外,水溶性小分子,如尿素、有机酸、糖类、醇类,以及水溶性高分子,如聚乙烯醇、聚维酮-聚乙烯醇共聚物,纤维素类,如羟丙甲纤维素(HPMC)、羟丙纤维素(HPC)等,也可作为固体分散体的载体。尿素,极易溶解于水,在各种常用有机溶剂中有较好的溶解性,熔点为 131℃。但尿素加热易分解成氨,对药物的抑晶作用弱,已不常用。有机酸载体包括枸橼酸、酒石酸、琥珀酸、胆酸及去氧胆酸等。该类载体材料为结晶性物质,分子量较小,易溶于水而不溶于有机溶剂,对药物的抑晶作用弱,不宜采用溶剂法制备,也不适于对酸敏感的药物,目前也已较少使用。糖类载体包括右旋糖酐、半乳糖、葡萄糖和蔗糖等,醇类载体包括甘露醇、山梨醇、木糖醇等。它们的水溶性强,毒性小,但是在有机溶剂中溶解性差,抑晶作用弱,且熔点高,因此仅适用于剂量小、熔点高的药物,以熔融法制备固体分散体。该类载体目前也较少单独使用,而多与 PEG 类载体联用。

二、水不溶性载体材料

1. 纤维素类　常用的如乙基纤维素(EC),能溶于乙醇、丙酮等多种有机溶剂,载药量大,稳定性好,不易老化,是一种理想的缓释固体分散体的载体,常采用溶剂法制备。为调节固体分散体中药物的释放速度,可在以 EC 为载体的固体分散体中加入 HPC、PVP、PEG 等水溶性聚合物作致孔剂,或表面活性剂如十二烷基硫酸钠等,增加载体的润湿性。

2. 脂质类　常用的有胆固醇、β-谷甾醇、棕榈酸甘油酯、胆固醇硬脂酸酯、巴西棕榈蜡及蓖麻油蜡等脂质材料,可采用熔融法制备缓释固体分散体,亦可加入表面活性剂、乳糖、HPMC 和 PVP 等水溶性物质,增加载体中药物释放孔道,调节释药速率。

3. 聚丙烯酸树脂类　作为难溶性载体材料的有含季铵基的聚丙烯酸树脂(包括 Eudragit RL 和 Eudragit RS 等型号)。此类聚丙烯酸树脂在胃液中溶胀,在小肠液中不溶,被广泛用于制备缓释固体分散体,采用溶剂法制备。调节不同型号聚丙烯酸树脂的混合比例,或适当加入水溶性载体材料如 HPMC、PVP、HPC 或 PEG 等,可获得理想的药物释放速度。

4. 无机材料　不仅水溶性载体可以加速难溶性药物的溶出,某些无机材料也可以作为固体分散体的载体起到同样的作用。常用的无机材料主要包括二氧化硅纳米粒和介孔二氧化硅(mesoporous silica)。二氧化硅表面有很多硅烷醇基,能够与药物产生氢键作用,使药物以分子状态分散在二氧化硅表面,从而增加难溶性药物的溶出。例如,以亲水性二氧化硅为载体,采用喷雾干燥法制备甲苯磺丁脲的固体分散体,药物溶出明显加快。近年来,介孔二氧化硅作为药物载体逐渐得到关注。介孔二氧化硅具有直径可控(2~50nm)的纳米孔穴和极大的表面积(1500m²/g),从而可吸附大量的活性药物,使药物以无定型或纳米结晶形式高度分散。若其表面进行功能化修饰,可进一步促进药物的装载并调节药物的释放。

三、肠溶性载体材料

1. **纤维素醚酯类**　常用的有羟丙甲纤维素酞酸酯（HPMCP）、羧甲乙纤维素（CMEC）、醋酸纤维素酞酸酯（CAP）等，在胃液中不溶，可溶于肠液中，用于制备胃中不稳定在肠道释放和吸收的药物的固体分散体。一般将药物及肠溶性材料溶于有机溶剂，挥去有机溶剂得到固体分散体，或者将有机溶液喷雾于惰性辅料表面，在其表面形成固体分散体。

2. **聚丙烯酸树脂类**　常用 Eudragit L 和 Eudragit S 为肠溶固体分散体的载体，两者分别在 pH 大于 6 和 pH 大于 7 的肠液中溶解，宜采用溶剂法制备固体分散体。若两者联合使用，可调节载体的溶解性能，控制药物的释放。

第三节　固体分散体的类型

一、按药物分散状态分类

固体分散体按药物的分散状态主要分成以下三种类型：

1. **固态溶液**　药物在载体材料中以分子状态分散，与载体形成均相体系，称为固态溶液。这是制备固体分散体时最理想的状态，具有较好的增溶效果，其产生的前提是药物必须与载体材料在某一比例时完全相容。根据药物与载体相溶的情况，固态溶液可分为连续型与非连续型两种。对于前者，从理论上说，药物与载体分子间的作用力大于各自分子间的作用力，药物与载体以任意比混合，都可形成固态溶液，这样的例子非常少见；对于后者，药物与载体需在一个合适的混合比例的条件下，才能形成固态溶液。如水杨酸与 PEG6000 可组成部分互溶的固态溶液。当 PEG6000 含量较多时，可形成水杨酸溶解于其中的 α 固态溶液；当水杨酸的含量较多时形成 PEG6000 溶解于水杨酸中的 β 固态溶液。另一种分类方法是依据药物在载体中的分布方式，将固态溶液分为置换型与填充型。当药物与载体的分子大小接近时，一种分子即可代替另一种分子进入其结构产生置换型固态溶液；但在两者分子大小相差较大时，一种分子只能填充进入另一种分子的结构形成填充型固态溶液。采用水溶性高分子，如 PEG4000 和 PEG6000 作为载体时，其分子量相对较高，就可充填相当数量的药物分子。

2. **简单低共熔混合物**　药物与载体加热共熔后，快速冷却固化，当体系中药物与载体的混合比例符合低共熔物的比例时，药物与载体可同时析出，形成低共熔固体分散体，此时温度称为最低共熔点。最低共熔点通常均低于药物及载体各自的熔点。当药物与载体在其他混合比例时，就不产生共熔点，体系在冷却过程中会出现固体和液体混合的状态（图 8-1）。例如氯霉素和尿素的熔点分别 149～153℃和 132.7℃，而当氯霉素和尿素以 2∶8 的比例制成简单低共熔固体分散体后，其熔点降低为 104℃。由于药物与载体在液体状态时可完全相溶，但在固体状态时仅部分相溶，因此对于低共熔固体分散体，药物与载体同时发生析晶现象，药物仅以微晶形式分散，不能或很少形成固体溶液。但如果药物与载体不能同时析出晶体，产生大尺寸药物晶体的可能性就会增大，不利于药物的溶出。

3. **共沉淀物**　也称为共蒸发物，是由药物与载体材料以适当比例混合，形成的共沉淀无定型物。常用载体材料为多羟基化合物，如 PVP、枸橼酸、蔗糖等。如双炔失碳酯（AD）与 PVP 以 1∶8 制成共沉淀物，AD 分子进入 PVP 分子的网状骨架中，药物晶体受到 PVP 的抑制

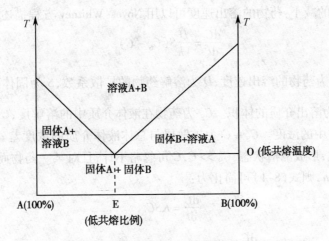

图 8-1 简单低共熔物相图

而形成非结晶性无定型物。从 X 射线衍射图证实,共沉淀物中 AD 的晶体衍射峰已消失。

药物和载体的性质、药物与载体的比例,以及制备方法等因素都会影响到固体分散体中药物的分散状态,从而影响药物的溶出速率。例如联苯双酯与不同载体材料形成固体分散体,经 X 射线衍射分析证明,联苯双酯与尿素形成的是简单的低共熔混合物,即联苯双酯以微晶形式分散于载体材料中;而联苯双酯与 PVP 的固体分散体中,联苯双酯的晶体衍射峰已消失,形成无定型粉末状共沉淀物;联苯双酯与 PEG6000 形成的固体分散体中,部分联苯双酯以分子状态分散,而另一部分是以微晶状态分散。又如采用不同的方法制备葛根黄豆苷元的聚乙二醇 20000 固体分散体(药物与 PEG 比例 1:10),熔融法制备时,药物主要以微晶形式存在;溶剂法制备的固体分散体主要形成固体溶液;研磨法则使药物以微晶或者分子簇的形式均匀吸附在载体粒子的表面,同时也可能伴有无定型的药物,药物的溶出速率依次为:溶剂法 > 熔融法 > 研磨法 > 物理混合物 > 原料药。

二、按释药特性分类

对于固体分散体的药物释放机制,目前有两种理论:载体控释学说和药物控释学说。在载体控释体系中,载体的性质决定药物的释放速度,至少在载药量比较低的时候,药物的释放速度与药物的性质无关。例如保泰松以 PEG6000 为载体制备固体分散体,当保泰松载药量 <15% 时,药物的溶出速率与载体的溶解速率相当。而在药物控释体系中,药物在载体中的分散速率很小,它们先以固体粒子的形式分散于溶出介质中,然后再进一步溶解,所以药物的溶出主要由药物的性质决定,且与载药量几乎无关。这两种看似极端的解释在许多情况下可能同时发生作用,甚至药物的分散粒径减小到某一极限时,可使药物控释体系转变为载体控释体系。

按照载体控释体系中药物释放性能的不同,将固体分散体分为速释型固体分散体、缓控释型固体分散体和肠溶型固体分散体。

1. 速释型固体分散体 采用水溶性载体制备速释型固体分散体,可提高难溶性药物的溶解度,加快药物溶出,这对提高药物的口服生物利用度具有重要意义。这种类型的固体分散体在固体分散体研究中占有较大比重。该固体分散体的药物速释原理包括以下几个因素。

(1)药物粒径的减小:药物的溶出速度可以用 Noyes-Whitney 方程描述:

$$\frac{\mathrm{d}C}{\mathrm{d}t} = \frac{D}{Vh}S(C_{\mathrm{S}} - C) \tag{8-1}$$

式(8-1)中 $\frac{\mathrm{d}C}{\mathrm{d}t}$ 为药物的溶出速度,D 为溶解药物的扩散系数,S 为固体药物的表面积,h 为扩散层厚度,V 为溶出介质的体积。C_{S} 为药物在液体介质中的溶解度,C 为 t 时间药物在胃肠液或溶出介质中的浓度。$C_{\mathrm{S}} - C$ 为扩散层与总体液体介质的浓度差。在肠道中,溶出的药物立即被吸收,形成漏槽状态,$C_{\mathrm{S}} \gg C$,C 可忽略不计,且对某一药物而言,其 D 和 h 为一定值,令 $K = D/h$,则式(8-1)可简化为:

$$\frac{\mathrm{d}C}{\mathrm{d}t} = KSC_{\mathrm{S}} \tag{8-2}$$

从式(8-2)可知,溶出速度 $\frac{\mathrm{d}C}{\mathrm{d}t}$ 与药物的溶出速度常数 K、固体药物颗粒的表面积 S 和药物的溶解度 C_{S} 成正比。固体分散体增加难溶性药物溶出速率的主要原因是通过载体的作用增加药物的分散度,使药物以极小的胶态或微晶,甚至分子状态存在,随着药物粒径的减小,药物粒子的表面积显著增大,溶出速率加快。

(2)形成高能态:以不同的载体,采用不同的制备方法获得固体分散体,药物呈亚稳态结晶或无定型状态存在时,因其能量高,溶出速率就快。

(3)载体的润湿和增溶作用:水溶性载体包围在难溶性药物周围,使药物具有良好的润湿作用,当固体分散体接触到胃肠液时,载体迅速溶解,固体分散体转变成药物混悬液,有助于药物溶出。具有表面活性的载体,如胆酸类能明显增强药物的润湿性。第三代固体分散体采用两亲性表面活性剂作为载体时,因其具有较强的表面活性作用,对于增加药物在介质中的溶解度,促进药物的溶出十分有效。

(4)载体的抑晶作用:在制备固体分散体的过程中,由于载体能与药物分子产生氢键、络合等作用,从而抑制药物晶核的形成和生长,使药物以无定型状态高度分散于载体材料中,药物溶出速度较其结晶状态明显加快。

2. 缓控释型固体分散体 用难溶性材料为载体制备的固体分散体,因载体在胃肠液中不溶,可使药物具有缓释效果。释药原理类似于骨架型制剂,药物释放行为符合 Higuchi 方程、一级或零级过程。水溶性药物或难溶性药物均可制成缓控释固体分散体,其释药速度受载体种类、用量和制备工艺等因素影响。现临床上常用的硝苯地平控释片、硝酸异山梨酯控释片、丁咯地尔缓释片、硫酸沙丁胺醇控释片、硫酸沙丁胺醇缓释胶囊、氯化钾缓释片等均采用缓控释型固体分散体工艺研制而成。

3. 肠溶型固体分散体 利用肠溶性载体在胃液中稳定、在肠液中溶解的特性,制备定位于肠道溶解释放药物的固体分散体,为肠溶型固体分散体,尤其适合酸中性质不稳定的难溶性药物,可以有效提高其生物利用度。例如将硝苯地平和肠包衣剂 HP-55 或 Eudragit L 溶于乙醇和二氯甲烷的混合溶剂中制得含硝苯地平 7% 的肠包衣固体分散体的颗粒剂,该颗粒剂在胃内不溶解,因而延缓了吸收,能维持有效血药浓度达 8 小时以上,是一种具有较高生物利用度的缓释剂型。又如以 Eudragit L 和 PEG-6000 为混合载体,用溶剂法制备的盐酸尼卡地平肠溶缓释固体分散体,药物以分子状态分散于载体中,该肠溶缓释固体分散体性质稳定,可显著提高药物在人工肠液中的溶出速度。

第四节　固体分散体的制备方法

固体分散体制备方法较多,根据其工艺原理的不同可以分为三大类,分别是热处理法、溶剂处理法和机械处理法。热处理法主要指熔融法,制备过程需要接触高温,但不需要使用有机溶剂;溶剂处理法需要使用有机溶剂,包括溶剂法、溶剂-熔融法、喷雾干燥法等;机械处理法包括揉捏法、研磨法等。固体分散体的制备方法对于固体分散体的性质会产生很大的影响。如何选择合适的制备方法是进行固体分散体研究的核心内容之一,通常需要考虑药物和载体的性质、制备的条件与成本、环保、促进释放或延缓释放的效果等因素。

一、热处理法

熔融法是将药物与载体混匀,用水浴或油浴加热至熔融,或先将载体加热至熔融后,再加入药物,使药物溶解在液态载体中,然后快速冷却固化,研磨过筛,获得固体分散体粉末。Sekiguchi 和 Obi 首次报道的磺胺噻唑-尿素固体分散体即是采用该法制备。该方法简便且经济,无需回收溶剂,适用于对热稳定的药物。保证药物不被高温降解且不发生晶型变化是选用该法制备固体分散体必须注意的问题。

宜选用熔点较低且对热稳定的载体,一般其熔点(T_m)或玻璃化温度(T_g)低于药物的熔点时,可具有较好的操作性。甘露醇、泊洛沙姆、聚乙二醇等载体均可用于熔融法制备固体分散体,其中最常用的载体是聚乙二醇。聚乙二醇的熔点较低,且很多药物均能溶解在熔融状态的 PEG 中,形成低共熔物。例如采用熔融法制备非诺贝特-PEG 固体分散体,载药量达到 20%~25%,药物结晶小于 $10\mu m$,溶出速率可至少提高 10 倍。为了增加药物与载体的相容性、提高载药量、改善稳定性以及促进药物的释放,在 PEG 载体中加入添加剂是常用的手段。约3%的灰黄霉素能完全溶解在 PEG6000 中,当加入 2% 十二烷基硫酸钠,载药量可增加到 40%。硝苯地平-PEG1500 固体分散体可显著提高药物的溶出,但是该固体分散体的贮存稳定性差。将聚乙烯吡咯烷酮与醋酸乙烯共聚物以 1:1 比例与 PEG1500 混合,可明显抑制药物重结晶,使产品稳定性提高。

熔融法制备固体分散体时,固化过程是影响固体分散体性质的关键步骤,也是制约固体分散体大规模生产的主要问题。冰水、冰盐、干冰作为冷却剂都已普遍应用,最近也发展了一些改进的冷冻固化工艺,例如将熔融混合物趁热喷到冷冻金属表面,可以无需粉碎直接获得固体分散体粒子,同时避免因机械作用导致药物重结晶。

近年来也发展了一系列改良的熔融法,包括熔融挤出法、热旋转熔融法、滴制法和直接胶囊填充法。

熔融挤出法在 20 世纪 60 年代开始应用于制药领域。该工艺是将药物与载体在熔融挤出机中熔融并混合,然后挤出成形为片状、颗粒、棒状,然后进一步加工成片剂。在制备中,通常需加入增塑剂,以降低熔融挤出温度并便于操作。商品化灰黄霉素-PEG 即是用该法制备。

热旋转熔融法是通过高速旋转装置,直接将熔融混合物分散在空气或惰性气体中冷却固化,该技术已用于核黄素、睾酮、黄体酮等固体分散体的制备。

滴制法是将药物与基质加热熔化混匀后,滴入不相溶的冷凝液中,冷凝收缩可制成固体分散体滴丸。早在 1933 年丹麦就首次将固体分散体制成滴丸,相继报道的有维生素 AD、维生素 A 等滴丸,但是制备工艺不成熟。我国在 1971 年就上市了芸香油滴丸。目前固体分散体滴丸剂已成为我国独有的剂型,尤其被应用于中药,可供内服或外用。

1978 年 Francois 等首次提出将固体分散体在熔融时直接填入硬胶囊,然后室温固化,适用于大规模生产。填充温度需低于 70℃,这是硬胶囊壳的最高耐受温度。

二、溶剂处理法

常用的是溶剂法,也称为共沉淀法,将药物和载体同时溶解于同一溶剂中,或者将药物和载体分别溶于相同的溶剂后混合均匀,蒸去溶剂而得固体分散体。常用的有机溶剂包括氯仿、二氯甲烷、乙醇、丙酮等易挥发的溶剂及其混合溶剂。选用的载体应既能溶于水,又能溶于有机溶剂,如 PVP、MC、半乳糖、甘露糖等。此外,近年来逐渐发展起来的无机载体也主要采用溶剂法来制备药物的固体分散体。Tachibana 和 Nakamura 最早使用溶剂法制备固体分散体,他们以氯仿为溶剂,制备了 β-胡萝卜素-PVP 的固体分散体。与熔融法相比,溶剂法制备固体分散体可避免高温,适用于熔点较高,对热不稳定或易挥发的药物及载体;但缺点是使用有机溶剂成本高,选择合适的药物与载体的共溶剂困难,而且残留的有机溶剂可能产生生物毒性问题。采用溶剂法制备固体分散体,影响药物溶出的因素包括:

1. 载体的性质　不同性质的载体会通过影响药物的分散状态,从而改变药物的溶出速度。例如以乙醇为溶剂制备非洛地平-PVP 或 PEG4000 的固体分散体,因非洛地平与 PVP 能形成较强的分子间氢键作用,因此药物以分子水平分散在 PVP 中,而以 PEG4000 为载体时,药物与载体的氢键作用较弱,药物以微晶状态分散,使得非洛地平-PVP 固体分散体的药物溶出较快。

2. 药物与载体的配比　通常情况,增加水溶性载体的用量有利于难溶性药物的溶出。例如以氯仿为溶剂制备的格列齐特-PEG6000 固体分散体,药物的溶出速度随 PEG6000 用量的增加(药物与载体质量比 1:1～1:5)而加快。但是药物在载体中的存在状态也会受到药物与载体比例的影响,从而改变药物的溶出速度。例如以 PVP 为载体,乙醇为共溶剂,采用溶剂法制备柚皮素-橙皮素固体分散体时,当药物与载体质量比低于 80:20 时,药物以无定型存在,当药物浓度超过 20%,药物即以结晶析出,药物溶出速度也随之减慢。

3. 溶剂的性质　溶剂会影响药物的多晶型以及药物粒子的大小,从而影响药物的溶出速度。例如用溶剂法制备卡巴西平-盐酸葡糖胺固体分散体,发现用乙醇为溶剂所得的固体分散体的药物溶出速度较丙酮为溶剂的固体分散体快。溶剂挥发过程是该法制备固体分散体的关键,普遍采用减压或真空溶剂挥发工艺。为了降低溶剂挥发的温度,缩短溶剂挥发的时间并彻底去除溶剂,已发展了多种溶剂挥发工艺,包括冷冻干燥、喷雾干燥、超临界流体技术、流化床干燥,静电纺织法等。

冷冻干燥是一种分子水平混合的工艺,药物和载体共溶于某个溶剂,经冷冻和升华,得到冻干固体分散体。虽然该法的成本比较高且耗时,但是特别适用于热敏感药物,而且药物的溶出速度通常比一般溶剂法或熔融法制得的固体分散体要快。

喷雾干燥法操作简便高效,适宜连续生产,可以获得尺寸较小的固体分散体粒子,从而提高难溶性药物的溶出速度和口服生物利用度。该工艺现已被广泛应用于固体分散体的制备。Jung 等采用喷雾干燥法制得伊曲康唑-Eudragit E100 固体分散体粒子,然后压制成片,药物溶出提高 70 多倍。溶液的进样速度、喷雾速度、进口温度、干燥空气流速是影响粒子形态、产率、溶剂残留及其他理化性质的重要参数,需要根据产品要求进行优化。

超临界流体制备固体分散体具有环保、无溶剂残留、适宜于对光热敏感的药物等优点。根据超临界流体作用机制的不同，该制备方法可分为两类。一类是把药物和载体溶解在超临界流体中形成溶液，将该药物溶液喷出，在减压和(或)降温条件下，药物固体分散体即可析出。该方法称为超临界流体快速膨胀技术(rapid expansion of supercritical solution, RESS)，由 Krukonis 最早提出，前提条件是药物和载体必须同时溶解在超临界流体中。在另一类制备方法中，药物与载体先溶解在某一个有机溶剂中，然后用超临界流体作为反溶剂经沉淀获得固体分散体粒子。应用该方法的前提是药物与载体必须在超临界流体中不溶，且有机溶剂必须能与超临界流体互溶。作为抗溶剂使用的常用超临界流体为 CO_2，其他还包括氮氧化物、水、甲醇、乙醇、乙烷、丙烷、正己烷、氨。

流化床干燥是将药物先分散于含有载体的有机溶剂中，采用流化床包衣装置，将该溶液喷入，包覆于颗粒状辅料或糖粒表面，除去溶剂即得。该法的优点是所得颗粒的粒径可控，可直接压片或填充胶囊。如将伊曲康唑和 HPMC 溶于二氯甲烷-乙醇混合溶剂，然后喷涂于糖粒上，得到固体分散体。

静电纺织法是将药物与载体溶液置于 5~30kV 的电场中，利用静电作用力克服溶液的表面张力，喷射形成直径为纳米级的纤维。选择不同性质的聚合物载体，调节药物与聚合物的比例，可得到不同药物溶出速度的固体分散体。所得纤维可直接填入胶囊，或加工成片剂。

溶剂-熔融法是将药物先溶于适当的溶剂中，再将其加入到已熔融的载体材料中均匀混合后，按熔融的冷却法处理。药物溶液在固体分散液中不得超过 10%(w/w)，否则难以形成脆而易碎的固体。该方法适合于某些液体药物，受热稳定性差的小剂量药物。

三、机械处理法

揉捏法(kneading)是制备固体分散体最经济简单的方法。药物与载体以一定的比例混合后，用少量乙醇-水溶液润湿成厚糊状，揉捏 1~30 分钟，干燥，过筛，得到固体分散体颗粒。由于该法不能有效减少药物粒子粒径，抑制药物结晶形成，因此对于难溶性药物溶出速度的促进效果不如熔融法和溶剂法。采用机械研磨法可以获得微米级的药物粒子，特别是湿法研磨，可以获得药物纳米晶，对于提高药物溶出更为有效。该法的缺点是耗时，例如获得 200~250nm 的喜树碱和紫杉醇纳米晶，需要持续研磨 3~4 天。

第五节　固体分散体的表征技术

固体分散体中的药物以分子、无定型、微晶等状态高度分散，药物分散状态的鉴别是固体分散体质量检查的首要项目。同时由于固体分散体在贮存过程中易产生老化问题，药物分散状态的改变将影响药物的溶出速率和生物利用度，因此必须检查固体分散体的稳定性。

一、固体分散体的物相鉴别

药物分散状态的鉴别方法主要包括差示热分析法、差示扫描量热法、X-射线衍射法、红外光谱法、拉曼光谱法、固相核磁共振法及显微镜观察法等。由于固体分散体的结构复杂，目前只能粗略地鉴别，主要以是否有晶体存在作为鉴别的标准。

1. 热分析法　包括差示热分析法和差示扫描量热法。差示热分析法测试固体分散体中是否存在药物晶体的吸热峰,或测量吸热峰面积的大小并与物理混合物比较,考察药物在载体的分散状态。差示扫描量热法(DSC)又称差动分析。DSC曲线中出现的热量变化峰或基线突变的温度与测试物的转变温度相对应,也可以通过测试吸热峰的存在来判断固体分散体中药物晶体的存在。例如盐酸尼卡地平缓释固体分散体和非甾体抗炎药氟比洛芬蛋白朊固体分散体的热分析测试发现药物的结晶峰消失,说明药物与载体形成了新的物相。

2. X-射线粉末衍射法　应用于鉴别固体分散体时,若有药物晶体存在,则在衍射图上就有其衍射特征峰存在。盐酸尼卡地平缓释固体分散体X射线粉末衍射分析表明,药物-聚乙二醇6000-Eudragit L(1:1:9)固体分散体中,药物的结晶衍射完全受到抑制,药物以分子状态存在于载体中。阿司匹林-聚乙二醇2000(1:9)固体分散体的X-射线粉末衍射分析显示,大部分药物以分子状态分散,只有极少部分以微晶状态分散,药物在固体分散体中呈过饱和状态。

3. 红外光谱法　在固体分散体的红外光谱中,药物与高分子载体间发生某种反应而使药物吸热峰发生位移或强度改变。布洛芬-PVP共沉淀物的红外光谱测定结果表明布洛芬可能与PVP以氢键形式结合。

4. 拉曼光谱法　拉曼光谱是一种源自非弹性光散射的分子震动光谱,其分析原理与红外光谱法类似,但红外光谱主要由非对称振动、极性基团以及异原子键产生,而拉曼光谱主要由对称振动、非极性基团及同原子键产生。因此,将两者结果合并分析,将能更全面地阐释固体分散体中的分子间相互作用。

5. 固相核磁共振法　药物与载体所形成的固体分散体可用固相核磁共振法绘制谱图,观察药物特征峰的位移或消失,说明药物与载体间的相互作用。

6. 显微镜观察法　对于分散度较粗的分散体系,可用扫描电镜、偏振显微镜、热台显微镜等进行观察。环孢素-PVP或环孢素-泊洛沙姆特性的研究表明,用热台显微镜进行熔点测定,可同时直观地观察到药物在不同载体的固体分散体中的存在状态,药物以非晶或极微晶态存在,双折射现象较弱。用扫描电镜观察丹参酮和丹参酮-PVP分散体可见,丹参酮呈片状、柱状等形状的结晶,而在固体分散体中,当PVP含量超过一定值时,丹参酮的结晶完全消失。用偏振显微镜观察奥沙西泮-Gelita collagel-乳糖的固体分散体为各向同性,而它们的物理混合物显示各向异性。

二、固体分散体的稳定性

由于载体选择和制备方法不合适、药物与载体比例不恰当、贮存温度过高、湿度过大、存放时间过长等原因,都会导致固体分散体的药物溶出速率降低,即产生老化现象,影响药品的质量。提高固体分散体稳定性的方法,最重要的是根据药物性质选择载体和制备方法,可采用联合载体或加入稳定剂;其次是改善贮存条件,以保证制剂的稳定性。判断固体分散体稳定性的试验主要包括:物相鉴别、药物溶出速率测定和生物利用度测定。药物的溶出速率测定按照药典规定方法进行。难溶性药物制成固体分散体后,其溶出速率比原药快;而缓释型固体分散体,药物的溶出速率就有所降低。根据药物的溶出曲线也可以初步判断固体分散体的类型。对于难溶性药物而言,制备固体分散体的最终目的是提高其生物利用度。但有时仅用体外溶出试验并不能完全反映体内的情况,因此通过体内试验可以获得更真实可靠的结果。

第六节　固体分散体的实例

以口服难溶性药物伊曲康唑为例,通过固体分散体片剂的制备和表征,说明固体分散体技术在促进难溶性药物溶出应用中的作用。

一、固体分散体处方

伊曲康唑,Eudragit E100,乳糖,淀粉乙醇酸钠(Explotab®),硬脂酸镁。每片伊曲康唑含量为100mg。

二、固体分散体片剂制备

1. 伊曲康唑固体分散体　采用喷雾干燥法制得。伊曲康唑与 Eudragit® E 100 的混合物(1:0.5、1:1.5 两种质量比)共溶于适量二氯甲烷,然后用 B-190 小型喷雾干燥仪除尽溶剂(泵速:5ml/min,空气流速:800NL/h;抽吸等级:10-15,进口空气温度:45℃,出口空气温度:38℃),得到的固体分散体分别简称为 Esd 0.5,Esd 1.5。

2. 伊曲康唑固体分散体片剂　将上述固体分散体以 10% 乳糖溶液制粒,然后与乳糖以质量比 1:1 混合,添加 5% 淀粉乙醇酸钠和 0.5% 硬脂酸镁,压片。每片伊曲康唑含量为100mg。

三、固体分散体表征

1. 差示扫描量热法　伊曲康唑及其固体分散体的 DSC 曲线见图 8-2。伊曲康唑在 165.5℃ 处有一个熔融吸热峰,但经喷雾干燥处理后,该峰移位至 165.0℃。对于固体分散体,增加 Eud. E 100 的量,该吸热峰随之减小;当药物与载体质量比达到 1:1.5 时,该峰完全消失,而对于药物与载体的物理混合物(1:0.5),165.5℃ 的熔融吸热峰仍然明显存在。该组 DSC 图谱说明采用喷雾干燥法已成功制备伊曲康唑固体分散体,当药物与载体质量比达 1:1.5 时,伊曲康唑从晶态转变为非晶态。

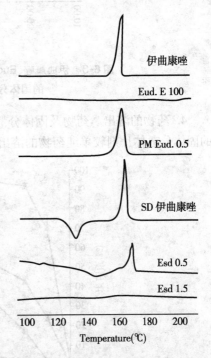

图 8-2　伊曲康唑、Eud. E 100、物理混合物(PM)、喷雾干燥的伊曲康唑(SD)以及两种质量比的固体分散体的 DSC 曲线

2. X-射线粉末衍射　伊曲康唑固体分散体 X-射线粉末衍射图见图 8-3。伊曲康唑与 Eud. E 100 物理混合物(1:1.5)的 X 射线粉末衍射图谱与两种纯物质图谱的组合相似,可清晰观察到伊曲康唑的特征结晶峰。而在两个质量比的固体分散体中,伊曲康唑的特征结晶峰均已消失,说明伊曲康唑发生了从晶态到非晶态的转变。

3. 药物的溶解度　以 pH 为 1.2 的人工胃液为溶解介质,测定伊曲康唑及其固体分散体 Esd 1.5 的溶解度。结果表明,伊曲康唑固体分散体 Esd 1.5 的溶解度较药物本身提高了约 141.4 倍,说明载体 Eud. E 100 对伊曲康唑的增溶效果显著。

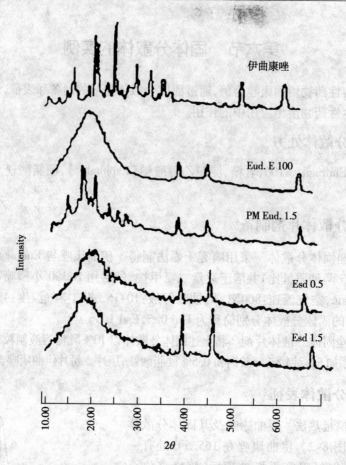

图 8-3   伊曲康唑、Eud. E 100、物理混合物(PM)以及两种质量比
的固体分散体的 X 射线粉末衍射图谱

4. 药物的溶出   药物及固体分散体片剂在人工胃液中的溶出曲线见图 8-4。研究制得
的固体分散体片剂较单纯药物的溶出速度明显加快,且在前 5 分钟速释效果明显优于市售

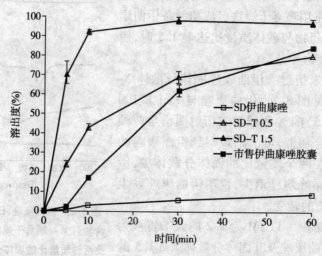

图 8-4   喷雾干燥的伊曲康唑(SD),两种质量比的固体分散体片剂(SD-T 0.5,
SD-T 1.5),以及市售伊曲康唑胶囊在人工胃液中的溶出度曲线

胶囊,以 SD-T 1.5 为例,溶出速度大约增加了 35 倍。由此可见,固体分散体技术对于难溶性药物的溶出具有显著的促进作用。

(邱利焱)

参 考 文 献

1. 崔福德. 药剂学. 第 7 版. 北京:人民卫生出版社,2012
2. 朱盛山. 药物新剂型. 北京:化学工业出版社,2003
3. 陆彬. 药物新剂型与新技术. 北京:人民卫生出版社,1998
4. Vasconcelos T,Sarmento B and Costa P. Solid dispersions as strategy to improve oral bioavailability of poor water soluble drugs. Drug Discov Today,2007,12(23/24):1068
5. Dimitrios N Bikiaris. Solid dispersions,Part II:new strategies in manufacturing methods for dissolution rate enhancement of poorly water-soluble drugs. Expert Opin Drug Deliv,2011,8(12):1663
6. Dimitrios N Bikiaris. Solid dispersions,Part I:recent evolutions and future opportunities in manufacturing methods for dissolution rate enhancement of poorly water-soluble drugs. Expert Opin Drug Deliv,2011,8(11):1501
7. Parinda Srinarong,Hans de Waard,Henderik W Frijlink,et al. Improved dissolution behavior of lipophilic drugs by solid dispersions:the production process as starting point for formulation considerations. Expert Opin Drug Deliv,2011,8(9):1121
8. Mohd Aftab Alam,Raisuddin Ali,Fahad Ibrahim Al-Jenoobi,et al. Solid dispersions:a strategy for poorly aqueous soluble drugs and technology updates. Expert Opin Drug Deliv,2012,9(11):1419
9. Shilpi Sinha,Sanjula Baboota,Mushir Ali,et al. Solid Dispersion:An alternative technique for bioavailability enhancement of poorly soluble drugs. J Dispers Sci Technol,2009,30:1458
10. Sundeep Sethia,Emilio Squillante. Solid dispersions:revival with greater possibilities and applications in oral drug delivery. Crit Rev Ther Drug Carrier Syst,2003,20(2&3):215
11. 任秀华,李高. 固体分散体在药剂学中的应用及进展. 医药导报,2003,22(2):110
12. Jae-Young Jung,Sun Dong Yoo,Sang-Heon Lee,et al. Enhanced solubility and dissolution rate of itraconazole by a solid dispersion technique. Int J Pharm,1999,187:209

第九章　包合物制备技术

第一节　概　　述

一、包合物的概念

包合物(inclusion compound)系指一种分子全部或部分被包藏于另一种分子的空穴结构内形成的络合物,又称为分子胶囊。制备包合物所采用的技术称为包合技术(inclusion techniques)。包合物由主分子(host molecule)和客分子(guest molecule)组成,具有包嵌药物作用的外层分子,称为"主分子",被包嵌的药物分子,称为"客分子"。主分子和客分子主要通过分子间的作用力结合在一起,形成包合物的必要条件是包合材料与药物分子的立体结构和极性的相适应。

最早在1886年Mylius发现对苯二酚和一些挥发性化合物可产生包合物,首次提出了这两个化合物相互作用是通过一种分子被另一种分子包合而形成。20世纪初,人们陆续发现大分子包合小分子形成多种包合物。1916年Wieland发现了络胆酸(choleic acid)是由去氧胆酸和脂肪酸形成的包合物。1940年Bengen分离得到尿素-辛醇包合物。1947年Angla发现樟脑-硫脲包合物。1948年发现环糊精包合物。

包合物在药剂研究领域很活跃,在20世纪50年代研究人员已经认识到包合物对药物的性质有重要影响,如包合物增加药物溶解度和稳定性、影响药物在体内的吸收、分布、起效时间等。现今对环糊精的研究应用已经较为深入,环糊精包合技术对于开发药物新剂型、新品种有着良好的应用前景。

二、包合物的类型

(一) 按包合物的结构和性质分类

1. 多分子包合物　是指在许多分子(主分子)松散地定向排列在晶格空洞中嵌入客分子形成的包合物。各个主分子晶格由氢键连接,构成管状或笼状包合物。这类包合材料有:硫脲、尿素、去氧胆酸、对苯二酚、苯酚等。

2. 单分子包合物　是指由单一的主分子和单一的客分子包合而成,客分子嵌入主分子的空洞结构中形成的包合物。这类包合物常用具有管状空洞的环糊精及其衍生物为包合材料。

3. 大分子包合物　是指一些天然或合成的多孔结构大分子物质的空穴中,容纳一定客分子形成的包合物。可作为这类包合材料的有:葡萄糖凝胶、沸石、硅胶、纤维素、蛋白质等。

(二) 按包合物的几何形状分类

1. 笼状包合物　是由客分子进入几个主分子构成的笼状晶格中形成的包合物,其空间完全闭合。这类包合材料有：对苯二酚、邻百里酸三交酯等。

2. 管状包合物 是由一种分子构成管形或筒形空洞骨架，另一种分子填充其中形成的包合物。管状包合物在溶液中较稳定，如尿素、硫脲、环糊精、去氧胆酸等包合材料均可形成管状包合物。

3. 层状包合物 是由客分子被包封于主分子的层状结构之中形成的包合物。如由黏土、石墨形成的包合物。药物与某些表面活性剂能形成胶团，也属于包合物。如月桂酸钾使乙苯增溶时，乙苯可存在于表面活性剂亲油基的层间，形成层状包合物。非离子型表面活性剂使维生素 A 棕榈酸酯增溶，其结构也认为是层状包合物。如图 9-1 所示。

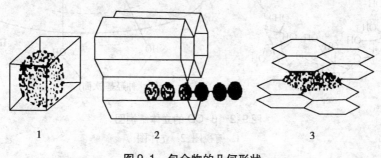

图 9-1 包合物的几何形状
1. 笼状，2. 管状，3. 层状

第二节 环糊精及其衍生物

自 20 世纪初环糊精被分离得到以来，人们不仅提高了环糊精的产量，而且对天然环糊精进行了结构改造，合成了一系列具有独特性能的环糊精衍生物。环糊精除了在医药工业方面有广泛的用途外，还在食品、化妆品、环境保护、色谱分析等方面也得到了应用。一些药物制成环糊精包合物后，其溶解度、生物利用度、稳定性、不良气味、刺激性和毒副作用等方面有明显的改善，因此环糊精作为一种药物辅料在药物制剂方面有着重要的应用价值。

一、环糊精的结构和性质

环糊精（cyclodextrin，CD）系指淀粉用嗜碱性芽孢杆菌经培养得到的环糊精葡萄糖转位酶作用后形成的产物，是由 6～12 个 D- 葡萄糖分子以 1,4- 糖苷键连接而成的环状低聚糖化合物。常见的环糊精有 α- 环糊精（α-CD）、β- 环糊精（β-CD）、γ- 环糊精（γ-CD），分别由 6 个、7 个、8 个葡萄糖分子构成。CD 为水溶性的白色结晶性粉末，立体结构呈上狭下宽两端开口环状中空圆筒形结构，分子内部以氧原子为主，具有疏水性，分子外部以羟基为主，具有亲水性。在三种 CD 中 β-CD 最为常用，其立体结构如图 9-2 所示。

CD 圆筒直径随其种类而异，这种结构使得它具有容纳其他形状和大小合适的疏水性物质分子或基团而嵌入洞中形成包合物的能力。

由表 9-1 可见，三种 CD 的物理性质有很大差别，因 β-CD 空穴大小适中，25℃水中溶解度最小，为 18.5g/L，随温度升高水中溶解度逐渐增大（表 9-2），为其包合物的制备提供了条件。

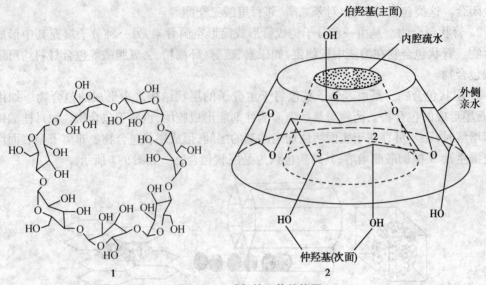

图9-2 β-CD 的立体结构图

1. 俯视图，2. 立体图

表9-1 三种 CD 的基本性质

项目	α-CD	β-CD	γ-CD
葡萄糖单体数	6	7	8
相对分子质量	973	1135	1297
空穴内径(nm)	0.45~0.6	0.7~0.8	0.85~1.0
空穴外径(nm)	14.6±0.4	15.4±0.4	17.5±0.4
空穴体积(nm³)	17.6	34.6	51.0
溶解度(g/L,25℃)	145	18.5	232
结晶形状	六角形或针状	棱柱体	棱柱体

表9-2 β-CD 不同温度时的溶解度

温度/℃	20	40	60	80	100
水中溶解度/(g/L)	18	37	80	183	256

　　CD 与酸作用时，其圆筒形结构可能被破坏，但对碱、热和机械作用都很稳定。CD 与某些有机溶剂共存时，能形成复合物而沉淀，可利用该性质进行分离。

　　CD 为碳水化合物，能被机体消化，吸收利用，无蓄积，无毒。

二、环糊精衍生物及其特点

　　CD 衍生物可改善 CD 的某些性质，更有利于容纳客分子。近年来主要对 β-CD 的分子结构进行修饰，如将甲基、乙基、羟丙基、羟乙基、葡萄糖基等基团引入 β-CD 分子中，进而破坏了 β-CD 分子内氢键的形成，使其水溶性发生显著改变。常见 β-CD 及其衍生物如表9-3 所示。

表9-3 β-CD 及其衍生物

名称	缩写	取代基	取代度
β-环糊精	β-CD	H	5
羧基甲基-β-环糊精	CM-β-CD	CH_2CO_2 或 H	5
羧基甲基-乙基-β-环糊精	CME-β-CD	CH_2CO_2，CH_2CH_3 或 H	5
二乙基-β-环糊精	DE-β-CD	CH_2CH_3 或 H	5
二甲基-β-环糊精	DM-β-CD	CH_3 或 H	5
甲基-β-环糊精	M-β-CD	CH_3 或 H	5
随机甲基-β-环糊精	RM-β-CD	CH_3 或 H	5
葡萄糖基-β-环糊精	G_1-β-CD	葡萄糖基或 H	5
麦芽糖基-β-环糊精	G_2-β-CD	麦芽糖基或 H	5
羟乙基-β-环糊精	HE-β-CD	CH_3CH_2OH 或 H	5
羟丙基-β-环糊精	HP-β-CD	$CH_3CH_2OHCH_3$ 或 H	5
磺丁基醚-β-环糊精	SBE-β-CD	$(CH_2)_4SO_3Na$ 或 H	5

（一）水溶性 CD 衍生物

常用的有葡萄糖衍生物、甲基衍生物、羟丙基衍生物等，均易溶于水，能够与多种药物起包合作用，使溶解度增加，毒性和刺激性均下降，扩大了 CD 在药物制剂中的应用范围。

1. HE-β-CD　为无定型固体，极易溶于水，有较强的吸湿性，无表面活性。

2. HP-β-CD　呈无定型，极易溶于水。β-CD 的葡萄糖残基中有 3 个碳上羟基的氢原子可以被羟丙基取代。在一般情况下取代反应产物是混合物。若控制条件也可以生成以 2-HP-β-CD、2,3-DHP-β-CD 或 3-HP-β-CD 为主的产物。HP-β-CD 是目前研究最多、对药物增溶和提高稳定性效果最好的 CD 衍生物，如 HP-β-CD 对甾体激素的增溶能力比 β-CD 大 200 倍。有人用 2-HP-β-CD（水中溶解度大于 600g/L）对 15 种药物包合，其溶解度在包合前后的数值如表9-4 所示。

表9-4 一些药物在水和2-HP-β-CD 包合物中的溶解度（g/L,25℃）

药物	水	2-HP-β-CD 包合物
阿昔洛韦	1.7	3.9
氯氮草	0.01	147.8
地塞米松	0.008	44.3
地西泮	0.05	7.4
17-β 雌二醇	0.004	40.5
17-α 炔雌醇	0.008	68.2
炔雌醇-3-甲醚	0.001	13.3
美达西泮	0.01	8.3
甲氨蝶呤	0.045	10.0

续表

药物	水	2-HP-β-CD 包合物
炔诺酮	0.005	19.0
醋炔诺酮	0.0002	19.5
炔诺孕酮	0.002	4.9
奥沙西泮	0.03	4.2
苯妥英	0.02	9.3
维生素 A	0.001	4.6

注:2-HP-β-CD 的浓度为 50%(w/w)。

3. M-β-CD　分为 2,6-DM-β-CD 和 2,3,6-TM-β-CD,溶解度均大于 β-CD,25℃水中溶解度分别为 570g/L 和 310g/L,既溶于水又溶于有机溶剂,形成的包合物水溶性增加,可提高药物的溶出速度。但二者有溶血性且对黏膜有刺激性,故不适合作为注射剂和黏膜用药载体。

4. 支链 CD　包括葡萄糖基-β-CD(G₁-β-CD)、麦芽糖基-β-CD(G₂-β-CD)、麦芽三糖基-β-CD(G₃-β-CD)等。支链 CD 比其相应母体 CD 的溶解度大得多,随着温度的升高水中溶解度增大。高溶解度的 G₁-β-CD 和 2G₁-β-CD 可利用其包合物作为注射剂,但高浓度的CD 可以引起人体红细胞的溶血。本类 CD 衍生物主要应用于难溶性或者微溶性药物制成水溶性包合物,提高水中溶解度,减少刺激性,降低溶血活性,增加制剂稳定性,降低毒副作用,提高生物利用度。

(二) 疏水性 CD 衍生物

β-CD 经乙基化后水溶性降低,常作为非水溶性药物的包合材料,使药物具有缓释性。如乙基-β-CD 微溶于水,比 β-CD 的吸湿性小,具有表面活性,在酸性条件下比 β-CD 稳定。乙基取代程度越高,产物在水中的溶解度越低。

三、CD 包合物在药剂中的应用

1. 增大药物的溶解度　难溶性药物与 β-CD 混合可制成水溶性包合物。例如丹皮酚具有易挥发性、不溶于冷水及见光易分解的特点,丹皮酚与 2-HP-β-CD 形成的包合物,可增加药物的溶解度和稳定性,丹皮酚的溶解度可达到 10mg/ml,已达到注射剂的要求。

2. 提高药物的稳定性　主分子材料形成的空穴具有良好的掩蔽屏障作用,药物分子进入主分子空隙中,可以防止药物光分解、氧化、热破坏,减少挥发。

(1)防止光分解:维生素 A₁ 在空气中不稳定,极易氧化,紫外线能使其失去活力,对光敏感。采用饱和水溶液法制备维生素 A₁ 与 β-CD 包合物,通过光和热稳定性实验,证明包合物比二者的混合物稳定性好。

(2)防止氧化:如硝基苯金刚烷酸盐在空气中易被氧化分解,用 β-CD 包合,被氧化分解的程度仅为原药的 1/28。

(3)防止热破坏:维生素 D₃ 对光、氧、热均不稳定,于 60℃放置 10 小时含量降为 0,而其β-CD 包合物含量仍为 100%,证明 β-CD 包合物可对药物起到稳定化作用。

(4)防止挥发:茅苍术中提取的茅苍术醇,极易挥发,用 β-CD 包合后进行喷雾干燥,得到稳定性极好的粉末,回收率为68%,而不加入 β-CD 喷雾干燥得到的粉末,回收率≤5%。

3. 掩盖不良气味,减少刺激性　具有不良气味的药物经 β-CD 包合后,由于药物被包在分子囊内,从而掩盖了药物的不良气味。如大蒜油-β-CD 包合物,可掩盖大蒜的不良气味。又如蟾酥-β-CD 包合物,可掩盖蟾酥的不良气味,减少刺激性、降低毒性。

4. 液体药物粉末化　液体药物经包合固体粉末化后,有利于加工成片剂、散剂、颗粒剂、栓剂等其他剂型。如氯贝丁酯被 β-CD 包合后,不仅使其粉末化,而且可消除异臭,增加稳定性。

5. 提高药物的生物利用度　如诺氟沙星制成磺丁基醚-β-CD 包合物后,其在大鼠体内的吸收速度和血药峰浓度显著增强,相对生物利用度提高到147.2%。

6. 调节释药速度　如甘精胰岛素与麦芽糖-β-CD 制成包合物后,溶出率增加,而且降糖过程是缓慢持续的,并未出现血糖峰值,这说明麦芽糖-β-CD 是甘精胰岛素缓释赋形剂,使甘精胰岛素达到平缓降糖的作用。

第三节　环糊精包合物的制备方法

一、制备前的准备

(一) 确定包合目的
根据客分子药物的理化性质,如分子结构、相对分子质量、形态、气味、溶解性、稳定性,确定包合的目的,分析包合物形成的可能性。

(二) 包合材料的选择
根据药物包合目的,选择包合物类型及适宜的包合材料。α-CD 在水中的溶解度较大,但分子空洞较小;β-CD 在水中的溶解度小,分子空洞适中;γ-CD 在水中的溶解度最大,但价格贵,分子空洞内径较大。生产中常选择 β-CD 及其衍生物。

(三) 包合方法的选择
包合方法对包合物的形成有重要影响,要制得含量和收率都高的包合物,在确定了主客分子药物与材料后,可通过实验选择包合方法。首先建立客分子药物含量测定方法,再测定不同制备方法及不同比例的主客分子所形成包合物的产率和含量,以评定包合方法的优劣。

二、常用制备方法

1. 饱和水溶液法　先将 β-CD 配成饱和水溶液,加入药物(难溶性药物可用少量有机溶剂溶解)搅拌一定时间,使药物与 β-CD 形成包合物,再采用冷藏、浓缩、加沉淀剂等方法使包合物析出。将析出的包合物过滤,洗涤,干燥即得。饱和水溶液法亦称为重结晶法或共沉淀法。

例9-1　吲哚美辛-β-CD 包合物
制法:取吲哚美辛1.25g,加25ml 乙醇,微温使溶解,滴入500ml 恒温75℃的 β-CD 饱和水溶液中,搅拌30分钟,停止加热再继续搅拌5小时,得白色沉淀,室温静置12小时,过滤,将沉淀物在60℃干燥,即得。

2. 研磨法　将 β-CD 加入2~5倍的水混合均匀后,再加入药物(难溶性药物可先用少量有机溶剂溶解),充分研磨成糊状物,低温干燥后,用适宜的溶剂洗去未包合的药物,再次干燥即得。

例9-2　维A酸-β-CD包合物

制法:维A酸与β-CD按1:5摩尔比称量,将β-CD于50℃水浴中用适量蒸馏水研成糊状,维A酸用适量乙醚溶解加入上述糊状液中,充分研磨,挥去乙醚后糊状物已成半固体物,将此物置于遮光的干燥器中,减压干燥数日,即得。

3. **超声波法**　先将客分子药物加入到β-CD饱和水溶液中溶解,混合后立即用超声波破碎仪或超声波清洗机进行超声。超声时选择合适的强度,适当的时间,将析出沉淀过滤,洗涤,干燥即得。

例9-3　雷公藤内酯醇-β-CD包合物

制法:取雷公藤内酯醇适量,加入β-CD饱和溶液中,加热至50℃,超声20分钟,冷藏过夜,抽滤,丙酮洗涤,80℃干燥,即得。

4. **冷冻干燥法**　先将β-CD制成饱和水溶液,然后加入药物(难溶性药物可用适量有机溶剂溶解),搅拌,溶解或混悬,通过冷冻干燥除去溶剂,得到粉末状的包合物。本制备方法适合于不容易析出沉淀或加热干燥容易分解变色的药物,得到的包合物成品疏松,溶解性好,可制成注射用无菌粉末。

5. **喷雾干燥法**　适用于难溶性药物。先用乙醇或丙酮将药物溶解,与β-CD饱和溶液充分混合,经喷雾干燥即得。制得的包合物易溶于水,遇热稳定,此法干燥温度高,受热时间短,效率较高,适宜于大工业生产。

此外,制备包合物的方法还有中和法、混合溶剂法等。

三、影响包合物作用的因素

(一)主客分子的结构和性质

1. **主客分子大小**　客分子的大小和形状应与主分子的空穴相适应才能获得性质稳定的包合物,如果客分子太大,嵌入主分子空穴困难,只有侧链包合,性质不稳定;客分子太小,则不能充满空穴,包合力弱,容易自由出入而脱落,包合不稳定。

2. **客分子极性**　常用的主分子材料CD空穴内为疏水区,因此疏水性或非解离型药物易进入而被包合,极性药物与CD的羟基形成氢键嵌在空穴口的亲水区。一般来说,只有极性比水小的客体分子才能与β-CD分子包合。其次,衍生离子型β-CD与带有相反电荷客体形成包合物比带有相同电荷客体形成包合物更为稳定。

(二)主客分子的比例

由于CD提供的空穴内径是确定的,足以将药物包嵌在空穴中,因此,通常CD与药物按1:1的摩尔比形成分子囊,但在包合物的形成过程中主分子所提供的空穴数,往往不能完全被客分子占有,包合物中主客分子的比例取决于客分子的性质。一般来说,成分单一的客体物质与CD形成包合物时,其最佳主客体摩尔比多表现为1:1或2:1,如酮洛芬包合物。对于复杂成分的客体形成包合物时,常常通过实验筛选其最佳主客体配比。如肉桂油-β-CD主客分子比为10:1(g/g)、陈皮油-β-CD主客分子比为8:1(ml/g)。

(三)包合方法

各种方法适用的条件不一样,包合率与溶解度等也不相同。如维A酸-β-CD包合物采用研磨法与饱和水溶液法制备,对其在水中的溶解度进行比较,结果表明饱和水溶液法的包合物(173mg维A酸/L)大于研磨法的包合物(104mg维A酸/L)。

(四) 包合工艺条件

不同的包合温度、搅拌速率及时间、反应液 pH、用水量、干燥过程的工艺参数等均可影响包合效率。如薄荷脑-β-CD 包合物的制备,除了薄荷脑与 β-CD 的比例外,搅拌时间、包合温度也对包合率和包合物收率有较大影响。

第四节 包合物的质量评价

一、包合物的质量评价

包合物的质量评价主要包括包合率,包合物收率,包合物中药物含量,包合物的稳定性等。

1. 包合率 包合率又称包封率,是指被包合进入包合物的药物量占投入药物总量的百分率。按式(9-1)计算:

$$包合率(\%)\frac{包合物中药物量}{投入药物总量}\times100\% \tag{9-1}$$

2. 收得率 是指包合物收得百分率。按式(9-2)计算:

$$包合物收得率(\%)\frac{包合物收得量}{药物量+包合材料量}\times100\% \tag{9-2}$$

3. 包合物含量 是指包合物中的药物质量百分比。可采用紫外分光光度法或高效液相色谱法直接测得药物含量。按式(9-3)计算:

$$包合物含量(\%)=\frac{包合物中药物量}{包合物收得量}\times100\% \tag{9-3}$$

4. 稳定性 包合物的稳定常数(K_a)是衡量客分子与主分子之间作用力强弱的重要参数。K_a 值愈大,说明形成的包合物愈稳定,包合也易于进行;反之,形成的包合物不稳定,包合也难以进行。目前,测定包合物 K_a 值的方法很多,包括相溶解度法、荧光法、pH 电位测定法、紫外吸收光谱法、气液色谱法、液相色谱法、NMR 法、毛细管电泳法、表面张力法等。现主要对相溶解度法和紫外光谱法进行详细介绍。

(1) 相溶解度法:该法是常用的测定方法。按照 Higuchi-Connors 的分类,包合物的相溶解度图一般可分为 5 类,即 Al,Ap,An,Bs,Bl,但并不是每一类型均可求得包合比。对于 Al 型,客分子的溶解度与 CD 的浓度呈线性关系,表明形成主客体分子物质的量比为 1:1 包合物。首先测定客分子在 CD 溶液中的相溶解度图,如相溶解度图为 Al 型,说明形成 1:1 包合物。然后依据最小二乘法,求得回归直线方程,由方程的斜率与截距,依据式(9-4)即可求得包合物的稳定常数值:

$$K_a=\frac{斜率}{1-斜率}\times截距 \tag{9-4}$$

该测定方法的要求是,要有足够的平衡时间,以便使测得的客分子溶解度更加准确。该测定方法的优点是操作简单,缺点是费时,样品需要量大。

(2) 紫外光谱法:该测定方法的理论依据是 Benesi-Hildebrand 方程。对于形成 1:1 的包合物,其计算公式如下:

$$1/\Delta A=\frac{1}{K_a\Delta\varepsilon[G]_0[CD]_0}+\frac{1}{\Delta\varepsilon[G]_0} \tag{9-5}$$

式中 $\Delta\varepsilon$ 为客分子与包合物的紫外或可见光谱的摩尔吸收系数之差;ΔA 为客分子溶液在加入 CD 后吸收度的变化;$[G]_0$ 与 $[CD]_0$ 分别为客分子与 CD 的分析浓度;K_a 为包合物的稳定常数值。以 $1/\Delta A$ 对 $1/[CD]_0$ 作图如为一条直线,则表明客分子与 CD 形成 1:1 包合物。测定过程为:配制系列客分子浓度相同但 CD 浓度不同的混合溶液,在适当波长处测定它们的吸收度值,求得系列 ΔA 值,以 $1/\Delta A$ 对 $1/[CD]_0$ 作线性回归,由回归方程的斜率与截距即可求得包合物的稳定常数 K_a 值。该测定方法的特点是省时,操作简单,样品需要量小。

如药物与 CD 形成 2:1 包合物,则上述公式应修正为式(9-6):

$$\frac{[G]_0}{\Delta A} = \frac{1}{K_a \Delta\varepsilon [G]_0 [CD]_0} + \frac{2}{\Delta\varepsilon} \tag{9-6}$$

二、包合物的物相鉴别

主分子与客分子是否形成包合物,可根据药物的性质和状态,采用下列方法进行验证。

1. 溶解度法　是评价包合物溶解性能的常用方法。因难溶性药物包合后溶解度增大,通过测定药物在不同的环糊精溶液中的溶解度,绘制溶解度曲线,可从曲线判断包合是否形成,并得到包合物的溶解度,计算稳定常数 K_a,也被称为表观稳定性常数。如齐墩果酸经 β-CD 包合后,溶解度提高 12 倍,累积溶出速率增大 6 倍。

2. 热分析法　常用的是差示热分析法(differential thermal analysis,DTA)和差示扫描量热法(differential scanning calorimetry,DSC)。

DTA 虽能用于热量定量检测,但其精确度不高,只能得到近似值,且由于使用较多测试样品,使试样温度在产生效应期间与程序温度间有着明显的偏离,试样内的温度梯度也较大,因此难以获得变化过程中准确的试样温度和反应的动力学参数。DSC 则克服了 DTA 在定量测定上存在的上述不足,DSC 灵敏度高、重复性好、分辨率高。例如用 DSC 分析吡罗昔康原料药、β-CD、两者物理混合物(摩尔比 1:2.5)及两种吡罗昔康-β-CD 包合物(分别用冷冻干燥法和喷雾干燥法制备)。吡罗昔康和 β-CD 分别在 203.8℃ 和 128.5℃ 处有一明显的吸热峰,两者物理混合物的 DSC 图谱则是吡罗昔康和 β-CD 图谱的叠加,而两种包合物的热分析图中两处吸热峰都消失了(图 9-3),说明包合物形成了新的物相。

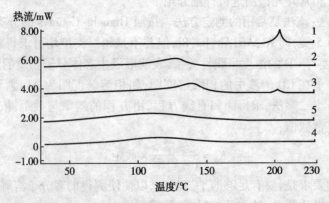

图 9-3　吡罗昔康、β-CD、物理混合物及两种方法制备的包合物 DSC 扫描图谱
1. 吡罗昔康,2. β-CD,3. 物理混合物,4. 包合物 A,5. 包合物 B

3. X-射线衍射法　是鉴定晶体化合物的常用技术,各晶体物质在相同的角度处具有不同的晶面间距,从而用 X-射线衍射时显示不同的衍射峰。例如 X-射线结果表明,甲苯咪

唑-β-CD 包合物与甲苯咪唑相比,出现了新的衍射峰,比如在扫描角度 20.8、37.1、37.8、42.4、44.1、45.0 处峰强度分别为 169、75、68、42、52、51,晶面间距分别为 4.25、2.42、2.37、2.12、2.25、2.01,这些峰在甲苯咪唑原料粉或 β-CD 中均不存在,说明包合物已构成一种新物相。

4. 红外分光光度法　根据吸收峰的变化情况,来判断是否形成包合物。主要应用于含羰基药物包合物的检定。如萘普生以及萘普生-β-CD 混合物在 1725~1685cm^{-1} 均有羰基峰,而包合物的此峰强度减弱,是由于包合物中萘普生分子间氢键断裂,分子进入了 β-CD 空穴中而引起。

5. 圆二色谱法　该法用于测定分子的立体结构,判断是否形成包合物。例如维 A 酸-β-CD,维 A 酸溶于二甲基亚砜后有明显的圆二色性,由于 β-CD 为对称性分子而没有圆二色性,包合物虽也有圆二色性,但与维 A 酸相比有显著差异。

6. 核磁共振法　该法用于判断包合物是否形成,而且还能够判断包合方式。一般 ^{1}H-NMR 用于含有芳香环的药物测定,而不含芳香环的药物宜采用 ^{13}C-NMR 法。如应用 ^{1}H-NMR 测定酮洛芬 β-CD,发现 H_3、H_5 的化学位移明显向高场位移,位移差有 0.1ppm,可认为酮洛芬的芳环部分被包合于 β-CD 的空穴内。

7. 紫外分光光度法　从紫外吸收曲线中吸收峰的位置和峰高可判断是否形成了包合物,同时还可求得包合物的最佳摩尔比。

8. 荧光光谱法　从荧光光谱曲线中峰的位置和强度来判断是否形成了包合物。比如盐酸氯米帕明与 β-CD 的荧光光谱,在波长 315nm 处包合物的荧光强度明显增强。该方法适用于有荧光的包合物稳定常数的测定。

9. 薄层色谱法　观察色谱展开后有无斑点、斑点的位置和 R_f 值来检验是否形成了包合物。例如陈皮油 β-CD 经挥发油提取器提取陈皮油,经无水硫酸钠脱水,得淡黄色陈皮油澄明液,用无水乙醇配成样品 a。同时用陈皮油加乙醇配成浓度相同的样品 b。再用陈皮油的 β-CD 加乙醇配成陈皮油总浓度相同的样品 c。将样品 a、b、c 各取 10μl 点于硅胶 GF254 板上,用正己烷-氯仿(体积比 40∶1)作为展开剂展开,展距 12.5cm。5% 香草醛浓硫酸液为显色剂,喷雾后烘干显色。结果样品 a、b 在 $R_f = 0.6$(7.5∶12.5)处有相同大小的深蓝色斑点,而样品 c 在该处无或几乎无斑点,说明已形成包合物。

第五节　应用实例

例 9-4　酮洛芬-SBE-β-CD 包合物

【处方】　酮洛芬 2.56g　SBE-β-CD 23.04g

【制备】　取酮洛芬 2.56g,加乙醇 5ml 室温溶解,滴加入 35ml SBE-β-CD 饱和水溶液中(含 SBE-β-CD 23.04g),边加边搅,继续搅拌 2 小时,静置 12 小时后,将混悬液置于冷冻真空干燥机中真空干燥,即得。

【注解】　制备方法为冷冻干燥法,包合率为 95.14%。SBE-β-CD 为包合材料,是阴离子型高水溶性 CD 衍生物,能很好地与药物分子包合形成非共价复合物。酮洛芬与 SBE-β-CD 形成 1∶1 的包合物,在 0.1mol/L 盐酸中 30 分钟的溶出度达到 90%,而酮洛芬只有 35%,较原药的溶出度明显加快,在大鼠体内的生物利用度是原药的 2.8 倍。DSC 法表明包合物中酮洛芬的吸热峰消失,说明包合成功。

例9-5　辣椒碱-HP-β-CD包合物

【处方】　HP-β-CD 19.0g　辣椒碱 1.0g

【制备】　称取 HP-β-CD 19.0g 加水适量配成饱和水溶液,另取辣椒碱 1.0g 溶于少量无水乙醇中,再将辣椒碱的乙醇液缓慢滴入 HP-β-CD 饱和水溶液中,35℃下搅拌 1 小时,过滤水溶液,滤液冷冻干燥得辣椒碱-HP-β-CD 包合物。

【注解】　制备方法为饱和水溶液法。HP-β-CD 为包合材料,是 β-CD 的一种羟烷基化衍生物,极易溶于水。制备成的辣椒碱-HP-β-CD 包合物,载药量为 4.46%,包合率为 87.78%,包合物得率为 97.45%。根据相溶解图可知该体系形成了 1:1 的包合物,DSC 法、X-射线衍射法和红外光谱法均表明辣椒碱与 HP-β-CD 形成了新的物相。

图 9-4 显示:辣椒碱在 66℃左右有 1 个放热峰,HP-β-CD 在 87.6℃左右有 1 个放热峰,物理混合物为两者峰的叠加峰,包合物的主药峰完全消失,与 HP-β-CD 的峰相似。

图 9-5 显示:辣椒碱图谱有多个结晶峰产生,物理混合物有几个小特征峰消失,可能是由于受到 HP-β-CD 的干扰所致。在衍射角 4.5°的位置,物理混合物的峰比包合物的峰减小,且 4.0°处出现了 1 个新的峰。包合物和 HP-β-CD 的图谱相似,特征峰消失,说明药物被包合,晶型特征峰消失。

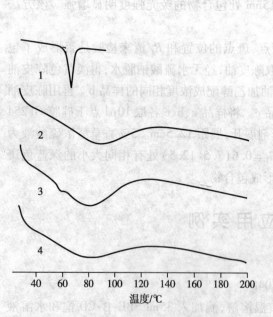

图 9-4　辣椒碱、HP-β-CD、物理混合物及
包合物的差示扫描量热图
1. 辣椒碱　2. HP-β-CD　3. 物理混合
物　4. 包合物

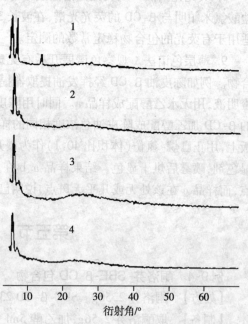

图 9-5　辣椒碱、HP-β-CD、物理混合物及
包合物的 X-射线衍射图
1. 辣椒碱　2. HP-β-CD　3. 物理混
合物　4. 包合物

图 9-6 显示:辣椒碱-HP-β-CD 包合物与物理混合物的红外图谱明显不同,其中 3385.00、2929.27、1373.94、948.52、585.56 等 5 个峰发生红移,1649.56、1519.19、1458.65、1035.81、854.97 等 5 个峰发生紫移,同时 3385.00、2929.27、1458.65、1373.94、1156.12、

1035.81、948.52、854.97、585.56 等 9 个峰强度增加，1421.50、1284.30 等 2 个峰消失，而且包合物的图谱与 HP-β-CD 的图谱基本相似，所以说明辣椒碱与 HP-β-CD 形成了新的物相。

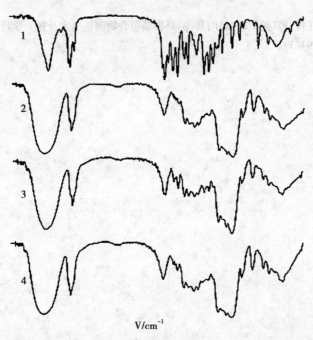

图9-6 辣椒碱、HP-β-CD、物理混合物及包合物的红外光谱图
1. 辣椒碱 2. HP-β-CD 3. 物理混合物 4. 包合物

（王利胜）

参 考 文 献

1. 崔福德. 药剂学. 第 7 版. 北京：人民卫生出版社，2012
2. 何仲贵. 环糊精包合技术. 北京：人民卫生出版社，2008
3. 陆彬. 药物新剂型与新技术. 第 2 版. 北京：人民卫生出版社，2005
4. Albers E，Müller BW. Cyclodextrin derivatives in pharmaceutics. *Crit Rev Ther Drug Carrier Syst.* 1995，12(4)：311-337
5. Loftsson T，Duchêne D. Cyclodextrins and their pharmaceutical applications. *Int J Pharm.* 2007，329(1-2)：1-11
6. Loftsson T，Brewster ME. Pharmaceutical applications of cyclodextrins：basic science and product development. *J Pharm Pharmacol.* 2010，62(11)：1607-1621
7. Loftsson T，Brewster ME. Cyclodextrins as functional excipients：methods to enhance complexation efficiency. *J Pharm Sci.* 2012，101(9)：3019-3032
8. Uekama K. Novel approach of cyclodextrin-based pharmaceutical formulation. Yakugaku Zasshi. 2012，132(1)：85-105
9. 吴江，阮克萍，张丽珺，等. 吡罗昔康-β-环糊精包合物的制备和评价. 中国医药工业杂志，2007，38(2)：101-104

10. 罗兰,孙殿甲,苗爱东,等.甲苯咪唑-β-环糊精包合物质量标准的研究.新疆医科大学学报,2001,24
(1):66-67

11. 归银兰,归小龙.酮洛芬磺丁基醚-β-环糊精包合物的制备.中国医院药学杂志,2012,32(20):
1621-1625

12. 陈晓昱,张志荣,任科,等.辣椒碱-羟丙基-β-环糊精包合物制备鉴定及热力学稳定性研究.中国中药杂
志,2009,34(4):394-397

第十章　晶型制备技术

一、基本概念

固体药物从内部结构质点排列状态可分为晶体和无定形体(图 10-1)。晶体(crystal)是内部结构中的质点(原子、分子或离子)在三维空间有规律的周期性排列。质点排列有规律性反映在三个方面:质点间距离一定、质点在空间排列方式上一定、与某一质点最邻近的质点数(配位数)一定。质点排列的周期性是指在一定方向上每隔一定距离就重复出现相同质点的排列。内部结构中质点无规则排列的称无定形体(amorphous),或非晶体。

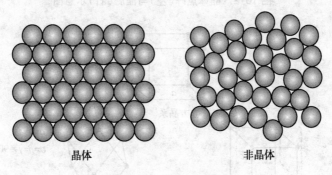

晶体　　　　　　　　　　　　非晶体

图 10-1　晶体与非晶体

(一)晶体的特性

1. 自范性　晶体具有自发生长成为一个结晶多面体的特性,因此外表具有整齐、规则的几何外形,而无定形体则无此特性。

2. 各向异性　晶体内部质点在各个方向上排列的距离不同,在各个方向上具有不同的物理性质。如晶体的光学性质如折射率、电学性质如电导率、力学性质如弹性系数在不同方向上具有不同的数值,称之为晶体的各向异性。无定形体是各向同性。

3. 均匀性　在宏观上,晶体中每一点上的物理性质与化学组成均是一致的,例如各部分的密度;在微观结构上,其基本单元(晶胞)在空间排列的规律也是一致的。

4. 对称性　晶体的内部结构是质点在空间按一定几何形式有规律地排列,就导致晶体具有对称性。

此外,晶体有一定的熔点,不同的晶体具有不相同的熔点。

(二)晶体的点阵结构

由于原子空间中排列的规律性,可以把晶体中的若干个原子抽象为一个点,于是晶体可以看成空间点阵。如果整块固体为一个空间点阵所贯穿,则称为单晶体(single crystal),简称单晶。点阵是质点有规律排列的具体方式,是反映晶体结构周期性的几何形式与科学抽象。如图 10-2 所示,空间点阵可以分解为各组平行的直线点阵(如 AF、BE)或平面点阵(如 ABEF、DCHG),并可划分成并置的三维点阵,平行六面体单位。晶体中点阵划分出的空间格子称为晶格(crystal lattice)。空间格子是由一个个并列的完全等同的小平行六面体组成,其中每个小平行六面体称为晶胞(unit cell),它代表晶体内的基本重复单元,晶格是由晶胞组成。晶胞可由晶胞参数描述,即如图 10-2 右所示的小平行六面体的三个边长 a、b、c 及其三个夹角 α、β、γ。根据晶胞参数不同可以将晶体分为 7 个晶系,见图 10-3。药物晶体通常以三斜晶系,单斜晶系,正交晶系多见。

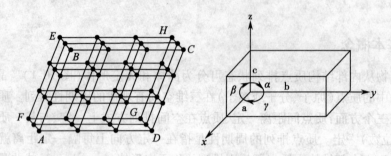

图 10-2 晶体点阵(左)与晶胞(右)示意图

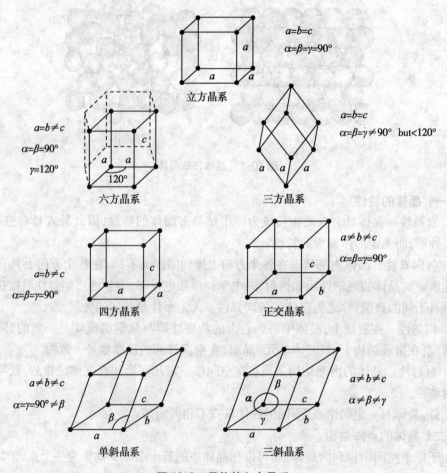

图 10-3 晶体的七个晶系

（三）药物多晶型与晶癖

物质在结晶时由于受各种因素的影响，使分子内或分子间键合方式发生改变，导致分子或原子在晶体内部空间排列不同，形成不同的晶体结构。即同一物质具有两种或两种以上的空间排列方式，形成多种晶型的现象称为多晶型（polymorphism），或"同质多晶现象"。多晶型在固体有机化合物中是一种非常普遍的现象。如萘丁美酮有两种晶型（图10-4a），卡马西平有四种晶型（图10-4b）等。对于不同晶型的编号尚无科学界定，人们习惯用罗马数字表示同一物质的各种晶型，通常以它发现的先后依次表示为Ⅰ、Ⅱ、Ⅲ、Ⅳ等；有时这种先后次序也反映它在室温的稳定性。在科技文献中，也经常可以看到用希腊字母或英文字母依次相应表示不同晶型。

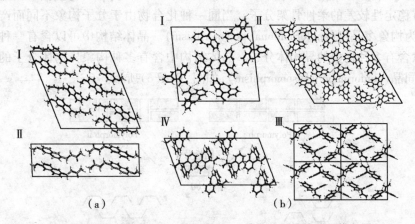

图10-4　萘丁美酮（a）和卡马西平（b）的多晶型晶胞分子堆积图

晶癖（crystal habit）是指晶体在一定外界条件下，自发生长进程中在外形上表现出来的一种结晶习性或惯态。晶癖主要与晶体的晶格周期和晶体对称性相关，亦与晶体内分子或原子的特殊排列相关。不同的晶型具有不同的晶癖，例如对乙酰氨基酚从过饱和的甲基化乙醇溶液中析出可以得到两种不同的晶型，它们各自呈现出不同的晶癖（图10-5）。而同一种晶型，不同的外部结晶环境也会影响晶癖，如结晶的溶剂、温度、颗粒杂质、表面活性剂等。如同一种晶型的尼群地平晶体（RS- mod. Ⅰ. 型）从不同温度的含高分子材料的过饱和溶液中析出，3℃时呈球状，35℃时候呈针状。

药物多晶型对药物的溶解性能、物理和化学稳定性产生影响，因而可以影响药品的质量和临床治疗效果和毒副作用。因此，对药物多晶型的研究是药物研发过程中不可忽视的重要研究内容之一。

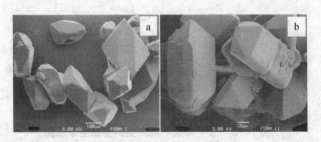

图10-5　对乙酰氨基酚晶型Ⅰ（a）和晶型Ⅱ（b）的扫描电镜照片

二、影响药物多晶型产生的因素

影响药物产生多晶型的因素可来自于分子自身结构的内部因素,如药物分子多种构型或构象及分子周期排列的组合方式;外部因素则有结晶过程中外部各种物理和化学参数的变化,如结晶的温度、压力、晶体生长的溶剂种类、溶剂中存在的其他物质等。由于可以影响固体药物发生多晶型现象的因素较多,可归纳为以下几类。

1. 分子周期排列的组合方式   一种化合物在分子排列过程中可以有多种组合方式,如图 10-6 中的萘丁美酮和卡马西平。

2. 构象多晶型   药物是一类具有多样性结构特征的物质,既有稳定性较高的刚性骨架分子,又有稳定性较差的柔性骨架分子。当同一种化合物由于分子构象不同而产生多晶型的现象称为构象多晶型(conformational polymorphism)。晶体结构中可以含有一种构象的分子,也可以含有多种构象的异构体分子。晶体结构中含有多种构象异构体分子的现象称为构象类质同晶(conformational isomorphism),如图 10-6(c)所示。

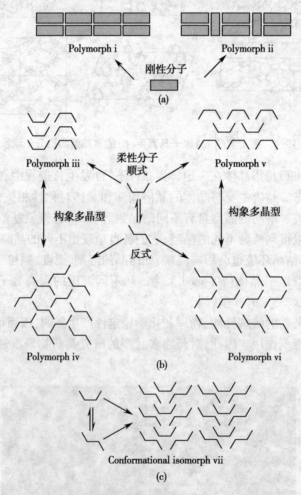

图 10-6   分子构象不同产生的多晶型示意图

(a)刚性分子(rigid molecule)排列方式不同产生晶型 i 和晶型 ii;(b)不同构象的柔性分子(flexible molecule)具有更多种分子排列方式,产生多种晶型,iii~vi;(c)两种对称性不相关的分子共存构成构象类质同晶体 vii

利托那韦因分子中的氨基甲酸酯键具有顺反两种构象,导致利托那韦具有两种晶型。顺式构象分子排列产生的晶型Ⅱ比反式构象产生的晶型Ⅰ具有更好的稳定性,导致这两种晶型的溶解度差异巨大。

另外,对于手性分子的对映体结构(R型与S型),可形成含一种构型分子的多种晶型,或两种构型分子共存的多种类质同晶体。如尼群地平对映异构体以1∶1共存于晶体中形成三种晶型:RS-mod.Ⅰ、RS-mod.Ⅱ和RS-mod.Ⅲ。当某种化学药物原料以非手性对映体存在时,选择适宜的重结晶工艺,可以实现对不同构象手性药物的拆分,获得不同手性的晶型药物,即在药物晶体样品中,仅含有R构象或S构型的一种手性分子。

3. 药物与溶剂分子作用　药物在某种溶剂中结晶时,溶剂分子与药物分子相互作用(通常为氢键)并以不同化学计量比结合在晶格中形成不同的溶剂化物(solvates),又称假多晶型(pseudo polymorphism)。若结合的溶剂分子是水,则成为水合物(hydrates),此时晶体中的水称为结晶水,不含结晶水时称无水物(anhydrate)。若药物分子与水分子以1∶1结合,称为一水合物(monohydrate);以1∶2结合则称为二水合物(dihydrate),以此类推。如氨苄西林有无水物与三水合物,卡马西平有无水物和二水合物,且在一定的溶剂系统内,无水物和水合物可以相互转变。有些化合物可与多种溶剂形成溶剂化物,如头孢来星可与水、甲酰胺、甲醇、乙腈、乙酸等溶剂生成溶剂化物。

4. 成盐　很多药物在水或有机溶剂中的溶解度极低,为了改善药物的溶解性能,当化学药物自身呈碱性时,可分别与不同的有机或无机酸成盐,使一种化学药物存在有多种晶型的盐类固体物质形式。化学药物中,经常使用与之成盐的酸类物质包括:盐酸、酒石酸、枸橼酸、水杨酸、苹果酸、苯甲酸、富马酸等。

5. 共晶(cocrystals)　药物共晶是药物分子与第二种分子,以氢键、范德华力、静电作用等非共价键形式,按照一定化学剂量比结合在同一晶格中形成的晶体。一个给定的活性药物分子通过形成共晶,一方面可以大大丰富其结晶形式,另一方面可以改善其理化性质。研究表明,药物形成共晶后可改变药物的熔点、溶解度和溶出速率,可改善药物的生物利用度、稳定性及可压缩性等。因此,药物共晶为无需改变药物分子的共价结构即能达到修饰药物性质提供了一条崭新的途径。形成共晶的分子间作用力中,氢键由于其强度大,具有方向性、饱和性,成键模式丰富,成为共晶形成中最重要的作用力。

有些研究者开展了卡马西平共晶的制备工作,通过溶剂滴加研磨法和溶液结晶法制备了多个卡马西平的共晶物。图10-7给出了卡马西平分别与对苯二甲醛、4,4'-联吡啶和烟酰胺形成共晶的结构。在卡马西平/对苯二甲醛和卡马西平/4,4'-联吡啶的共晶结构中,卡马西平分子维持二聚体结构,闲置的酰胺键N—H分别与醛基和吡啶氮形成氢键如图10-7(a)和(b)。卡马西平/烟酰胺共晶物还存在A和B型两种晶型,如图10-7(c)和图10-7(d)。

三、多晶型药物筛查技术路线

多晶型药物筛查的目的是为了获得药物的各种晶型物质,为晶型药物的研制提供物质基础。由于各种化学药物产生多晶型现象的影响因素各异,产生多晶型的种类和数量各不相同;因此化学药物的多晶型筛查具有较高的技术难度,仅使用几种常用的溶剂对化学药物重结晶,即代表完成药物的晶型筛查是远远不够的。在应用的检测分析技术上,对图谱数据的理解也应尽可能准确,避免存在偏差,一般技术路线如图10-8所示。

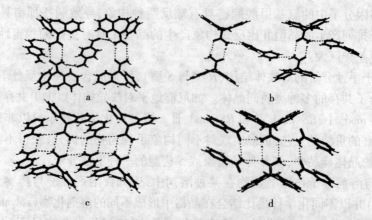

图 10-7 卡马西平共晶与伊曲康唑共晶晶胞分子堆积图

（a）卡马西平/对苯二甲醛；（b）卡马西平/4,4′-联吡啶；（c）卡马西平/烟酰胺共晶 A 型；
（d）卡马西平/烟酰胺共晶 B 型

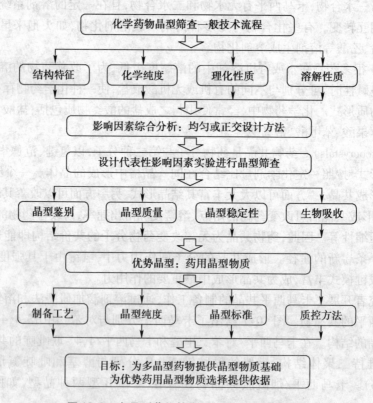

图 10-8 多晶型药物筛查一般技术路线流程图

事实上，很多国际知名制药公司都在研发或生产过程中遇到过药物的多晶型问题。例如：美国雅培公司开发的 HIV 蛋白酯酶抑制剂——利托那韦药物在药品上市两年后发现，其制剂工艺会使利托那韦原料药发生晶型转变，形成一种新晶型（晶型Ⅱ）物质。研究发现，晶型Ⅱ的溶解度明显小于晶型Ⅰ。由于晶型Ⅱ物质在热力学上更加稳定，影响了药物的溶出速率和生物利用度，最终导致已经上市的晶型Ⅱ制剂药品撤出市场。可见，在药物研发早期，发现药物的各种晶型，了解各种晶型物质的理化性质，掌握各种晶型物质的制备工艺和稳定条件,可避免在药物研发后期或药品上市后出现的产品晶型质量问题。

为了加强对药品晶型物质的研究,国际专业的制药公司例如:TransForm、Symyx Technologies、Avantium 等都相继开发了各自的高通量结晶系统,其中应用较多的是 TransForm 制药公司开发的自动化结晶技术平台 CrystalMax™。这种高通量结晶技术是以组合方法,研究药物在不同条件下的结晶状态,包括:①溶剂组成;②结晶溶液过饱和状态;③结晶方法等。通过高通量结晶技术,发现尽可能多的固体物质存在形式;研究固体物质的生成过程即制备条件;利用 X-射线衍射技术及拉曼光谱技术,描述和记录固体物质的状态信息;通过信息学分析统计技术,实现对高通量结晶物质的晶型种类鉴别。此外,还可以利用其他技术进行晶型物质的二次分析,如热分析技术、光学显微技术检查等。

四、晶型药物制备方法

(一)溶剂结晶法

溶剂结晶法是制备晶型药物最常用的方法。溶质从溶液中结晶出来,要经历两个步骤:首先要产生微观的晶粒作为结晶的核心,这些核心称为晶核(nuclei);然后晶核长大,成为宏观的晶体。无论是晶核的产生还是晶核生长成宏观的晶体,都必须有一个驱动力,这个驱动力就是过饱和度。过饱和(supersaturation)是指在一定温度和压力下,溶液中溶质的浓度(C)超过该条件下溶质的溶解度(C_s),而溶质仍不析出的现象,此时的溶液称为过饱和溶液。过饱和度(supersaturation degree)表示的是溶液的过饱和程度。

由于过饱和度的大小直接影响晶核形成和生长过程的快慢,因此过饱和度是考虑结晶问题时一个极其重要的因素。如图 10-9 所示,此图可分为三个区域:①稳定的未饱和区(stable undersaturated zone):在这个区域内药物的浓度未达到饱和,晶体不成核也不生长,反而溶解;②亚稳定的过饱和区(metastable supersaturated zone):不自发成核,如果加入晶种则迅速生长;③不稳定的过饱和区域(labile supersaturated state):在此区域内,晶体可自发迅速成核和生长。过饱和溶液的形成主要有以下几个方式:①将饱和的药物溶液降温;②通过蒸发将饱和溶液浓缩;③将药物的饱和溶液加入到药物的不良溶剂中,或将不良溶剂加入到药物的饱和溶液中(反溶剂法);④化学反应。

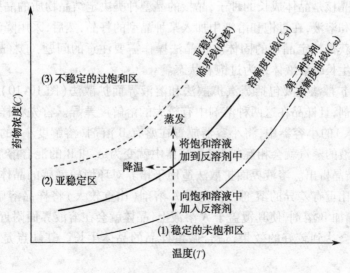

图 10-9 典型的溶解度/过饱和曲线图

成核速率(晶核数目增加的速率)随过饱和度的增大而增大,为了限制晶核的数量,过饱和度应尽可能的低,且应缓慢到达,一旦到达临界过饱和状态以后,就要小心控制,使少数几颗晶核在准平衡状态下(亚稳定区),慢慢生长。在成核过程中,外部固体物质诸如灰尘颗粒,往往使得成核过程中热力学发生变化,所以这些杂质要通过前处理分离(如过滤)事先去除。加入晶种也常是控制晶核数量一种方法。

1. 结晶溶剂　选择合适的溶剂系统,对获取一定晶型纯度的药物具有重要意义。一种良好的溶剂必须符合以下条件:①不能与药物起化学反应;②在较高温度下能溶解大量药物,而在室温或低温条件下,只能溶解少量药物,以便采用降温法结晶;③杂质在溶剂中的溶解度非常大或非常小,前种情况杂质留于母液中,后种情况趁热过滤可除掉杂质;④溶剂的沸点不宜过低或过高。当溶剂沸点过低时,制成溶液和冷却结晶两步可操作的温差较小,对药物溶解度改变不大,收率较低,而且低沸点溶剂操作也不方便;溶剂沸点过高,附着于晶体表面的溶剂不易除去。当几种溶剂都适用时,则应在考虑结晶效果、结晶收率、操作简便性、溶剂毒性、沸点、性能价格比等因素的基础上综合选择。

2. 结晶方法　溶剂结晶法中包括蒸发法、降温法、种晶法和扩散法等。

(1)蒸发法:是制备不同晶型物质的最简单方法,适于对温度、湿度条件不敏感的药物。首先选择溶解度适中的溶剂将样品溶解,制成饱和溶液,置大小合适的干净容器中,再用可透气的滤纸、薄膜覆盖以防止灰尘落入,然后静置使溶剂缓慢蒸发,溶液过饱和,形成晶核,经过生长,最终获得较大的晶体。另外,可使溶液在减压下加热蒸发而浓缩达到过饱和析出晶体。

(2)降温法:该方法适用于溶解度随温度变化较大的药物。取适量固体药物置洁净容器中,加入适量溶剂,根据溶剂和药物性质适当加热,使药物完全溶解后制成临近饱和的溶液,趁热过滤除去不溶性杂质,获得的滤液冷却后静置,晶体就会析出。一般设置起始温度为 $50 \sim 60 \, ^{\circ}\!C$,降温区间以 $15 \sim 20 \, ^{\circ}\!C$ 为宜。温度太高蒸发量过大而不宜选用,温度太低则对晶体生长不利。采用降温法制备晶体时,必须严格控制温度,可按照某种降温梯度进行操作,也可数小时或隔夜自然降温。

(3)种晶法:晶体生长分为两个步骤:①形成晶核,即籽晶;②围绕晶核并沿着晶核表面堆积排列生长。晶核是晶体成长的种子,晶核的晶型种类决定结晶物质的晶型种类。首先,制备药物的过饱和溶液,在过饱和溶液中加入某种晶型的籽晶,然后,采用降温或蒸发法,经晶体生长后即可获得特定晶型的固体。种晶法操作需要注意的问题:①籽晶的晶型纯度;②必须保证晶体生长时溶液体系为过饱和状态。

(4)扩散法:扩散法主要包括蒸汽扩散法和溶液界面扩散法(图 10-10)。蒸汽扩散法需要选择两种溶剂,且样品在这两种溶剂中有较大的溶解度差异。首先将样品溶解在盛有 A 溶剂(溶解度大)的小容器中,将小容器放置在盛有 B 溶剂(溶解度小)的较大密闭容器中。这样两种溶液的蒸汽就会相互扩散,小容器中就变为 A 和 B 的混合溶剂,从而降低样品的溶解度,使结晶析出。溶液界面扩散法适用于培养对环境较敏感的晶体。该方法要选择两种不互溶且比重有差异的溶剂。首先用 A 溶剂(比重较大)将样品溶解,置于样品管中,然后小心地滴加 B 溶剂,使其覆盖于 A 溶液上,晶体就会在溶液界面附近产生。此方法使用较细的容器会达到较好的效果,适合微量样品的晶体生长。其缺点是不适合大批量制备。

通过以上方法,选用不同性质的溶剂,如乙醚、石油醚、氯仿、苯等非极性溶剂,水、乙酸、

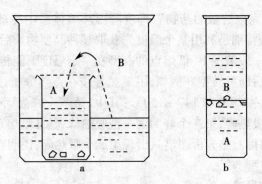

图 10-10　蒸汽扩散法(a)和溶液界面扩散法(b)示意图

吡啶等极性溶剂,中等极性溶剂甲醇、乙醇、丙酮或有机溶剂与水的混合溶剂等,在一定条件下进行重结晶。结晶过程中只有控制药物浓度、温度、结晶速率等参数,才能得到相应的晶型物质。例如非甾体镇痛抗炎药桂美辛,采用不同溶剂进行重结晶,可以得到 4 种晶型 α、β、γ、δ。制备方法分别为:将桂美辛溶解在无水乙醇中,于 70～80℃制成饱和溶液,滤除未溶药物,室温下析出结晶,自然挥干溶剂得 α 型;将其溶解在苯中,加热至 60℃制成饱和溶液,室温下析出结晶,自然挥干溶剂得 β 型;将其溶解在乙醚中,室温下制成饱和溶液,自然挥干溶剂得 γ 型;将其溶解在氯仿中,室温下制成饱和液,自然挥干溶剂结晶得到 δ 型。

　　3. 溶剂介导的晶型转变　对于具有多晶型的药物,通常希望得到最稳定的晶型。因为相对于最稳定的晶型,其他任何一种晶型都是亚稳定的,在药品的存储期间都有向稳定晶型转变的趋势,导致产品的质量发生改变。在结晶过程中,不稳定的晶型物质常常比最稳定的晶型物质优先结晶出来,随着温度的继续降低或者时间的推移,逐步向更稳定的晶型转变。在晶型筛选过程中,溶剂介导的晶型转变是获得最稳定晶型的有效方法。将相对不稳定的晶型物质混悬于饱和溶液中,稳定的晶型物质就会结晶析出,而相对不稳定的晶型物质就会溶解,因为不稳定晶型物质的溶解度比稳定晶型物质要高。溶剂介导的晶型转变不仅是制备稳定晶型物质的有效方法,同时也是检测晶型物质稳定性和除去不稳定晶型保证结晶纯度的有效方法。例如,磺胺甲嘧啶在不同溶剂中可由不稳定的 I 型向稳定的 II 型转变,在溶解性较好的溶剂中的转变速度比溶解度较低的溶剂中转变速度要快,此外,搅拌速度和温度对转变速度也产生很大影响。

　　（二）喷雾干燥法

喷雾干燥法包括热喷雾法和冷喷雾法。

　　1. 热喷雾法　先将药物制成溶液,然后使溶液以雾滴状态分散于热气流中,细小的雾滴与热气流充分接触后瞬间完成传热和传质,使溶剂迅速蒸发为气体达到干燥的目的。

　　2. 冷喷雾法　先将药物制成溶液,然后使含有药物的溶液以雾滴状态分散于冷气流中,溶液与冷气体充分接触后,瞬间使溶剂迅速升华,达到干燥的目的。

　　（三）熔融法

熔融结晶法是指将固体药物样品加热至熔点,待样品完全熔融成液态后使其冷却结晶的方法。熔融结晶的方法不适用于加热易分解的药物。

　　1. 恒温冷却法　将完全熔融成液态的药物样品置恒温体系中冷却,静置结晶。例如将熔融状态的药物置于液氮中骤冷,可得到无定型物质。骤冷处理是制备无定型物质常用的方法之一。

2. 梯度冷却法　将完全熔融的药物置梯度降温环境体系中冷却结晶。该方法适用于晶型对温度敏感的药物,特别是利用某个温度先获取某种晶型物质后,再利用某个温度转晶获取另一种晶型物质。一般情况下,低熔点的晶型在一定温度下能转化为高熔点的晶型,将低熔点的晶体加热熔融后即可转型。例如,甲氧氯普胺在差热分析过程中发现原料药存在两个吸热峰,分别在 125~129℃ 和 147~150℃;其中,第一个峰为固—固转变峰,即甲氧氯普胺 I 型转变为 II 型的吸热峰;第二个峰为固—液吸热峰,是 II 型熔点峰。将此药物原料在135℃加热 15 分钟,在测得差热分析图谱只出现第二个吸热峰,说明在高于 I 型熔点的温度下, I 型可迅速转化为 II 型。

（四）超临界流体结晶法

超临界流体具有许多独特的性质,黏度和扩散系数接近气体,而密度和溶剂化能力接近液体,在超临界流体中物质的扩散系数比在普通液体中要大很多,有比液体快得多的溶解溶质的速度,更有比气体大得多的溶解和携带能力,这对传质极为有利。此外,密度、扩散系数、溶剂化能力等性质随温度和压力的变化十分敏感,通过简单的减压,升温即可引起流体性质的很大变化,从而使其中的溶质迅速过饱和结晶析出,所以超临界流体是一种优良的结晶溶剂。超临界流体利用的介质通常是二氧化碳,而当在超临界流体中添加其他合适的有机溶剂后,能使超临界流体结晶的选择性大大提高。因此通过控制压力、温度和加入其他有机溶剂等方法,可获取从亚微米级超细晶粒到常规大颗粒结晶,并可控制晶体的粒径和晶型。

在超临界流体结晶技术中,超临界流体溶液快速膨胀结晶(rapid expansion of supercritical solution, RESS)路线和超临界流体抗溶剂结晶(supercritical fluid anti-solvent, SAS)路线是两种应用前途较好的制备技术(图 10-11)。前者用于在超临界流体中溶解性较好的药物结晶,后者用于微溶或不溶于超临界流体的药物结晶。

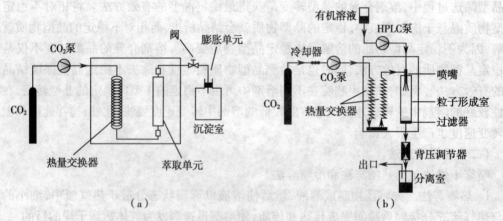

图 10-11　两种常见的超临界流体结晶过程示意图
(a)RESS;(b)SAS

在 RESS 过程中,将含有溶质的超临界流体通过一特制的喷嘴快速膨胀,其溶解能力急剧下降,在极短的时间内溶质在超临界流体中产生极大的过饱和度,产生均一的成核条件和极大的成核速度,从而形成粒径分布均匀超微颗粒。例如,采用 RESS 技术制备不同晶型的卡马西平微米晶体。在溶解温度为 35℃,膨胀温度为 75℃,压力为 17MPa 下可以得到平均粒径为 0.97μm,晶型为 III 型的卡马西平晶体;而在溶解温度为 40℃,膨胀温度为 85℃,压力为 24MPa 下得到的卡马西平晶体 74% 为 II 型,20% 为 III 型,6% 为 I 型,其平均粒径

为 $0.91\mu m$。

在 SAS 过程中,首先将溶质溶于一种合适的有机相良溶剂中,然后将这种有机相溶液加入对溶质亲和力低但与有机相互溶的超临界流体抗溶剂中雾化。抗溶剂和良溶剂溶液接触后瞬间溶入雾化的良溶剂液滴中,溶质在混合溶剂中溶解度骤降,迅速析出成核,生长形成固体超细颗粒。在形成的溶质—良溶剂—抗溶剂体系中,结晶的成核和生长由过饱和度支配,抗溶剂的扩散降低了有机相中溶质的溶解性,有机相的蒸发增加了溶质的浓度,因此可获得高过饱和度,从而产生均一的成核条件和极大的成核速度,得到粒径分布均匀且极细的颗粒。相反,缓慢的成核速度,较快的晶体生长速度得到大粒径、粒径分布宽的晶体。该过程的主要影响因素有良溶剂的种类、温度、压力、流速、溶质的浓度、喷射速度及雾化程度、抗溶剂的密度等。

(五)压力转晶法

压力转晶法是指对某种晶型药物,通过施加一定的压力而获得其他晶型种类物质的转晶制备方法。该方法适用于对压力敏感的药物晶体,其压力转晶制备一般要求在特殊的容器中完成,例如高压釜等,因此转晶成本较高。另外,在粉碎碾磨时,由于机械压力的作用,使晶体粒子变小,局部能量增高,引起晶体边界变形,分子排列错位,也会产生新的晶型或晶型转变。一般由亚稳定型向稳定型转变,也有按相反方向转化,例如无水咖啡因碾磨时很容易由稳定型转变为亚稳定型。

五、晶体的表征方法

当发现或制备出不同晶型的固体药物时,正确认识晶型物质状态,利用现代分析技术建立晶型物质纯度评价方法与标准,就成为晶型药物研制中的关键技术问题。目前,用于固体化学药物多晶型分析的技术有很多。自然界晶型物质非常复杂,不同仪器的检测原理及分析的角度不同,可能导致一种检测技术无法独立完成晶型物质鉴别、晶型纯度评价、晶型质量控制等全部的检测分析任务。所以,采用多种检测分析技术,可获得晶型药物的各类信息,为晶型物质的发现、鉴别、质控提供技术支撑和晶型质量保证。在晶型药物的检测分析中,常用的鉴别分析方法包括显微技术、热分析技术、红外光谱技术、X-射线衍射技术等。随着分析技术的不断发展,近年来有涌现出固态核磁共振技术、拉曼光谱技术、热台显微技术等。在这些技术中包含了定性与定量分析技术,通过不同的原理,从不同的视角,为认识微观晶型物质提供各种信息。

(一)显微镜法

显微镜法可以分为光学显微镜与电子显微镜两种。

1. 光学显微镜法　光学显微镜(light microscope)可观察晶体药物的光学特点,如双折射性质(birefringence),还可观察晶体的形态特征。由于晶型固体药物有一定的外形,可以是块状、柱状、片状、针状等,所以利用光学显微镜可直观地观察晶型样品的外形变化。在已知某种药物的不同晶型物质的外观特征后,可利用光学显微镜分析判断该药物的晶型种类。光学显微镜还可与其他不同原理设备联用,大大提升了光学显微镜的应用领域和功能。

(1)偏光显微镜(polarizing microscope):是在普通光学显微镜上增加了一个或多个偏光镜。其原理为:自然光(如太阳光是一种电磁波,具有三维空间的多向振动)通过光栅,获得只有一个振动向度的光,称为偏光或极化光。偏光显微镜除含有一般光学显微镜的结构外,将两块光栅分别上下装置,构成起偏镜和检偏镜。在显微镜下检查样品时,上下两光栅作

90°交叉,即取正交位置,此时视野完全变成黑暗。在这种完全黑暗的视野中,非均质性(各向异性)的晶体会呈现出颜色不同,强弱不一的光彩,而其他无偏光作用的均质性物质(如无定型物质)则不能发出任何光彩。由于晶体具有双折射特性,而无定型固态无双折射特性,因此利用偏光显微镜能迅速鉴别样品是晶态还是无定形态。如图 10-12 显示,右图显示的是左图中的物质在偏光显微镜下旋转 90°后的情况,由于具有双折射性质,旋转后颜色发生变化,表明该物质是晶态的。对于晶态物质,在载物台上旋转 360°时会出现短暂的隐失和闪亮变化,实现对晶型物质的消光角测定,可鉴别出不同晶型物质所属晶系。

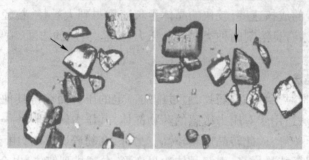

图 10-12　抗坏血酸晶体的偏光显微镜照片

　　(2)热台偏光显微镜:在偏光显微镜的基础上加装热台就构成了热台偏光显微镜(hot-stage polarizing microscope)(图 10-13)。热台偏光显微镜同时具有热分析和光学分析两大功能。热台可以按照程序升温或降温,可直接观察晶体的相变如熔融、分解、重结晶、转晶等热力学动态过程,在药物晶型鉴别方面发挥着重要的作用。晶型不同,晶格能不同,因而会引起熔点的差异,熔点的差异已成为判别一种药物是否存在多晶型的依据之一。例如,地高辛熔点 I 型为 270℃、II 型为 265℃、III 型为 240℃、IV 型为 235℃。但也有不同晶型,熔点相同的,如无味氯霉素 A 型熔点 91~92℃,B 型熔点 87~88℃,无定型熔点 87~88℃。因此以熔点差异确定多晶型,只是初步检测方法。

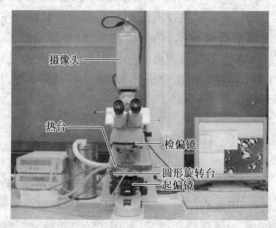

图 10-13　热台偏光显微镜

　　一般熔点较高的晶型是稳定晶型。两种晶型的熔点差距大小,可以相对地估计出它们之间的稳定性关系。如果两种晶型熔点相差不到 1℃时,则这两种晶型在结晶过程中就可以同时析出,且两者的相对稳定性较难判别。两者熔点越接近,不稳定的晶型就越不易得到。如相差 25~50℃,一般低熔点的晶型很难结晶出来,一旦结晶出来也会很快转变成高熔点型的晶体。

2. 电子显微镜技术　最常用的是扫描电子显微镜(scanning electron microscope,SEM),扫描电子显微镜的工作原理是用一束极细的电子束扫描样品,在样品表面激发出次级电子,次级电子的多少与电子束入射角有关,也即与样品的表面结构有关,次级电子由探测器收集,并被闪烁器转变为光信号,再经光电倍增管和放大器转变为电信号来控制荧光屏上电子束的强度,显示出与电子束同步的扫描图像。图像为立体形象,反映了标本的表面结构(图10-14)。为了使标本表面发射出次级电子,一般标本在固定和脱水后,要喷涂上一层重金属微粒,重金属在电子束的轰击下发出次级电子信号而被检测。

由于受可见光波长的限制,普通光学显微镜的分辨率约250nm;而电子束的波长0.01~0.001nm,因此电子显微镜的分辨率远远高于光学显微镜,在观测晶体外部微观形态的应用非常广泛,可快捷地鉴别出微小晶型药物样品。电子显微镜检测晶型样品存在一定的缺陷,即晶型样品需放在真空中,使用电子束轰击样品,可能会造成晶型物质原有状态改变,而发生转晶现象。

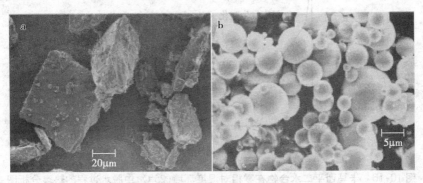

图10-14　乳糖的扫描电镜照片
(a)晶态的乳糖;(b)喷雾干燥后的乳糖

(二) 热分析技术

热分析法在药物多晶型的研究中是最常规的手段之一。利用热分析技术可以观察待测物的相变过程,用相变过程中产生的特征吸热峰和特征放热峰来表示。其中吸热峰与放热峰的个数、形状、面积大小、温度、位置等均可作为晶型物质的定性鉴别。热分析技术主要包括热重分析法和差示扫描量热分析法。

1. 热重分析法(thermogravimetric analysis,TGA)　是在程序控温的条件下,测量物质的质量随温度或时间变化的一种技术,其仪器工作原理如图10-15。TGA曲线以质量减少百分率或质量减少速率为纵轴,温度或时间为横轴。适用于检测在加热过程中试样有脱溶剂化(脱水)、升华、蒸发、分解等质量的变化。

对固体物质中水分的检测可采用TGA,很容易判断固体物质中水的存在方式是结晶水还是吸附水。例如,卡马西平二水合物在17~40℃的氮气流中易发生脱水,图10-16是样品重量随时间的变化曲线。样品失重可以分为两个阶段,第一阶段失重非常迅速,不同样品失重百分数差别较大,可判断为吸附水;而在第二阶段,失重较缓慢,不同样品失重百分数较一致(13.2% ±0.1%),且符合卡马西平二水合物中结晶水的化学计量关系,因此可判断为卡马西平二水合物脱去结晶水的过程。此外,还可以根据热重分析的结果计算水合物中含结晶水的量。

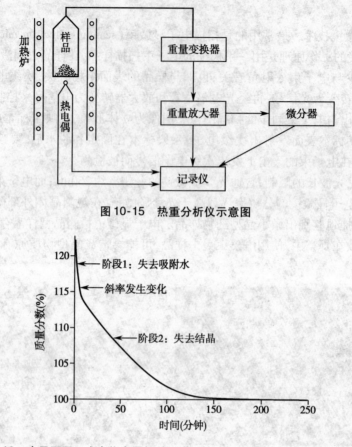

图 10-15   热重分析仪示意图

图 10-16   卡马西平二水合物在零相对湿度环境（25℃）中脱水过程的热重分析图

2. 差示扫描量热法（differential scanning calorimetry，DSC）   又称为差动热分析，是使试样和参比物在程序升温或降温的相同环境中，用补偿器测量使两者的温度差保持为零所必需的热量对温度（或时间）的依赖关系。DSC 谱图的横坐标为温度 T，纵坐标为热量变化率 dH/dt，$dH/dt \sim T$ 曲线中出现的热量变化峰或基线突变的温度与被测物的转变温度对应。差动分析仪由控温炉、温度控制器、热量补偿器、放大器、记录仪组成（图 10-17）。

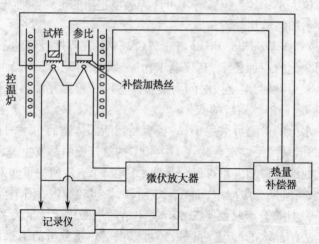

图 10-17   差示扫描量热分析仪示意图

　　DSC 在分析物质相变时具有独特优势,通过 DSC 分析可以得到物质的相变温度(熔融吸热峰值 T_m,结晶放热峰值 T_c,玻璃化转变温度 T_g)和其他吸热放热行为。计算吸热峰和放热峰的面积还可以计算物质的相变热。一般在 DSC 谱图中,吸热效应用凸起的峰值来表示(热熔增加),放热效应用反向的峰值表示(热熔减少)。图 10-18 所示的是典型 DSC 综合图谱,显示各种相变过程中的吸热放热行为。

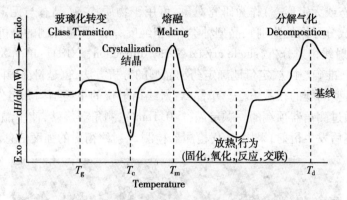

图 10-18　典型 DSC 综合图谱

　　图 10-19 所示的是三种晶型的盐酸西那卡塞在程序升温和降温的相变 DSC 图谱。曲线 1 为程序升温过程中晶型Ⅲ在起始温度为(164.5±0.2)℃时,开始向晶型Ⅰ转变,可计算晶型转变焓为(4.7±0.1)kJ/mol,随后的降温过程(曲线 2)在低于 130℃处晶型Ⅰ又开始向晶型Ⅲ转变;然后再升温(曲线 3),形成的晶型Ⅲ又转变为晶型Ⅰ,接着升温,晶型Ⅰ发生熔融(吸热峰);在曲线 4 中,在起始温度为(169.6±0.6)℃处,有一吸热峰,为晶型Ⅱ的熔融吸热峰,随后出现的放热峰为熔融的晶型Ⅱ结晶成晶型Ⅰ所致,随后在(179.3±0.1)℃处的吸热峰为晶型Ⅰ的熔融峰,可计算熔融焓为(24.4±0.2)kJ/mol;而当晶型Ⅱ和晶型Ⅲ的混合物,以 10K/min 的速度升温时仅见各自熔融吸热峰,并未出现晶型转变(曲线 5),这可能是由于混合物中缺乏晶型Ⅰ的晶种所致。

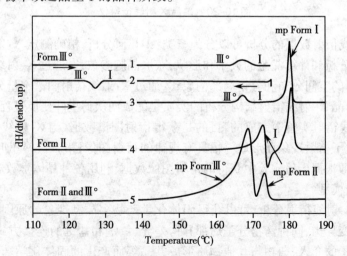

图 10-19　盐酸西那卡塞的 DSC 图谱

（三）光谱分析技术

1. X-射线衍射技术　是利用原子对 X 射线的衍射效应,完成对物质结构、物质成分和晶型的研究。根据研究原理和对象不同,分为单晶 X-射线衍射分析和粉末 X-射线衍射分析。单晶 X-射线衍射分析技术是以一颗单晶体作为研究对象,可提供药物晶型物质的定量分子立体结构信息和表征不同晶型药物的物质特征。粉末 X-射线衍射分析技术则是以无数粉晶物质(晶态或无定形态)作为研究对象,可用于物质状态(晶态与无定形态)、物质成分(样品中物质成分异同的鉴别)、晶型种类、晶型纯度、晶型质量控制的分析研究。

（1）单晶 X 射线衍射分析(single crystal X-ray diffraction,SXRD) :单晶 X-射线衍射分析技术是一种直接、准确、独立、定量地确定药物晶型的分析方法,也是目前国际上公认研究固体化学药物多晶型问题的权威方法。单晶 X-射线衍射仪的主要结构和组件如图 10-20 所示。将 X 射线通过测角器顶端的一颗单晶(>0.1mm),测角器旋转,使单晶具有不同取向,X-射线通过晶体后发生衍射,采用 CCD 检测器检测 X 射线衍射的强度信息。

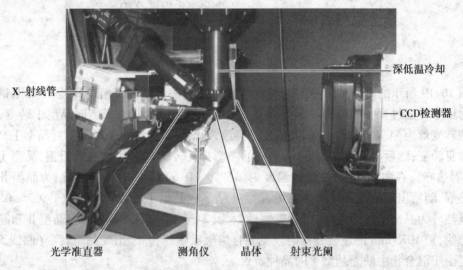

图 10-20　单晶 X 射线衍射仪

单晶 X-射线衍射数据的分析可以分为三类:①几何分析,精确测定 X-射线衍射后的射线的空间分布,分析和计算晶胞的大小和形状,获取晶胞参数;②通过 X-射线各衍射强度测定晶胞中各原子的空间分布和分子局部构象;③通过 X-射线衍射图谱定量分析晶体的质量或结晶程度。单晶 X-射线衍射结构分析的实质是完成两次傅里叶变换过程:第一次傅里叶变换是在 X-射线衍射实验中完成的,目的是获得衍射图谱数据,当 X-射线照射到晶体时,在晶体周围产生了衍射现象而形成一幅具有规律的衍射图像;第二次傅里叶变换是在结构计算中完成的,即根据衍射实验中获得的衍射图像数据,利用各种晶体学数学计算方法建立分子的三维结构模型。

通过单晶 X-射线衍射分析,可以获得固体化学药物多晶型现象的原因,揭示药物分子的空间排列、互变异构、同种药物分子局部异构差异、氢键和盐键的连接方式和作用力值变化、不同溶剂分子的介入、药物与其他物质形成共晶等而产生的固体化学药物多晶型问题。利用单晶结构分析获得的晶型物质的定量数据,通过理论计算方法获得每种晶型物质纯品的专属性粉末 X-射线衍射图谱和数据,可作为各种晶型药物 100% 晶型纯度的对照粉末衍射图谱。以理论计算的晶型纯品粉末衍射图谱为晶型检测依据,通过对不同实验条件筛查或制备的晶型样品进行分析，以确定晶型物质的种类和晶型纯度。

（2）粉末 X-射线衍射分析（powder X-ray diffraction，PXRD）：粉末 X-射线衍射的理论基础为布拉格公式。即 X-射线通过晶体后发生衍射，其衍射角可以用布拉格方程描述。

$$n\lambda = 2d \cdot \sin\theta \tag{10-1}$$

式中，d 为晶面间距；θ 为入射 X-射线与相应晶面的夹角；λ 为 X-射线的波长；n 为衍射级数。只有照射到相邻两晶面的光程差是 X-射线波长的 n 倍时才产生衍射。

X-射线衍射仪如图 10-21 所示，将样品置测角器圆台中心架上，圆台周边上装有检测器接收来自样品的衍射线，转变为电信号，并经放大器放大。检测器绕测角器圆台中心转动记录不同衍射角下的衍射强度 I。通常用 2θ 来定角度，得到的是以 X-射线光谱衍射强度 I 为纵轴（有时采用相对强度，即衍射强度 I 与最强衍射峰强度 I_0 的比值），2θ 为横坐标的衍射图。

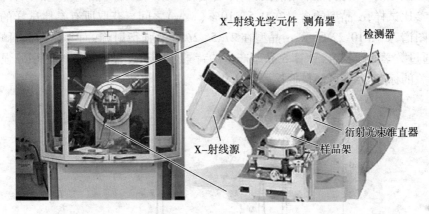

图 10-21　粉末 X-射线衍射仪

粉末衍射图谱如同人的指纹一样，有衍射峰的个数、位置、强度和峰宽等信息。根据布拉格公式采用衍射峰位置测量的 2θ 值，可以计算出一系列不同晶面组的晶面间距 d 值，作为衍射峰的特征值，因此衍射角 θ 反映晶胞大小和形状。

衍射峰的强度是 X-射线粉末衍射的另一重要参数，通常是某一衍射面的积分衍射强度，与晶体的结构参数、衍射级数、温度、原子的种类等因素相关，在实际应用中需注意以下几点：

1）等同晶面：晶面间距相同且晶面上原子排列规律相同的晶面为等同晶面。如立方晶系{100}晶面族有 6 个等同晶面，而立方晶系{111}晶面族有 8 个等同晶面。等同晶面都可以参与衍射，等同晶面越多，参与衍射的概率就越大，此晶面族的衍射强度也就越大。

2）择优取向（preferred orientation）：理论上粉末衍射是根据微晶大小相同，且晶体学取向完全随机分布的样品，而实际上很难满足。在某些情况下，晶体的晶粒在不同程度上围绕某些特殊的取向排列称为择优取向，择优取向晶面的衍射强度将异常增强。因此择优取向是影响粉末样品结构分析的主要因素之一。一般粉末样品在平板式压紧样品架上会有择优取向问题。为了避免样品的择优取向，要对粉末进行充分研磨，使之尽量细碎（粒径 $10\mu m$ 以下），不宜选用背压法，对片状和针状样品尤为注意，研磨过程中要注意是否影响晶型。

3）晶体大小与晶粒数目：晶粒变小，衍射峰变宽。一般当晶粒 $\leq 1\mu m$ 时，衍射峰开始宽化，可以根据衍射缝宽简单计算晶粒大小，一般适合于测定 $\leq 0.1\mu m$ 的粒径。参与衍射的晶粒数目越多,衍射强度越强。此外,强度还与衍射角有关,样品对 X-射线的吸收也影响衍射强度。

4)定性定量分析:不同化学药物由于组成成分的变化,其粉末衍射图谱具有特定的专属性;相同化学药物不同晶型物质,其粉末衍射图谱也具有特定的专属性。当晶型固体物质由两种或两种以上的混合物组成时,其样品粉末 X-射线衍射图谱将严格按照两种晶型物质特征图谱进行物理叠加,混合晶体样品的衍射强度将会随着样品混合晶体比例的改变呈不同的变化趋势,其衍射图谱叠加的结果既能反映晶型物质的种类也反映每种晶体在样品中的含量。因此,利用粉末 X-衍射法不仅可以对特定晶型进行定性判别,还可以进行定量分析。

例如,采用曲线拟合分析法测定盐酸哌唑嗪两种晶型混合物中各自的含量。首先测定纯 α 和纯 δ 晶型的 X-射线粉末衍射图谱,然后制备一系列已知 α 晶型含量的两种晶型物质混合物为参比试样,α 晶型的含量在 0.5 ~ 10%(w/w)之间。获取所有参比试样的 X-射线粉末衍射图谱,如图 10-22 所示,α 晶型在 27.5° 2θ 处呈强衍射峰,而 δ 晶型衍射峰在此处非常弱,通过数学曲线拟合,计算 δ 晶型产生的背景强度和 α 晶型衍射峰的积分强度,建立与含量相关的标准曲线,可使最低检测限达 0.5%。

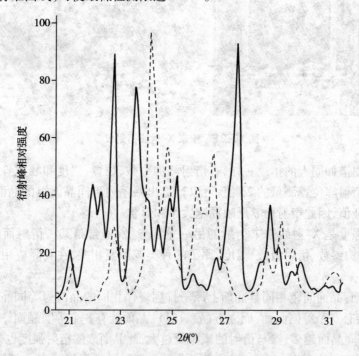

图 10-22　盐酸哌唑嗪两种晶型的粉末 X-射线衍射图 α 晶型(实线)和 δ 晶型(虚线)

如果能得到纯的无定形样品和纯晶态的样品,就可以制备一系列无定形成分含量已知的参比试样,测定 X-射线衍射图谱并作标准曲线,建立结晶度(degree of crystallinity)与 X-射线衍射强度的关系,定量分析未知样品的结晶度。如果不能获得纯晶态或无定形态的标准物,可利用以下方法对结晶度进行粗略估算。

$$C = \frac{A_C}{A_T} \times 100 \tag{10-2}$$

式中,A_C 是晶态区域的积分强度;A_T 是总衍射强度。图 10-23 所示的是来那度胺

H 晶型的 X-射线衍射图, A_C 表示的是虚线以上的总面积, 而 A_T 表示的是所有衍射峰下的面积。

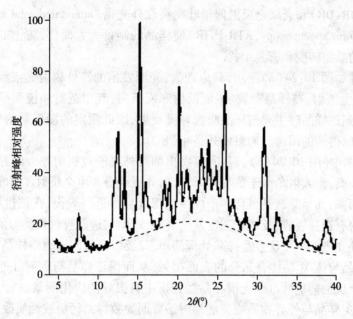

图 10-23　来那度胺 H 晶型的 XRD 衍射图(实线);无定形产生的背景(虚线)

2. 红外光谱法　在晶型固体药物研究中, 红外光谱技术是最早用于晶型物质鉴定的分析方法, 并作为常规分析技术应用于化学药物的检测分析, 且被各国药典收载。根据使用的红外线波长不同, 可分为近红外、中红外及远红外。中红外区分成"官能团频率区"($4000 \sim 1300 cm^{-1}$)及指纹区($\sim 650 cm^{-1}$), 而近红外包括 $4000 \sim 14000 cm^{-1}$ 的区域。目前, 在化学药物研究中应用领域较广的属中红外光谱技术。近红外光谱技术近年来发展也异常迅速, 成为晶型检测分析的新方法。

(1)中红外光谱法(mid-infrared spectrometry, MIR):红外光谱属分子吸收光谱, 简称为红外光谱法。当被测样品受到来自频率连续变化的红外光照射时, 分子吸收了某些频率的辐射, 并由其振动 - 转动运动引起偶极矩的变化, 产生分子振动转动能级从基态到激发态的跃迁, 使相应的这些吸收区域的透射光强度减弱。记录红外光的百分透射比与波数或波长关系曲线, 就得到红外吸收光谱图。传统的红外光谱仪采用色散光学布局, 灵敏度有限, 但目前仍在使用。为获得高质量的红外光谱图, 采用迈克尔逊干涉仪和对数据进行傅里叶变换的快速计算, 使仪器性能得到很大提高, 出现了目前广泛使用的傅里叶变换红外光谱仪(fourier transform infrared spectroscopy, FTIR)。

红外吸收光谱样品制备的常规方法主要有卤化物压片法和矿物油研磨法。

①KBr 或 KCl 压片法:将要分析的物质以 1%~2% 的比例与 KBr 或 KCl 混合、置玛瑙研钵中研磨, 然后在大约 10000psi 的压力下, 压成薄片, 进行测试。制备样品时要防止样品吸附空气中的水分而干扰测试;此外, 还需注意在高的压力下可能导致物质晶型转变, 也有可能与 KBr 和 KCl 之间发生卤素置换。

②矿物油研磨法:通常采用石蜡油或氟油与样品一起碾磨制成糊状物。但要注意, 矿物油是碳氢混合物, 在 $3000 \sim 2850 cm^{-1}$, $1460 cm^{-1}$, $1375 cm^{-1}$, $720 cm^{-1}$ 区间的碳氢吸收峰会干

扰样品的吸收峰。

FTIR 出现后发展了漫反射傅里叶红外光谱(diffuse reflectance infrared fourier transform spectroscopy,FTIR-DR)和衰减全反射傅里叶变换红外光谱(attenuated total reflectance infrared fourier transform spectroscopy,ATR-FTIR)使样品的制备大大简化,防止了样品在复杂制备过程中发生的晶型转变和背景干扰。

漫反射组件如图 10-24(a)所示,其原理为:光源发出的红外辐射光束经一椭圆镜会聚在样品表面,发生透射、被样品吸收、镜面反射和漫反射,其中透射和镜面反射基本可以忽略,也就是说光到达样品时主要被样品吸收和漫反射,因此测定的漫反射信号,也就是测定吸收的信号,所以得到的图谱和透射模式是相似的。

在 ATR 技术中[图 10-24(b)],从光源发出的红外光经过折射率大的晶体再投射到折射率小的试样表面,当入射角大于临界角时,入射光线就会产生全反射。事实上红外光并不是全部被反射回来,而是穿透到试样表面内一定深度后再返回表面,在该过程中,试样在入射光频率区域内有选择吸收,反射光强度发生衰减,产生与透射吸收相类似的图谱。衰减全反射傅里叶红外光谱的主要优点是样品处理简单,只要以合适的压力将样品夹在 ATR 晶体表面,使分析样品与 ATR 晶体有充分的表面接触,从而保证样品与辐射红外光有足够的光源接触。衰减全反射傅里叶红外光谱在晶型分析中有很好的应用前景,极大地简化了样品的分析测试,避免样品与外界物质或高能辐射接触而导致样品污染或性质改变,使分析变得更加灵敏、快捷。

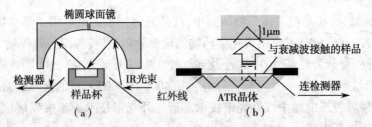

图 10-24　红外光谱组件
(a)漫反射组件;(b)多重反射 ATR 组件

红外吸收光谱仪能用于晶型物质的定性识别或半定量分析。由于固体晶型药物晶胞内部的分子之间存在着较弱的相互作用力,例如氢键作用力、范德华作用力、盐键作用力等,造成不同晶型物质的分子内共价键强度存在差异。而红外吸收光谱是针对分子中共价键运动能级跃迁的检测分析结果,晶型物质的共价键强度差异,必然会导致红外吸收光谱发生改变。不同晶型固体药物的红外吸收光谱差异,主要表现在峰形变化、峰位偏移、峰强度改变等。如图 10-25 是法莫替丁晶型 A(实线)和晶型 B(虚线)的 ATR-FTIR 图谱,两者之间在指纹区存在差异,易于识别,然而两者之间单个峰的位移很小约 $10cm^{-1}$,图谱分析时需仔细比对。又如在《中国药典》2010 年版中收载了晶型药物甲苯咪唑,该化学药物有 A、B、C 三种晶型物质状态。其中,晶 C 型为有效晶型,晶 A 型与晶 B 型均为无效晶型。药典规定药品中晶型主成分为晶 C 型,但允许混有少量晶 A 型,明确规定甲苯咪唑药物中的晶 A 型成分含量必须低于 10%。药典规定采用红外吸收光谱技术检测,要求供试品在 $640cm^{-1}$ 与 $662cm^{-1}$ 波数处的吸收校正之比,不得大于晶 A 型为 10% 的甲苯咪唑对照品在该吸收处的校正吸收值之比。

　　由于各种晶型物质的分子内作用力较弱,故造成红外吸收光谱的指纹特征性变化较小,有时不同晶型物质的红外吸收光谱则无法区分,如苯乙阿托品的晶Ⅰ型和晶Ⅱ型的红外吸收光谱就完全一致。因此对晶型的判别有时不能只看红外吸收光谱,还必须根据 X-射线衍射图谱进行综合分析。此外,可以利用中红外光谱对晶体结构中形成氢键的基团,如 $C=O$,—NH,—OH 等峰的峰形和位移,判断晶体中分子的堆积方式,辅助晶体结构解析。

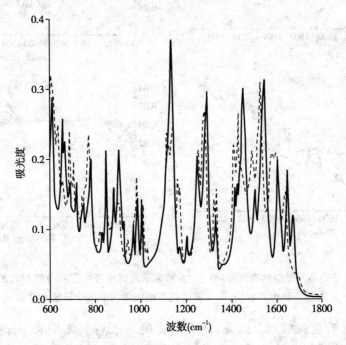

图 10-25　法莫替丁晶型 A(实线)和晶型 B(虚线)的 ATR-FTIR 图谱

　　(2)近红外光谱法(near-infrared spectrometry,NIR):红外光谱技术的优势为操作简捷快速,不破坏样品,穿透性强可透过玻璃或石英测定样品。因此,其既可以应用于实验室的检测分析,也可以应用于药物生产过程在线检测和分析。

　　由于近红外吸收光谱中特征峰很宽,对原始图谱进行峰归属分析,可获得的信息很少;有时不同晶型样品在近红外图谱上特征性差异较小,难以区分。因此采用原始图谱对晶型药物进行定性、定量分析,在晶型药物的研究中不常用,但对原始图谱数据进行微分处理得到导数光谱,并进行多元分析,其在晶型药物定量分析中的功能变得强大。例如,利用 NIR 原始光谱可区分不同晶型的磺胺噻唑和氨苄西林水合物。为建立定量分析方法,对原始图谱的某一特征区域(图 10-26(a)虚线框)进行处理,求得二阶导数光谱,如图 10-26(b)所示。很明显,采用导数光谱能使原始图谱中倾斜的基线得到校正,峰变得锐利。在此特征区域内,峰的高低随着某一晶型的含量变化而变化,以此可以建立二元混合物中某一成分的定量分析方法,其误差小于 3%。有人采用热分析、X-射线粉末衍射、红外吸收光谱和 NIR 光谱分别对两种晶型的盐酸比西发定建立定量分析方法,发现建立的 NIR 方法准确性最高且易于操作。

　　3. 拉曼光谱法(Raman spectrometry)　当一束频率为 ν_0 的光照射到分子上时,有一部分光被散射出来,可以在与入射光垂直的方向对它进行测定。散射光的频率与入射光的频

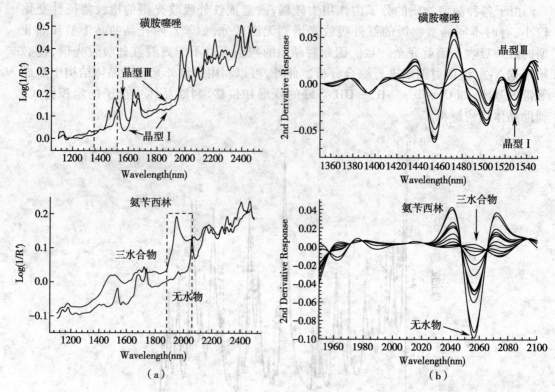

图 10-26　（a）不同晶型的磺胺噻唑（左上）和氨苄西林水合物（左下）的 NIR 原始图谱；
　　　　　（b）不同比例混合物,在左图虚线方框波段内的二阶导数光谱图

率相同的部分称为瑞利散射。此外,还有较弱的与入射光频率 ν_0 相差 ν_v 的散射光,
$\nu = \nu_0 + \nu_v$, ν_v 的大小即为该物质散射的红外频率,这一现象称之为拉曼散射。拉曼光
谱的原理与红外光谱不同,但它提供的结构信息却是类似的,都是关于分子内部各种
简正振动频率及有关振动能级的情况,从而可以用来鉴定分子中存在的官能团。分子
偶极矩变化是红外光谱产生的原因,而拉曼光谱是分子极化率变化诱导的,它的谱线
强度取决于相应的简正振动过程中极化率变化的大小。在分子结构分析中,拉曼光谱
与红外光谱是相互补充的,电荷分布中心对称的键,如 C—C、C=C、N=N、S—S、C≡C
等的拉曼散射峰却很强,而红外吸收很弱,因此,一些在红外光谱仪无法检测的信息在
拉曼光谱仪中能很好地表现出来。

　　拉曼光谱仪可分为色散型拉曼光谱仪（dispersive-type Raman spectrometer）和傅里叶变
换拉曼光谱仪（Fourier-transform type Raman spectrometer,FT-Raman）。色散型拉曼光谱仪
的光路见图 10-27（a）。样品在激光束的照射下,可在 180°（背向散射法）或 90°（直角法）位
置对拉曼散射的光子进行检测。采用激光滤波器去除干扰检测的瑞利散射光,采用硅电荷
耦合元件（CCD）为检测器,检测拉曼散射光的强度。由于拉曼效应的强度极其微弱,样品
产生的荧光和外界的光线极易掩盖散射的拉曼光子,给检测带来干扰,因此在样品分析时,
需选择合适的激光波长以避免分子荧光的干扰。因为拉曼散射的强度与波长的四次方成反
比,对于荧光极弱或无荧光产生的样品,宜选择低频的激光（532nm 或 514nm）可增强灵敏
度。如果采用高频和低频的激光光源都会产生荧光干扰,则可采用傅里叶拉曼光谱降低荧
光的影响。

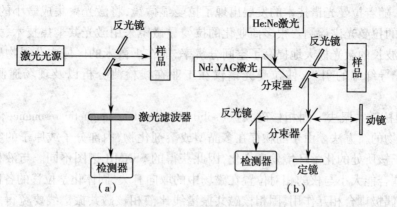

图 10-27　色散型拉曼光谱仪（a）和傅里叶拉曼光谱仪（b）的光路示意图

　　傅里叶变换拉曼光谱仪的光路见图 10-27（b），傅里叶变换拉曼光谱仪的优点在于波长的准确性，另外由于在长波长激光的辐射下，避免了激发分子产生的荧光，因此可降低分子荧光的干扰。样品在激光束的照射下，同色散拉曼光谱一样，可在 180°（背向散射法）或 90°（直角法）位置对拉曼光子进行检测。

　　拉曼光谱广泛用于晶型药物的定性和定量分析。少量的样品就能满足测定的需要，粉末样品无需用 KBr 稀释压成薄片，25～50mg 的固体样品置不锈钢或玻璃样品槽中即可进行测试。液体样品可置石英或玻璃器皿中测试。水仅在 3500cm^{-1} 处产生一微弱的谱线，是拉曼光谱分析良好的溶剂或分散介质。采用拉曼光谱进行晶型鉴别最大的优点是，它可检测与晶格振动模式密切相关的低频振动（500～50cm^{-1}）。在多数情况下，两种不同晶型样品的拉曼光谱在低频振动处存在差异，因此可以对不同晶型的含量或结晶度进行定量分析。如采用傅里叶变换拉曼光谱仪分析吲哚美辛的结晶度。首先制备不同比例的吲哚美辛无定形态与晶态的混合物，然后测定 1698cm^{-1}（晶态）对 1680cm^{-1}（无定形态）的峰强度比，绘制相关曲线，在 0～100% 处线性良好，该法最低检测限达 1%（图 10-28）。

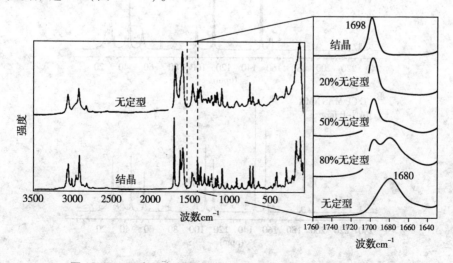

图 10-28　无定形态和晶态吲哚美辛的傅里叶变换拉曼光谱图

近年来,随着拉曼光谱技术的发展出现了拉曼显微镜,将激光聚集成微小的一点,能实现微量样品的拉曼光谱检测。很多商业化的拉曼显微镜采用激光共聚焦技术、大数值孔径的物镜和短波长的激光极大地提高了空间分辨率,能在1微米的区域内获得物质的拉曼光谱。此外,光导纤维的引入,使拉曼光谱仪在工业在线检测分析以及现场遥测分析广泛应用。

4. 固相核磁共振法　固相核磁共振(solid state nuclear magnetic resonance, SSNMR)是研究固体药物的新方法。由于药物存在多晶型或溶剂化物,内部分子或原子的空间排列不同,导致原子核所处的化学环境发生变化,因此获得的 SSNMR 谱图不同。与液相核磁共振相比,由于耦合能大小与核的相对位置在磁场中的取向有关,固体化学位移的各向异性以及固体中强的偶极耦合相互作用,固相核磁共振谱线比液相核磁共振谱线要宽得多。近几年来,采用的高效异核去耦合(high-power heteronuclear decoupling)、交叉极化(cross polarization, CP)、魔角旋转(magic angle spinning, MAS)等新技术,如采用交叉极化-魔角旋转技术(CP-MAS SSNMR),使样品在旋转轴与磁场方向夹角为 54.74° 的方向高速旋转,从而实现了窄化谱线,获得高分辨率的 SSNMR 图谱。SSNMR 技术常分析的原子有 ^1H, ^{13}C, ^{15}N, ^{31}P, ^{19}F。

采用固相核磁共振,可对药物晶型进行定性判别、晶体结构解析和定量分析。如雷尼替丁碱晶型 I 和晶型 II 的 ^{13}C CP/MAS NMR 图谱存在很大差异,可以对两者进行区分(图10-29)。无定形态物质的 SSNMR 图谱峰一般比晶态的要宽。SSNMR 图谱的峰可以归属于特定的基团,因此可获得晶体中分子之间相互作用和分子构象相关的信息;同时,结合 X-射线衍射法,可提高对晶体结构解析的准确性。此外,在相同实验条件下测定不同化学位移处

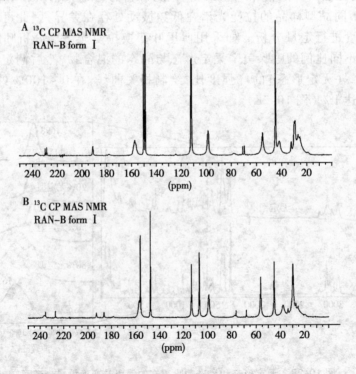

图 10-29　雷尼替丁碱晶型 I(A)和 II(B) ^{13}C-CPMAS-NMR 光谱

的峰强度,可以进行多晶型药物的定量分析。还可以采用变温固相核磁共振,测定单个原子核的自旋—晶格弛豫时间,研究分子的运动性。但值得注意的是,采用 MAS-SSNMR 获取高分辨图谱,样品高速旋转和电磁波辐射产生热量,因此,此技术不适于可能经历相转变的亚稳定晶型的研究。而且,弛豫时间对固态药物中分子的移动性比较敏感,而温度的变化会导致数值剧烈的变动,因此,实验过程中需要严格控制样品的温度。此外,收集数据的时间长,因而不是样品分析的常规方法。

（甘　勇）

参 考 文 献

[1] Rodriguez-Spong B, Price CP, Jayasankar A, et al. General principles of pharmaceutical solid polymorphism: a supramolecular perspective. Adv Drug Deliv Rev, 2004, 56(3): 241-274

[2] Xia D, Quan P, Piao H, et al. Preparation of stable nitrendipine nanosuspensions using the precipitation-ultrasonication method for enhancement of dissolution and oral bioavailability. Eur J Pharm Sci, 2010, 40(4): 325-334

[3] Bauer J, Spanton S, Henry R, et al. Ritonavir: An extraordinary example of conformational polymorphism. Pharm Res, 2001, 18(6): 859-866

[4] Burger A, Rollinger JM, Brüggeller P. Binary system of (R)- and (S)-nitrendipine —polymorphism and structure. J Pharm Sci, 1997, 86(6): 674-679

[5] Brittain HG. Pharmaceutical cocrystals: The coming wave of new drug substances. J Pharm Sci, 2013, 102(2): 311-317

[6] 吕扬, 杜冠华. 晶型药物. 北京:人民卫生出版社, 2009

[7] 冯志强, 邓伟, 郭宗儒. 药物研究与开发中的高通量结晶技术. 药学学报, 2005, 40(6): 481-485

[8] Morissette SL, Almarsson O, Peterson ML, et al. High-throughput crystallization: polymorphs, salts, co-crystals and solvates of pharmaceutical solids. Adv Drug Deliv Rev, 2004, 56(3): 275-300

[9] 苏德森, 王思玲. 物理药剂学. 北京:化学工业出版社, 2004

[10] Pasquali I, Bettini R, Giordano F. Supercritical fluid technologies: An innovative approach for manipulating the solid-state of pharmaceuticals. Adv Drug Deliv Rev, 2008, 60(3): 399-410

[11] Brittain HG. Polymorphism in Pharmaceutical Solids. Second Edition, New York: Informa Healthcare USA, Inc. , 2009

[12] Van Eerdenbrugh B, Taylor LS. Application of mid-IR spectroscopy for the characterization of pharmaceutical systems. Int J Pharm, 2011, 417(1-2): 3-16

[13] Tanninen VP, Yliruusi J. X-ray powder diffraction profile fitting in quantitative determination of two polymorphs from their powder mixture. Int J Pharm 1992, 81(2-3): 169-177

[14] Swarbrick J. Spectroscopy of Pharmaceutical Solids. New York: Taylor & Francis Group, LLC, 2006

[15] Gosselin PM, Thibert R. , Preda M, et al. Polymorphic properties of micronized carbamazepine produced by RESS. Int J Pharm. 2003, 252(1-2): 225-233

[16] Šašic S. Pharmaceutical applications of Raman spectroscopy. New Jersey: John Wiley & Sons, Inc. , 2008

[17] Luner PE, Majuru S, Seyer JJ. et al. Quantifying crystalline form composition in binary powder mixtures using near-infrared reflectance spectroscopy. Pharm Dev Technol. 2000, 5(2): 231-246.

[18] Taylor LS, Zografi G. The quantitative analysis of crystallinity using FT-Raman spectroscopy. Pharm Res,

1998,15(5):755-761

[19]Mirmehrabi M,Rohani S,Murthy,KSK,et al. Characterization of tautomeric forms of ranitidine hydrochloride: thermal analysis,solid-state NMR,X-ray. J Cryst Growth. 2004,260(3-4):517-526

[20] Harris RK. Applications of solid-state NMR to pharmaceutical polymorphism and related matters. ,J Pharm Pharmacol,2007,59(2):225-239

第十一章 前 药

一、概述

目前临床上应用的药物中不少存在着各种各样的问题,如有的口服吸收不完全,因而影响血药浓度;有的体内分布不理想,产生非期望的毒副作用;有的因水溶性小,不便制成注射剂,或在注射部位析出而导致疼痛;有些药物还由于首过效应被代谢破坏,或在转运过程受到有关酶系的攻击,发生降解,使半衰期缩短等。分析上述情况的原因,无不与药物的化学结构有关,结构是决定药物的理化性质和与受体结合后发挥疗效的关键因素。为此,科学家针对影响药效的主要因素,对药物的化学结构进行适当修饰,将其制成前药,以改善药动学行为,可不同程度地克服上述问题。事实上,前药方法现已成为开发新药的有效途径之一,目前在世界范围内批准上市的药品中有 5%~7% 可以归类为前药,并且在药物发现的早期阶段前药策略也越来越受到重视。

随着药物研究的深入,"前药"这一术语的含义逐渐得到阐明。1958 年,Albert 在英国《自然》杂志中首次提出了前药的概念,即需要降解才能产生真正药物的物质,如非那西汀和水合氯醛。之后 Harper 提出了"药物潜伏化"(drug latentiation)的概念,即生物活性化合物通过化学修饰形成新的化合物,该化合物在体内经过酶的作用释放出具有活性的母体药物并发挥药理作用。Wermuth 认为其含义仍然太广,于是把未经化学修饰的前药称为"生物前体"(bioprecursors),与另一类连有载体基团的前药(carrier-linked prodrugs)相区别。然而,目前实际应用中并没有如此细分。一般用下述表达来定义前药:药物分子经过化学结构修饰后得到的化合物没有生物活性或活性很低,在体内经过酶或非酶作用释放出原来的药物发挥药理作用,则称原来的药物为母体药物或原药,修饰后的化合物为前体药物,简称前药。

二、前药的设计

(一) 前药设计的目的

前药设计的目的是通过适宜的结构改变,使母体药物在生理条件下,根据机体中酶、受体、pH 等条件的差异,按需要释放出来,进而改善药物在体内的吸收、分布、转运与代谢等药物动力学过程,提高药物生物利用度,对靶部位作用的选择性,降低毒副作用等。前药的应用范围如图 11-1 所示。

(二) 前药设计的原则

前药设计前,需根据设计目的,通过文献调研,拟定设计策略。设计时应遵循以下原则:

1. 在原药最适宜部位键合功能性修饰基团,原药与修饰基团以共价键连接形成前药,后者在体内易于断裂重新形成原药;

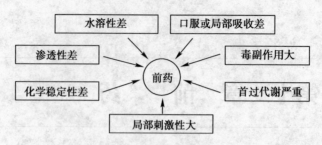

图 11-1　前药应用范围示意图

2. 前药应该容易键合和纯化,化学反应简单易行;

3. 前药应无活性或活性较低,同时前药及修饰基团应无毒性;

4. 应明确前药在体内的活化机制;

5. 在生物体内,前药转化为原药的速度应该是快速动力学过程,以保障原药在作用部位有足够的药物浓度,并尽可能降低前药的直接代谢。

(三) 前药的作用模式

前药一般是由药物(原药或称母体药物)与一种修饰基团(载体)以化学键相连形成暂时的化学结合物或复合物,以期改变原药的理化性质;在体内酶促或非酶促反应后,前药可重新转化为原药而发挥作用。由于修饰方法的差异,前药在体内的活化方式和过程可能有所不同。(图 11-2)

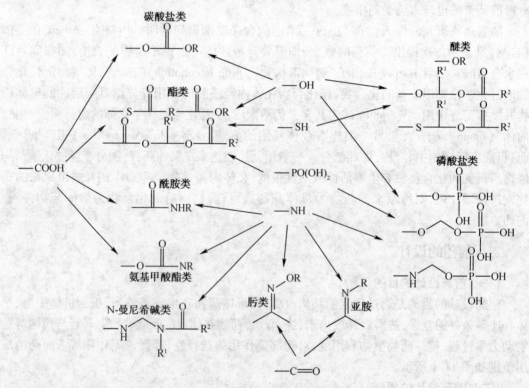

图 11-2　前药作用原理示意图

(四) 前药设计与制备

前药设计中常用的官能团有:羧基、羟基、氨基、磷酸盐、磷酸酯、羰基等。通过对这些官能团的修饰可以得到酯、酰胺、磷酸酯和肟等结构的物质。在具体设计时,若原药的连接基团含有羧基、醇或酚,优先形成酯;原药含有胺时可形成酰胺、亚胺、磷酸胺或 Mannich 碱;含有醛、酮时以形成半缩醛或缩醛、半缩酮或缩酮为佳;此外,还可以在分子中引入偶氮基、糖酐基、肽键或醚键。具体如图 11-3 所示:

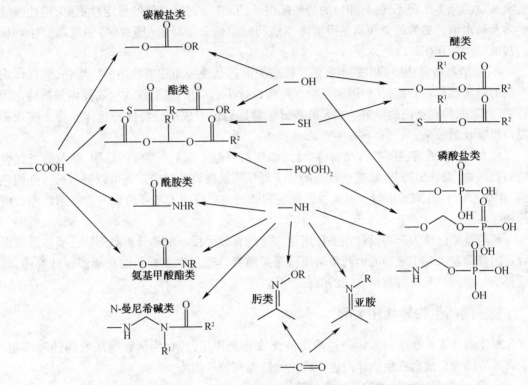

图 11-3 常用于前药设计的原药功能基团及修饰后形成的前药基团

1. 羧基、羟基、巯基官能团的酯类前药 成酯是前药设计中最常用的修饰方式,近 49% 的已上市前药是通过酶水解产生活性的。酯类前药常用来掩盖水溶性药物分子中的羧基、磷酸根等带电基团,从而提高原药的脂溶性和膜渗透性。该类前药进入体内以后,酯键会被体内血液、肝脏或其他组织器官内广泛存在的酯酶快速水解;然而,由于物种间羧酸酯酶差异性较大,对酯类前药而言,其在生物体内的药动学处置过程难以精确地预测。

已有许多烷基或芳基酯类前药应用于临床,最成功的例子就是血管紧张素转化酶抑制剂(ACEI),如依那普利。依那普利作为前药口服后有 53%~74% 被吸收,口服生物利用度达到 36%~44% 。

2. 羟基和氨基官能团的磷酸酯类前药 对一些水溶性较差的药物分子,若含有羟基和氨基,可以设计为磷酸酯类前药,该类前药可有效提高原药水溶性进而达到更好的给药效果。磷酸酯类前药往往具有良好的化学稳定性,而且在肠刷状缘或肝磷脂酶作用下能快速发生生物转化,释放母体药物。与羧酸酯类前药不同,不同物种间的碱性磷酸酶差异不大,因而磷酸酯类前药水解速率无明显差异,其在生物体内的药动学处置过程比较容易预测。

磷酸酯类前药在注射给药方面有很多成功的实例;但是,对于口服途径,该类前药往往存在生物转化差异,在肠道内分解易产生沉淀进而导致吸收差,或乳制品等含钙物质导致的低生物利用度等问题,目前仅有少数口服磷酸酯类前药上市。

3. 羧基、羟基及氨基官能团的碳酸酯和氨基甲酸酯类前药　碳酸酯类前药是羧酸和醇的衍生物,而氨基甲酸酯是羧酸和胺的衍生物。碳酸酯和氨基甲酸酯类前药与羰基两端连有氧或氮的酯类前药不同,与相应的羧酸酯类前药相比,它们对酶的稳定性更好,但比酰胺类前药易水解。碳酸酯类和氨基甲酸酯类前药的原药分子释放(即水解)一般需要生物体内羧酸酯酶的作用。

4. 羧酸和胺官能团的酰胺类前药　酰胺类前药是羧酸和胺类物质的衍生物,它在体内对酶的稳定性相对较高,从而限制了它在前药设计中的应用;酰胺键在生物体内只被特定的羧酸酯酶、肽酶和蛋白酶降解。引入酰胺键通常是通过形成小肠特殊转运体底物来实现提高口服吸收的效果。

5. 酮、肟及胍官能团的肟类前药　肟(如酮肟、脒肟、胍肟)类前药是酮、肟及胍类化合物的衍生物,为缺少羟基、氨基或羧基的分子提供了被修饰的机会。肟可以被微粒体细胞色素 P450(CYP450)酶系水解。强碱性的脒肟和胍肟也常被用于增强药物的膜渗透性和改善药物吸收。

前药策略已成为药物设计中一种用途广泛的有效手段。准确分析原药的性质以及选择合适的修饰基团对于成功的前药策略而言至关重要。通过以上提及的官能团设计前药,已获得了一系列具有良好临床效应的前药产品。

三、前药生物转化相关酶

前体药物需要在生物体内经过酶的催化或非酶作用,转化为活性物质发挥药理作用。下面将分类介绍前药在生物体内进行转化的过程和涉及的酶。

(一) 含常见官能团的前药的生物转化

1. 酯键　将母药的羧基、羟基及硫醇基转化为酯键是前药设计中常用的策略。在生物体内,酯键断裂后将释放出活性药物。酯键的断裂通常经过水解或氧化发生,如图 11-4所示。

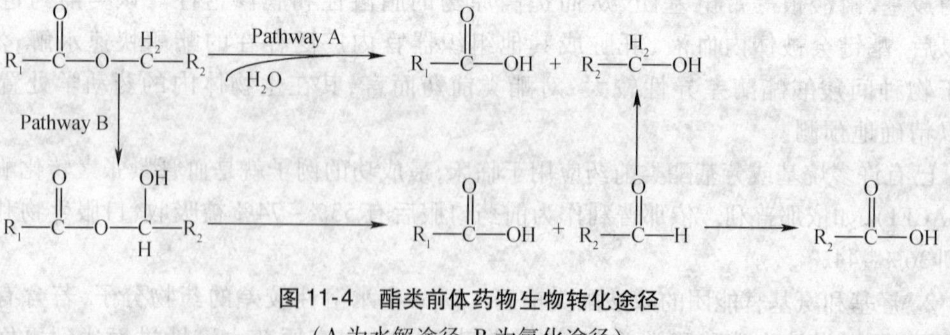

图 11-4　酯类前体药物生物转化途径
(A 为水解途径;B 为氧化途径)

催化酯键水解的酶主要包括羧酸酯酶、乙酰胆碱酯酶、丁酰胆碱酯酶、对氧磷酶、芳香基酯酶;酯键的氧化断裂主要通过 CYP450 酶催化。与酯类前提药物生物转化相关的酶见表11-1。

表 11-1　与酯类前体药物生物转化相关的酶

酶的类型	EC 编号[a]	存在部位
水解酶		
对氧磷酶	3.1.8.1	血浆、肝脏、脑、肾脏、肺
羧酸酯酶	3.1.1.1	血液、肝脏、脑、肾脏、肺、肌肉、小肠、胃、皮肤、心脏、胸、卵巢、宫颈、睾丸、膀胱、胰腺、胸腺、甲状腺、胎盘、鼻腔组织、呼吸道组织、脂肪组织、肿瘤
乙酰胆碱酯酶	3.1.1.7	血浆、肝脏、脑、肌肉、神经、肾脏、小肠、视网膜、胎盘、胸腺
胆碱酯酶	3.1.1.8	血浆、肝脏、脑、肌肉、肾脏、小肠、视网膜、胎盘
氧化酶		
细胞色素 P450		肝脏、脑、肾脏、肺、小肠、肾上腺、睾丸、皮肤、脾脏、胎盘、嗅黏膜、眼组织、肿瘤

注：[a]EC 编号为酶学委员会命名法。

　　酯酶广泛地分布于生物体内各器官、组织；然而，酯键不稳定，易于被催化水解。此外，不同生物种属间或同一种属不同个体间，酯酶种类、活性及底物专一性不同，故酯类前药的生物转化速率可能存在较大差异，这对通过临床前动物实验预测此类前药在人体中的药代动力学过程、药理学及毒理学效应造成一定困难。此外，酯类前药的生物转化还受到年龄、性别、疾病等因素的影响。

　　2. 磷酸酯键　含有氨基或羟基的难溶性药物常制备成磷酸酯类前药以提高其水溶性。这类前药中的磷酸酯键可被小肠刷状边缘或肝脏中的磷酸酯酶快速代谢。磷酸酯酶包括：碱性磷酸酯酶、5′- 核苷酸酶、葡萄糖-6- 磷酸酯酶、cAMP-磷酸二酯酶、磷脂酶 C 及各种限制性内切酶类，其中碱性磷酸酯酶参与多数磷酸酯类前药的生物转化。在不同生物种属间，碱性磷酸酯酶催化活性相近；因此，该类前药在生物体内的水解速率相似，其药代动力学过程无种属差异。

　　高度离子化的磷酸酯类前药通过口服给药后进入胃肠道，由于其具有较强极性，因此前药在肠上皮细胞表面的被动扩散受限；此外，在肠腔中当磷酸酯键断裂后，释放出的难溶性母药易于发生沉淀，最终降低该类前药的口服吸收。因此，磷酸酯类前体药物目前多通过注射给药（表 11-2），仅有少数成功应用于口服。

表 11-2　通过注射给药的磷酸酯类前体药物

前药	官能团	结构式
磷苯妥英	磷酸氧甲基酯	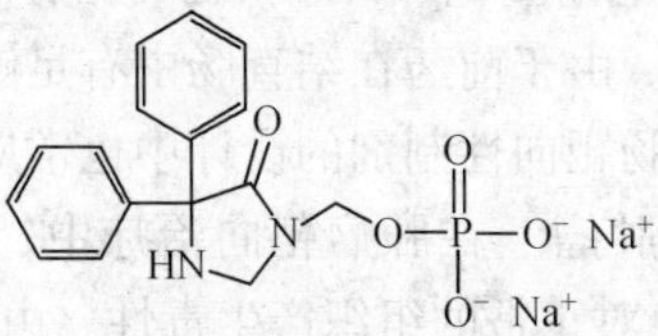
福司氟康唑	磷酸酯	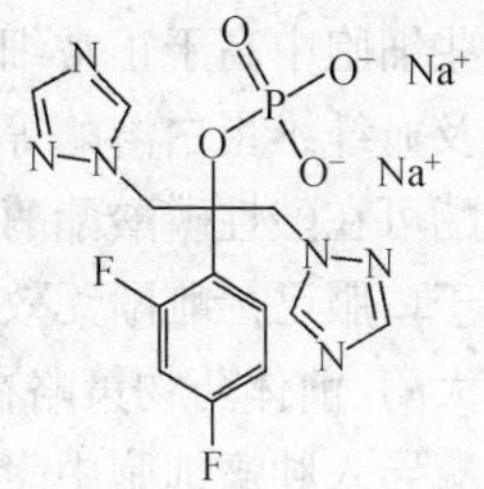

续表

前药	官能团	结构式
磷丙泊酚钠	磷酸氧甲基酯	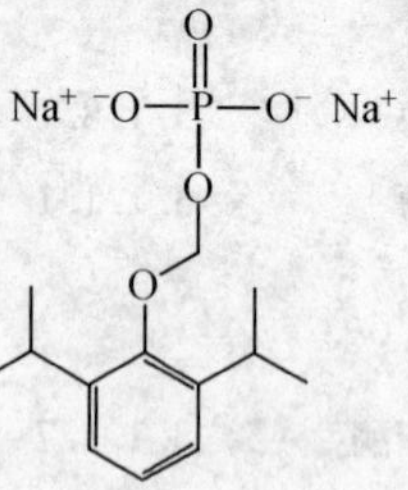
丙泊酚磷酸酯二钠盐	磷酸酯	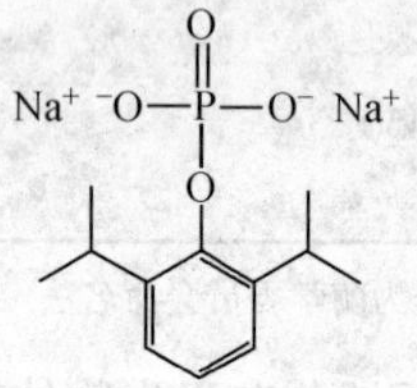

3. 肟　肟类前体药物在辅酶 NADPH 及氧气参与下,通过各种微粒体细胞色素 P450 酶催化水解,释放出活性药物,同时产生氰类化合物及一系列氮氧化物(如 NO、NO_2 及 NO_3)(图 11-5)。

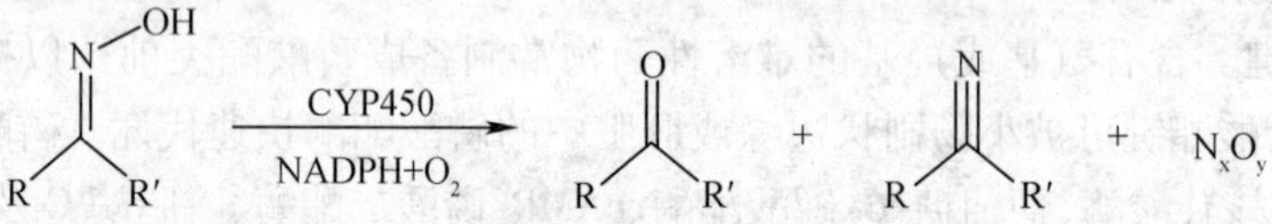

图 11-5　肟类前体药物生物转化途径

4. 酰胺键　酰胺键在体内不易被酶催化断裂,具有良好的稳定性;鉴于其难以释放出活性药物,因此在前药设计中较少应用酰胺键。酰胺键在生物体内通常只被特定的羧酸酯酶、肽酶或蛋白酶水解。

（二）靶向体内特定部位前药的生物转化

1. 结肠　结肠内的细菌微生物主要是革兰阴性厌氧菌,如类杆菌、真细菌、梭菌、肠道球菌、肠道杆菌等,数量约为 $10^{11} \sim 10^{12}$ CFU/ml,这些微生物产生大量的酶,如偶氮还原酶、β-半乳糖苷酶、β-木糖苷酶、葡萄糖苷酶脱氨基酶等。在这些酶的作用下,母体药物能从前药中释出。由于前药在结直肠中有足够长的转运时间,使酶有充分的时间作用于前药,因此在许多结肠靶向性制剂的设计中也常应用前药策略。

2. 肿瘤　在肿瘤靶向治疗中,无活性的前药可选择性地在肿瘤细胞中释放出活性药物,避免对正常的组织产生毒性。由于肿瘤细胞增殖速率快,生物还原活性高,某些酶的水平往往在这些细胞中高于正常细胞,如偶氮还原酶、酸性磷酸酯酶、β-葡萄糖醛酸酶、γ-谷氨酰转肽酶及血纤维蛋白溶酶等。例如,人前列腺肿瘤细胞能够高表达酸性磷酸酯酶,己烯雌酚二磷酸酯可在酸性磷酸酯酶的作用下释放出具有抗肿瘤活性的己烯雌酚,研究表明该前体药物对于口服己烯雌酚无效的前列腺癌患者具有较好的治疗作用。

为了扩大酶-前体药物策略在肿瘤治疗中的应用,可通过使用抗体或基因将激活前体药物的外源性酶导入肿瘤细胞中。最常见的方法是抗体介导的酶-前体药物治疗法(antibody-directed enzyme prodrug therapy，ADEPT）和基因介导的酶-前体药物治疗法（gene-directed enzyme prodrug therapy，GDEPT）。ADEPT 是一种两步疗法，首先，酶-抗体共轭物（conjugate）与肿瘤细胞膜表面的特定抗原结合；随后，无活性的前体药物可被肿瘤组织处特异的酶激活，释放出细胞毒类药物，实现靶向杀灭癌细胞的效果，其实例见表 11-3。GDEPT 是通过物理转染或载体转染的方式将编码外源性酶的基因导入肿瘤细胞中，从而实现前体药物在肿瘤组织处的特异性激活，其实例见表 11-4。

表 11-3　ADEPT 应用于肿瘤治疗的实例

治疗途径	酶	抗体	前体药物
In vitro	β-葡萄糖苷酶	膀胱癌相关的单克隆抗体	扁桃苷
	人 β-葡萄糖醛酸酶	人源化癌胚抗原特异性结合区	蒽环霉素系列
	人 β-葡萄糖醛酸酶	单链 CD20 抗体	多柔比星
	人 β-葡萄糖醛酸酶	人源化抗癌胚抗原单克隆抗体的 Fab 段	多柔比星
In vivo	羧肽酶 G2	抗癌胚抗原抗体	CMDA[a]

注：[a] CMDA 为 4-[（2-氯乙基）[2-（甲磺酰氧乙基）]氨基]苯甲酰-L-谷氨酸

表 11-4　GDEPT 应用于肿瘤治疗的实例

基因导入方式	酶	前体药物
物理转染	人 β-葡萄糖醛酸酶	多柔比星前体药物 HMR 1826
	细菌硝基还原酶	CB1954
	羧肽酶	MTX-α-peptide
	CYP2B1 及 P450 还原酶	环磷酰胺
	兔 CYP4B1	2-AA 或 4-IM
	胸苷磷酸化酶	5-FU 或 5′-DFUR
	兔及人羧酸酯酶	伊立替康
	大肠埃希菌 β-半乳糖苷酶	蒽环霉素
	胞嘧啶脱氨酶	5-FC
	胸腺嘧啶核苷激酶	更昔洛韦
病毒载体转染		
腺病毒	单纯疱疹病毒胸苷激酶	更昔洛韦
	人羧酸酯酶	伊立替康
	大肠埃希菌硝基还原酶	CB1954
逆转录病毒	大肠埃希菌硝基还原酶	CB1954
	酵母菌胞嘧啶脱氨酶	5-FC
	人 CYP 及 P450 还原酶	环磷酰胺
EB 病毒	硝基还原酶	CB1954

3. 肝脏   肝脏作为一个代谢器官,存在大量肝特异性的前体药物激活酶。因此,靶向肝脏的前药策略最具有潜力。在肝细胞内质网中存在大量的细胞色素 P450 酶(cytochrome P450 enzymes,CYP450),对于药物的代谢及前体药物的活化起到非常重要的作用。CYP450 是一组由血红素偶联单加氧酶(heme-coupled monooxygenases),需 NADPH 和分子氧共同参与,主要进行前体药物生物转化中的氧化反应(包括失去电子、脱氢反应和氧化反应)。

肝脏微粒体中尽管存在多种亚型的 CYP450,但真正参与药物代谢的 CYP450 只有少数几种(表 11-5),在生物体内不少药物往往由同一个酶代谢(如 CYP3A4)。

表11-5   人不同亚型 CYP 酶在前药代谢中的作用

不同的 CYP 酶	作用	药物的代谢
CYP1A1	多环芳烃的羟基化	雌二醇的 C-2 和 C-4 羟基化
CYP1A2	芳胺、亚硝胺、芳烃、咖啡因氧化	咖啡因脱甲基化,安替比林 N-脱甲基化
CYP2A6	香豆素羟基化	萘普生、他克林、氯氮平、美西律等的羟基化
CYP2B6	中枢神经系统药物、抗肿瘤药物	环磷酰胺、异环磷酰胺、安非他酮、尼古丁的代谢
CYP2C	主要有 CYP2C8、CYP2C9、CYP2C19。与 25% 用于临床的重要药物代谢有关	S-华法林、S-美芬妥英、甲苯磺丁脲的羟基化代谢
CYP2D6	多态性的氧化酶,与 21% 用于临床的重要药物代谢有关	奎尼丁、氟卡尼、利多卡因、普萘洛尔等药物的氧化代谢
CYP2E1	含卤代烃的药物,低相对分子质量化合物乙酰氨基苯的氧化	挥发性全身麻醉药,乙腈、乙醇、丙酮的代谢
CYP3A4	体内最重要的代谢酶,与临床 1/3 以上药物代谢有关	红霉素、硝苯地平、环孢素、三唑仑、咪达唑仑等的代谢

近年来,Mark D. Erion 等人合成了一类新型的磷酸盐和磷酸酯前体药物,具有良好的肝靶向效果,称为 HepDirect prodrugs(图 11-6)。这类前体药物是含有一个环取代基的 1,3-丙基酯,对于 CYP450 催化的氧化反应十分敏感。在肝细胞内,4 位具有芳基取代的前体药物特异性地被 CYP3A 酶催化氧化、开环,形成带负电的中间体(3);随后,通过 β-消除反应生成磷酸盐或磷酸酯(4)及副产物芳香乙烯酮(5);(4)可最终形成具有生物活性的三磷酸核苷类似物(6)。

4. 中枢神经系统   临床上,中枢神经系统是最具挑战性的一个器官,血脑屏障的存在导致大多数药物难以进入。通过对血脑屏障处药物转运机制及代谢酶活性的探索,研发具有中枢神经系统靶向性的前药,始终是研究热点之一。

提高活性药物的亲脂性是增加中枢系统中药物浓度的常用方法。采用该方法设计的前体药物,应该易于进入脑组织,生物转化的发生应具有高度组织特异性,释放出的活性药物能长时间保留在脑组织中。提高活性药物亲脂性在理论上可增加进入中枢神经系统的药物量,但仅仅通过提高亲脂性是不够的,适宜的前体药物在靶部位的生物转化必须具备快速和高度的选择性,以抵抗药物消除;此外,还应该尽量避免在达到靶部位前过早的生物转化。(图 11-7)

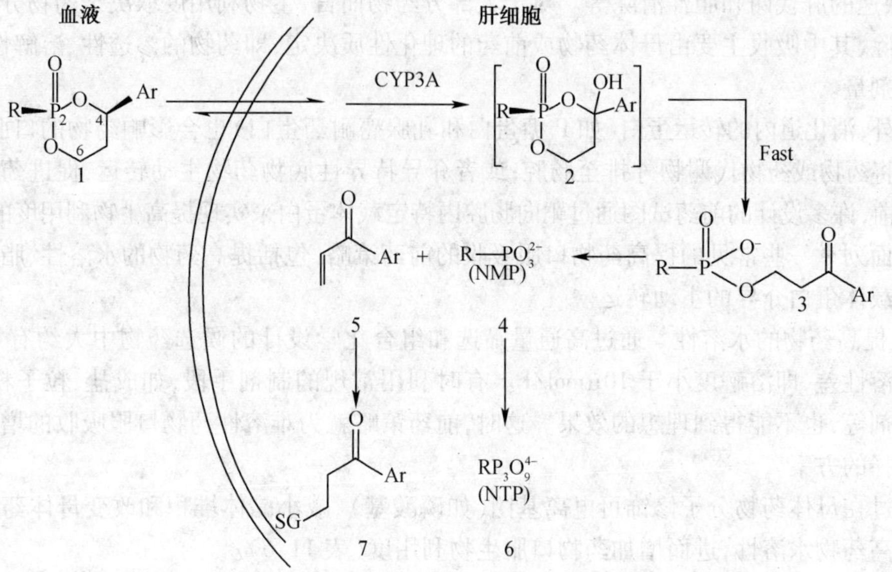

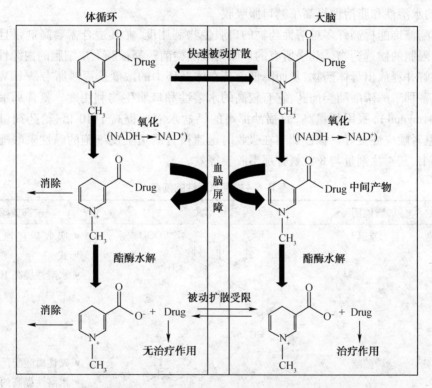

图 11-6 HepDirect prodrug 的生物转化及产物

图 11-7 靶向中枢神经系统的前体药物在体内的生物转化示意图

四、前药的应用实例

(一) 提高口服吸收

药物的口服生物利用度会受到其本身性质的限制,如低水溶性、低渗透性、外排蛋白的底物、快速的肝代谢和胆汁清除等。对于大部分药物而言,生物利用度取决于药物分子的吸收和清除,其中吸收主要由母体药物或前药的理化性质决定,即药物的渗透性、溶解性、溶解速度和剂量。

此外,消化道内的转运蛋白(如 P 糖蛋白和乳腺癌耐药蛋白)也会影响药物的口服吸收,它们能将药物或药物代谢物外排至肠腔;或者介导特异性底物药物主动转运,促进药物的吸收。目前,许多设计的前药试图通过靶向肠腔内特定载体蛋白来实现提高生物利用度的效果。

下面列举一些常见的提高药物口服吸收的前药策略,包括提高药物的水溶性、脂溶性以及利用载体蛋白介导的主动转运。

1. 提高药物的水溶性   通过高通量筛选和组合化学设计的候选药物中大约有 40% 的药物水溶性差,即溶解度小于 $10\mu mol/L$。有时利用常规的制剂手段,如成盐、粒子粉碎、添加增溶剂等,也不能得到理想的效果。这时,前药策略就为难溶性药物口服吸收的增加提供了可选择的方案。

通过在母体药物分子修饰可电离基团(如磷酸基)、减小晶体堆积和改变母体药物熔点可以提高药物水溶性,进而增加药物口服生物利用度(表 11-6)。

非甾体抗炎药舒林酸是一个成功的水溶性口服前药。它本身没有活性,口服吸收后在体内还原酶的作用下转化为有活性的硫醚形式。舒林酸的水溶性约为其母体药物的 100 倍,更好的水溶性和脂溶性提高了其口服吸收。

磷酸酯修饰能提高许多难溶性药物的口服生物利用度,尤其适合需要高剂量且吸收受溶解速度限制的候选药物。几乎所有的口服磷酸酯类前药都被肠上皮细胞的内源性碱性磷酸酯酶水解并释放出母体药物,从而降低前药在体循环中的浓度。福沙那韦是 HIV 蛋白酶抑制剂氨普那韦的磷酸酯类前药,它有较高的水溶性和口服生物利用度。氨普那韦的水溶性差(0.04mg/ml),服用剂量高,而福沙那韦的钙盐水溶性提高了 10 倍,给药剂量大大减少,因此患者顺应性更好。福沙那韦在吸收时迅速被胃肠道上皮细胞的碱性磷酸酯酶降解成氨普那韦,其 4 片剂量与 8 粒氨普那韦胶囊等效。

表 11-6   提高水溶性的前药

前药	官能团	结构式	前药策略
舒林酸	亚砜		• 吸收后还原成硫醚形式 • 水溶性提高 100 倍
磷酸米泼昔芬	磷酸酯		• 碱性磷酸酶代谢 • 水溶性提高约 1000 倍

续表

前药	官能团	结构式	前药策略
福沙那韦	磷酸酯		• 碱性磷酸酶代谢 • 水溶性提高 10 倍
雌氮芥	磷酸酯		• 碱性磷酸酶代谢 • 注射和口服给药
泼尼松龙	磷酸酯		• 碱性磷酸酶代谢 • 可制成液体制剂
氟达拉滨	磷酸酯		• 碱性磷酸酶代谢 • 注射给药

　　2. 提高药物的脂溶性　某些药物因含有极性或可电离基团,虽然水溶性好,但口服生物利用度低。前药策略可有效增加药物脂溶性并提高其渗透性和口服吸收。表 11-7 列举了一些提高药物脂溶性的前药策略。

　　许多核苷类抗病毒药物为极性化合物,口服给药后吸收很差。以替诺福韦和阿德福韦为例,其高亲水性的磷酸基团是导致口服生物利用度差的原因。将替诺福韦制成双碳酸酯类前药替诺福韦酯后,脂溶性增强,口服生物利用度达到 39%,目前已被批准用于 HIV 的治疗。此外,亲脂性前药阿德福韦酯也被开发用于乙肝的治疗。替诺福韦酯和阿德福韦酯在体内都通过酯酶代谢迅速转化为母体药物而发挥药理作用。

　　奥司他韦是目前公认的抗禽流感最有效的药物之一,它是奥司他韦酸的乙酯类前药。口服给药后,奥司他韦易被胃肠道吸收;随后,大部分前药被肝、肠酯酶转化为活性代谢产物,与奥司他韦酸相比,其口服生物利用度从 5% 提高到 79%。

表 11-7　提高脂溶性或渗透性的前药

前药	官能团	结构式	前药策略
依那普利	乙酯		• 酯酶代谢 • 口服生物利用度为 53%~74%
匹氨西林	三甲基甲酯		• 酯酶代谢 • 口服生物利用度为 87%~94%
奥司他韦	乙酯		• 酯酶代谢 • 口服生物利用度为 30%~45%
阿德福韦酯	新戊酰氧基甲酯		• 酯酶和磷酸二酯酶代谢 • 口服生物利用度为 30%~45%
替诺福韦酯	异丙氧基羰基氧甲酯		• 酯酶和磷酸二酯酶代谢 • 口服生物利用度为 39%
伐昔洛韦	甲酯		• 酯酶代谢,嘌呤环氧化 • 口服生物利用度为 75%
希美拉加群	乙酯和羟基脒基		• 酯酶和还原酶代谢 • 口服生物利用度为 20%

3. 载体蛋白介导的主动转运　对于许多极性、带电荷且被动吸收很差的药物,将其设计成靶向特定细胞膜载体蛋白的前药,使其可以被肠上皮细胞的载体蛋白介导吸收,提高药

物的口服生物利用度。

肽转运蛋白因其小肠分布广泛、转运能力强、底物专一性高,被认为是该类前药设计的理想靶点。伐昔洛韦和缬更昔洛韦(表11-8)分别是阿昔洛韦和更昔洛韦的 L- 缬氨酸酯,是载体蛋白介导的前药的典型代表,这两种氨基酸前药在小肠的渗透性比母体药物提高了3~10 倍,它们通过小肠上皮细胞的二肽和三肽转运体(hPEPT1)主动转运入胞,并在胞内水解转化成母体药物。

米多君(表11-8)是另一个氨基酸类前药,它是 α_1 受体的选择性拮抗剂脱甘氨酸米多君的前药。米多君在其母体药物的氨基上修饰了一个甘氨酸,它经酶促水解代谢为活性物质脱甘氨酸米多君。米多君是 hPEPT1 的底物,可通过 hPEPT1 转运蛋白介导吸收,其生物利用度从母体药物的 50% 提高到了 93%。

加巴喷丁酯(表11-8)是该类前药的最新实例,它是加巴喷丁的前体药物。通过在加巴喷丁的氨基上修饰氨基甲酸酯,加巴喷丁酯口服后可以通过单羧酸转运蛋白-1(MCT1)和钠-维生素协同转运蛋白(SMVT)转运体主动吸收,并在体内转化为母体药物。与原药相比,其口服生物利用度从 36.6% 提高到 74.5%。

表11-8 载体蛋白介导吸收的前药

前药	官能团	结构式	前药策略
伐昔洛韦	L-缬氨酸酯		• 水解酶代谢 • hPEPT1 介导转运
缬更昔洛韦	L-缬氨酸酯		• 小肠和肝脏酯酶代谢 • hPEPT1 介导转运
米多君	甘氨酰胺		• 未知酶代谢 • hPEPT1 介导转运
加巴喷丁酯	异丁酰氧乙氧基氨基甲酸酯		• 酯酶代谢 • MCT1 和 SMVT 介导转运

(二) 改善注射给药效果

该前药策略常用的方法是提高药物的水溶性,一般在母药分子上修饰可电离基团或极性基团。磷酸基团能够成倍地提高药物的水溶性,因此磷酸酯类药物常被开发为注射型前药。

磷苯妥英是难溶性药物苯妥英的磷酸酯类前药,常用来治疗癫痫的急性发作,有静脉滴注和肌内注射两种给药方式。磷苯妥英分子中的磷酸酯通过氧甲基和苯妥英的弱酸性氨基相连,水溶性从母体药物的 $20 \sim 25 \mu g/m$ 提高到 $140 mg/mL$。注射给药后,生物体内的碱性磷酸酯酶将磷苯妥英转化为苯妥英;但是,由于氧甲基的引入,体内代谢会产生甲醛,长期使用存在安全隐患。

磷酸酯类前药策略同样应用于广谱抗真菌药物氟康唑的开发设计。磷氟康唑是氟康唑的磷酸酯类前药,其水溶性增加,抗真菌活性更强,故可以减少输液量,减轻循环系统的负担,安全性更好。静脉注射给药后,磷氟康唑几乎全部转化为氟康唑,仅有少于 4% 的原形药物随尿液排泄。

(三)改善局部给药效果

1. 眼部给药 角膜屏障限制了眼用药物渗透进入眼内组织,通常只有小部分药物被吸收,绝大部分药物进入了体循环。地匹福林是第一个上市的眼用前药(表 11-9),它是肾上腺素的特戊酸二酯类前药,用于治疗慢性开角型青光眼。肾上腺素分子中连接特戊酰基可增强其亲脂性,从而易于透过角膜,其对人角膜的渗透能力约为肾上腺素的 17 倍,即 0.1% 地匹福林溶液相当 2% 的左旋肾上腺素,故较低浓度即可显效。地匹福林本身无药理活性,在眼内水解成肾上腺素而显效。

前列腺素类似物拉坦前列素、比马前列素、曲伏前列素和乌诺前列酮异丙酯(表 11-9)代表了一类新的治疗青光眼的眼用降压药物。它们是前列腺素脂溶性的异丙酯或乙醇胺类前药,进入眼组织后可迅速水解成生物活性物质前列腺素。它们的羧酸型原药渗透性很差,且常有刺激性,经过酯化修饰后不但改善了眼部吸收性,而且提高了安全性。

表 11-9 改善局部给药的前药

前药	官能团	结构式	前药策略
地匹福林	特戊酸二酯	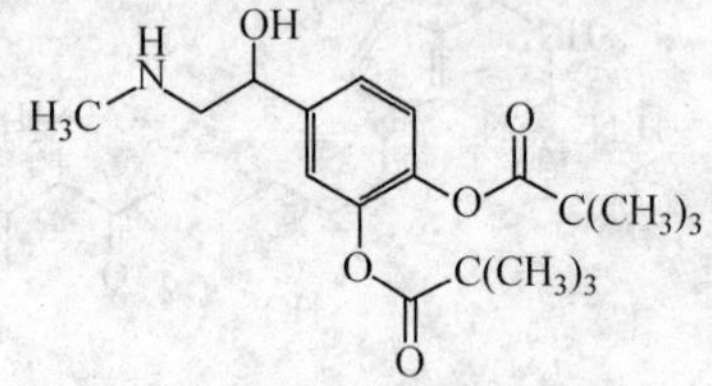	• 酯酶代谢 • 角膜渗透性提高 17 倍
拉坦前列素	异丙酯	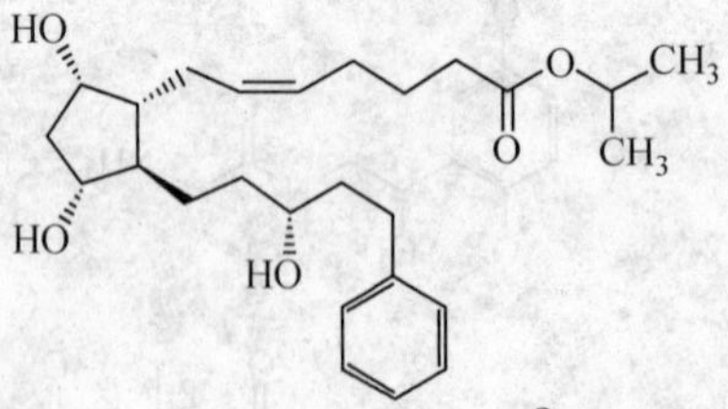	• 酯酶代谢 • 眼部吸收和安全性改善
他扎罗汀	乙酯	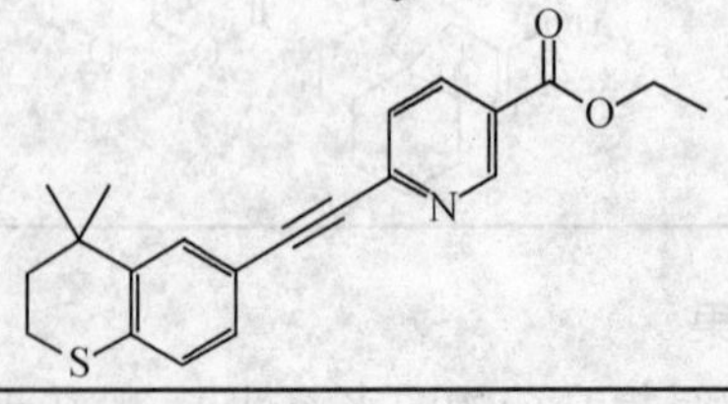	• 酯酶代谢 • 前药和软药 • 兼顾脂溶性和水溶性

2. 皮肤给药 许多药物分子因其理化性质不佳,很难透过皮肤,尤其是表皮和角质层。大量研究表明,既有水溶性又有脂溶性,或者两者达到平衡的药物分子具有最佳的皮肤渗透

性,前药策略可以有效实现该目的。例如,他扎罗汀(表 11-9)由原药的羧酸形式酯化形成脂溶性更强的乙酯后,仍保持足够的水溶性,可以有效地经皮吸收,并在体内代谢成他扎罗汀酸。他扎罗汀酸的含硫基团迅速氧化失活,阻止了其在脂肪等组织中的蓄积。因此,他扎罗汀不仅是前药而且也是软药。

(四) 靶向给药

理想的药物能够选择性地作用和富集于靶部位。实现药物的靶向性可以通过以下 4 种方法:药物在组织器官中被动富集;由转运体介导给药;由酶选择性代谢活化;由抗原介导的靶向作用。适宜的前药策略可以有效地实现该目标。

1. 中枢神经系统靶向递药　由于血脑屏障的存在,中枢神经系统是临床上最难实现靶向给药的器官。但是通过理解血脑屏障的转运机制和酶活性,可以实现中枢神经系统的靶向递药。例如,多巴胺的前药左旋多巴(表 11-10)是血脑屏障上中性氨基酸转运蛋白(LAT1)的作用底物,进入脑组织后,左旋多巴迅速转化为多巴胺,由于多巴胺的极性较强,它被束缚在脑组织中,促进其药理作用的发挥。

增加中枢神经系统中药物浓度的常用方法是提高药物的亲脂性。该前药策略的成功取决于:该前药较强的脑组织渗透性及快速的生物转化能力,产生的母体药物有较高的组织选择性,且在脑组织中能长时间滞留发挥药效。

2. 肿瘤靶向给药　理想的肿瘤给药是将无活性的前体药物选择性地靶向到肿瘤细胞,并在肿瘤细胞内转化为活性药物,同时对正常的组织和细胞没有毒性。肿瘤的快速增生使得某些酶的胞内浓度大幅度提升,借此可以开发肿瘤靶向前药。为了减少化疗药物 5-氟尿嘧啶(5′-Fluorouracil)对正常组织的毒性,已经开发了一种对肿瘤细胞酶具有选择性的前药卡培他滨(capecitabine)。卡培他滨是 5-氟尿嘧啶的氨基甲酸酯类前药,口服给药后转化为活性原药需 3 种酶的共同作用。小肠吸收后,卡培他滨最终在肿瘤内生物转化为 5-氟尿嘧啶,生物利用度几乎为 100%。其生物转化过程如图 11-8 所示:

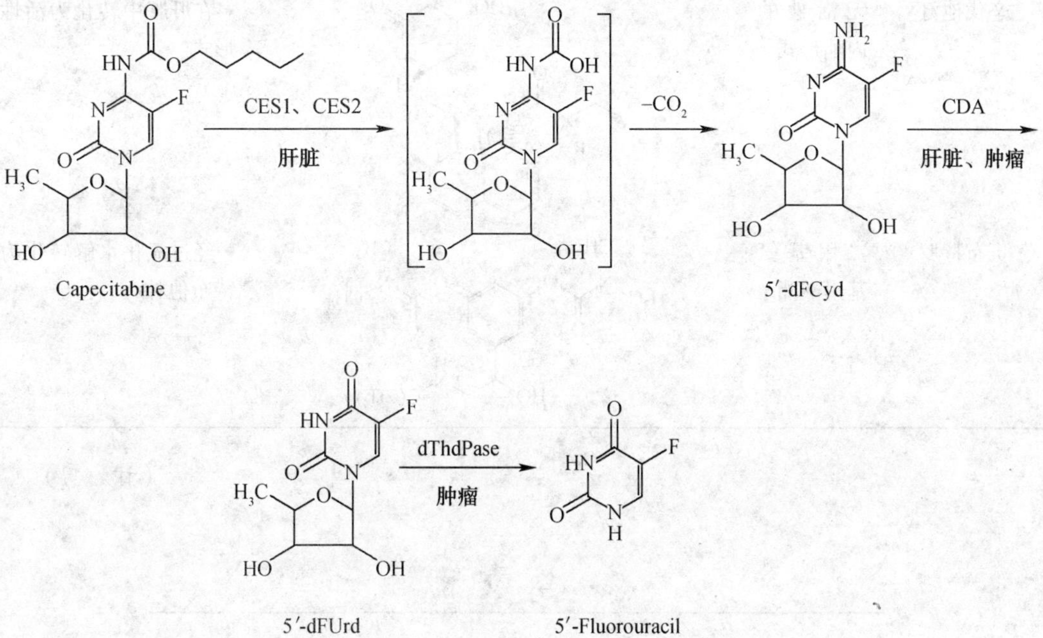

图 11-8　卡培他滨的生物转化过程

3. 肝脏靶向给药　在所有器官中,肝脏是最具靶向给药潜力的器官。作为代谢器官,肝脏拥有许多肝脏特异性的代谢酶。辛伐他汀和洛伐他汀是 3-羟基-3-甲基戊二酰辅酶 A 还原酶抑制剂的生物前体药物。内酯形式的辛伐他汀(表 11-10)和洛伐他汀具有较好的脂溶性,胃肠道吸收良好,通过转运体靶向富集于肝脏后,经 CYP450 酶作用,在肝脏内代谢为活性的羟基形式。

(五)延长药物作用时间

缓释制剂技术是延长药物作用时间的主要方法,此外,前药策略也发挥重要的作用。例如,类固醇类药物诺龙和安定类药物氟奋乃静的亲脂性前药,肌内注射后缓慢释放进入体循环,从而延长了药物作用时间,且药物在注射部位释放后能迅速转化为母体药物。注射氟奋乃静的癸酸酯给药后 24~72 小时开始起效,药效平均可以维持 3~4 周。

表 11-10　其他前药

前药	官能团	结构式	前药策略
左旋多巴	羧酸酯	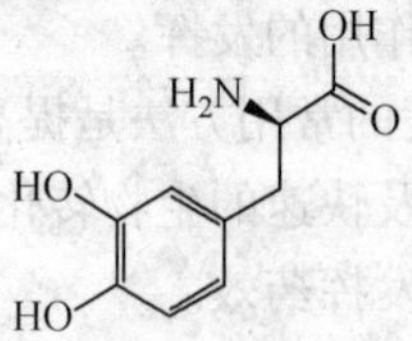	• 通过 LAT1 穿过 BBB,进入脑组织
普拉德福韦	2-(3-氯苯基)-[1,3,2]二氧磷杂环己烷	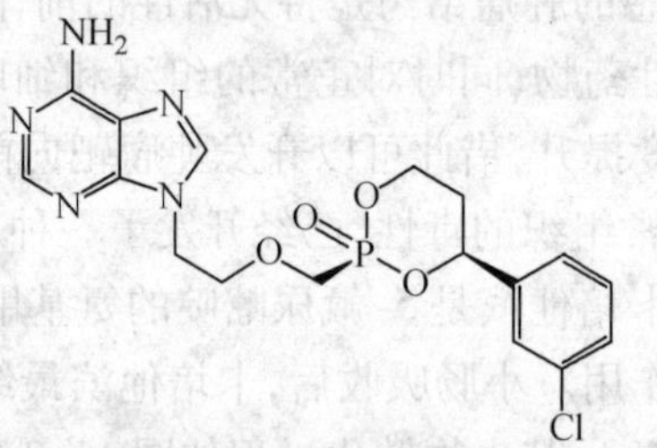	• 在肝脏中经 CYP450 代谢为阿德福韦
辛伐他汀	无活性的内酯形式	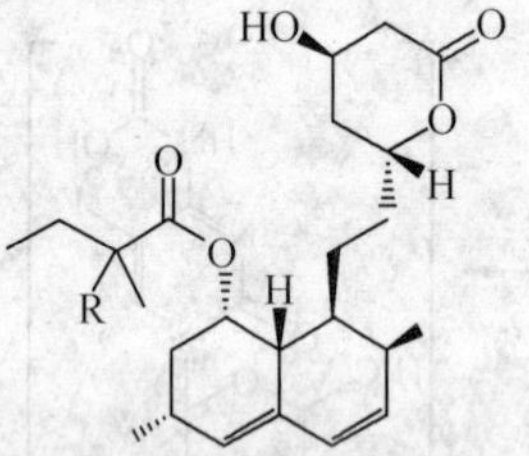	• 在肝脏中转化为活性形式
班布特罗	二甲基氨基甲酸酯	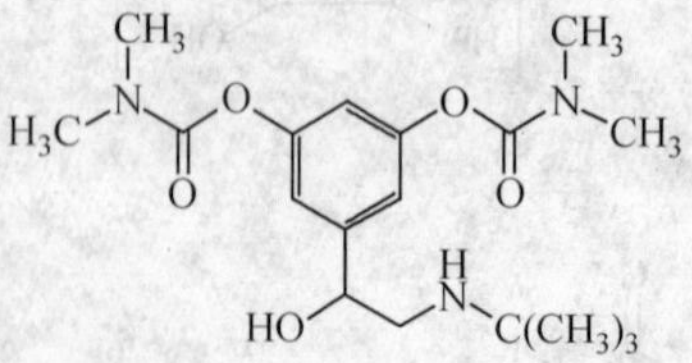	• 经过氧化水解转化为特布他林

(甘　勇)

参考文献

1. Rautio J,Kumpulainen H,Heimbach T,et al. Prodrugs:design and clinical applications. Nat Rev Drug Discov,

2008,7(3):255-270

2. Liederer BM, Borchardt RT. Enzymes involved in the bioconversion of ester-based prodrugs. J Pharma Sci, 2006,95(6):1177-1195

3. Sinhababu, AK and Thakker DR. Prodrugs of anticancer agents. Adv Drug Deliv Rev,1996,19(2):241-273

4. Xu G, McLeod HL. Strategies for enzyme/prodrug cancer therapy. Clin Cancer Res,2001,7(11):3314-3324

5. Erion MD, Reddy KR, Boyer SH, et al. Design, synthesis, and characterization of a Series of cytochrome P450 3A-Activated prodrugs(hepdirect prodrugs)useful for targeting phosph(on)ate-based drugs to the liver. J Am Chem Soc,2004,126(16):5154-5163

6. Rautio J, Laine K, Gynther M, et al. Prodrug approaches for CNS delivery. AAPS J,2008,10(1):92-102

第十二章

第十二章　微/纳米颗粒制备技术

第一节　概　述

作为药物递送载体,微囊最早起源于 20 世纪 50 年代,其制备技术称为微囊化(microencapsulation)。微囊(microcapsules)系利用天然的或合成的高分子材料(统称为囊材)作为囊膜包裹固态或液态药物(称为囊心物)形成球形或类球形的微小胶囊。药物若是溶解和(或)高度分散在高分子材料中,形成骨架型微粒,则称为微球(microspheres)。微囊和微球的粒径在 $1 \sim 250\mu m$ 之间,属于微米级范畴,又统称微粒(microparticles)。粒径在 10nm-100nm 范围内的微粒则称为纳米粒(nanoparticles),属于胶体范畴。根据结构不同,纳米粒也可分为骨架型的纳米球(nanospheres)和膜壳型的纳米囊(nanocapsules)。

将药物包裹于高分子材料载体中,可实现:①提高药物的稳定性;②制备缓控释制剂,延缓药物释放,延长药物的作用时间;③防止药物在胃内被破坏而失活或减少对胃的刺激作用;④掩盖药物的不良臭味或口味;⑤液态药物固体化,便于生产和应用与贮存;⑥减少复方制剂中药物的配伍变化;⑦将活细胞等生物活性物质包囊避免活性损失或变性。

纳米粒由于尺寸效应,还具有一些独特的性质,例如:①巨大的表面积;②容易混悬在液体介质中,沉降速度慢;③容易穿透体内各种生物屏障,可深入细胞、组织内部;④具有多样的光学和磁力学性质;⑤可使药物浓集于靶区,提高疗效,降低毒副作用;⑥粒径小于 200nm 的纳米粒可以采用 $0.22\mu m$ 滤膜过滤除菌。

微囊化技术在 20 世纪 70 年代中期得到迅猛发展,出现了许多新的方法和工艺,如相分离法、复凝聚法、液中干燥法等。采用微囊化技术的产品也不断出现,如对乙酰氨基酚、克拉霉素、阿莫西林钠、西咪替丁、盐酸多西环素、β-葡萄糖苷酶、硝酸异山梨酯、布洛芬、甲硝唑、胰岛素、盐酸土霉素、雌二醇、咖啡因、硫酸链霉素、长春碱酰胺、维生素类等。

微囊化技术的进展可以概括为三个阶段。第一阶段:主要用于掩盖药物的不良臭味或口味,提高药物的稳定性等目的,粒径一般为 $5 \sim 2000\mu m$;第二阶段:在 20 世纪 80 年代发展了粒径 $0.01 \sim 10\mu m$ 的微粒,通过非胃肠道或胃肠道给药,达到延长药效、降低毒性、提高活性和生物利用度的目的;第三阶段:主要集中于纳米级粒子的靶向性研究。

随着药物制剂技术的发展,越来越多的新技术运用于微球的制备当中。瑞典 Skye Pharma 公司研发了生物微球缓释注射技术,是在显微镜下使用高纯度淀粉,将药物包封成微型小球,再用可生物降解材料包衣,注射后药物可连续释放数天至数月,与传统微球相比生物微球包衣层不含药物,即使载药量较大也无突释,制备条件温和,且不接触有机溶剂,特别适合蛋白质多肽类药物微球制备。2005 年 Hinds 等将胰岛素聚乙二醇(PEG)化后通过微型包裹技术制备 PLGA 微球,这样制备的微球具有很低的突释效应(<1%)并且接近零级释放。

第二节　微囊和微球制备技术

一、载体材料

微囊和微球主要由主药、载体材料和附加剂组成。附加剂用于提高微囊化的质量,包括稳定剂、稀释剂以及控制释放速率的促进剂、阻滞剂和改善囊膜可塑性的增塑剂等。

(一)载体材料的一般要求

载体材料要求性质稳定,有适宜的释药速率,无毒、无刺激,能与药物配伍,不影响药物的药理作用及含量测定,有一定的强度及可塑性,能完全包封囊心物,具有符合要求的黏度、渗透性、亲水性、溶解性等特点。

(二)常用载体的种类

1. 天然高分子材料　天然来源的高分子材料是最常用的载体材料,具有稳定、无毒、成膜性好等优点。

(1)明胶(gelatin):明胶是由富含胶原蛋白的皮肤、肌肉、骨骼等动物组织经部分水解得到的产物,是纯化的蛋白质片段的混合物。为无色或微黄色的透明脆性固态物,平均相对分子质量介于15000~25000之间,含水量为9%~11%。药用明胶按制法不同可分为两种,经酸水解获得的称A型明胶,大多数A型明胶是由猪皮制得的。经碱水解制得的称B型明胶(表12-1)。

表 12-1　A型和B型明胶的性质比较

明胶	pH(10g/L 水溶液 25℃时)	密度(g/cm³)	等电点	黏度(cPa·s)
A	3.8~6.0	1.325	7~9	
B	5.0~7.4	1.283	4.7~5.3	均在 0.2~0.75 之间

A型与B型明胶在成囊、成球性上无明显差别,皆可生物降解,具有溶胀性,几乎无抗原性,通常可根据药物对酸碱性的要求来选择。明胶分子结构上有大量的羟基、羧基和氨基,因此具有极强的亲水性。可与酸碱发生反应,可溶于水、多元醇等极性较大的物质,不溶于极性较小的有机溶剂。明胶具有凝聚性,加入盐可使明胶溶液形成凝聚层,此性质常用于药物的微囊化中,用于制备微囊的用量一般为20~100g/L。

(2)海藻酸盐(alginate):是天然多糖类化合物,常用稀碱从褐藻中提取,再用碳酸氢钠中和制得。其稳定性较好,无毒、无刺激性。海藻酸钠可溶于不同温度的水,不溶于乙醇、乙醚及其他有机溶剂。聚合度和相对分子质量不同的产品黏度有所差别。海藻酸钠水溶液在pH为4~10时最稳定。因海藻酸钙不溶于水,海藻酸钠可用氯化钙固化成微球或微囊。海藻酸钠也可与壳聚糖合用,通过海藻酸钠与氯化钙反应形成海藻酸钙骨架,壳聚糖及其与海藻酸钙生成的复合物填充骨架来制备缓释微囊,可控制药物的释放。

(3)壳聚糖(chitosan):结构式如图12-1。壳聚糖是由虾蟹外壳中的甲壳素脱乙酰化后制得的一种碱性多糖聚合物,化学名称为聚葡萄糖胺(1-4)-2-氨基-β-D 葡萄糖,pK_a = 6.3~6.8,是天然多糖中极少见的带正电荷的高分子聚合物,为白色到乳白色粉末或鳞片状固体,无色无嗅,极性强,易结晶。获得高纯度的壳聚糖非常困难,通常把脱乙酰度 >60% 或能溶于稀酸的脱乙酰基产物统称为壳聚糖。壳聚糖无毒,无抗原性,在体内能被溶菌酶等酶解,具有优良的生物可降解性和成膜性,在体内可溶胀成水凝胶。

由于壳聚糖分子内具有活性氨基基团,可与含双官能团的醛类或酸酐类药物发生化学交联,将药物包封于交联结构内,从而具有缓控释或延时释药的特征。

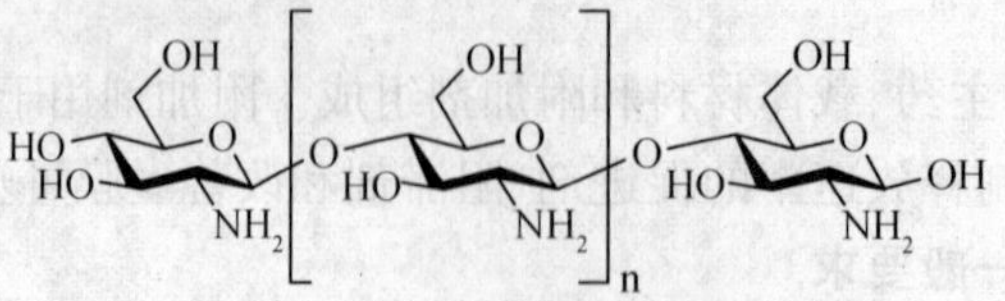

图 12-1 壳聚糖结构式

(4)蛋白类及其他:常用的有(人或牛)血白蛋白、玉米朊、鸡蛋白、酪蛋白等蛋白,无明显抗原性,可生物降解,可加热交联固化或加化学交联剂固化。其中,白蛋白是从人或动物血液中提取分离而得,化学性质稳定,无毒,加热变性后无抗原性,是一种较为理想的微球载体材料,可供注射。其他还有羟乙淀粉、羧甲淀粉等淀粉衍生物和葡聚糖及其衍生物。

2. 半合成高分子材料 多系纤维素衍生物,常用的有羧甲纤维素盐(CMC)、纤维醋法酯(CAP)、乙基纤维素(EC)、甲基纤维素(MC)以及羟丙甲纤维素(HPMC)等。这类材料的特点是毒性小、黏度大、成盐后溶解度增大。上述纤维素衍生物的具体性质参见本书有关章节。

3. 合成高分子材料 常用的合成高分子材料有生物可降解和生物不可降解两大类。生物不可降解且不受 pH 影响的材料有聚酰胺、硅橡胶等。生物不可降解但可在一定 pH 条件下溶解的材料有聚丙烯酸树脂、聚乙烯醇等。近年来,生物可降解的合成材料如聚乳酸(PLA)、聚乳酸-聚乙醇酸共聚物(PLGA)、聚乳酸-聚乙二醇嵌段共聚物(PLA-PEG)、聚碳酸酯、聚氨基酸、聚酸酐、聚氰基丙烯酸烷酯类等应用广泛。可生物降解的的高分子材料具有无毒、成膜性好、化学稳定性高的特点,可用于注射或植入剂型。其中,PLA 和 PLGA 是迄今研究最多,应用最广的生物可降解的合成高分子材料,也是美国 FDA 批准可用于体内的材料,目前已有多个产品上市。

二、微囊的制备方法

微囊的制备方法可归纳为物理化学法、物理机械法和化学法三大类,可根据药物和囊材的性质以及所需的微囊粒径、释放性能来选择不同的微囊化方法。

(一) 物理化学法

本法在液相中进行,通过改变条件使溶解的成膜材料形成新相,从溶液中析出来,并将囊心物包裹形成微囊,本法又称为相分离法(phase separation)。其微囊化的步骤大致可分为囊心物的分散、囊材的加入、囊材的沉积、囊材的固化四步,见图 12-2。

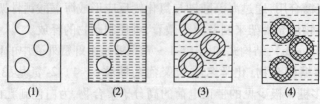

图 12-2 相分离微囊化步骤示意图

根据形成新相的方法不同,相分离法又分为单凝聚法、复凝聚法、溶剂—非溶剂法、改变温度法和液中干燥法。相分离法所用的设备简单,适用于多种类别的药物微囊制备,现已成药物微囊化的主要工艺之一。

1. 单凝聚法(simple coacervation)

(1)基本原理:将药物分散于一种高分子囊材(如明胶)的水溶液中,然后加入凝聚剂(如硫酸钠、乙醇、丙酮等强亲水性物质),由于明胶分子水合膜的水分子与凝聚剂结合,使明胶的溶解度降低,分子间形成氢键,最后从溶液中析出而凝聚成囊。这种凝聚是可逆的,一旦解除凝聚条件(如加水稀释),就会发生解凝聚,微囊消失。在制备过程中可以利用这种可逆性,重复凝聚-解凝聚过程,直到微囊形状满意为止。最后再用适当的方法使明胶交联固化,形成不粘连、不可逆的球形微囊。

(2)成囊条件

1)凝聚系统的组成:单凝聚法可以用三元相图来寻找该系统中产生凝聚的组成范围。如明胶-水-硫酸钠系统的单凝聚三元相图,见图12-3。

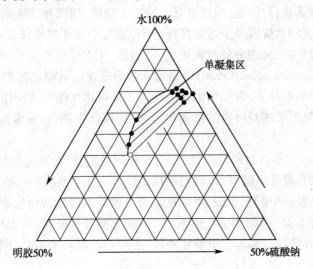

图 12-3　明胶水-硫酸钠的三元相图

2)明胶溶液的浓度与温度:增加明胶的浓度可加速胶凝,浓度降低到一定程度就不能胶凝。同一浓度时,温度越低越易胶凝,高过某温度则不能胶凝,浓度越高,胶凝的温度上限越高。

3)药物及凝聚相的性质:单凝聚法在水中成囊,因此适用于水不溶性固体或液体药物。但药物也不能过分疏水,否则仅形成不含药物的空囊。成囊时系统含有水不溶性药物、凝聚相和水三相,微囊化的难易程度取决于囊材同药物的亲和力,亲和力强则易被微囊化。

4)凝聚囊的流动性及其与水相间的界面张力:为了得到良好的球形微囊,凝聚后的凝聚囊应有一定的流动性。如用 A 型明胶制备微囊时,可滴加少许醋酸使溶液的 pH 在 3.2 ~ 3.8 之间,能得到较小的球形囊。因为在酸性条件下,明胶分子中产生较多的—NH_4^+,可吸附较多的水分子,降低凝聚囊-水相之间的界面张力。凝聚囊的流动性好,使凝聚囊易于分散呈小球性。若将溶液的 pH 调到 10 ~ 11 之间则不能成囊,因为接近等电点,有大量黏稠块状物析出。而 B 型明胶则不调 pH 也能成囊。

5)固化:欲制得不可逆的微囊,必须加入固化剂固化,同时还要求微囊间的粘连愈少愈好。一般常使用甲醛作为固化剂，通过胺缩醛反应使明胶分子互相交联而固化。交联的程度受甲醛的浓度、反应时间、介质的 pH 等因素影响，交联的最佳 pH 范围是 8 ~ 9。若交联不足则微囊易粘连，若交联过度，所得明胶微囊脆性太大。若药物在碱性环境中不稳定，可用戊二醛代替甲醛，在中性介质中使明胶交联固化。

6）凝聚剂的种类和 pH：常用凝聚剂有各种醇类和电解质。当电解质作凝聚剂时，阴离子对胶凝起主要作用，强弱顺序为枸橼酸 > 酒石酸 > 硫酸 > 醋酸 > 氯化物 > 硝酸 > 溴化物 > 碘化物；阳离子也有胶凝作用，其电荷数愈高胶凝作用愈强。明胶的分子量相同，使用的凝聚剂不同，其成囊 pH 也不同。

7）增塑剂的影响：为了使明胶微囊具有良好的可塑性，不粘连，分散性好，常加入山梨醇、聚乙二醇、丙二醇或甘油等增塑剂。

例 12-1   甲地孕酮微囊的制备

取甲地孕酮微粉 2g，混悬于 60ml 3.3% 明胶溶液中，加 10% 醋酸调 pH 至 3.5 ~ 3.8，置 50℃ 水浴中搅拌。滴加 60% Na_2SO_4 溶液，在显微镜下观察，至成凝聚囊为止，立即置于搅拌着的稀释液中，使微囊稀释、胶凝，出现沉降。倾去上清液，用稀释液洗涤沉淀物 2 ~ 3 次，除去未凝聚的囊材。再将微囊混悬于适量稀释液中，加入 37% 甲醛溶液 2 ~ 4ml，搅拌，再加入 20% NaOH 调 pH 为 8 ~ 9，低温放置过夜或离心，过滤，用水洗至无甲醛，即得。

2. 复凝聚法（complex coacervation）   系将药物分散在由两种带有相反电荷的高分子囊材水溶液中，在适当的条件下，带相反电荷的高分子材料相互作用，溶解度降低，产生相分离凝聚成囊的方法。复凝聚法是经典的微囊化方法，它操作简便，容易掌握，适用于水难溶性的固体或液体药物。

（1）常用材料：可作复合材料的组合有：明胶和阿拉伯胶、海藻酸盐与壳聚糖、海藻酸盐与白蛋白、海藻酸盐与聚赖氨酸、白蛋白与阿拉伯胶等。其中明胶与阿拉伯胶的组合最为常用。另外，天然植物胶（如桃胶、杏胶、海藻酸盐及果胶等）、纤维素衍生物（如 CAP、CMC-Na 等）同阿拉伯胶一样含有—COOH 及—COO—，均能与明胶复凝聚，故也可用作复凝聚法制备微囊的囊材。另外明胶与邻苯二甲基化明胶、明胶与乙酰马来酸共聚物也常用作复凝聚法的复合囊材。

（2）基本原理：以明胶与阿拉伯胶为例，说明复凝聚法的基本原理。将溶液 pH 调节至明胶的等电点以下使之带正电荷，而阿拉伯胶仍带负电，由于电荷互相吸引交联形成正、负离子的络合物，溶解度降低而凝聚成囊，加水稀释，甲醛交联固化，洗尽甲醛，即得。

采用单凝聚或复凝聚法制备微囊时，药物表面应能被囊材溶液润湿，因此可根据药物性质适当加入润湿剂。此外，还应注意控制制备过程中的温度和 pH 等使凝聚物具有一定的流动性，这是保证囊形良好的必要条件。

例 12-2   牡荆油微囊的制备

取适量阿拉伯胶加入牡荆油 3.3ml（3g）制成初乳。以 100ml 3% 阿拉伯胶溶液稀释初乳制成一般乳剂，另取 3% 明胶（A 型）溶液 100ml，用 10% NaOH 调 pH 至 8，使两液在 50℃ 搅拌混合，用 10% 醋酸调混合液 pH 至 4.06，继续搅拌 5 分钟，以两倍体积的水稀释，自然降温至 28℃ 左右，然后冰浴中迅速冷却至 10℃ 以下，加入 37% 甲醛 2ml，30 分钟以后以 10% NaOH 调 pH 至 7 ~ 8，继续搅拌 3 ~ 4 小时，放置，微囊下沉，滤过，水洗去甲醛，50℃ 干燥即得。

3. 溶剂—非溶剂法（solvent-nonsolvent）   是在囊材溶液中加入一种对囊材不溶的溶剂

（非溶剂），引起相分离，而将药物包裹成囊的方法。药物可以是固态或液态，但必须对溶剂和非溶剂均不溶解，也不会发生反应。

例12-3 维生素C微囊的制备

取乙基纤维素20g，溶于二甲苯400ml和乙醇80ml的混合溶剂中（溶剂），将维生素C细粉5g混悬于上述溶液中，搅拌，缓缓滴入正己烷（非溶剂），至沉淀完全为止（约50ml），固化，干燥即得。

4. 改变温度法 本法不加凝聚剂，而是通过控制温度成囊。如EC作囊材时，用环己烷为溶剂，先在80℃溶解成均匀溶液，缓慢冷至45℃，再迅速冷至25℃，EC可凝聚成囊。为改善微囊间的粘连，体系中还加入聚异丁烯（PIB）作稳定剂。

5. 液中干燥法（in liquid drying） 将药物乳化或混悬在高分子囊材溶液中，然后在搅拌条件下将该溶液（分散相）加入到另一种不混溶的溶液（连续相）中，形成乳状液，通过加热、减压或溶剂萃取等方式把溶解囊材的溶剂从乳状液中除去，乳滴固化，即可得到球状微囊，该法亦称为乳化-溶剂挥发法。根据连续相的不同，又可分为水中干燥法及油中干燥法。液中干燥法成囊的工艺包括两个基本过程：溶剂萃取过程（两液相之间）和溶剂蒸发过程（液相和气相之间）。

例12-4 布洛芬微囊的制备（水中干燥法）

将乙基纤维素溶于适量二氯甲烷中，加入布洛芬粉末（过100目筛），在30℃水浴中，250r/min搅拌20分钟，然后将此混合液在230r/min搅拌下加入到含0.5%表面活性剂的100ml蒸馏水中，并将水温由30℃逐渐升高到40℃，在230r/min下搅拌3小时，过滤，用50ml蒸馏水洗涤3次，室温干燥24小时，即得布洛芬微囊。

例12-5 布洛芬微囊的制备（油中干燥法）

将Eudragit RS溶于适量丙酮中，加入布洛芬粉末（过100目筛）后，在10℃水浴中250r/min搅拌20分钟，然后将此混合液在190r/min搅拌下加入到预先冷却至10℃的液状石蜡200ml中，使水温由10℃逐渐升高至35℃，在190r/min下搅拌4小时，过滤，微囊用正己烷洗涤3次，减压干燥，即得。

（二）物理机械法

本法是将固态或液态药物在气相中进行微囊化的方法，需要一定的设备条件。根据所使用的机械设备和成囊方式不同，又可分为以下几种方法。

1. 喷雾干燥法（spray drying process） 该法是先将囊心物分散在囊材溶液中，再借由加压气体将此混合物以小液滴形式喷入惰性热气流，溶解囊材的溶剂迅速蒸发，囊材收缩成球形凝固在囊心物周围而成微囊。该法可用于固态或液态药物的微囊化。

喷雾干燥法的特点：①设备简单，且干燥速率高、时间短；②产品具有良好的分散性和溶解性；③产品纯度高；④物料温度较低，适用于热敏性物质的制备；⑤生产过程简单，既可间歇生产，也可连续生产，且操作控制方便；⑥喷雾干燥法生产过程中无废水、废物产生，符合环保的目标。

喷雾干燥法最适用于亲油性或水溶性差的液体物料的微囊（球）化，芯材的疏水性越强，包埋效果越好，同时如果选用聚合物（PLGA）作囊材，以二氯甲烷为溶媒，干燥温度仅需50~70℃，所以对诸如多肽蛋白质类药物微囊化是比较适合的方法。

2. 喷雾冻凝法（spray congealing process） 系将囊心物分散于熔融的囊材中，再喷于冷气流中凝聚而成囊的方法。常用的囊材有蜡类、脂肪酸和脂肪醇等，在室温为固体，而在较高温度能熔融的物质。

3. 空气悬浮法（air suspension process）　亦称流化床包衣法，系利用垂直强气流使囊心物悬浮在包衣室中，囊材溶液通过喷嘴喷射于囊心物表面，溶剂随热气流挥干，囊材在囊心物表面干燥形成薄膜而得微囊。

设备装置基本上与片剂悬浮包衣装置相同。本法所得的微囊粒径一般在 $35 \sim 500 \mu m$ 范围，囊材可以是多聚糖、明胶、树脂、蜡、纤维素衍生物及合成聚合物。在悬浮成囊的过程中，药物虽已微粉化，但在流化床包衣过程中可能会黏结，因此可加入第三种成分如滑石粉或硬脂酸镁，来克服微粉化药物的黏结。

4. 多孔离心法（multiorifce- centrifugal process）　系利用离心力使囊心物高速穿过囊材的液态膜，再进入固化池固化来制备微囊的方法。它利用圆筒的高速旋转产生离心力，利用导流坝不断溢出囊材溶液形成液态膜，囊心物（液态或固态）高速穿过液态膜形成微囊，再通过不同方法加以固化（用非溶剂、冻凝或挥去溶剂等），即得微囊。

上述几种物理机械法均适用于固态或液态、水溶性和脂溶性的药物制备微囊。其中以喷雾干燥法最常见。

（三）化学法

由高分子材料的单体通过聚合反应或高分子通过缩合反应产生囊膜而制成微囊的方法称为化学法。本法的特点是不加凝聚剂，常先制成 W/O 型乳状液，再利用化学反应或用射线辐照交联。

1. 界面缩聚法（interface polycondensation）　亦称为界面聚合法。系在分散相（水相）与连续相（有机相）的界面上单体在发生缩聚反应所形成的聚合物囊材将囊心物包裹成微囊的方法。此法仅适用于水溶性囊心物。

2. 辐射化学法（chemical radiation）　利用 ^{60}Co 产生 γ 射线的能量，使乳化状态下的明胶或 PVP 交联固化，形成明胶或 PVP 微囊。然后再将此空白微囊浸泡于药物的水溶液中，浸吸药物，待水分干燥后即得含有药物的胶囊。该法的特点是工艺简单，不在囊材中引进其他成分。该方法一般仅适用于水溶性药物。

三、微球的制备方法

微球的制备方法与微囊的制备方法大体相同。通常，在制备过程如果溶解囊材的溶剂同时也能溶解药物，二者形成均匀溶液，则可制备得到微球。如果药物是以液态或固态分散在囊材溶液中，形成乳液或混悬液，则制备得到的是微囊。

常用的微球的制备方法有液中干燥法、乳化-交联法、喷雾干燥法和相分离法等。

（一）液中干燥法

聚酯类微球，如 PLGA 微球，常用液中干燥法制备。将药物和 PLGA 一起溶于低沸点的溶剂，如二氯甲烷中，再将该二氯甲烷溶液加至含乳化剂的水相中并搅拌乳化，形成稳定的 O/W 型乳状液，含有 PLGA 和药物的乳滴随着二氯甲烷的挥发逐渐固化，最终形成微球。已报道的采用液中干燥法制备的聚酯类微球还有醋酸地塞米松聚丙交酯微球、氟尿嘧啶聚乳酸微球、左炔诺孕酮 PLA-PEG 微球等。需要注意的是，用 O/W 型乳状液的连续干燥法，所得微球表面常含有药物的微晶体。但如果控制干燥速率，使溶剂缓慢挥发，亦可得满意的微球（图 12-4）。左图快速干燥后得到的微球表面有微晶体的电镜扫描图，右图为控制干燥速率，缓慢干燥后得到较为圆整的微球扫描图。

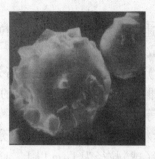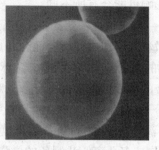

图 12-4 连续干燥法制备微球对照图

（二）乳化交联法

乳化交联法可用于明胶、淀粉以及壳聚糖等天然高分子材料微球的制备。以药物和高分子材料的混合溶液为水相，含乳化剂的油为油相，混合搅拌乳化，形成稳定的 W/O 乳状液，加入化学交联剂使发生交联反应后可制得载药微球。微球的粒径通常在 $1 \sim 100 \mu m$ 范围内。采用此法制备微球的关键是控制乳液体系中乳滴的大小、外形、稳定性，它们直接决定了最终所形成的微球的粒径和粒径分布以及微球的形态。

乳化交联法制备明胶微球时，油相可采用蓖麻油、橄榄油或液状石蜡等，油相不同，微球粒径亦不同。不同交联剂对微球质量也有影响，如用甲醛交联形成的明胶微球表面光滑，而戊二醛交联形成的微球表面有裂缝，这可能会对释药产生不同的影响。另外必须注意的是，有些药物对交联剂敏感，如用戊二醛进行化学交联，带有氨基的药物可与戊二醛反应而失去药物活性。

商品名为 Spherex 的用于动脉栓塞的淀粉微球亦采用乳化交联法制备。制备时，将药物、亚甲蓝同碱性淀粉一起溶解在水中，加入到含乳化剂司盘-60 的油相中，形成 W/O 乳状液，升温至 $50 \sim 55 \, ^{\circ}\mathrm{C}$，加入交联剂环氧丙烷适量，反应数小时后，除去油相，分别用乙醇、丙酮多次洗涤，干燥，得蓝色粉末状亚甲蓝淀粉微球，粒径范围 $2 \sim 50 \mu m$。

白蛋白微球也可采用乳化交联法制备，但以热交联而不是化学交联的方式固化，加热交联温度不同（$100 \sim 180 \, ^{\circ}\mathrm{C}$）得到的微球粒径也不同，在中间温度（$125 \sim 145 \, ^{\circ}\mathrm{C}$）时粒径较小。

（三）喷雾干燥法

喷雾干燥法是将药物与囊材的溶液经喷嘴喷入干燥室内进行干燥即得微球。白蛋白微球、PLGA 微球都可采用喷雾干燥法制备。喷雾干燥制得的白蛋白微球再进行热处理，可使蛋白质变性，溶解度降低，从而获得缓释白蛋白微球。

四、影响微（囊）球粒径因素

粒径是微囊（球）制剂十分重要的质量指标，对微囊（球）释药速度、释药模式、囊材的降解时限、载药量等指标都有很显著地影响。因此，了解影响微球粒径因素，并在制备过程中对这些因素加以控制，才能制备出合格的微囊（球）制剂。

1. 药物粒径 采用固体药物粉末制备微囊（球）时，药物粉末的粒径是影响微囊（球）微粒径的重要因素。通常，药物粒径越大，制得的微囊（球）的粒径也越大。例如药物粒径 $1 \sim 2 \mu m$ 时，可制得 $10 \mu m$ 左右的微囊（球），而药物粒径在小于 $5 \mu m$ 时，微囊（球）粒径可控制在 $50 \mu m$ 以内。

2. 制备温度 制备温度是另一个影响微囊（粒）粒径大小的因素，当采用不同的制备工艺时,温度的具体影响可能会有所不同。

3. 搅拌速度 一般来说在一定条件下,高速搅拌粒径小,低速搅拌粒径大,但过高的搅拌速度,可能打碎微囊或增加碰撞机会而合并成较大微囊(球)。

4. 高分子材料的浓度 大多制备微囊(球)的工艺都会涉及分散高分子材料溶液的步骤,因此高分子溶液的黏度增大会加大分散的难度,进而形成粒径较大的微囊(球)。反之,降低黏度(减小高分子浓度或加入少量滑石粉等)可以降低平均粒径。

5. 制备方法 流化床包衣法制备的微囊粒径为 $100\mu m$ 以上,相分离法制备的微囊(球)粒径为 $2\mu m$ 以上,多孔离心法制备的微囊(球)粒径为 $1\mu m$ 以上。

五、微囊(球)中药物体外释放

微囊(球)中的药物在给药后在体内需要定时定量地从微囊(球)中释放出来,才能发挥药物的治疗作用。目前普遍认为控制微囊(球)中药物释放的机制包括扩散、囊膜或骨架的溶解以及囊膜或骨架的消化与降解。药物从微球中释放可通过若干途径,包括表面释解、酶解、整体崩解、药物扩散等,释放机制复杂,受药物在微球中的位置、载体材料类型和数量、微球大小和密度等诸多因素的影响,改变工艺和材料、几何形状、药物与材料的比例、微囊膜的性质等都能改变药物的释放。

六、微囊(球)的质量控制指标与评价方法

微球、微囊的质量评价是保证药物发挥药效的重要环节。目前微球、微囊质量评价应符合《中国药典》2010 年版二部附录 XIXE 中对微球、微囊制剂的指导原则,包括形态、粒径及分布、包封率与载药量、有机溶剂残留量、突释效应或渗漏率的检查等。

(一) 形态

粒径较大的微囊、微球可采用光学显微镜观察,而粒径小于 $2\mu m$ 的需用扫描或透射电子显微镜观察。微囊在显微镜下呈圆整球形或类圆形的囊状封闭微粒,微球则为圆整球形或类圆形的实体。

(二) 粒径及其分布

粒径的测定方法有很多,包括显微镜法、电感应法、光感应法或激光衍射法等。测定结果应提供粒径的平均值及其分布的数据或图形。用显微镜法时应测定不少于 500 个微粒的粒径,由下式求得算术平均径 D_{av}。

$$D_{av} = \sum(nd) / \sum n = (n_1d_1 + n_2d_2 + \cdots\cdots n_nd_n) / (n_1 + n_2 + \cdots\cdots + n_n) \tag{12-1}$$

式中 n_1、n_2……n_n 分别是具有粒径 d_1、d_2……d_n 的粒子数。

微球粒径分布除用粒径分布图表示以外,也可用跨距表示。

$$跨距 = (D_{90} - D_{10}) / D_{50} \tag{12-2}$$

式中 D_{90}、D_{50}、D_{10} 分别表示的粒径累计分布图中相应于累积频率 90%、50%、10% 处的粒径。

粒径分布也常用多分散指数(polydispersity index, PDI)表示:

$$PDI = \frac{SD}{d} \tag{12-3}$$

式中,d—平均粒径;SD—粒径的标准偏差。PDI 通常在 0.1 ~ 0.5 之间,PDI 值越小表示粒度分布越窄,在 0.1 以下则表示粒度分布非常均匀。

（三）微囊（球）中药物的包封率与载药量

载药量（drug loading）是指微囊（球）中药物所占的质量百分数，而包封率（encapsulation efficiency）是指包封到微囊或微球中的药物占系统中包封和未包封的总药量的百分比。对混悬于液态介质中的微球、微囊，需通过适当的方法（如凝胶柱色谱法、离心法或透析法）将微囊（球）与介质中未包封的游离药物分离后才能进行测定和计算载药量与包封率。粉末状微球、微囊可以仅测定其载药量。

$$载药量 = \frac{微囊（球）中所含药物重量}{微囊（球）的总重} \times 100\% \tag{12-4}$$

$$包封率 = \frac{系统中被包封的药物量}{系统中被包封的药物量 + 未被包封的药物} \times 100\% \tag{12-5}$$

《中国药典》2010 年版规定包封率不得低于 80%。

此外，可计算包封产率（即药物的收率）来评价工艺。

$$包封产率 = \frac{微囊（球）中的含药量}{投药总量} \times 100\% \tag{12-6}$$

用喷雾干燥法和空气悬浮法制得的微球、微囊包封产率 90% 以上，而采用相分离法制的微球、微囊包封产率只有 20%~80%。

（四）有机溶剂残留

凡是制备工艺中采用有机溶剂的，必须检测有机溶剂残留量。残留量不能超过《中国药典》2010 年版规定有机溶剂残留限定。

（五）突释效应或渗漏率的检查

微囊（球）中的药物多是被包埋在微粒中，但也可能有一部分是吸附在微粒的表面。吸附在表面的药物会在接触到液体介质后迅速释放，或在贮藏过程中渗漏（如果贮藏过程中，微囊、微球始终分散在液体介质中）。在进行体外释放试验时，表面吸附的药物就会快速释放，称为突释效应（burst effect）。为控制突释，要求开始 0.5 小时内的药物释放量低于 40%。若微囊、微球制剂分散在液体介质中贮藏，应检查渗漏率，可由式（12-10）计算：

$$渗漏率 = \frac{产品在贮藏一定时间后渗漏到介质中的药物}{产品自贮藏前包封的药量} \times 100\% \tag{12-7}$$

七、应用实例

例 12-6　复方醋酸甲地孕酮微囊注射液

【微囊处方】　醋酸甲地孕酮　　450g　　戊酸雌二醇　　150g
　　　　　　　明胶　　　　　　适量　　阿拉伯胶粉　　适量
　　　　　　　5% 醋酸溶液　　　适量　　36% 甲醛溶液　　适量
　　　　　　　20% 氢氧化钠　　　适量

【注射液处方】　MA-PE₂（重量比 3:1）微囊　　羧甲基纤维素钠　0.5%
　　　　　　　硫柳汞　　　　0.001%　氯化钠　　　0.9%
　　　　　　　注射用水　　　适量　共制　　　60000ml

【制备】　醋酸甲地孕酮（MA）与戊酸雌二醇（PE₂）分别用气流粉碎法制成微粉，明胶、阿拉伯胶分别以注射用水溶胀、待其溶解后，用 3 号垂熔玻砂漏斗抽滤，得澄明溶液。用此溶液与 MA 及 PE₂ 加液研磨，然后混匀，置夹层反应锅内，维持液温 50~55℃，不断搅拌，滴加 5% 醋酸溶液至 pH4.0~4.1，在显微镜下观察，成囊后，继续加入总体积 1~3 倍 40℃ 的注射用水,囊形更为完好,冷却至10℃以下,加入36%甲醛溶液继续搅拌,用20%氢氧化钠调至pH8~9,固化完全后用注射用水洗微囊至无甲醛为止。将无甲醛微囊混悬于CMC-Na等附加剂溶液中,混匀,测药物含量后,按2ml含MA15mg、PE₂5mg稀释,分装于2ml安瓿中熔封,100℃灭菌15分钟即得。

例12-7　尼莫地平壳聚糖-海藻酸微囊

【处方】

尼莫地平	1.0g	壳聚糖	0.4g
海藻酸钠	0.75g	氯化钙	1.5g
1.0%醋酸	适量	无水乙醇	适量
纯化水	适量		

【制备】　氯化钙用1.0%醋酸溶解并加至100ml,壳聚糖用氯化钙溶解并加至100ml,取25ml,加氯化钙溶解至50ml,得包裹液A。取尼莫地平,用无水乙醇溶解并加至50ml,海藻酸钠加纯化水45ml溶解,加尼莫地平溶液5ml,搅匀,得包裹液B。取B液4ml,20ml/h滴入A液。静置10分钟过滤,纯化水洗涤。室温干燥48小时即得。用此法制得的尼莫地平壳聚糖-海藻酸微囊粒径0.2~0.3mm,具有缓释作用。

第三节　纳米粒制备技术

纳米技术在药剂学领域的应用始于20世纪70年代,纳米脂质体、聚合物纳米囊和纳米球等多种纳米载体的研究涉及注射、口服和眼部等多种给药途径。在药物传输系统领域有时也将纳米粒的尺寸界定在1~1000nm,即包括100nm以上的亚微米粒子。目前,药物递送系统中有关纳米粒的研究主要集中在促进药物溶解、改善吸收、提高靶向性,从而提高药物的疗效,降低药物的毒副作用以及研究纳米系统对生物大分子药物传输的作用等方面。

一、纳米粒的种类

根据有无载体材料,纳米粒可分为载体纳米粒和药物结晶纳米粒。其中,载体纳米粒又可进一步分为无机纳米粒和有机纳米粒。有机纳米粒常用的载体材料有天然或合成的高分子或脂质等。

二、纳米粒制备方法

目前常用的纳米粒制备方法包括以下各类,应用时需依据药物以及载体材料(如果有载体)的性质来选择适宜的制备方法。

(一)单体聚合法

该法是利用可发生聚合反应的单体,在一定的物理或化学条件下产生聚合反应而制备纳米粒。通过控制聚合反应的条件来控制纳米粒的粒径,表面荷电性和内部结构。根据药物材料和载体材料的不同,单体聚合法又可分为胶束聚合法、乳化聚合法和界面缩聚法。

1. **胶束聚合法**　本法是将水溶性聚合物单体及药物溶解于水中,在表面活性剂存在下,经搅拌分散至大量疏水介质中(如正己烷),聚合物单体和药物处于表面活性剂胶束内核,在加入引发剂后或在紫外线、可见光照射下,单体发生聚合而形成纳米粒。

2. **乳化聚合法**　本法是在机械搅拌下将聚合物单体分散于含乳化剂和药物的水相中,在一定引发剂或催化剂的作用下,单体发生聚合反应而制成载药纳米粒。药物也可在制得纳米粒后再加入,使其吸附于微粒表面上制备成载药纳米粒。

3. 界面缩聚法　本法是将药物和聚合物单体溶解于含脂质的醇溶液中,并在搅拌下缓缓注入含有非离子型表面活性剂的水溶液中,形成 O/W 型乳滴,在油水界面上由 OH⁻作引发剂单体进行阴离子聚合反应,从而形成纳米粒。也可以用脂溶性较强的有机相(如异丙烷等)作为外相。该法适合用于脂溶性药物纳米颗粒的制备,特点是包封率和载药量较高。

(二) 高分子材料分散法

以天然或合成高分子材料作为载体的纳米粒,多采用分散高分子材料溶液的方法进行制备,统称为高分子材料分散法。高分子材料分散法又可分为乳化凝聚法、盐析凝聚法、溶剂挥发法、自动乳化法。

1. 乳化凝聚法　本法制备载药纳米颗粒分为三个步骤:①乳化:将药物与载体材料(如白蛋白)同时分散或溶解于水中作为水相,将其加入油相中搅拌使其乳化形成 W/O 型乳液;②乳滴的固化:将此乳液快速滴加到 100～180℃的油相中,保持 10 分钟左右,高分子载体材料形成的 W/O 型乳滴在高温下变性固化成纳米粒,这种固化方法称为加热变性法。另外也可采用化学交联法,如加入戊二醛固化,适用于对热不稳定药物的制备;③分离:将以上形成的纳米粒溶液搅拌冷却至室温,加乙醇溶解油相,离心分离,即得。该方法同微球的制备方法类似,二者的差别主要在于凝聚前乳滴粒径的大小不同。

2. 盐析凝聚法　本法是利用具有吸水溶胀性质的高分子材料在含凝聚剂的水溶液中可脱水凝聚的性质制备纳米粒。具体方法是先将高分子材料加入含有药物的稀水溶液中,并使其溶胀,再加入盐析剂使高分子脱水,高分子材料脱水凝聚收缩成团粒。最后用甲醛或戊二醛作为交联剂固化成载药纳米颗粒。此法常用的高分子材料为明胶、白蛋白、乙基纤维素等,所用的盐析剂多为乙醇、硫酸钠等,乙醇的特点是易于冻干时除去。

3. 乳化-溶剂挥发法　又称作液中干燥法,本法原理在上一节中已有介绍。通过改变搅拌速度、分散剂的种类和用量、有机相的黏度、有机相和水相的比例,以及分散的方式和能量,可以控制乳化过程中所形成的乳滴的大小,进而得到微米级或纳米级的微粒。此法既可包封水溶性药物,也可包封脂溶性药物。

4. 自乳化法　在特定条件下,乳状液中的乳滴由于界面能降低和界面乱流而自动形成更小的纳米级的乳滴,接着再固化、分离,即得纳米粒。自动乳化法同溶剂挥发法一样,对于水溶性和非水溶性药物均具有良好的包封效果。

(三) 固体脂质纳米粒的制备方法

固体脂质纳米粒(solid lipid nanospheres,SLN)系指以生理相容的高熔点脂质(饱和脂肪酸甘油酯,硬脂酸,混合脂质等)为骨架材料制成的纳米粒。具有物理稳定性高、药物泄漏少、具缓释作用等优点。固体脂质纳米粒常采用以下方法制备:

1. 熔融-匀化法　本法为制备 SLN 的经典方法,即将熔融的脂质与药物混合后分散到含表面活性剂的分散介质中,形成初乳,初乳在 70℃以上高温下高压匀化,冷却后即得脂质纳米粒。

2. 冷却-匀化法　本法又成为冷冻-乳匀法,先将药物溶解或分散在熔融的高熔点固体脂质中,再用干冰或液氮使其迅速冷却成易碎的固态,经球磨机粉碎后分散在冷却的乳化剂溶液中形成混悬液,之后在低于脂质熔点 5～10℃的温度下进行多次高压匀化即得。本法适用于对热不稳定的药物,且可避免在液态时乳匀可能引起药物进入水相。

3. 乳化分散法　本法亦称纳米乳法。先将低熔点的脂肪酸加热熔融,加入亲脂性药物溶解,加入乳化剂、助乳化剂与水在60~70℃混合搅拌自动乳化制成纳米乳,再倒入25~50倍的冰水中(2~3℃)冷却并稀释,即得。

4. 薄膜-超声分散法　本法是将药物与类脂等溶于适宜的有机溶剂中,减压旋转蒸发除去有机溶剂,形成脂质薄膜,加入含有乳化剂的水溶液,将带有探头的超声仪对其超声分散即可制得。

(四)药物结晶纳米粒的制备

药物纳米结晶(nano-crystal,NC)是以从药物溶液中析出沉淀或破碎技术减小药物结晶的方式制备而成的纳米、亚微米级别的纯药物结晶。纳米结晶作为一种制剂中间体可进一步制备成片剂、胶囊、喷雾剂或贴剂,用于多种不同的给药途径。作为一种新型的制剂技术不仅适用于水难溶性药物,也适用于水、油均难溶的药物,可以增加药物溶解,进而提高药物的生物利用度,具有很好的应用前景。

纳米结晶的制备方法大致可分为自下向上法(bottom-up)和自上向下法(top-down)两类。

1. 自下向上法　难溶性药物首先溶于与药物的不良溶剂相互混溶的有机良溶剂中,之后在磁力搅拌或高速剪切等外力作用下快速地将药物的有机相注入含有表面活性剂或聚合稳定剂的水相中,通过控制一些工艺参数如水浴温度、剪切速度及剪切时间可制备出纳米结晶。虽然该技术可以成功制备纳米结晶,但由于存在很多明显的缺点所以截至目前并未投入使用。

2. 自上向下法

(1)研磨法:研磨法是制备纳米结晶最常用的方法之一,研磨设备由研磨室和研磨杆构成,利用研磨杆的高速旋转使研磨室中的药物、稳定剂及研磨介质发生猛烈的相互碰撞直至把药物粉碎至纳米级别。研磨分散作用的强弱与研磨介质的粒径有关,研磨介质的粒径越小,与药物的接触点就越多,研磨分散作用就越强,但适量加大研磨介质的粒径能增加其研磨效率。该法制备过程简单,并且可以使用空气压缩机或液氮维持制备过程低温,适用于热敏性的药物。但是该法所需时间较长、生产效率较低,且所制得的纳米混悬剂粒径分布较宽,在研磨过程中还会出现研磨介质的溶蚀、脱落,使纳米混悬剂中含有一定量的研磨介质而造成污染,可能会对人体产生不良影响,不能应用于静脉注射给药。

(2)高压均质技术(high pressure homogenization technique):就是将粗结晶混悬液迅速通过高压均质机均质阀与均质阀体之间的狭小缝隙(缝隙一般为5~20μm)时,由于面积突然减小,导致流入狭缝的液体动态压急剧升高,静态压急剧降低,当静态压小于等于室温下液体的蒸汽压时,液体在狭缝内沸腾,形成大量气泡。这些气泡离开狭缝后受到环境大气压的作用剧烈向内破裂,产生的内爆力将药物微粒粉碎至纳米尺寸,另外,混悬液在狭缝内高速运动时粒子之间的相互碰撞也可使药物破碎成纳米粒子。药物本身的硬度、高压均质的压力以及均质次数决定了最终产品的粒径。

高压均质技术制备纳米结晶具有工作效率高、生产周期短和工艺重现性好等优点,且易于放大,金属的溶蚀、脱落在可接受范围,但是如何降低均质阀体和均质阀的磨损,节约生产成本,仍然是一个亟需解决的难题。

3. 超临界流体技术　超临界流体技术是新兴的纳米药物制备技术,根据药物在超临界流体中的溶解性,可将纳米结晶的制备方法分为溶剂法和反溶剂法两大类。

(1)溶剂法:溶剂法就是利用超临界流体对药物的优良溶解性能,首先将药物溶解于一定温度和压力的超临界流体中,然后使超临界流体迅速通过特制的喷嘴减压膨胀,由于溶解度降低,药物达到过饱和态,从而析出形成纳米结晶。

(2)反溶剂法:反溶剂法是先将药物溶解于有机溶剂中,然后再将药物溶液通过喷嘴与超临界流体混匀,药物遇到其不良溶剂沉淀析出,形成纳米结晶。制备时喷嘴的几何形状、溶液的注入速率、CO_2 的压力以及有机溶剂的种类等条件决定了纳米结晶的粒径和晶型。溶剂法是通过压力的快速降低制备纳米结晶,而反溶剂法则是利用 CO_2 的高度扩散和混合作用制备纳米结晶。

与传统的纳米药物制备技术相比,超临界流体技术高效节能、绿色环保,具有其他方法不可替代的优势。

4. 联用技术　实际应用中单独采用上述某种技术很难制备出粒度均匀且稳定性好的纳米结晶。因此,多采用以研磨或沉淀析晶等方式对药物进行预处理,增加药物晶格缺陷,然后再用高压均质技术快速、有效的降低药物的粒径,增加制剂的物理稳定性。

三、纳米粒的修饰

(一)PEG 化的纳米粒

纳米粒在体内的快速消除降低了其作为生物医药的功能性。快速消除主要是由于纳米粒具有很大的比表面积,易于吸附膜蛋白,使其成为单核吞噬细胞系统中的巨噬细胞的目标,在到达靶位之前被快速消除掉。通过聚乙二醇(PEG)修饰纳米粒,在纳米粒表面形成包覆层。PEG 包覆的纳米粒子粒度适中,表面亲水,可以减慢内皮网状系统的吸附,又可以避免肾小球滤过作用。纳米粒子的水合半径、表面电荷及功能化是影响其体内分布及循环的重要性质。

聚乙二醇,化学结构为 $HO(CH_2CH_2O)_nH$,由环氧乙烷聚合而成,也称为聚环氧乙烷(PEO)或聚氧乙烯(POE),根据相对分子质量的不同,可为液体或低熔点液体。由于链长的影响,不同分子量的聚乙二醇往往有不同的物理性质(如黏度)及不同的应用,但大部分的聚乙二醇化学性质是相似的。药物的聚乙二醇修饰即 PEG 化,是将活化的聚乙二醇通过化学方法偶联到蛋白质、多肽、小分子等有机药物和纳米粒上。

PEG 修饰纳米粒主要有化学键合和物理吸附两种方式。用 PEG 对纳米粒进行表面修饰后,长链 PEG 的亲水性和柔韧性会使纳米粒子的空间结构发生变化,从而使巨噬细胞难以对其产生有效的识别,从而使巨噬细胞对纳米粒的摄取减少。例如采用 PEG 与聚乳酸等结合后,采用疏水键吸附或电性结合的方法制备纳米粒子。PEG 的相对分子质量或包衣厚度及包衣密度对长循环效果有显著的影响。如以 PEG5000 修饰,衣层厚度约为 4.3nm 的 PLA 纳米粒可有效地避免肝脏巨噬细胞的吞噬。

(二)磁性纳米粒子的表面修饰

磁性纳米粒子的表面修饰有以下几个目的:①保证纳米粒子的单分散性,使粒子间不凝集;②保证磁性纳米粒子在应用的过程中与外界环境隔离开以免受氧气、酸或碱等化学试剂的侵蚀;③将纳米粒子表面修饰使其易于与配体或者标记物结合;④根据实际需要来确定表面修饰的方法。

四、纳米粒子在递药系统中的应用

(一)抗肿瘤药物的载体

纳米粒载体可通过改变药物的体内分布和药物动力学性质、提高药物对肿瘤部位的靶向性,从而起到增效减毒的作用,是适宜的抗肿瘤药物的载体。目前,已有几种以纳米粒为载体的抗肿瘤药物给药系统进入临床研究阶段。

(二) 抗感染药物的载体

类似于肿瘤组织,机体感染微生物后炎症部位毛细血管的通透性会显著增强,控制载药纳米粒的粒径可使载抗感染药物的纳米粒更多地分布到感染部位,药物在感染部位浓度增加,有利于抗微生物药物的治疗。

(三) 用于治疗细胞内微生物感染

很多微生物,如病毒、细菌、真菌和病原虫可在细胞内生长繁殖,而通常抗生素进入细胞的能力相对较弱,而且进入细胞的抗生素在胞内的生理条件下也不稳定,或对胞内微生物不敏感,或只是进入了未感染的细胞器等。应用纳米粒作为载体,使效果大为改观。纳米粒静脉注射给药后大量存在于单核巨噬细胞系统的吞噬细胞内,而吞噬细胞也正是微生物的主要感染部位。

(四) 多肽蛋白类药物的载体

多肽蛋白质类药物普遍存在稳定性差、生物半衰期短、口服生物利用度极低等问题,目前临床多采用注射给药。由于半衰期短,对于一些慢性、需要长期给药的疾病而言,患者依从性很差。采用纳米粒包裹后,可提高药物稳定性,增加口服的生物利用度,从而解决上述问题。

(五) 眼科用药物的载体

药物在眼部滞留时间短,易流失是眼科用药物存在的主要问题。具有一定黏膜黏附力的纳米粒滴眼液,可黏附于结膜和角膜,大大延长药物在眼部的滞留时间,减轻泪液对药物的清除。

此外,载药纳米粒也通过眼内注射给药,用于治疗眼底病症等。现有的研究结果表明,载药纳米粒的确能够有效地增加药物对角膜的渗透,增加药物在房水和角膜组织中的浓度,提高药效,延长作用时间,还可提高药物的稳定性。

(六) 作为疫苗的载体

现代研究表明有些纳米粒口服后部分可完整穿越胃肠道被吸收,因此纳米粒可以考虑作为疫苗口服输送的载体,诱导产生有效地防御性免疫和免疫应答。然而纳米粒穿越肠道的程度将限制其作为口服载体可行性。鼻内免疫也将是诱导黏膜免疫相当有吸引力的途径,纳米粒还可将疫苗输送至呼吸道。研究表明,许多纳米粒载体系统在疫苗黏膜给药方面具有很大的潜力。但是很多研究工作尚待深入开展,包括抗原在聚合物载体系统中的稳定性等。

(七) 其他应用

1. 纳米粒作为诊断试剂的应用　纳米粒作为诊断试剂有多方面的应用。例如体外研究表明可提高检测癌细胞的灵敏度,体内可将纳米粒作为放射诊断(闪烁成相法)的载体、计算机化的 X-射线断层扫描的载体核磁共振成像的阴性对比剂等。前两种体内诊断剂目前正在研究开发中,后一种已经有产品问世,并在临床上应用。纳米粒作为体内诊断试剂的基本出发点也是因为纳米粒具有良好的体内分布特征。

2. 作为基因治疗的载体　随着人类基因组学研究的深入,基因治疗将成为疾病治疗的重要手段之一。基因治疗中基因的传输困难比较大。基因输送可以由载体完成,常用载体分为病毒型和非病毒型两大类。病毒-基因治疗系统表达水平高,但对其没有特异选择性,副作用较多,其致癌性、体内野生型病毒生成、细胞病理改变等问题尚有质疑。非病毒型载体中用生物降解型的高分子材料制备纳米粒用于基因输送有很多优点,如稳定、无毒、无抗原性、生物相容性好、控释作用以及对基因有保护作用等。所以近年来纳米粒作为基因输送载体的研究较多。

(李超英)

参 考 文 献

1. 崔福德. 药剂学. 第 7 版. 北京:人民卫生出版社,2011
2. Alexander T. Florence,David Attwood. Physicochemical Principles of Pharmacy. Fifth Edition,London,Pharmaceutical Press,2011
3. 陈庆华,张强. 药物微囊化新技术及应用. 北京:人民卫生出版社,2008
4. 陆彬. 药物新剂型与新技术. 第 2 版. 北京:人民卫生出版社,2005

第十三章　脂质体制备技术

第一节　概　　述

一、概念与发展概况

脂质体(liposomes)是一种由类似生物膜结构的双分子层构成的微小囊泡(粒径大小在20nm到几十微米范围)。脂质体一般由磷脂和胆固醇构成。

脂质体最早于1965年由英国Alec Bangham等提出。脂质体可将药物包封于类脂双分子层的薄膜中间,形成药物载体。

第一个上市用于皮肤病治疗的益康唑脂质体凝胶(Pevaryl Lipogel)于1988年由瑞士Cilag制药公司注册,现已在瑞士、意大利、比利时等国上市销售。第一个上市用于治疗真菌感染注射用两性霉素B脂质体(AmBisome,美国NeXstar制药公司)于1990年底首先在爱尔兰得到批准上市销售,两性霉素B脂复合物(Abelcet,美国脂质体公司)于1995年分别在欧洲、美国被批准上市,这些制剂都可以有效地降低游离两性霉素B引起的急性肾毒性。第一个抗癌药物脂质体阿霉素脂质体(Doxil,美国Sequus制药公司)于1995年底在美国获得FDA批准,此脂质体的组成中含有亲水性聚合物,聚乙二醇(PEG)与二硬脂酸磷脂酰乙醇胺(DSPE)的衍生物(PEG-DSPE),其作用是在体内阻止血浆蛋白吸附于脂质体表面,阻止其调理化作用(opsonization),从而避免单核巨噬细胞系统快速吞噬脂质体,延长血循环时间,有利于增加脂质体到达病变部位的相对聚积量,这种脂质体称为长循环脂质体,也称为隐形脂质体。在实体瘤生长部位、感染或炎症部位,病变导致毛细胞血管的通透性增加,适当粒径范围内的载药长循环脂质体,在这些病变部位的渗透性和滞留量增加,称为渗透与滞留增强效应(EPR effect)。1996年,抗癌药柔红霉素脂质体(DaunoXome,美国NeXstar制药公司)在美国上市。另外,上市的脂质体产品还有阿糖胞苷脂质体(DepoCyt)、制霉菌素脂质体(Nyotran)、甲肝疫苗脂质体(Epaxal)等,部分抗癌、抗感染、基因脂质体药物进入了临床试验阶段。在应用基础研究方面,脂质体在肿瘤耐药性治疗、克服生物屏障、装载生物药物等领域显示出较好的发展前景。

二、脂质体的特点

脂质体作为药物载体可包载脂溶性药物或水溶性药物,具有以下优点:保护所载的药物;控制药物的释放;提高药物的治疗指数,减少药物的治疗剂量,降低药物的毒性;通过改变其粒径大小和表面电量、电性,控制药物在组织内的分布和在血液中的清除率;改变某种物理因素(如pH、温度等),促使脂质体选择性地释放药物;可用抗体或配体等修饰脂质体,使其主动靶向于病灶;生物相容性好,对人体无毒性、无免疫原性等。

第二节 脂质体的膜材与理化性质

一、脂质体的膜材

制备脂质体的膜材主要为类脂成分，包括磷脂和胆固醇等。常用的膜材简介如下：

（一）中性磷脂

磷脂酰胆碱（phosphatidylcholine，PC）是最常见的中性磷脂，有天然与合成两种来源。天然来源的磷脂酰胆碱主要是从蛋黄和大豆中提取的，是一种混合物，其中的磷脂酰胆碱具有不同长度、不同饱和度的脂肪链。人工合成的磷脂酰胆碱衍生物有二棕榈酰磷脂酰胆碱（dipalmitoyl phosphatidyl choline，DPPC）、二硬脂酰磷脂酰胆碱（distearoyl phosphatidyl choline，DSPC）、二肉豆蔻酰磷脂酰胆碱（dimyristoyl phosphatidyl choline，DMPC）。与其他磷脂相比，磷脂酰胆碱具有价格低、电荷中性、化学惰性等特点。磷脂酰胆碱是细胞膜的主要磷脂成分，它们也是脂质体的主要组成部分。

此外，中性磷脂还有磷脂酰乙醇胺（phosphatidylethanolamine，PE）、鞘磷脂（sphingomyelin，SM）等。

（二）负电荷磷脂

负电荷磷脂又称为酸性磷脂，常用的负电荷磷脂有磷脂酸（phosphatidic acid，PA）、磷脂酰甘油（phosphatidyl glycerol，PG）、磷脂酰肌醇（phosphatidylinositol，PI）、磷脂酰丝氨酸（phosphatidyl serine，PS）等。在负电荷磷脂中，有三种力量共同调节双分子层膜亲水基团的相互作用，这三种力即空间屏障位阻、氢键和静电荷力。

由酸性磷脂组成的膜能与阳离子发生非常强烈的结合，尤其是与二价离子如钙和镁。由于结合降低了亲水基团的静电荷，使双分子层排列更紧密，从而升高了相变温度。在适当环境温度下，加入阳离子能引起相变。由酸性和中性脂质组成的膜，加入阳离子能引起相分离。

（三）正电荷脂质

制备脂质体所用的正电荷脂质多为人工合成产品，目前常用的正电荷脂质有硬脂酰胺（stearamide）、胆固醇衍生物等。正电荷脂质常作为荷负电物质的载体，例如载寡核苷酸类物质、核糖核酸（RNA）、脱氧核糖核酸（DNA）等，主要用于基因治疗研究。

（四）胆固醇

胆固醇（cholesterol，Chol）是组成生物膜的重要成分之一。它是一种中性脂质，亦属于两亲性分子，但亲油性大于亲水性，其结构见图13-1。胆固醇主要与磷脂结合，阻止磷脂凝集成晶体结构。胆固醇本身不能形成脂质双分子层结构，但它能以很高的比例镶嵌到磷脂膜

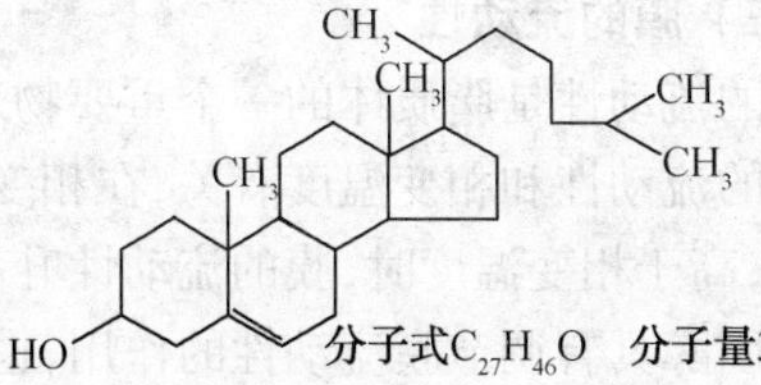

分子式$C_{27}H_{46}O$ 分子量386.66

图13-1 胆固醇的结构

中，胆固醇的羟基基团朝向亲水面，脂肪链朝向并平行于磷脂双分子层中心的烃链，参见图13-2。胆固醇像"缓冲剂"一样起着调节膜结构"流动性"的作用，当胆固醇在磷脂双分子膜中所占的摩尔比达到50%左右时，胆固醇可以改变膜的流动性。

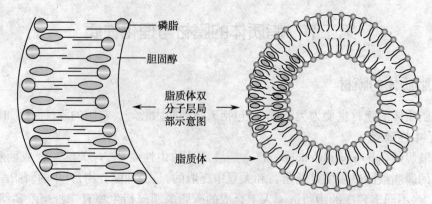

磷脂

胆固醇

脂质体双
分子层局
部示意图

脂质体

图 13-2　胆固醇与磷脂在脂质体双分子层中的排列示意图

二、脂质体的理化性质

（一）相变温度

脂质体膜的物理性质与温度有密切关系,当升高温度时,脂质双分子层中酰基侧链的排列从有序变为无序,这种变化会引起脂膜的物理性质发生一系列变化,可由"胶晶"态变为"液晶"态。此时,膜的横切面增加,双分子层厚度减小,膜流动性增加,这种转变时的温度称为相变温度(phase transition temperature,T_c)。所有磷脂都具有特定的 T_c 值,这依赖于极性基团的性质、酰基链的长度和不饱和度。一般酰基侧链越长或链的饱和度越高,相变温度愈高,反之链短或饱和度越低,则相变温度愈低。当磷脂发生相变时,可有液态、液晶态和胶晶态共存,出现相分离,使膜的流动性增加,易导致内容物的泄漏。脂膜的相变温度可借助差示扫描量热法(differential scanning calorimetry,DSC)、电子自旋共振光谱(electron spinning resonance,ESR)等测定。

（二）膜的通透性

脂质体膜是半通透性膜,不同分子和离子通过膜的扩散速率不同。在有机溶剂和水中都具有较高溶解度的分子易于穿透磷脂膜,极性分子(如葡萄糖)或大分子通过膜的速率则非常低,而电中性小分子(如水、尿素)能很快跨膜;荷电离子的跨膜通透性有很大差别:氢离子和氢氧根离子穿过膜非常快,而钠离子和钾离子跨膜则非常慢。在体系达到相变温度时,氢离子的通透性增加,并随温度的升高而进一步提高;而钠离子和大部分物质在相变温度时的通透性最大。

（三）膜的流动性

膜的流动性是脂质体的一个重要物理性质,膜的流动性直接影响脂质体的稳定性。脂质体膜的流动性和相变温度有关,在相变温度以下时,脂质双层的分子排列紧密,膜的流动性下降;高于相变温度时,膜的流动性升高,易导致内容物的泄漏。

胆固醇具有调节膜流动性的作用,也被称为"流动性缓冲剂(fluidity buffer)",因在低于相变温度时,磷脂中加入胆固醇可使膜分子排列的有序性降低、膜流动性增加;高于相变温度时,磷脂中加胆固醇则可使膜分子排列的有序性增加、膜流动性降低。在脂质体膜中加入50%(质量分数)的胆固醇可使脂质体膜的相变消失。

（四）脂质体荷电性

含酸性脂质如磷脂酸(PA)和磷脂酰丝氨酸(PS)等的脂质体荷负电,含碱基(胺基)脂质如十八胺等的脂质体荷正电,不含离子的脂质体呈电中性。脂质体表面电性与其包封率、稳定性、在靶器官的分布及对靶细胞的作用有关。脂质体的表面电性的测定方法有荧光法、显微电泳法和激光粒度分析仪等。

第三节　脂质体的分类和功能及作用机制

一、脂质体的分类

(一) 按脂质体的结构类型分类

1. 单层脂质体(unilamellar vesicles)　是由一层双分子脂质膜形成的囊泡。又分为小单层脂质体(small unilamellar vesicles,SUVs)和大单层脂质体(large unilamellar vesicles,LUVs)。小单层脂质体的最小直径约为 20nm 左右,大单层脂质体的直径一般大于 100nm。与小单层脂质体相比,大单层脂质体对水溶性药物的包封率较高,包封容积较大。

2. 多层脂质体(multilamellar vesicles,MLVs)　是双分子脂质膜与水交替形成的多层结构的囊泡,通常是由两层以上磷脂双分子层组成的多层同心层(concentric lamellae)。仅仅由较少层数的同心层组成的囊泡(如 2~4 层的多层脂质体)又称为寡层脂质体(oligolamellar vesicles,OLVs)。多层脂质体的直径一般从 100nm 到 5μm。

3. 多囊脂质体(multivesicular liposomes,MVLs)　是由许多非同心的囊泡构成,一般多囊脂质体的粒径范围在 5~50μm,大于单层脂质体和多层脂质体,其载药量也高于单层脂质体和多层脂质体。

(二) 按脂质体的性能分类

1. 普通脂质体　由普通脂质组成的脂质体,包括上述的小单层脂质体、大单层脂质体和多层脂质体。

2. 长循环脂质体　长循环脂质体(long circulation liposomes)也称为隐形脂质体(stealth liposomes)或空间稳定脂质体(sterically stabilized liposomes,SSLs),是脂质体被聚乙二醇(polyethylene glycol,PEG)、神经节苷脂(ganglioside GM1)、磷脂酰肌醇(PI)等在脂质体表面高度修饰,交错重叠覆盖在脂质体表面,形成致密的构象云。这种立体保护作用取决于聚合物的柔性、位阻、亲水性等,有助于脂质体不被血液中的调理素(opsonin)识别,降低脂质体被网状内皮系统(reticuloendothelial system,RES)的摄取,从而使脂质体在体内的清除速率减慢、在血液中的驻留时间延长,因此,延长了脂质体所载药物在体内的作用时间。

3. 特殊功能脂质体　利用某些特殊的脂质材料或将某些特殊物质包封在脂质体中,赋予脂质体某些特殊性能。

(1)热敏脂质体:由相变温度稍高于体温的脂材组成的脂质体,当温度高于 T_c 时,脂质体释放其所包载的药物,即脂质体对温度具有敏感性。

(2)pH 敏感脂质体:由对 pH(特别是低 pH)敏感的脂材组成的脂质体,例如:由二油酰磷脂酰乙醇胺/磷脂酰胆碱/胆固醇(DOPE/PC/CHOL)组成的脂质体,当 pH < 6.0 时,脂质体释放其所包载的药物。

(3)配体修饰脂质体:掺入具有靶向功能的配体或将该配体通过化学键连接到脂质体表面,形成配体修饰的脂质体。配体包括:多糖(如半乳糖)、小分子物质(如叶酸)和适配体等。

（4）免疫脂质体：掺入抗体或将抗体通过化学键连接到脂质体表面，形成被抗体修饰的具有免疫活性的脂质体。

（5）光敏脂质体：将光敏物质掺入到脂质体中，当以特定波长的光源照射脂质体时，脂质体内所载药物的释放增加。

（6）磁性脂质体：将磁性物质（如四氧化三铁、三氧化二铁等）包载到脂质体中，使脂质体具有磁响应性。在外加磁场的导向作用下，可将脂质体靶向到特定部位。

（三）按脂质体荷电性分类

磷脂亲水基团带有不同的电荷，带正电荷的脂质形成的脂质体为正电荷脂质体或阳离子脂质体（positive charged-liposomes），带负电荷脂质形成的脂质体为负电荷脂质体或阴离子脂质体（negative charged-liposomes），不带电荷的脂质形成的脂质体称为中性脂质体（neutral liposomes）。如 PC 不带电荷，PI、PG、PS 和 PA 带负电荷。

二、脂质体的功能

许多药物进入体内后在全身分布，不但作用于靶组织，也作用于非靶组织，并引起毒副作用。靶向性是脂质体作为药物载体的最突出特征，脂质体能够改变药物的体内分布，使药物仅作用于靶组织或靶细胞，而避免对正常组织或细胞的毒副作用，从而提高药物疗效。脂质体作为药物载体的功能主要表现在以下几个方面：

1. 淋巴系统趋向性　将抗肿瘤药物包封于脂质体中，能使药物选择性地杀伤癌细胞或抑制癌细胞的繁殖，增加药物对淋巴的定向性，降低抗癌药物对正常细胞和组织的损害或抑制作用，改变药物在组织中分布。因此，用脂质体作为载体的抗癌药物新剂型能使药物的疗效提高，减少剂量，降低毒性，减轻变态和免疫反应。

2. 被动靶向性　通常也称为自然靶向性，脂质体经静脉给药进入体内后，主要被 RES 作为异物吞噬，使药物主要累积于肝、脾、肺和淋巴系统等 RES 器官，因而脂质体是治疗肝寄生虫病、利什曼病等 RES 病的理想药物载体。

在实体瘤生长部位、感染部位或炎症部位，毛细血管的通透性有所增加，适当粒径范围的载药长循环脂质体，在这些病变部位表现出渗透与滞留增强效应。

3. 主动靶向性　脂质体本身不具备特异的主动靶向性，主动靶向性是利用靶部位的特点，人为地在脂质双分子层上修饰抗体或配体等，使脂质体能够选择性地分布于靶部位，并将药物输送到该器官、组织、细胞或亚细胞器等。

4. 物理化学靶向性　物理化学靶向性是指在脂质体中掺入某些特殊脂质或包载某些特殊物质，使脂质体对 pH、温度、磁场等的变化具有响应性，并利用这些响应性使脂质体所载的药物在靶部位释放。具有物理靶向性的脂质体包括：pH 敏感脂质体、热敏感脂质体、光敏感脂质体和磁性脂质体等。

三、脂质体的作用机制

脂质体在体内的组织分布及在细胞水平上的作用机制有吸附、交换、内吞、融合、渗漏和扩散等。

1. 吸附（adsorption）　是脂质体与机体作用的开始，在适当条件下，脂质体通过静电等作用非特异性吸附到细胞表面，或通过配体与细胞表面受体结合而特异吸附到细胞表面。吸附使细胞周围的药物浓度增高，有助于药物渗透到细胞内。

2. 脂质交换(lipid exchange)　是指脂质体膜的脂质成分与细胞膜的脂质成分进行交换,脂质体内所载的药物在交换过程中可进入细胞。脂质交换过程发生在吸附之后,在细胞表面特异交换蛋白介导下特异性地交换脂质的极性头部基团,或非特异性地交换酰基链。交换发生在脂质体双分子层外部的单分子层和细胞质膜外部的单分子层之间。

3. 内吞/吞噬(endocytosis/phagocytosis)　是脂质体的主要作用机制。具有吞噬作用的细胞将脂质体摄取到吞噬体(endosomes)内,这些吞噬体再与溶酶体(lysosomes)融合形成次级溶酶体并发生细胞消化作用,溶酶体溶解脂质体后药物被释放。内吞作用与脂质体的粒径有关,例如易发生内吞作用的脂质体粒径大小为 50~100nm。

4. 融合(fusion)　是指脂质体的膜插入到细胞膜的脂质层中,而将内容物释放到细胞内。多层脂质体与细胞融合后,脂质体的内层膜即接触胞浆,并与亚细胞器之间按融合方式相互作用。

5. 渗漏(leakage)　是考察脂质体稳定性的重要指标。当受纤维细胞、肝癌细胞、肝细胞及胆囊细胞等诱导,脂质体内容物可发生渗漏。在脂质体中加入适量的胆固醇可减少或防止渗漏。

6. 磷酸酯酶消化　脂质体被磷酸酯酶消化的程度,与体内的磷酸酯酶含量成正比关系。由于肿瘤组织中磷酸酯酶水平明显高于正常组织,所以脂质体在肿瘤组织中更容易释放药物。

第四节　脂质体的制备方法

一、制备方法

制备脂质体时,脂质成分的选择是非常重要的。常用脂质有非饱和的磷脂,如卵磷脂;也有饱和的磷脂,如氢化卵磷脂或氢化豆磷脂等。胆固醇用于稳定脂质体膜,在膜材中加入大约50%(mol/mol)比例的胆固醇,可使脂质体在生物体内最稳定。当采用非饱和脂质时,应加入少量抗氧化剂,如 α-生育酚或 BHT 等。此外,选择脂材时还要考虑其毒性和脂质体应用的目的等。

制备脂质体的方法,一般都包括 3~4 个基本步骤:①磷脂、胆固醇等脂质与需要包裹的脂溶性物质溶于有机溶剂形成脂质溶液,过滤去除少量不溶性成分,然后在一定条件下去除溶解脂质的有机溶剂,使脂质干燥形成脂质薄膜;②使脂质分散在含有需要包裹的水溶性物质的水溶液中形成脂质体;③纯化形成的脂质体;④对脂质体进行质量分析。

(一)薄膜分散法

薄膜分散法最早由 Bamgham 报道,是最早的且至今常用的方法。系将磷脂等膜材溶于适量的有机溶剂(如氯仿),脂溶性药物可加在有机溶剂中,然后在减压旋蒸下除去有机溶剂,使脂质在容器壁上形成薄膜,再加入缓冲溶液,水溶性药物可加在缓冲溶液中,经振摇后可形成多层脂质体(MLVs),这种脂质体粒径较大(约 1~5μm)且粒径不均匀。

为了克服这些缺点,可采用薄膜超声法、聚碳酸酯膜挤压法、French 挤压法等将 MLVs 转变成 LUVs 或 SUVs。超声制备脂质体的最大问题在于超声波导致的脂质和包裹在脂质体内的大分子或其他敏感化合物的变性,而聚碳酸酯膜挤压法和 French 挤压法是目前在温和条件下使脂质膜破碎和重建的主要方法。

（二）过膜挤压法

过膜挤压法系将磷脂等脂质材料溶于适量的有机溶剂（如氯仿），脂溶性药物可加在有机溶剂中，然后在减压旋蒸下除去溶剂，使脂质在容器壁上形成薄膜，再加入缓冲溶液，水溶性药物可加在缓冲溶液中，经振摇后可形成多层脂质体（MLVs），其粒径范围约 $1\sim5\mu m$。这一过程同薄膜分散法，此后，将得到的粗分散脂质体通过放置在不锈钢挤压器中的聚碳酸酯膜（polycarbonate membrane）进行人工或气体加压挤压，即可得到粒径均一、小粒径的脂质体。聚碳酸酯膜具有 $1\mu m$、$0.8\mu m$、$0.6\mu m$、$0.4\mu m$、$0.2\mu m$ 和 $0.1\mu m$ 等多种孔径，一般按照由大孔径到小孔径的顺序使用聚碳酸酯膜挤压脂质体。

（三）French 挤压法

French 挤压法是根据其发明人之一命名的，最初用于细胞和细菌的破碎。系将经过薄膜分散法形成的粗分散脂质体放入 French 压力室，在很高的压力下挤压。这种方法产生直径 $30\sim80nm$ 单层或寡层的脂质体。适于制备敏感的大分子载体和重组稳定的膜蛋白。

French 挤压法操作简单、节约时间，一般几分钟内可使 90% 的多层脂质体转变为单层脂质体；重复性好，只要压力、循环次数、流量和脂质组成相同，即可获得同样大小的脂质体囊泡；制备量大，一次可制备 40ml，脂质浓度在 $20\sim25mg/ml$。缺点是仪器昂贵，制备温度不易控制。

（四）逆相蒸发法

逆相蒸发法（reverse-phase evaporation vesicles，REVs）最初由 Szoka 提出。一般的制法系将磷脂等膜材溶于有机溶剂（如氯仿、乙醚等），加入待包封药物的水溶液（水溶液∶有机溶剂 $=1:3\sim1:6$）进行短时超声，直至形成稳定的 W/O 型乳剂，减压蒸发有机溶剂，形成脂质体。用逆相蒸发法制备的脂质体一般为大单层脂质体。该方法与前述的聚碳酸酯膜挤压法联合使用，可制备 100nm 的单层均匀脂质体。逆相蒸发可用于包裹基因和耐受有机溶剂的物质。

制备的一般过程为：①脂质（33mmol 磷脂、33mmol 胆固醇和一定量脂溶性药物）加入到 50ml 茄形瓶中，加入 3ml 氯仿溶解，在旋转蒸发仪上减压蒸发氯仿，在容器内壁形成一层脂质薄膜；②加入 3ml 乙醚或氯仿，溶解脂质膜后，加入 1ml 含水溶性物质的缓冲液形成两相系统；③在水浴型超声仪上超声至混合物形成均匀的 W/O 型乳剂，可放置 30min 不分层；④将 W/O 型乳剂在旋转蒸发仪上减压蒸发去除有机溶剂至凝胶形成；⑤继续减压蒸发 $5\sim10$ 分钟，形成水性悬浊液即脂质体悬液，或在混匀器上机械振荡，凝胶块崩溃转成液体，如果第一次不发生崩溃，继续上述减压蒸发过程后，再次机械振荡至形成液体；⑥悬液形成后，继续在减压蒸发器上干燥 $5\sim10$ 分钟，进一步去除残留的有机溶剂，再充氮气至有机溶剂气味消失；⑦最后可通过透析去除残余的痕量有机溶剂。

操作中需要注意以下问题：①形成凝胶后，在去除有机溶剂的过程中，混合系统会产生大量气泡，为防止脂质损失，真空度不宜过大；②当水溶液中脂质浓度低于 7.5mmol/ml 时，形成凝胶相过程不明显；③一般脂质旋转蒸发的温度在 $20\sim25\text{℃}$，超声温度在 4℃，T_c 高的脂质旋转蒸发温度在 45℃；④有机溶剂的选择：当有机溶剂的密度与缓冲液相等时，易完成乳化过程，因此常用乙醚；⑤水相与有机相之比：用乙醚时，水与有机相的比值为 1∶3；⑥用异丙醚时，比值为 1∶6；⑦脂质体的大小：脂质体的大小与脂质组成和使用的有机溶剂有关。

（五）化学梯度法

化学梯度法为主动包封法，也称为遥控包封装载技术，使得制备包封率较高的脂质体成为可能。但是主动包封技术的应用与药物的结构密切相关,不能推广到任意结构的药物,因而受到了限制。对于弱碱性的药物可采用 pH 梯度法、硫酸铵梯度法等,对于弱酸性的药物可采用醋酸钙梯度法等。

1. pH 梯度法　pH 梯度法是一种主动包封法,下面以 pH 梯度法包封多柔比星为例,简述其具体操作过程如下:①空白脂质体的制备:以 pH 为 4.0 的 300mmol/L 枸橼酸水溶液为介质,采用逆相蒸发法或薄膜分散法制备空白脂质体(脂质体囊泡内部 pH 为 4.0);②用 1mol/L 的氢氧化钠溶液或碳酸钠溶液调节上述空白脂质体混悬液的 pH 至 7.8,使脂质体膜内外形成质子的梯度,即得到脂质体膜的内部为酸性(pH4.0),外部为碱性(pH7.8)的脂质体;③将多柔比星用 pH7.8 的 Hepes 缓冲液溶解;④在 60℃孵育条件下,将脂质体混悬液与多柔比星溶液混合并轻摇,孵育 10~15 分钟即可。

在形成空白脂质体后,可以通过聚碳酸酯膜挤压法使脂质体粒径减小和均匀。如果用卵磷脂制备脂质体,孵育温度可以在室温下进行,一般孵育温度略高于脂质的相变温度 10~20℃。在脂质体膜内部 pH 为 4,外部 pH 为 7.8 的条件下,弱碱性药物多柔比星在脂质体膜外呈分子型,可穿透脂质体膜进入脂质体内部,随即在酸性条件下被质子化,而质子化的多柔比星不易穿透膜,因而被包封于脂质体内。以 pH 梯度法制备的多柔比星脂质体,其包封率可达 90% 以上。

2. 硫酸铵梯度法　硫酸铵梯度法包封脂质体是根据化学平衡移动原理而设计的,也是一种主动包封的方法,下面仍以多柔比星脂质体的制备为例,简述其具体操作过程如下:①空白脂质体的制备:以 120mmol/L 硫酸铵水溶液为介质,采用薄膜分散法制备空白脂质体(脂质体囊泡内部为硫酸铵);②随后在 5% 葡萄糖溶液中透析除去脂质体外部的硫酸铵,使脂质体膜内外形成硫酸根离子的梯度,即脂质体膜内部为高浓度的硫酸根,脂质体膜外部为低浓度的硫酸根;③将盐酸多柔比星用少量的水溶解;④在 60℃孵育条件下,将脂质体混悬液与多柔比星溶液混合并轻摇,孵育 10~15 分钟即得多柔比星脂质体。

空白脂质体包封多柔比星的前提是:①脂质体膜可透过分子型药物;②离子型化合物较少或几乎不透过脂膜;③硫酸多柔比星的溶度积远小于盐酸多柔比星。在空白脂质体内部包封的是硫酸铵溶液;经过透析后,在空白脂质体外部的硫酸铵已经被除去,当盐酸多柔比星溶液与之混合后,在空白脂质体膜外多柔比星的存在形式是盐酸多柔比星($DOX-NH_2 \cdot Cl$)、多柔比星碱基离子和氯离子($DOX-NH_3^+ + Cl^-$)、多柔比星碱基分子和盐酸分子($DOX-NH_2 + HCl$)三种形式,其中多柔比星碱基分子($DOX-NH_2$)易于穿透脂质体膜进入脂质体内部;而在脂质体内部由于硫酸根离子的存在使多柔比星的存在形式变成硫酸多柔比星,硫酸多柔比星的溶解度小,形成胶态沉淀,使得化学平衡向硫酸多柔比星生成的方向移动。硫酸铵梯度法制备的多柔比星脂质体,其包封率可达 90% 以上。

(六)脂质体的其他制备方法

制备脂质体的方法还有很多,如钙融合法(Ca^{2+}-induced fusion),在磷脂酰丝氨酸(PS)等带负电荷的磷脂中加入钙离子,使之相互融合成蜗牛壳圆桶状,再加入络合剂 EDTA,除去钙离子,即产生单层脂质体。此方法的特点是形成脂质体的条件非常温和,可用于包封 DNA、RNA 和酶等生物大分子。

二、脂质体的分离、冻干与灭菌

(一) 脂质体与未包封药物的分离

脂溶性药物可掺入到脂质体的双分子层膜中,其包封率取决于脂溶性药物在脂质中的溶解度,对于多数脂溶性适当的药物,包封率可大于90%。水溶性药物可包裹在脂质体囊泡的内水相,而在脂质体的制备过程中,水溶性药物也存在于脂质体的外水相中,因此多数水溶性药物的包封率较低。

制备出的脂质体中通常混合着未被包封的游离药物,因此需要将未包封的药物与脂质体进行分离。常用的分离方法如下:

1. 透析法(dialysis)　是将装有脂质体混悬液的透析袋放在透析液中,游离药物顺浓度梯度向透析液中扩散,而脂质体粒径较大不能被透析,从而与游离药物分离。透析法适于分离小分子药物,而不适于除去大分子药物。透析法的优点是设备简单,分离接近完全。但透析过程缓慢,需不断更换透析液。需要注意的是,所用透析液的渗透压应与脂质体混悬液的渗透压相同,否则会引起脂质体的体积发生变化,导致脂质体内被包封药物的泄漏。

2. 柱色谱分离(column chromatographic separation)　常用葡聚糖凝胶(如 Sephadex G-50)柱,该法又称为凝胶过滤法。作为固定相的凝胶填料中有许多小孔,当脂质体和游离药物的混合物随流动相分配到固定相时,粒径较大的脂质体渗入小孔的比例较游离药物少,更易从凝胶柱上洗脱下来,因而可实现两者的分离。

3. 离心法(centrifugation method)　是脂质体与游离物质分离的有效方法。离心使脂质体下沉,与可存在于上清液中的游离药物分离。为了完全除去游离药物,常常需要重复悬浮和离心。沉淀脂质体的离心力依赖于脂质体组成成分、粒径大小,在某些条件下,依赖于脂质体的密度。

4. 微型柱离心法(microcolumn centrifugation method)　分离纯化脂质体可大致分为以下几个步骤:①将生理盐水溶胀的 Sephadex G-50 装入微型柱,再将微型柱放在离心管内;②离心除去多余的生理盐水,得到干的凝胶柱;③将脂质体和游离药物的混合物加到干凝胶柱上,离心,此时脂质体进入离心管中,而游离药物被吸附在凝胶柱上,如果脂质体没有被收集完全,还可以加入少量生理盐水并再次离心。某些情况下,如需收集游离药物,则要再向凝胶柱上加生理盐水、离心,重复几次,直至收集完全。该方法适用于小量样品的分离,得到的分离的脂质体几乎不被稀释,且回收率高。

(二) 脂质体的灭菌

常用的脂质体灭菌方法如下:

1. 热压灭菌　在103.4 kPa、121℃的热压灭菌条件下,可以造成脂质体不可恢复的破坏,因此这种方法仅适合于少数脂质体药物。

2. 滤过除菌　滤过除菌是脂质体除菌最常用的方法。0.22μm 或更小的脂质体可通过该方法除菌,脂质体及其内容物的损失在0.3%～18.6%之间。将脂质体挤压通过0.2μm 的聚碳酸酯膜,既可得到无菌的脂质体,又可调节脂质体的粒径。

3. ⁶⁰Co 射线灭菌　目前这种方法尚未广泛用于制药工业,^{60}Co 射线灭菌对脂质体灭菌可能是较好的选择之一,但也有研究表明,γ 射线可破坏脂质体膜。

4. 无菌操作　以无菌操作贯穿脂质体的整个制备过程,这是实验室无菌制备脂质体的常用方法。将组成脂质体的脂质成分、缓冲液和药物等分别进行过滤除菌或热压灭菌,所用的容器及制备仪器亦经过灭菌,在无菌环境下制备脂质体。这个过程费力、耗时并且花费大。

第五节 脂质体的质量评价

一、包封率与载药量

1. 包封率 脂质体的包封率(encapsulation efficiency)一般采用重量包封率(Q_w),测定包封率时需分离载药脂质体和游离药物,然后计算包封率。

重量包封率通常简称包封率,是指包入脂质体内的药物量与药物投料量的重量百分比,用下式表示:

$$Q_w(\%) = \frac{W_e}{W_t} \times 100\% \tag{13-1}$$

式中 Q_w 表示药物包封率,W_e 表示包封于脂质体的药量,W_t 表示药物投料量。

2. 载药量 载药量(loading efficiency)指脂质体中所包封药物重量的百分率,可用下式计算:

$$LE(\%) = \frac{W_e}{W_m} \times 100\% \tag{13-2}$$

LE 表示脂质体中药物的载药量百分数,W_e 表示包封于脂质体内的药量,W_m 表示载药脂质体的总重量。载药量可以明确制剂中药物的百分含量,对脂质体工业化生产具有实用价值。

二、形态与粒径

脂质体粒径大小和分布均匀程度与其包封率和稳定性有关,直接影响脂质体在体内的组织分布和代谢,影响到载药脂质体的治疗效果。脂质体形态与粒径的观察方法主要有以下几种:

1. 光学显微镜法 该方法适于粒径较大的脂质体。将脂质体混悬液稀释,取 1 滴放到载玻片上或滴入细胞计数板内,加上盖玻片,观察脂质体大小和数目,然后按其大小分档计数,以视野内见到的粒子总数,求出各档次的百分数,观察其形态并在显微镜下拍照。

2. 电子显微镜法 这是直接测定粒径最精确的方法。负染和冰冻蚀刻均可用于分析小粒径的脂质体,如果粒径大于 5μm,样品会在蒸发过程中扭曲。

负染技术应用简便。负染的方法一般有两种:喷雾法和点滴法。喷雾法在标本制备过程中会改变脂质体的分布。用于检测脂质体的两种重金属染料为磷钨酸(phosphotungstic acid,PTA)和钼酸铵(ammonium molybdate,AM)。这两种染料均是阴离子,适用于中性和负电性的脂质体染色。如果脂质体由正电荷脂质组成,负离子能引起脂质体的聚集和沉淀。如果负染正电荷脂质体,可用阳离子双氧铀盐(cationic uranyl salts)如乙酸双氧铀,注意磷酸盐离子可以使双氧铀盐沉淀,在磷酸盐缓冲液中制备的脂质体在染色前应该冲洗去除磷酸盐离子。

冰冻蚀刻(freeze-etching)法是将标本置于 -100℃的干冰或 -196℃的液氮中进行冰冻。然后用冷刀骤然将标本断开,升温后,冰在真空条件下迅即升华,暴露出断面结构,称为蚀刻。蚀刻后,以 45 度角向断面喷涂一层蒸气铂,再以 90 度角喷涂一层碳,加强反差和强度。然后用次氯酸钠溶液消化样品,把碳和铂的膜剥下来,此膜即为复膜(replica)。复膜显示出了标本蚀刻面的形态,在电镜下得到的影像即代表标本中脂质体断裂面处的结构。

3. 激光散射法　激光散射又称为光子相关光谱法(photon correlation spectroscopy,PCS)或动态光散射法(dynamic light scattering,DLS)。该方法能快速简便地测定脂质体粒径。它仅测定出脂质体样品的平均粒径。样品溶液中不能有其他颗粒性物质的干扰。

三、表面电性

含酸性脂质如磷脂酸(PA)和磷脂酰丝氨酸(PS)等的脂质体荷负电,含碱基(胺基)脂质如十八胺等的脂质体荷正电,不含离子的脂质体显电中性。脂质体表面电性与其包封率、稳定性、靶器官分布及对靶细胞作用有关。测定方法有显微电泳法和荧光法等。

1. 显微电泳法　显微电泳法是将脂质体混悬液放入电泳装置的样品池内,在显微镜监视下测量粒子在外加电场强度 E 时的泳动速度 V。向正极泳动的脂质体荷负电,反之为脂质体荷正电。由测定结果可求出单位电场强度下的运动速率,即淌度 $u = V/E$,依公式 $\xi = 6\pi\eta u/\varepsilon$,求出 ξ 电势,式中 η 为脂质体混悬液黏度,ε 为介电常数。ξ 电势(mV)随带电脂质体增多而增大。

2. 荧光法　荧光法是依据脂质体结合荷电荧光探针的量与其表面电性和电荷量有关,二者荷电相反,结合多,荧光强度增加,相反,二者带电相同,结合少,荧光强度减弱。增加或减弱的强度与带电脂质的比例有关。

此外,激光散射法也可较为方便的测定脂质体的表面电性。

四、泄漏率

脂质体中药物的泄漏率表示脂质体在贮存期间包封率的变化情况,是衡量脂质体稳定性的主要指标,可用下式表述:

$$\text{泄漏率} = \frac{\text{贮存后泄漏到介质中的药量}}{\text{贮存前包封的药量}} \times 100\% \qquad (13\text{-}3)$$

五、磷脂的氧化程度

磷脂容易被氧化,在含有不饱和脂肪酸的脂质体混合物中,磷脂的氧化分为 3 个阶段:单个双键的偶合、氧化产物的形成、乙醛的形成与键断裂。因各阶段产物不同,氧化程度难以用一种试验方法评价。

1. 氧化指数的测定　氧化指数是检测双键偶合的指标。氧化偶合后的磷脂在 230nm 波长处具有紫外吸收峰,因而有别于未氧化的磷脂。测定时,将磷脂溶于无水乙醇,配制成一定浓度的澄明溶液,分别测定其在 233nm 及 215nm 波长处的吸光度,按下式计算氧化指数:

$$\text{氧化指数} = \frac{A_{233nm}}{A_{215nm}} \qquad (13\text{-}4)$$

磷脂的氧化指数一般应低于 0.2。

2. 氧化产物的测定　卵磷脂氧化产生丙二醛和溶血磷脂,丙二醛在酸性条件下可与硫巴比妥酸(TBA)反应,生成红色染料(TBA-pigment),该染料在波长 535 nm 处有特异吸收,吸收值的大小即反映磷脂的氧化程度。

(范田园)

参 考 文 献

1. Bangham AD,Standish MM,Watkins JC. Diffusion of univalent ions across the lamellae of swollen phospholipids. J Mol Biol ,1965,13:238-252

2. 张强,武凤兰. 药剂学. 北京:北京大学医学出版社,2005

3. Forssen EA, Malé- Brune R, Adler- Moore JP,et al. Fluorescence imaging studies for the disposition of daunorubicin liposomes(DaunoXome)within tumor tissue. Cancer Res,1996,56(9):2066-75

4. 崔福德. 药剂学. 第7版. 北京:人民卫生出版社,2011

5. Naeff R. Feasibility of topical liposome drugs produced on an industrial scale. Adv Drug Deliv Rev,1996,18:343-347

6. De Marie S,Janknegt R,Bakker- Woudenberg IAJM. Clinical use of liposomal and lipid- complexed amphotericin B. J Antimicrob Chemother,1994,33:907-916

7. Wassan KM, Lopez- Berestein G. The past, present, and future uses of lposomes in treating infectious diseases. Immunopharmacol Immunotoxicol,1995,17(1):1-15

8. Kline S,Larsen TA,Fieber L,et al. Limited toxicity of prolonged therapy with high doses of amphotericin B lipid complex. Clin Infect Dis,1995,21(5):1154-1158

9. Amantea MA,Bowden RA,Forrest A,et al. Population pharmacokinetics and renal function- sparing effects of amphotericin B colloidal dispersion in patients receiving bone marrow transplants. Antimicrob Agents Chemother,1995,39(9):2042-2047

10. Allen TM. The use of glycolipids and hydrophilic polymers in avoiding rapid uptake of liposomes by the mononuclear phagocyte system. Adv Drug Del Rev,1994,13:285-309

11. Gabizon A,Catane R,Uziely B,et al. Prologed circulation time and enhanced accumulation in malignant exudates of dexorubicin encapsulated in polyethylene- glycol coated liposomes. Cancer Res,1994,54:987-992

12. Gill PS,Espina BM,Muggia F,et al. Phase I/II clinical and pharmacokinetic evaluation of liposomal daunorubicin. J Clin Oncol,1995,13(4):996-1003

13. Li X,Ruan GR,Lu WL,et al. A novel stealth liposomal topotecan with amlodipine:apoptotic effect is associated with deletion of intracellular Ca^{2+} by amlodipine thus leading to an enhanced antitumor activity in leukemia. J Control Release,2006,112(2):186-198

14. Ying X,Wen H,Lu WL,et al. Dual- targeting daunorubicin liposomes improve the therapeutic efficacy of brain glioma in animals. J Control Release,2010,141(2):183-192

15. Yoneyama D,Shinozaki Y,Lu WL,et al. Involvement of system A in the retina- to- blood transport of L- proline across the inner blood- retinal barrier. Exp Eye Res,2010,90(4):507-513

16. 刘扬,吕万良,张强.脂质体及纳米粒药物递送系统的研究进展.中国医学科学院学报,2006 ,28(4):583-589

17. 邓英杰.脂质体技术.北京:人民卫生出版社,2006

18. Uchegbua IF, Vyasb SP. Non- ionic surfactant based vesicles(niosomes)in drug delivery. Int J Pharm. 1998,172(1-2):33-70

第十四章　口服缓控释递药系统

第一节　缓控释递药系统

一、概述

近半个世纪以来，药物制剂发展迅速，取得了长足的进步，已从普通制剂向缓控释递药系统、定时定位递药系统、靶向递药系统等新型给药系统发展。目前，缓控释递药系统的发展已日趋成熟，占整个药物制剂领域的比重也逐渐加大。因其具有研发成本低、周期短、见效快、利润大等优点，一直是学术界与工业界关注的焦点。

普通制剂需频繁给药、血药浓度峰谷波动大，因此造成使用不便、毒副作用大。缓控释递药系统最初发展的起因正是为克服普通制剂的弊端。缓释制剂(sustained-release preparation)系指用药后能在机体内缓慢释放药物，使之达到有效血药浓度，并能维持相当长时间的制剂。控释制剂(controlled-release preparation)系指释药速度仅受给药系统本身的控制，而不受外界条件如 pH、酶、胃肠蠕动等因素的影响，是按设计好的程序控制释药的制剂。广义地讲，控释制剂还包括控制药物释放方位和时间的制剂。典型的控释制剂包括零级释药的渗透泵制剂、脉冲释药的微丸制剂、结肠定位递药系统、自动调节释药的胰岛素给药器、靶向制剂、经皮吸收制剂等都属于控释制剂的范畴。而肠溶制剂、结肠定位制剂和脉冲制剂等又被称为迟释制剂(delayed-release preparation)。《中国药典》2010 年版对于缓释、控释、迟释制剂提出了详细的指导原则。美国药典将缓、控释制剂统一归为调释制剂(modified-release preparation)，在文献中常见的英文名称还有 extended-release preparations, prolonged action preparations, repeat-action preparations, retard preparations, sustained-release preparations 等。

缓控释制剂与普通制剂相比，其主要特点在于活性药物释放缓慢，吸收入血后可维持较长时间的有效治疗血药浓度。典型的血药浓度经时曲线如图 14-1 所示。概括缓控释制剂的优点如下：①使用方便：对半衰期短的或需要频繁给药的药物，可以减少服药次数，大大提高了患者的顺应性，使用方便。如心血管疾病、心绞痛、高血压和哮喘等。②释药徐缓：使血药浓度平稳，避免峰谷现象，有利于降低药物的毒副作用，特别是对于治疗指数低的药物。③毒副作用小：缓控释制剂，由于减少了血药浓度的高峰和低谷现象，故可减少某些药物的毒副作用，避免耐药性的发生。④疗效好：缓控释制剂可发挥药物的最佳治疗效果。⑤可定时、定位释药：某些缓控释制剂可以按要求定时、定位释放，更加适合疾病的治疗。

然而，缓控释制剂也具有其局限性：①临床应用中剂量调节的灵活性较低，如遇到某种特殊情况(如出现较大副反应)，往往不能立刻停止治疗。这种情况通常可通过增加剂量规

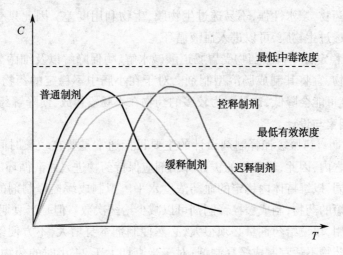

图 14-1 缓释、控释、迟释和普通制剂的血药浓度经时曲线比较

格来解决,如硝苯地平缓释片就有 20、30、40、60mg 等规格。②缓控释制剂往往是基于健康人群的群体药动学参数而设计的,当药动学受疾病状态的影响而有所改变时,往往难以灵活调节给药方案。③缓控释制剂生产工艺较为复杂,成本较高。

目前,国内外已上市的缓控释制剂达数百种,其剂型包括片剂、胶囊、栓剂、渗透泵、透皮贴剂、植入剂、黏膜黏附剂及注射剂(如微球、纳米粒和脂质体等)等,其中以口服缓控释制剂发展最快。

二、缓控释制剂的设计

(一)药物的理化性质与设计

1. 剂量 对口服给药系统的剂量大小有一个上限,一般认为 0.5~1.0g 是普通制剂单次给药最大剂量,这同样适用于缓控释给药系统。通常认为,单次给药剂量过大的药物不宜设计成缓控释剂型,但随着制剂技术的发展和异形片的出现,目前上市的口服片剂中已有很多超过此限。有时可采用一次服用多片的方法降低每片含药量。

2. 理化参数 药物的溶解度(solubility)、pK_a 和分配系数(partition coefficient)均是剂型设计时必须充分考虑的因素。口服药物进入胃肠道后,首先要溶出,才能被吸收,处于溶解状态的分子型药物才能比较容易地通过脂质生物膜。由于大多数药物呈弱酸或弱碱性,在胃肠道中可以解离型和非解离型二种形式存在。一般解离型水溶性大,非解离型脂溶性大,所以非解离型药物更容易通过脂质生物膜,因此了解药物的 pK_a 和吸收环境的 pH 之间的关系非常重要。对于控制溶出和控制扩散型缓控释制剂,大部分药物以固体形式到达小肠,因此在缓控释制剂设计时,需根据临床治疗的需要,同时考虑药物的溶出和吸收,特别是对于在胃肠道中难溶的药物。根据具体情况常常采取一定的技术提高药物的溶解度,使制剂既达到缓释目的,又不降低其生物利用度。溶解度很小的药物(<0.01mg/ml),本身具有一定的缓释效果。由于难溶性药物的溶出为吸收的限速步骤,因此不宜将其设计成控制扩散型的缓控释制剂。

由于生物膜的类脂质膜特性,药物的分配系数对其能否透过胃肠道生物膜起决定性的作用,分配系数过高的药物,其脂溶性太大,会与脂质膜产生强结合,而不能进入血液循环。

分配系数过小的药物,亲水性强,不易透过生物膜,生物利用度差。因此只有分配系数适中的药物才能容易透过生物膜,可以进入血液循环。

3. 胃肠道中稳定性　口服药物受胃肠道酸碱水解、酶促降解以及细菌分解的影响。在胃中不稳定的药物,宜将其制成肠溶型制剂。对于在小肠中不稳定的药物,制成缓释制剂后,其生物利用度可能会降低,这是因为较多的药物在小肠段释放,使降解药量增加所致。

(二) 生物因素与设计

1. 生物半衰期　口服缓控释制剂设计的主要目标通常是要在较长时间内使血药浓度维持在有效范围之内,因此,最理想的缓控释制剂应保持药物进入血液循环的速度与其在体内的消除速度相同,以维持体内稳定的血药浓度水平。拟制成缓控释制剂的候选药物通常为半衰期相对较短的药物,制成缓控释制剂可以减少给药次数。但是半衰期非常短的药物,要维持其缓释作用,单位给药剂量必须很大,必然使制剂本身增大,不方便给药。一般半衰期小于 1 小时的药物不适宜制成缓释制剂;对于半衰期大于 24 小时的药物,由于其本身在体内的药效就可以维持较长的时间,所以也不适宜制成缓释制剂,如地高辛、华法林和苯妥英等药物。此外,大多数药物在胃肠道(从口到盲肠)的转运时间为 8～12 小时,因此药物作用时间一般小于 12 小时,如果药物在结肠有吸收,则有可能使药物作用时间增至 24 小时,从而设计一天给药一次的缓控释制剂。

2. 吸收　药物的吸收特性对缓控释制剂设计影响很大。制备缓控释制剂的目的是控制药物释放的速度,从而控制药物的吸收速度。因此,释药速度必须比吸收速度慢。假设大多数药物和制剂在胃肠道吸收部位的运行时间为 8～12 小时,则吸收的最大半衰期应近似于 3～4 小时,否则,药物还没有释放完全,制剂已离开吸收部位。一般来讲,缓控释制剂中药物的释放速度实际上相当于其吸收速度。本身吸收速度常数非常低的药物,不太适宜制成缓控释制剂。

上述内容均是假定药物在整个小肠以相当均匀的速度吸收的,而事实上,有许多药物的吸收情况并非如此。如果药物是通过主动转运机制吸收的,或者其吸收局限于小肠的某一特定部位,制成缓释制剂则不利于药物的吸收。例如维生素 B_2 只在十二指肠上部吸收,而硫酸亚铁的吸收在十二指肠和空肠上端进行,因此药物应在通过这一区域前释放药物,否则不利于吸收。对于这类药物制剂的设计方法是设法延长其在吸收部位前的停留时间,如胃部滞留制剂,可持续漂浮在胃液上面释放药物,又如生物黏附制剂,其原理是利用黏附性聚合物材料对胃表面黏蛋白的亲和性,从而增加其在胃中的滞留时间。但当药物在全肠道都具有很好的吸收时不适宜设计成此种制剂。通常胃部滞留制剂会受到服药后饮食的影响而导致较大的个体差异。

对于吸收较差的药物,除了延长其在胃肠道的滞留时间外,还可以使用吸收促进剂。吸收促进剂的作用原理在于短暂地干扰或改变生物膜的性质,促进药物的跨膜吸收。

3. 代谢　在吸收前有代谢作用的药物制成缓释剂型,生物利用度都会降低。大多数肠壁酶系统对药物的代谢作用具有饱和性,当药物缓慢地释放到这些部位,由于酶代谢过程没有达到饱和,使较多量的药物转换成代谢物。例如,阿普洛尔采用缓释制剂服用时,药物在肠壁代谢的程度增加。多巴-脱羧酶在肠壁浓度高,可对左旋多巴产生类似的结果。如果左旋多巴与能够抑制多巴脱羧酶的化合物一起制成缓释制剂,既能增加吸收,又能延长其治疗作用。

（三）缓控释制剂的设计要求

1. 生物利用度　缓控释制剂应与普通制剂具有生物等效性,一般其生物利用度应在普通制剂的80%~120%的范围内。若药物吸收部位主要在胃与小肠,宜设计成每12小时服用一次的制剂,若药物在结肠也有一定的吸收,则可考虑设计成每24小时服用一次的制剂。为了保证缓控释制剂的生物利用度,在关注制剂释药速率的同时,应保证药物在吸收部位释放,或有足够的吸收时间,以达到足够的吸收量。

2. 峰谷浓度比值（C_{max}/C_{min}）　缓控释制剂稳态时峰浓度与谷浓度之比应小于普通制剂,也可用波动度（fluctuation）表示。一般半衰期短的药物,可设计成每12小时服用一次的制剂,而半衰期较长的药物则可考虑设计成24小时服用一次的制剂。释药符合零级过程的制剂,如渗透泵制剂,其峰谷浓度比显著低于普通制剂,因此其血药浓度相对更加平稳。

3. 处方设计

（1）药物的选择:缓控释制剂一般适用于半衰期较短的药物（$t_{1/2}=2~8h$）,可以降低药物体内浓度的波动性,如盐酸普萘洛尔（$t_{1/2}=3.1~4.5h$）、茶碱（$t_{1/2}=3~8h$）以及吗啡（$t_{1/2}=2.28h$）均适合制成缓控释制剂。

以往对口服缓控释制剂中药物的选择有许多限制,现在随着制剂技术的发展,这些限制已经被打破。①半衰期很短（<1h,如硝酸甘油）或很长（>12h,如地西泮）的药物也已被制成缓控释制剂;②以前认为抗生素制成缓控释制剂后容易导致细菌的耐药性,而现在已有多种抗生素的缓释制剂上市,如头孢氨苄缓释胶囊和克拉霉素缓释片等;③一般认为肝首过作用强的药物宜制成速释剂型,以提高吸收速率,饱和肝药酶,如美托洛尔和普罗帕酮,然而许多此类药物也被研制成缓控释制剂;④一些成瘾性的药物也被制成缓释制剂以适应特殊医疗的需要。

其他如剂量大、药效剧烈、吸收差的药物,以及剂量需要精密调节的药物,一般不宜制成缓控释制剂。对于抗菌效果依赖于峰浓度的抗生素类药物,一般也不宜制成普通缓控释制剂。

（2）药物剂量:缓控释制剂的剂量,一般根据普通制剂的用法和剂量来设定。如某药物普通制剂每日两次,每次5mg,若改为24小时缓释制剂,则每次10mg。但是,许多心血管类药物和内分泌类药物往往存在最低起始剂量,因此制成缓、控释制剂时,往往将最低起始剂量设定为制剂的剂量,具体用药时,可视病情酌情添加服用剂量。剂量也可根据特定药物的药动学参数进行精确计算,但由于药动学参数受性别、年龄、种族、生理状态等的影响,剂量计算结果仅作为参考,相关计算方法可参考相关文献,在此不予详述。

（3）辅料:缓控释制剂的释放速度需要通过选择适当的辅料来调节和控制,在缓、控释制剂中,主要是通过一些高分子化合物作为药物释放的阻滞剂来实现控制药物的释放速度。根据不同的阻滞方式,阻滞剂主要有骨架型、包衣膜型和增稠剂等。

骨架型缓释材料根据其性质不同又分为亲水凝胶骨架、不溶性骨架和生物溶蚀性骨架:①亲水凝胶骨架材料:是指遇水或消化液后能够膨胀,形成凝胶屏障,从而控制药物释放的材料。主要包括天然胶类（海藻酸钠、琼脂和西黄蓍胶等）、纤维素类（羟丙甲纤维素HPMC、甲基纤维素MC、羟乙纤维素HEC等）、非纤维素多糖（壳聚糖、半乳糖甘露聚糖等）、乙烯聚合物和丙烯酸树脂（卡波普、聚乙烯醇、Eudragit®等）。②不溶性骨架材料:是指不溶于水或水溶性极小的高分子聚合物或无毒塑料等。胃肠液深入骨架孔隙后,药物溶解并通过骨架中错综复杂的孔道,缓慢向外扩散。在药物整个释放过程中,骨架几乎不变,最终随大便排出体外。常见的有纤维素类(乙基纤维素 EC)、聚烯烃类(聚乙烯、聚丙烯和乙烯-醋酸乙烯共聚物 EVA 等)、聚丙烯酸酯类(聚甲基丙烯酸甲酯等)。③生物溶蚀性骨架材料:指本身不溶解,但是在胃肠液环境下可以逐渐溶蚀的惰性蜡质、脂肪酸及其酯类等物质,这类骨架片由于固体脂肪或蜡的逐渐溶蚀,通过孔道扩散与溶蚀控制药物的释放。主要有蜡质类(蜂蜡、巴西棕榈蜡、蓖麻蜡、硬脂醇等)、脂肪酸及其酯类(硬脂酸、氢化植物油、聚乙二醇单硬脂酸酯、单硬脂酸甘油酯、甘油三酯等)。

缓释包衣材料主要包括:①不溶性材料:是一类不溶于水或难溶于水的高分子聚合物,但水分可以穿透,无毒,不受胃肠液的干扰,具有良好的成膜性能和机械性能。主要有乙基纤维素(EC)、醋酸纤维素(CA)以及丙烯酸树脂类(如 Eudragit® RS30D、RL30D 和 NE30D)。②肠溶性材料:是指在胃中不溶,在小肠偏碱性的环境下溶解的高分子材料。常用的有纤维素酯类,如醋酸纤维素酞酸酯(CAP,pH 5.8~6.0 溶解)、羟丙甲纤维素酞酸酯(HPMCP,pH 5~6 溶解)、羟丙甲纤维素琥珀酸酯(HPMCAS,三种规格 L、M、H,分别在 pH5.0、5.5、7.0 溶解)等;丙烯酸树脂类,如丙烯酸树脂 L 型(pH>5.5 溶解)、丙烯酸树脂 S 型(pH>7.0 溶解)等。可以根据具体的设计要求,选择合适的材料,使其在适当的胃肠部位溶解而释放药物。

增稠剂主要是一类水溶性高分子材料,溶于水后,其溶液黏度随浓度增大而增加,黏度增加可以减慢扩散速率,延缓其吸收,从而达到维持药效的目的,主要用于液体缓控释制剂。常用的有明胶、聚维酮(PVP)、羧甲基纤维素(CMC)、聚乙烯醇(PVA)、右旋糖酐等。

通过选择不同的缓、控释材料,设计不同的比例或者改变制备工艺等方式实现不同的释药特性。具体可以根据释药要求来选择适宜的材料和处方工艺。

三、释药原理

缓控释制剂按照其构造以及聚合物性质大致可分为膜控型、骨架型、渗透泵型。缓控释制剂的释药原理与其构造和所用的聚合物具有很大的关系,主要所涉及的原理有溶出、扩散、溶蚀、渗透压以及离子交换等。这些释药原理不仅适合于口服系统,也适合于埋植、微球等递药系统。

(一) 控制溶出释药原理

由于药物的释放受溶出速度的限制,溶出速度慢的药物显示出缓释的性质。根据溶出速度公式——Noyes-Whitney 方程:

$$\frac{dC}{dt} = KS(C_s - C) = \frac{D}{h}S(C_s - C) \tag{14-1}$$

式中,$\frac{dC}{dt}$ 为溶出速度,K 为溶出速度常数,S 为溶出界面积,D 为扩散系数,C_s 为药物的饱和溶解度,C 为在溶出介质中药物的浓度。

溶出速度常数 K 又可以用扩散系数 D 和扩散层厚度计算,即 $K = \frac{D}{h}$。从式(15-1)中可以看出,溶出速度与比表面积 S、扩散系数 D、扩散层厚度 h、浓度差($C_s - C$)有关。这些参数中改变比表面积最容易实现,所以可以通过改变粒子的粒径来调节溶出速度。当粒子是圆形时,其表面积与重量相关,在漏槽条件下,上述公式可以改写成:

$$W_0^{1/3} - W^{1/3} = Kt \tag{14-2}$$

式中，W_0 是初始粒子的重量，W 是溶出 t 小时后的粒子重量。

根据 Noyes-Whitney 方程，要使药物达到长效，可以采用以下几种方法减缓溶出：

1. **制成溶解度小的盐或酯**　通过化学反应使药物成盐或成酯，从而达到减小其溶解度与溶出速度的目的。例如青霉素普鲁卡因盐的药效比青霉素钾（钠）盐显著延长。醇类药物经酯化后水溶性减小，药效延长，如睾丸素丙酸酯、环戊丙酸酯等，一般以油注射液供肌内注射，药物由油相扩散至水相（液体），然后水解为母体药物而产生治疗作用，药效约延长 2～3 倍。

2. **制成难溶性高分子化合物盐**　通过与高分子化合物形成难溶性的盐控制药物的溶出速度，例如胰岛素与鱼精蛋白结合成溶解度小的鱼精蛋白胰岛素，加入锌盐成为鱼精蛋白锌胰岛素，药效可维持 18～24 小时或更长。海藻酸与毛果芸香碱结合成的盐在眼用膜剂中的药效比毛果芸香碱盐酸盐显著延长。鞣酸与许多生物碱类药物可形成难溶性的盐，使其药效明显延长，如 N-甲基阿托品鞣酸盐、丙米嗪鞣酸盐等。

3. **控制粒子大小**　根据 Noyes-Whitney 方程，药物的比表面积减小，溶出速度减慢，故提高难溶性药物的颗粒直径，可使其溶出减慢。例如超慢性胰岛素中所含胰岛素锌晶粒较大（大部分超过 $10\mu m$），故其作用可长达 30 小时；而含晶粒较小（不超过 $2\mu m$）的半慢性胰岛素锌，作用时间只有 12～14 小时。

（二）控制扩散释药原理

以控制扩散为主的缓控释给药系统可分为贮库型和骨架型。其中贮库型主要是依赖于半透膜的控释作用，药物首先溶解成溶液后，再从制剂中扩散出来进入体液。骨架型则主要依赖骨架本身的控释作用，通常骨架在释放过程中可保持结构的相对稳定性，当水进入骨架后，药物溶解并通过骨架中错综复杂的孔道向外扩散。

1. **贮库型**　贮库型缓控释给药系统（图 14-2）的制剂形式可以是包衣片剂或包衣微丸等，根据包衣膜的特性又分为水溶性包衣膜和含水性孔道包衣膜两种。贮库型给药系统中药物的释放主要取决于包衣膜的性质。

（1）水不溶性包衣膜

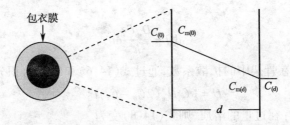

图 14-2　贮库型扩散缓控释系统的示意图

$C_{m(0)}$ 和 $C_{m(d)}$ 是膜内表面的药物浓度，$C_{(0)}$ 和 $C_{(d)}$ 是邻近膜区域的药物浓度

药物处在水不溶性包衣膜的贮库中，如乙基纤维素包衣的片剂或小丸，其释放速度符合 Fick's 第一定律：

$$\frac{dQ}{dt} = \frac{ADK\Delta C}{d} \tag{14-3}$$

上式中，dQ/dt 为释放速度；A 为表面积；D 为扩散系数；K 为药物在膜与囊心之间的分配系数;d 为包衣层厚度;ΔC 为膜内外药物的浓度差。分配系数 K 为膜内表面和外表面药物浓度之比:

$$K = \frac{C_{m(0)}}{C_{(d)}}, x = 0$$

$$K = \frac{C_{m(d)}}{C_{(d)}}, x = d \tag{14-4}$$

若 A、d、D、K 与 ΔC 保持恒定,则释放速度就是常数,系零级释放过程。若其中一个或多个参数改变,就是非零级过程。

(2)含水性孔道的包衣膜:在包衣液中掺入致孔剂(如可溶性盐类、糖类、可溶性高分子聚合物 PEG 类等),当包衣制剂进入胃肠液中,由于致孔剂的迅速溶解,会在包衣膜表面形成大量的细小水性孔道。其释放速率可表示为

$$\frac{dQ}{dt} = \frac{AD\Delta C}{d} \tag{14-5}$$

式中各项参数的意义同前。与上式比较,少了 K,其释放接近零级释放过程。

2. 骨架型 骨架型缓控释制剂是指药物均匀地分散在骨架材料中所形成的制剂。释放介质向骨架内扩散,骨架最外层的药物暴露在释放介质中,会首先溶解,然后扩散到骨架外面。这个过程不断地进行,骨架内的药物逐渐向外扩散,直至释放完毕。不过,随着扩散路径的不断增大,药物的释放速率呈递减趋势。骨架内药物颗粒的溶出速度必须大于溶解的药物离开骨架的扩散速度。基于以下几点假设:①药物释放时保持伪稳态(pseudo steady state);②药物颗粒的粒径要远小于药物从骨架扩散出去的平均距离;③理想的漏槽状态(sink condition);④药物在骨架中的扩散系数 D 保持恒定,药物与骨架材料无相互作用。建立数学模型如下:

$$\frac{dQ}{dh} = C_0 dh - \frac{C_s}{2} \tag{14-6}$$

式中,dQ 为单位面积释放药物的变化量;dh 为释放完药物的骨架区域厚度变化;C_0 为单位体积骨架内含药物的总量;C_s 为在骨架内药物的饱和浓度。

根据扩散理论:

$$dQ = \frac{D_m C_s}{h} dt \tag{14-7}$$

式中,D_m 为药物在骨架中的扩散系数,通过式(14-6)和(14-7)积分所得以下方程:

$$Q = \left[C_s D_m (2C_0 - C_s) t \right]^{1/2} \tag{14-8}$$

假定 $C_0 \gg C_s$,即存在过量的溶质,则式(14-8)变为

$$Q = (2C_s D_m C_0 t)^{1/2} \tag{14-9}$$

这表明药物释放的量和时间的平方根成正比,而对于孔状以及颗粒骨架型缓控释系统,根据上述方法,由 Higuchi 推导出了以下的方程:

$$Q = \left[D_s C_a \frac{p}{\lambda} (2C_0 - pC_a) t \right]^{1/2} \tag{14-10}$$

式中,p 为骨架的孔隙度;λ 为骨架中的弯曲因素;C_a 为药物在释放介质中的溶解度;D_s 为药物在溶出介质中的扩散系数,其他参数与上述含义相同。当式(14-10)中右边除 t 外都保持恒定,上式就可以简化为:

$$Q = k_{\mathrm{H}} t^{1/2} \tag{14-11}$$

同样，k_{H} 为常数，即药物释放量与时间的平方根成正比。通常可以通过改变下列几种参数来控制骨架中药物的释放：①骨架中药物的初始浓度；②孔隙度；③骨架中的弯曲因素；④形成骨架的聚合物系统组成；⑤药物的溶解度。

利用以上所述的扩散原理达到缓控释作用的有以下几种方法：

（1）包衣：将药物片剂或小丸用阻滞材料包衣，可以通过采用不同性质的衣膜材料、调节包衣厚度、多层包衣等来调节释药速度，达到缓释的目的。

（2）微囊化：采用微囊化（microencapsulation）技术制备缓控释制剂，微囊膜是一种半透膜，在胃肠液中，水分可以渗透入囊内，溶解药物，形成饱和溶液，然后扩散于囊外的消化液中而被机体吸收。囊膜的厚度、微孔的孔径和弯曲度等决定了药物的释放速度。

（3）制成不溶性的骨架片：以水不溶性材料，如聚乙烯、聚甲基丙烯酸酯、硅橡胶等为骨架制备片剂，影响其释药速度的主要因素为：药物的溶解度、骨架的孔隙度和孔的弯曲率。这类制剂适用于水溶性药物的缓释，对于难溶性药物释放速度太慢。

（4）制成植入剂：植入剂（implants）为固体灭菌制剂，一般系将药物与载体共熔后倒入模型中形成，主要通过外科手术埋藏于皮下。也可将其制成微球、纳米粒等注射到体内而达到延长药效的目的。如孕激素的植入剂、聚乳酸-聚乙二醇聚合物微球植入剂等。

（5）制成经皮吸收制剂：经皮吸收制剂可以分成贮库型和骨架型，基本上都是以扩散的形式释放到皮肤表面，药物的释放与浓度梯度、骨架或膜的孔隙率等有关。通常经皮吸收制剂符合零级释放过程。

（6）增加黏度以减小扩散速度：主要用于注射剂或其他液体制剂。用明胶、CMC、西黄蓍胶、阿拉伯胶等加入到注射剂中延长其药效。如1%CMC用于盐酸普鲁卡因注射液（3%）可使作用延长至约24小时。

（三）控制溶蚀与扩散相结合原理

在真实情况下，药物的释放速度往往受多种因素的制约。严格地讲，其释放不可能单纯地取决于控制溶出或扩散原理，通常是两种缓控释机制相结合。在骨架体系中，药物的释放受骨架的溶蚀速度与药物扩散速度的控制。释药机制可以用 Peppas 方程来表述：

$$\frac{Q_t}{Q_\infty} = kt^n \tag{14-12}$$

式中，Q_t、Q_∞ 分别为 t 和 ∞ 时间累积释放量，k 为骨架结构和几何特性常数，n 为释放指数，用以表示药物释放机制。

当 $n=1$ 时，释药速率与时间无关，即零级动力学（zero-order kinetics），对于片状（slab）系统，零级释放又被称为 Ⅱ 相转运（case Ⅱ transport）。当 n 取极端值 0.5 和 1.0 时，是 Peppas 方程应用的两个特例，分别表示扩散控制和溶蚀控制的释放规律。n 值介于 0.5 和 1.0 之间时，表示释放规律是扩散和溶蚀综合作用的结果，为不规则转运（anomalous transport）。此外，极端值 0.5 和 1.0 仅适用于片状骨架，对于圆柱状和球状骨架，n 值是不同的（表 14-1）。

表14-1　不同几何形状骨架药物释放指数 n 及释放机制

释放指数, n			释放机制
薄片状	圆柱体	球体	
0.5	0.45	0.43	Fick's 扩散
$0.5 < n < 1.0$	$0.45 < n < 0.89$	$0.43 < n < 0.85$	不规则转运
1.0	0.89	0.85	Ⅱ相转运

Peppas 和 Sahlin 将扩散和溶蚀机制分隔开,推导出:

$$\frac{Q_t}{Q_\infty} = k_1 t^m + k_2 t^{2m} \qquad (14-13)$$

假设 $F = k_1 t^m$, $R = k_2 t^{2m}$,则

$$\frac{R}{F} = \frac{k_2 t^m}{k_1} \qquad (14-14)$$

可以通过 R/F 值的大小来确定主要的释放机制, R/F 值较大时,溶蚀对释放贡献较大, R/F 值较小时,扩散对释放贡献大。

结合扩散和溶蚀的第三种情况是采用膨胀型控释骨架,即药物溶于聚合物中。首先水进入骨架,药物溶解,从膨胀的骨架中扩散出来,其释药速度很大程度上取决于聚合物膨胀速率、药物溶解度和骨架中可溶的部分的大小。由于药物释放前,聚合物必须先膨胀,这种系统通常可减小突释(burst release)效应。

(四) 渗透泵控制释药原理

以渗透压作为驱动力,可以均匀恒速地释放药物,实现零级释放。在渗透压系统中,片芯由水溶性药物和水溶性聚合物或其他辅料制成,外面用水不溶性的聚合物包衣,成为半透膜,水可通过半透膜深入片芯中,而药物不能通过半透膜,然后在半透膜壳顶用适当方法(如激光)打一细孔,当渗透泵片与水接触时,水即可通过半透膜深入片芯,使药物溶解成饱和溶液,加之高渗透压辅料的溶解,渗透压可达 4053 ~ 5066kPa,而体液渗透压仅为 700kPa。由于膜内外的渗透压差,药物饱和溶液由细孔持续流出,其流出量与渗透进膜内的水量相等,直到片芯内的药物完全溶解为止。

药物的释放与小孔中流出溶液的速度有很大的关系,而小孔中流出的溶液与通过半透膜的水量相等,半透膜的吸水速度取决于膜的渗透性能和片芯的渗透压。水渗透进入膜内的流速($\mathrm{d}V/\mathrm{d}t$)可用下式表示:

$$\frac{\mathrm{d}V}{\mathrm{d}t} = \frac{kA}{h}(\Delta\pi - \Delta P) \qquad (14-15)$$

式中, k 为膜的渗透系数; A 为膜的面积; h 为膜的厚度; $\Delta\pi$ 为渗透压差; ΔP 为流体静压差。当小孔的孔径足够大, $\Delta\pi \gg \Delta P$,则流体静压差可以忽略,上式可简化为:

$$\frac{\mathrm{d}V}{\mathrm{d}t} = \frac{kA}{h}\Delta\pi \qquad (14-16)$$

如以 $\mathrm{d}Q/\mathrm{d}t$ 表示药物通过小孔的释放速率, C_s 为膜内药物饱和溶液的浓度,则:

$$\frac{\mathrm{d}Q}{\mathrm{d}t} = \frac{\mathrm{d}V}{\mathrm{d}t}C_s = \frac{kA}{h}\Delta\pi C_s \qquad (14-17)$$

如 k、A、h 和 $\Delta\pi$ 不变的情况下,只要膜内药物维持饱和状态(即 C_s 保持不变),释药速

率恒定,即以零级速率释放药物。当片芯中药物逐渐低于饱和浓度,释药速率逐渐以抛物线式缓慢下降。由于胃肠液中的离子不会渗入半透膜,故渗透泵片的释药速率与 pH 无关,在胃与肠中释药速率相等。而片芯的处方组成、包衣膜的渗透性、厚度以及释药小孔的大小是制备渗透泵片的主要关键因素。

渗透泵系统有三种类型(图14-3),A 型为片芯中含有固体药物和电解质,遇水即溶解,电解质可形成高渗透压差;而 B 型为药物以溶液形式存在于不含药渗透芯的弹性囊中,此囊膜外周围为电解质,高渗透压差使内膜产生压力而将药物溶液排出;C 型为推拉型(push-pull type),属于多室渗透泵(multi-compartment osmotic pump),片芯上层由药物、具渗透压活性的亲水聚合物和其他辅料组成;下层由亲水膨胀聚合物、其他渗透压活性物质和片剂辅料组成,在外层包衣并打孔,它的释放是由上层的渗透压推动力和下层聚合物吸水膨胀后产生的推动力同时作用的结果。三种类型的释药孔都可为单孔或多孔。

此类系统的优点是理论上可以实现零级释放,且释放与药物的性质和环境无关,对于不同的药物不需要进行重新设计处方。缺点在于其造价高,而且对于它的质控指标也要更加严格。

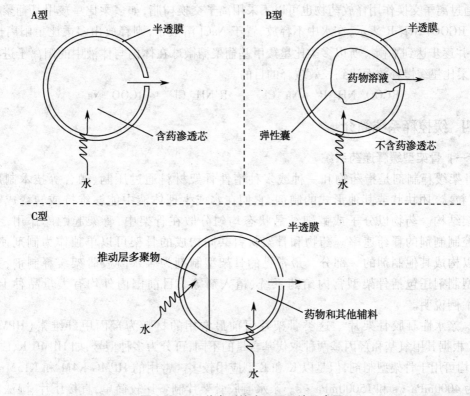

图 14-3 三种类型的渗透泵系统示意图

(五) 离子交换释药原理

离子交换系统是由水不溶性交联聚合物组成的树脂,其聚合物链的重复单元上含有成盐基团,药物可结合于树脂上,当带有适当电荷的离子与离子交换基团接触时,通过交换将药物游离释放出来。

$$树脂^+—药物^- + X^- \longrightarrow 树脂^+—X^- + 药物^- \tag{14-18}$$

$$树脂^-—药物^+ + Y^+ \longrightarrow 树脂^-—Y^+ + 药物^+ \tag{14-19}$$

药物与离子交换树脂通过离子键结合而形成复合物,即为药物—树脂,X^- 和 Y^+ 都是消化道中的离子,交换后,药物从药树脂中扩散出来而释放到胃肠液中。药物从树脂中的扩散速度不仅受扩散面积、扩散路径长度和树脂的刚性(为树脂制备过程中交联剂用量的函数)所控制,而且还受释药环境中离子种类、强度和温度的综合影响。阳离子交换树脂与有机胺类药物的盐交换,或阴离子交换树脂与有机羧酸盐或磺酸盐交换,即成药树脂。只有解离型的药物才适用于制成药树脂,离子交换树脂的交换容量有限,故剂量大的药物不适合制备药树脂。

药物与树脂结合的方法有两种:静态交换法(static exchange method)和动态交换法(dynamic exchange method)。静态交换法操作简单,设备要求低,可分批进行,但交换不完全,树脂有一定损耗。此外,静态交换法制备树脂时,氢离子浓度不断增加,从而增加了与药物离子竞争树脂的机会,减少了药物的吸附量。动态交换法能将交换后的溶液及时与树脂分离,并使溶液在整个树脂层中进行多次交换,因而交换完全可提高树脂的载药量。但动态法操作工序较长,是其不利之处。药树脂外面,还可通过包裹一些疏水性的包衣膜来进一步控制药物的释放速度,如用乙基纤维素或蜡质类材料包衣。

通过离子交换作用释放药物也可以不采用离子交换树脂,如多柔比星羧甲基葡聚糖微球,以 $RCOO^-NH_3^+R'$ 表示,在水中不释放,置于 NaCl 溶液中,则释放出多柔比星阳离子 $R'NH_3^+$,并逐步达到平衡。所以多柔比星羧甲基葡聚糖微球在体内与体液中的阳离子进行交换,多柔比星缓慢释放而达到长效缓释的目的。

$$RCOO^-NH_3^+R' + Na^+Cl^- \longrightarrow R'NH_3^+Cl^- + RCOO^-Na^+$$

四、缓控释系统简介

(一)骨架型缓释递药系统

骨架缓释制剂是指药物和一种或多种惰性骨架材料通过压制、融合等技术制成的片状、粒状、团块状或其他形式的制剂,它们在水或生理体液中能够维持或转变成整体式骨架结构。药物以分子或微细结晶状态均匀分散在骨架中,骨架起贮库作用,主要用于控制制剂的释药速率。药物和骨架材料共同构成的骨架可以单独作为制剂使用,也可以构成其他制剂的一部分。最常见的骨架型制剂为亲水凝胶骨架缓释制剂,其他骨架型制剂还包括骨架型宫内给药系统、植入剂等。目前国内外均有大量品种上市,以下举例说明。

1. 亲水性凝胶骨架片 这类骨架片目前最常用的材料为羟丙甲纤维素(HPMC),HPMC 根据其甲氧基和羟丙基两种取代基含量的不同,可分为多种型号,如 HPMC K、F 和 E 系列,均可用于骨架型制剂,但是以 K 和 E 型应用较多。常用的 HPMC K4M 和 K15M 黏度分别为 4000mPa·s 和 15000mPa·s。亲水凝胶骨架片制备比较简单,直接压片、湿法制粒压片和粉末直接压片法都可以应用。影响亲水性凝胶骨架片药物释放速率的因素很多,如骨架材料(理化性质、用量及其黏度、粒径等)、药物的性质及其在处方中的含量、辅料(如稀释剂的用量等)、片剂大小及制备工艺等。亲水性凝胶骨架片主要的控释参数是骨架材料与主要成分的比例及骨架材料的分子量,主药与辅料的粒径大小、HPMC 类型、处方中电解质成分等也同样会影响释放速率。聚合物的水化速率直接影响着骨架片的释药速率,是控制药物释放的重要因素,HPMC 骨架片遇水后,表面水化形成凝胶层,此时表面药物释放,随着水分进一步向内部渗透,凝胶层不断增厚,从而阻滞了药物从骨架中释出,因此控制骨架片凝胶层的形成是控制药物释放的首要条件。骨架材料的用量必须在一定含量以上才能达到控制药物释放的目的，当骨架材料含量较低时，或其所含药物量较大时，片剂表面形成的凝胶层为非连续性的，同时水溶性药物的释放在骨架的内部留下了"空洞"，反而导致片剂局部膨胀，甚至起到崩解剂作用，使药物迅速释放，达不到控制药物释放的目的。对于水溶性的药物，其释放机制主要是扩散和凝胶层的不断溶蚀，释放速度取决于药物通过凝胶层的扩散速度，而对于水中溶解度小的药物，其释放机制主要表现在凝胶层的溶蚀过程，因此，药物在水中的溶解性影响骨架片的整个释药过程。除 HPMC 外，还有 MC（400cPa·s，4000cPa·s）、HEC、CMC-Na 和海藻酸钠等亦可用于亲水凝胶骨架片。低分子量的甲基纤维素使药物释放加快，因其不能形成稳定的凝胶层，阴离子型的羧甲基纤维素能够与阳离子型药物相互作用而影响药物的释放。

例 14-1　卡托普利亲水凝胶骨架片（25mg/片）

【处方】　卡托普利　　　　　25g

　　　　　HPMC　　　　　　60g

　　　　　乳糖　　　　　　　15g

　　　　　硬脂酸镁　　　　　适量

【制备】　将卡托普利、HPMC、乳糖和适量硬脂酸镁（均过 80 目筛）按等量递加法初混，再过 80 目筛 3 次充分混匀后，用 9mm 浅凹冲头粉末直接压片而成，共制成 1000 片。

通过释放度实验研究发现，该制剂 Peppas 方程拟合后 $n=0.5$ 左右，表明该缓释片属于溶蚀和扩散结合的释放机制，且以扩散为主。随 HPMC 用量增加，药物释放速率逐步减慢，当 HPMC 用量大于 30% 后，由于连续的凝胶层已经形成，用量再增加，缓释作用增加的程度不如较小用量时明显。

2. 蜡质类骨架片　也叫溶蚀型骨架片（erosional matrix tablets）。这类骨架片是由溶蚀性材料，如蜂蜡、巴西棕榈蜡、硬脂酸等材料制成。这类骨架片随着固体脂肪或蜡的逐渐溶蚀，通过孔道扩散与蚀解控制药物的释放。该类骨架片有以下优点：①可避免胃肠局部药物浓度过高，减少刺激性；②小的溶蚀性分散颗粒易于在胃肠黏膜上滞留从而延长了胃肠转运时间，提供了更持久的作用；③受胃排空和食物的影响较小。这类制剂的释放机制是以溶蚀占主要地位的，由于溶蚀性材料是一些疏水性物质，此类物质不能被环境的水分迅速凝胶化而不能使片芯的药物溶解、溶出，但可被胃肠液溶蚀，并逐渐分散为小颗粒，从而释放出其所含的药物。在释药过程中，由于骨架的释药面积随时间在不断变化，故难维持零级释放，常呈一级释放速率释药。影响蜡质类骨架片释放速率的因素有很多，如骨架材料的性质、用量、药物的性质及其在处方中的含量、药物颗粒的大小、辅料如致孔剂等的性质和用量等、片剂大小、工艺过程等。

蜡质类骨架片的制备工艺有以下四种：①湿法制粒压片（wet granulation compression）。②溶剂蒸发法（solvent evaporation method），将药物和辅料的水溶液或分散体加入熔融的蜡质中，然后将溶剂蒸发除去，干燥、混合制成团块再颗粒化，该法制备的片剂释药速率较快，这可能与药物颗粒的表面和骨架内部包藏有水分有关。③熔融法（melting method），将药物与辅料直接加入到熔融的蜡质中，温度控制在略高于蜡质熔点，熔融的物料铺开冷凝、固化、粉碎，或者倒入一旋转盘中使成薄片，再磨碎过筛形成颗粒；另一法是将药物和蜡质材料置混合器内，高速旋转使摩擦发热，当温度达到蜡质熔点时形成含药骨架颗粒；还可使用的方法是用胰酶与碳酸钙作附加剂，用甘油三酯作阻滞剂，胰酶与水分接触后活化而促进蚀解作用,释放速率由碳酸钙控制,因为钙离子为胰酶促进剂。该法设备简单,操作简便,生产速度快,批号间质量差异小,可投入工业化生产,但不适宜于热不稳定的药物。④热混合法(thermal mixing method),将药物与十六醇在玻璃化温度60℃混合,团块用玉米朊醇溶液制粒,此法制得的片剂释放性能稳定,因为天然蜡与脂质是一个复杂混合物,熔融过程是必需的,晶型的变化往往使药物释放发生改变。

例14-2　硝酸甘油缓释片(2.6mg/片)

【处方】

硝酸甘油	0.26g(10%乙醇溶液2.95ml)	硬脂酸	6.0g
十六醇	6.6g	聚维酮(PVP)	3.1g
微晶纤维素	5.88g	微粉硅胶	0.54g
乳糖	4.98g	滑石粉	2.49g
硬脂酸镁	0.15g		

【制备】　使用熔融法制备。①将PVP溶于硝酸甘油乙醇溶液中,加微粉硅胶混匀,加硬脂酸和十六醇,水浴加热到60℃,使熔融。将微晶纤维素、乳糖、滑石粉的均匀混合物加入上述熔化的系统中,搅拌1小时;②将上述黏稠的混合物摊于盘中,室温放置20分钟,待成团块时,用16目筛制粒。30℃干燥,整粒,加入硬脂酸镁,压片。

本品12小时释放76%,开始1小时释放23%,以后接近零级释放。

3. 不溶性骨架片　不溶性骨架片由水不溶材料,如聚乙烯、EC、甲基丙烯酸-丙烯酸甲酯共聚物等制成。此类骨架片释放药物后,骨架随粪便排出。它的释药过程主要分为三步:消化液渗入骨架孔内,药物溶解,药物自骨架孔道扩散释出。其中孔道扩散为限速步骤,释放符合Higuchi方程。制备方法可以将缓释材料粉末与药物混匀后直接压片。如用乙基纤维素则可用乙醇溶解,然后按湿法制粒。

(1)颗粒状骨架型压制片:缓控释颗粒压制片在胃中崩解后类似于胶囊剂,并具有缓释胶囊的优点,同时也保留片剂的长处,目前主要有以下三种形式:①将不同释放速度的颗粒混合压片,如以明胶、醋酸乙烯和虫胶分别制成三种缓释颗粒,以明胶颗粒释放最快,醋酸乙烯次之,虫胶最慢。通过调节比例,混合压片后可达到理想的释放速度。②微囊或微球压片,以缓、控释材料为囊材或微球载体制成药物的微囊或微球,再压制成片。③小丸压片,近几年来,小丸压片备受重视,药物和骨架材料混合均匀,以一定方式制备成小丸,压片后可包衣,或者将小丸包衣后再压。如将双氯芬酸钠制备成小丸后,用Eudragit L30D-55包衣,包衣小丸和缓冲小丸(空白小丸,用来在压片过程中保护包衣小丸)按比例混合均匀后压片。

(2)胃内滞留片:胃内滞留片(gastric retention tablets)是指一类能滞留于胃液中,延长药物在消化道内的释放时间,改善药物吸收,有利于提高药物生物利用度的片剂。胃内滞留的目的:①促进弱酸性药物和十二指肠段有主动转运药物的吸收;②提高在肠道环境不稳定的药物在胃部的吸收;③提高治疗胃部和十二指肠部位药物的疗效;④延长胃肠道滞留时间,药物得到充分的吸收。可实现胃滞留的途径包括胃内漂浮滞留(gastric floating retention)、胃壁黏附滞留(gastric adhesive retention)、磁导向定位技术(magnetic target site technology)和膨胀滞留(expansion retention)。由于胃漂浮片制备工艺简单,处方设计容易,是常见的胃内滞留片。它是由药物和一种或多种亲水胶体及其他辅料制成,实际上是一种不崩解的亲水性凝胶骨架片。为提高滞留能力,加入一些疏水性而相对密度小的酯类、脂肪醇类、脂肪酸类或蜡类辅料,如单硬脂酸甘油酯、鲸蜡醇、硬脂醇、硬脂酸、蜂蜡等。乳糖、甘露糖等的加入可加快释药速率,而丙烯酸树脂Ⅱ、Ⅲ等加入可减缓释药,有时还加入十二烷基硫酸钠等表面活性剂增加制剂的亲水性。

例14-3 硫酸庆大霉素胃内漂浮片(40mg/片)

【处方】

硫酸庆大霉素	4g	HPMC K4M	11g
HPMC E50	5.5g	十八醇	15g
丙烯酸树脂Ⅱ号	2.5g	硬脂酸镁	适量
蒸馏水	适量		

【制备】 各组分过80目筛,将辅料(除十八醇外)混合均匀,取2/3与主药混匀,加入熔融的十八醇充分混合,趁热过20目筛,置冷后与剩余辅料混匀,加入黏合剂,制软材,18目筛制粒,40~50℃烘干,加入硬脂酸镁混匀,用10mm浅凹冲模压片,片剂硬度控制在4~5kg/cm²。

硫酸庆大霉素为氨基糖苷类抗生素,对幽门弯曲菌有抑制作用,近年来广泛应用于临床,用于治疗胃炎、十二指肠溃疡,并取得了较为满意的疗效,将其制成胃内漂浮片,大大延长了胃内滞留时间,药物不断释放,杀死幽门弯曲菌,从而大大提高了治疗胃炎、胃溃疡以及十二指肠溃疡的疗效。

(3)生物黏附片:生物黏附片(bioadhesive tablets)系采用具有生物黏附作用的辅料,如卡波姆(Carbopol)、HPC、CMC-Na以及壳聚糖等制成的片剂,这种片剂能黏附于生物黏膜,缓慢释放药物并由黏膜吸收以达到治疗目的。生物黏附片主要以三种机制实现黏附作用:①机械嵌合,遇水后黏性增加而直接黏附于上皮细胞表面,以分子柔韧性、串联和缠绕等物理作用为主;②与黏蛋白发生黏附,主要通过静电引力、氢键、疏水键等方式结合,主要有丙烯酸聚合物、纤维素衍生物、甲壳素衍生物等,不会与上皮细胞形成化学键,成为第一代生物黏附制剂。近年来,对于巯基修饰的黏附材料研究较多,这一类主要是巯基与黏蛋白通过二硫键作用而发生黏附作用,如半胱氨酸修饰的壳聚糖等。③辅料与细胞表面结合,主要是以化学键方式结合,如用一些植物凝集素实现肠细胞表面靶向,这种结合方式为共价结合,结合力强。这种方式被称为受体介导的生物黏附制剂,又被称为第二代生物黏附制剂。

(4)骨架型小丸:采用骨架型材料和药物混合,或再加入一些其他成型辅料,如乳糖等,调节释药速率的辅料有PEG类、表面活性剂等,用适当方法制成光滑圆整、硬度适当、大小均一的小丸,即为骨架型小丸。骨架型小丸与骨架片所采用的材料相同,常可通过包衣获得更好的缓控释效果。

制备骨架型小丸可采用旋转滚动制丸法(泛丸法)、挤压-滚圆制丸法和离心-流化制丸法。如利用挤压-滚圆法制备茶碱骨架小丸,主药与辅料之比一般为1:1,骨架材料主要由单硬脂酸甘油酯和微晶纤维素构成。小丸的制备过程为:先将单硬脂酸甘油酯分散在热蒸馏水中,加热至80℃,在恒定的搅拌速率下,加入茶碱,直至形成浆料。将热浆料在行星式混合器内与微晶纤维素混合10分钟,然后将湿粉料用柱塞挤压机以30.0cm/min的速率挤压成直径1mm、长4mm的挤出物,以1000r/min转速在滚圆机内滚动10分钟即得圆形小丸,湿丸置流化床内于40℃干燥30分钟,最后过筛,取直径为1.18~1.70mm者,即得。此茶碱小丸,由于药物包埋在疏水性物质的骨架中,骨架阻延了水性液体向丸内的渗透,同时小丸中含有的亲脂性骨架材料单硬脂酸甘油酯,使小丸骨架较之单用微晶纤维素形成的骨架亲脂性增加,致使小丸中药物与释放介质间的有效面积减小,润湿性减小,结果减缓了水向小丸内的渗透和溶解药物的速率。只要药物、辅料的配合、操作恰当,则可制的具满意缓释作用的药物小丸。

（二）膜包衣缓释递药系统

膜控型缓控释制剂是指将一种或多种包衣材料对片剂的颗粒、片剂表面、胶囊的颗粒和小丸等进行包衣处理，以控制药物的溶出和扩散而制成缓控释制剂。控释膜通常为一种半透膜或微孔膜，控释原理属于扩散控释，释放动力是基于膜内外的渗透压，或者药物分子在聚合物中溶出和扩散行为。

目前市场上有两种类型的缓释包衣水分散体，一类是乙基纤维素水分散体，商品名为Aquacoat 和 Surelease，另一类是聚丙烯酸树脂水分散体，商品名为 Eudragit$^®$ L30D-55 和 Eudragit$^®$RL30D。膜控型缓控释大致有以下几类：

1. 微孔膜包衣片　　通常是用胃肠道不溶的聚合物如醋酸纤维素、乙基纤维素、乙烯-醋酸乙烯共聚物、丙烯酸树脂等作为衣膜材料，在其包衣液中加入少量致孔剂如 PEG 类、PVP、PVA、十二烷基硫酸钠、糖和盐等水溶性物质，亦有加入一些水不溶性的粉末如滑石粉、二氧化硅等，甚至将药物加在包衣膜内既作致孔剂又作速释部分，用这样的包衣液对片剂包衣即成微孔膜包衣膜片。水溶性药物的片芯应具有一定硬度和较快的溶出速率，以使药物的释放速率完全由微孔包衣膜来控制。微孔膜包衣片与胃肠液接触时，膜上存在的致孔剂遇水部分溶解或脱落，在包衣膜上产生无数肉眼不可见的微孔或弯曲小道，使衣膜具有通透性（图 14-4）。胃肠道中的液体通过这些微孔渗入膜内，溶解片芯内的药物到一定程度，此时片芯内药物溶液便产生一定渗透压，阻止水分继续渗入，由于膜内外浓度

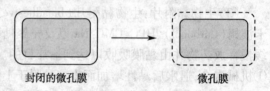

封闭的微孔膜　　　　　　微孔膜

图 14-4　微孔膜包衣示意图

差的存在，药物分子便通过这些微孔向膜外扩散释放。药物向膜外扩散的结果使片内的渗透压下降，水分又得以进入膜内溶解药物，如此反复，只要膜内药物维持饱和浓度且膜外存在漏槽状态，则可获得零级或接近零级速率的药物释放。包衣膜在胃肠道内不被破坏，最后由肠道排出体外。

例 14-4　磷酸苯吡胺膜控型缓释片（100mg/片）

【制备】　先将磷酸苯吡胺制成含药常规片芯，以低黏度乙基纤维素、醋酸纤维素及聚甲基丙烯酸酯为包衣材料，PEG 类为致孔剂，蓖麻油、邻苯二甲酸二甲酯为增塑剂，以丙酮为溶剂配制包衣液包衣，通过控制形成的微孔膜厚度（膜增重）来调节释药速率。

2. 膜控释小片　　膜控释小片是将药物和辅料按常规方法制粒，压制成小片，其直径约3mm，用缓释膜包衣后装入硬胶囊使用。每粒胶囊可装入几片或 20 片不等，在同一胶囊的小片可包上不同缓释作用的包衣或不同包衣厚度的小片。其优点在于：①释药速率恒定，可根据需要调节装入胶囊的片剂的包衣材料和厚度；②是一种剂量分散性的控释制剂，具有包衣颗粒剂的优点，但又能克服包衣颗粒很难达到理想的零级释药的缺点；③制成小片使包衣个体在大小、形状和包衣厚度上整齐一致，故质量均匀，释药恒定，克服了颗粒剂形状大小各异，而导致包衣厚度上的不规则，进而影响释药速率的缺点；④生产工艺上较小丸简便，易于大生产，易于质量控制。

例 14-5　茶碱微孔膜缓释小片

【制备】　①制小片：无水茶碱粉末用 5% CMC 浆制成颗粒，干燥后加入 0.5% 硬脂酸镁，压成直径 3mm 的小片，每片含茶碱 15mg，片重为 20mg；②流化床包衣：分别用两种不同

的包衣液包衣。一种包衣材料为乙基纤维素,采用 PEG1540、Eudragit L 或聚山梨酯 20 为致孔剂,两者比例为 2:1,用异丙醇和丙酮混合溶剂;另一种包衣材料为 Eudragit RL100 和 Eudragit RS100。最后将 20 片包衣小片装入同一硬胶囊即可。体外释药试验表明用聚丙烯酸树脂包衣的小片时滞短,释药速率恒定。狗体内试验表明,用 10 片不包衣小片和 10 片 Eudragit RL 包衣小片制成的胶囊既具有缓释作用,又有生物利用度高的特点。

3. 肠溶膜控释片　肠溶膜控释片是药物片芯外包肠溶衣,再包上含药的糖衣层而得。含药糖衣层在胃液中释药,当肠溶衣片芯进入肠道后,衣膜溶解,片芯中的药物释出,因而延长了释药时间。肠溶缓释材料目前常用的是 Eudragit L 和 S,具有多种型号,适合于不同 pH 肠段的释药。

4. 膜控释小丸　膜控释小丸近年来发展很迅速,主要由丸芯与控释薄膜衣两部分组成,丸芯含药物和稀释剂、黏合剂等辅料,包衣膜与片剂相同,亦有亲水性薄膜衣、不溶性薄膜衣、微孔膜衣和肠溶衣。

(三)渗透泵控释递药系统

该类控释制剂是利用渗透压原理而实现对药物的控制释放,主要由药物、半透膜材料、渗透压活性物质和推动剂组成。渗透泵片是在片芯外包被一层半透性的聚合物衣膜,用激光在片剂衣膜层上开一个或一个以上适宜大小的释药小孔制成。口服后胃肠道的水分通过半透膜进入片芯,使药物溶解成饱和溶液,因渗透压活性物质使膜内溶液成为高渗溶液,膜内存在的渗透压差使水分继续进入膜内,从而药物溶液从小孔泵出。常用的半透膜材料有醋酸纤维素、乙基纤维素等。渗透压活性物质(osmotic pressure active ingredients)起调节药室内渗透压作用,其用量多少与零级释药时间长短有关,常用乳糖、果糖、葡萄糖、甘露糖的不同混合物。推动剂亦称为促渗透聚合物或助渗剂,能吸水膨胀,产生推动力(driving force),将药物层的药物推出释药小孔,常用者有分子量为 3 万到 500 万的聚羟甲基丙烯酸烷基酯,分子量为 1 万到 36 万的 PVP 等。除上述组成外,渗透泵片中还可加入助悬剂、黏合剂、润滑剂、润湿剂等。

口服渗透泵制剂是目前应用最为广泛的渗透泵制剂,一般由片芯和包衣膜两部分组成,按照结构特点,可以将口服渗透泵制剂分为单室渗透泵和多室渗透泵,还有一种拟渗透泵的液体渗透泵系统,如图 14-5。双室渗透泵片适于制备水溶性过大或难溶于水的药物的渗透泵片,而液体渗透泵系统适合于软胶囊制备渗透泵系统,它是在一层坚实的不透性衣壳内,设置一个受压可塌瘪的含液体药库,药库外包一层吸水可膨胀的亲水交联聚合物(如聚羟基烷基甲基丙烯酸酯)作为渗透推动层,在体内通过吸收消化液,引起推动层膨胀产生流体压力,压缩药库内药液从释药孔输送出去。

例 14-6　硝苯地平渗透泵片

【处方】

(1)药物层

硝苯地平(40 目)	100g	聚环氧乙烷(Mr 200000,40 目)	355g
HPMC(40 目)	25g	氯化钾(40 目)	10g
乙醇	250ml	异丙醇	250ml
硬脂酸镁	10g		

(2)助推层

聚环氧乙烷(Mr 5000000,40 目)	170g	氯化钠(40 目)	72.5g

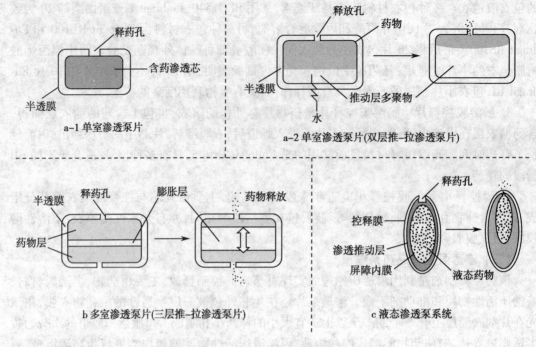

图 14-5　渗透泵片构造和释药示意图

甲醇	250ml	异丙醇	150ml
硬脂酸镁	适量		

（3）包衣液

醋酸纤维素（乙酰基值 39.8％）	95g	PEG4000	5g
三氯甲烷	1960ml	甲醇	820ml

【制备】（1）片芯含药层的制备:将处方中 4 种固体物料置混合器中混合 15～20 分钟,用处方中混合溶剂 50ml 喷入搅拌中的物料中,然后缓慢加入其余溶剂继续搅拌 15～20 分钟,过 16 目筛,湿粒于室温下干燥 24 小时,加入硬脂酸镁混匀,压片。

（2）片芯助推层的制备:制备方法同含药层,含药层压好后,即压上助推层。

（3）打孔:压好双层片用流化床包衣,包衣完成后,置 50℃ 处理 65 小时,然后用 0.26mm 孔径激光打孔机打孔。

本品为硝苯地平双层推-拉渗透泵片,每片含药 30mg,含药层为 150mg,助推层 75mg,半透膜包衣厚 0.17mm,渗透泵片直径为 8mm。体外以恒定速率释药,体内产生平稳血药浓度。

五、质量评价

(一) 体外评价

释放度是缓控释制剂体外评价最重要指标之一,根据《中国药典》2010 年版缓控释制剂指导原则的规定,缓控释制剂的药物释放度试验可采用溶出度仪测定。《中国药典》目前有浆法、转篮法及小杯法三种测定方法,而《美国药典》还有往复吊桶法（reciprocating cylinder）和流通池法（flow-through cell）。方法的选择以操作简便、质量可控、更符合体内情况为原则。

1. 释放度试验方法 释放介质以去空气的新鲜水为最佳,或根据药物的溶解特性、处方要求、吸收部位,选择稀盐酸(0.001~0.1mol/L)或 pH 3~8 的磷酸盐缓冲液,对难溶性药物不宜采用有机溶剂,可加少量表面活性剂(如十二烷基硫酸钠等),释放介质的体积应符合漏槽条件,一般要求不少于形成药物饱和溶液量的 3 倍,并脱气。缓控释制剂应研究不同 pH 条件下的释放,应选择释放与体内吸收特性最相关的 pH 作为质量控制的条件。

2. 取样点设计 除肠溶制剂外,体外释放速率试验应能反映出受试制剂释药速率的变化特征,且能满足统计学处理的需要,释药全过程的时间应不低于给药的时间间隔,且累积释放率要求达到90%以上。制剂的质量研究中,应将释药全过程的数据做累积释放率-时间的释药速率曲线图,制定出合理的释放度取样时间点。除另有规定外,从释药速率曲线图中至少选出 3 个取样时间点(表 14-2):

表 14-2 缓控释制剂释放度考察取样时间点设计

取样时间点	累积释放率	作用
0.5~2h	约30%	考察是否有突释
中间取样时间点	约50%	确定释药特性
最后取样时间点	>75%	考察释药量是否基本完全

3. 实验结果分析 为了直观地说明不同 pH 条件下药物释放的差异,所以缓控释制剂的释放曲线最好做三维图,即时间、pH 与释放量。释药数据可用 4 种常用数学模型拟合,即零级方程、一级方程、Higuchi 方程和 Peppas 方程,通过方程可对可能的释药机制进行判断。

(二)体内评价

缓控释制剂的体内评价主要意义在于用动物或人体验证该制剂在体内的控制释放性能的优劣,评价体外试验方法的可靠性,并通过体内试验进行制剂的体内动力学研究,计算各动力学参数,为临床用药提供可靠的依据。主要包括生物利用度和生物等效性评价。

生物利用度(bioavailability)是指剂型中的药物吸收进入人体血液循环的速度和程度。生物等效性(bioequivalence)是指一种药物的不同制剂在相同实验条件下,给以相同剂量,其吸收速度和程度没有明显差异。《中国药典》规定缓控释制剂的生物利用度与生物等效性应在单次给药与多次给药两种条件下进行。

单次给药(双周期交叉)实验目的在于比较受试者于空腹状态下服用缓、控释受试制剂与参比制剂的吸收速度和吸收程度的生物等效性,并确认受试制剂的缓控释药物动力学特征。多次给药是比较受试制剂与参比制剂多次连续用药达稳态时,药物的吸收程度、稳态血药浓度波动情况。参比制剂一般应选用国内外上市的同类缓控释制剂主导产品,若系创新的缓控释制剂,则应选择国内外上市的同类普通制剂主导产品。其他要求可参考《中国药典》2010 年版。

(三)体内外相关性

体内外相关性是将制剂的生物学性质或由生物学性质衍生的参数(如 t_{max}、C_{max} 或 AUC),与同一制剂的物理化学性质(如体外释放行为)之间,建立合理的定量关系。缓控释制剂要求进行体内外相关性试验,它应反映整个体外释放曲线与血药浓度-时间曲线之间的关系。只有当体内外具有相关性,才能通过体外释放曲线预测体内情况。

《中国药典》2010 年版将体内外相关性归纳为三种:①体外释放曲线与体内吸收曲线(即由血药浓度数据去卷积而得到的曲线)上对应的各个时间点应分别相关,这种相关简称为点对点相关,表明两条曲线可以重合;②应用统计矩分析原理建立体外释放的平均时间与体内平均滞留时间之间的相关。由于能产生相似的平均滞留时间可有很多不同的体内曲线,因此平均滞留时间不能代表体内完整的血药浓度-时间曲线。③将一个释放时间点($t_{50\%}$,$t_{90\%}$ 等)与一个药代动力学参数(如 AUC、C_{max} 或 t_{max})之间单点相关,但它只说明部分相关。

《中国药典》2010 年版缓释控释和迟释制剂指导原则规定,缓释、控释和迟释制剂体内外相关性,系指体内吸收相的吸收曲线与体外释放曲线之间对应的各个时间点回归,得到直线回归方程的相关系数符合要求,即可认为具有相关性。

1. 体内-体外相关性的建立

(1)体外累积释放率-时间的释放曲线:如果缓控释制剂的释放行为随外界条件变化而变化,就应该制备两种供试品(一种比原制剂释放更慢;一种更快),研究影响其释放快慢的外界条件,并按体外释放度试验的最佳条件,得到体外累积释放率-时间的释放曲线。

(2)体内吸收率-时间的吸收曲线:根据单剂量交叉试验所得血药浓度-时间曲线的数据,对在体内吸收呈现单室模型的药物,可换算成吸收率-时间的体内吸收曲线,体内任一时间药物的吸收率 F_a(%)可按以下 Wangner-Nelson 方程计算:

$$F_a = (C_t + kAUC_{0-t}) / (kAUC_{0-\infty}) \times 100\% \tag{14-20}$$

式中,C_t 为 t 时间的血药浓度;k 为消除速度常数。

双室模型药物可用简化的 Loo-Regelman 方程计算各时间点的吸收率。

2. 体内-体外相关性　检验当体外药物释放为体内药物吸收的限速因素时,可利用线性最小二乘法回归原理,将同批试样体外释放曲线和体内吸收曲线上对应的各时间点的释放率和吸收率回归,得直线回归方程。如果直线的相关系数大于临界相关系数($P < 0.01$),可确定体内外相关。

当血药浓度(或主要代谢物浓度)与临床治疗浓度(或有害浓度)之间的线性关系明确或可预计时,可用血药浓度测定法,否则可用药理效应法评价缓控释制剂的安全性与有效性。

第二节　择时与定位递药系统

一、概述

大多数治疗药物都被设计为等间隔、等剂量多次给药的剂型,或是缓控释剂型,以实现体内平稳的血药浓度,获得理想的治疗效果。然而,时辰生物学(chronobiology)、时辰病理学(chronopathology)、时辰药理学(chronopharmacology)和时辰治疗学(chronotherapy)等方面的研究进展表明许多疾病的发作存在着明显的周期性节律变化,如哮喘患者的呼吸困难、最大气流量的降低在深夜最严重,溃疡患者胃酸分泌在夜间增多,牙痛等疼痛在夜间到凌晨时更为明显,凌晨睡醒时血压和心率急剧升高,最易出现心脏病发作和局部缺血现象。这些情况下,以达成平稳的血药浓度的缓控释制剂已不能满足对这些节律性变化疾病的临床治疗要求。

择时治疗即根据疾病发病时间规律及治疗药物时辰药理学特性设计不同的给药时间和剂量方案,选用合适的剂型,从而降低药物的毒副作用,达到最佳疗效。而口服择时释药系统(oral chronopharmacologic drug delivery system)就是根据人体的这些生物节律变化特点,按照生理和治疗的需要而定时定量释药的一种新型给药系统,已成为药物新剂型研究开发的热点之一。择时与定位释药系统又可称为脉冲释药系统(pulsatile drug delivery system),有单脉冲和多脉冲释药系统。目前口服择时给药系统主要有渗透泵脉冲释药制剂、包衣脉冲释药制剂和定时脉冲塞胶囊剂等。

口服定位释药系统(oral site-specific drug delivery system)是指口服后能将药物选择性的输送到胃肠道某一特定部位,以速释或缓释、控释释放药物的剂型。其主要目的是:①改善药物在胃肠道的吸收,避免其在胃肠生理环境下失活,如蛋白质、肽类药物制成结肠定位释药系统;②治疗胃肠道的局部疾病,可提高疗效,减少剂量,降低全身性副作用;③改善缓释、控释制剂因受胃肠运动影响而造成的药物吸收不完全、个体差异大等现象。根据药物在胃肠道的释药部位不同可分为胃定位释药系统、小肠定位释药系统和结肠定位释药系统。

二、择时与定位释放原理

实现脉冲释放的方法有多种,通常的策略是在释药系统中设计时滞机制,以达到延时或脉冲释放的目的,或者利用胃肠道的生理特性触发释放。一般来说,择时释药系统是通过时滞机制实现的,而定位释药系统则是依赖胃肠道的生理特点实现的。但由于小肠的转运时间相对固定,亦可利用生理触发释放机制设计择时释药系统;反之,亦可以通过时滞机制设计定位释药系统。通常,为达到较佳的择时或定位释放效果,可采用多种机制联合应用的手段。

(一)时滞型脉冲释放

时滞型脉冲释药系统其基本结构为含药物的核芯,包被具有一定时滞的包衣层。实现时滞脉冲释放的基本单元可以是片剂、胶囊剂、小丸剂等。实现时滞的原理有多种,最常见的包括溶蚀包衣原理、压力爆破原理、胃肠转运时滞原理。

1. 溶蚀包衣原理　在药物核芯外包被溶蚀性的衣膜,该包衣层在胃肠道中可通过水解或酶解缓慢溶蚀,待包衣层溶蚀完全后,核芯中的药物释放。通过调节衣膜的组成及厚度,可调节衣膜的溶蚀速率,从而达到特定的释放时滞。为达到较长的释放时滞,溶蚀性包衣层往往较厚,通常通过压制包衣的方法进行包衣,制得的制剂称为"包芯片"。溶蚀包衣层常采用固体脂质类材料来实现时滞。维拉帕米脉冲释放片(包芯片)即为该类型制剂的典型代表,目前已上市。

2. 压力爆破原理　药物混合其他功能性辅料制得含药核芯,外面包被半透性的衣膜,水分透过该包衣膜进入药物核芯,溶解药物,同时使核芯的压力和体积不断增大,直至撑破包衣膜,从而爆破释放药物。核芯中常加入吸水膨胀高分子物质如崩解剂使其体积迅速增大;或加入渗透活性物质使吸收水分的体积不断增大。

3. 胃肠转运时滞原理　通常药物制剂在胃部的转运时间由于受胃排空的影响较大,不易达成较为稳定的时滞,但小肠的转运时间较为稳定,成人一般在3~4小时,可利用该生理特点设计时滞型脉冲释放系统。该类释药系统往往利用 pH 触发或菌群触发释放原理,为避免胃排空的影响,往往在制剂外面包被肠溶衣膜。该系统的时滞为制剂经过小肠的转运时间。

(二) pH 触发定位释放

人类机体的胃肠道 pH 具有十分典型的梯度,可利用该生理特点设计在胃肠道特定部位释放的药物制剂。一般认为,胃部 pH 约为 $1.0 \sim 1.2$,在餐后或病理状态下可升至 $3 \sim 5$,由于药物制剂首先要经过胃,再到达小肠和结肠,设计胃部 pH 触发释放的制剂并无实际意义,但为避免在口腔的不良臭味可考虑设计胃部 pH 触发释放制剂,常用的 pH 敏感材料有胃溶型丙烯酸树脂 IV 号。十二指肠部位 pH 约为 $5.0 \sim 5.5$,为避免胃部刺激或胃酸的影响,可设计十二指肠释放的肠溶制剂,常用肠溶材料有虫胶、CAP、HP-55 等。小肠的 pH 向下逐渐增高,在回肠远端逐渐升高至 7.0 左右,据此可设计结肠定位释放系统,常用的包衣材料如 Eudragit® L、S、FS 等。治疗结肠炎的 5-氨基水杨酸 pH 敏感型结肠定位释放系统已上市,但临床观察表明由于患者个体差异较大,其结肠定位性能并不可靠。

(三) 菌群触发定位释放

在结肠的始段回盲部,菌群逐渐增加,其主要生理功能在于分解食物中的多糖物质。如果以多糖类物质作为阻滞剂,制成包芯片或骨架型制剂,则可能很好地保护药物在结肠部位前不释放,而在回盲部由菌群触发释放,从而达到结肠定位释放给药的目的。

(四) 胃内滞留定位释放

胃内滞留定位释放系统适用于主要在胃内发挥药效的药物;对于大部分药物来讲,其吸收部位主要在小肠,由于制剂在胃内滞留,可以充分保证药物在吸收部位前释放,可以提高某些药物的生物利用度。胃内滞留可通过胃内漂浮与胃内黏附来实现。

三、择时与定位递送系统简介

(一) 渗透泵脉冲释药递送系统

渗透泵型择时释药系统是利用将药物与渗透压活性物质(崩解剂、溶胀剂、泡腾剂)组成片芯,并用含致孔剂和聚合物的混合包衣液对丸芯或片芯外层包衣来获得脉冲效果的释药系统。当该制剂进入胃或小肠后,消化液通过外层衣膜的微孔渗入膜内,产生较强的渗透压,促使丸芯或片芯不断膨胀直至撑破外层衣膜,从而使药物快速释放出来。

传统渗透泵定时释药系统的基本组成为片芯、半渗透膜包衣层和释药小孔。片芯可为单层或双层。以双层片芯为例:其中一层是接近释药小孔的渗透物质和含药物的聚合物材料层,另一层是远离释药小孔的渗透物质层,提供推动药物释放的渗透压。水分通过半透膜及渗透物质吸水产生足够的渗透压的过程需要一定时间,因此,包衣材料种类、配比及药物层中聚合物材料种类和用量都是控制药物释放时间的重要因素,必要时还可以在渗透泵片的外面包衣,以延长释药的时间间隔。如在美国上市的产品 Covera-HS,其主药为盐酸维拉帕米,片芯药物层选用聚氧乙烯(分子量 30 万)、PVP K 29-32 等作促渗剂;渗透物质层则包括聚氧乙烯(分子量 700 万)、氯化钠、HPMC E-5 等;外层包衣用醋酸纤维素、HPMC 和 PEG 3350。用激光在靠近药物层的半透膜上打释药小孔,这样制备的维拉帕米定时控释片在服药后间隔特定时间(5 小时)以零级形式释放药物。治疗实践表明高血压患者最佳给药时间为清晨 3 点左右,当患者醒来时体内的儿茶酚胺水平增高,收缩压、舒张压、心率增高,因此心血管意外事件(心肌梗死、心血管猝死)多发生于清晨。Covera-HS 晚上临睡前服用,次日清晨可释放出一个脉冲剂量的药物,十分符合该病节律变化的需要。

(二)包衣脉冲释药递送系统

该种制剂包括含活性药物成分的制剂核心(可以是片剂或微丸)和包衣层(可以是一层或多层),外包衣层可阻滞药物从核心中释放,阻滞时间由衣层的组成、厚度来决定。某些制剂核心中还含有崩解剂,当衣层溶蚀或破裂后,崩解剂可促使核心中的药物快速释放。

膜包衣定时爆释系统是用外层膜和膜内崩解物质控制水进入膜,使崩解物质崩解而胀破膜的时间来控制药物的释放时间。如用乙基纤维素制备的胶囊用作结肠定时释药,首先在明胶胶囊壳外包 EC,胶囊底部含有大量用机械方法制成的小孔(400μm),胶囊内下部由 L-HPC 组成膨胀层,膨胀层上是药物贮库,内含药物和填充剂,最后,胶囊用 EC 盖帽和封口(图 14-6)。给药后,水分子通过底部小孔进入,L-HPC 水化、膨胀,使内部渗透压增加,胶囊胀破,药物爆炸式释放。改变胶壳包衣厚度,可控制药物释放的时滞。厚度为 44.1μm 时,时滞为 2 小时,厚度为 76.7μm 时,时滞为 6 小时。用 Beagle 犬进行体内试验,通过口服不同厚度的胶囊后,体内药物释放揭示时控型释放与包衣厚度相关。

例 14-7 盐酸地尔硫䓬(DLL)脉冲释药片剂

将盐酸地尔硫䓬和崩解剂交联 PVP 混合后,制粒,压片,制成含药片芯,然后在片芯外用 EC 和 Eudragit® L 包衣,制成定时爆释包衣片。可以通过包衣层的厚度来控制药物的释放时间。通过释放研究,包衣增重百分数 $W\%$ 和延迟释放时间 T_{10} 存在线性关系: $T_{10} = 0.7958W\% - 2.5233, r = 0.9999$(图 14-7)。且将其口服给予志愿者后,血药浓度经时曲线具有明显的延时效果(图 14-8)。

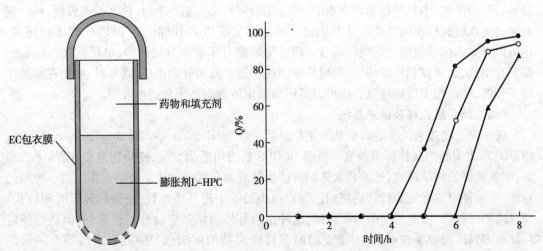

图 14-6 定时爆释胶囊示意图

图 14-7 包衣增重对地尔硫䓬释放的影响
●—●6.0%;○—○7.2%;▲—▲8.4%

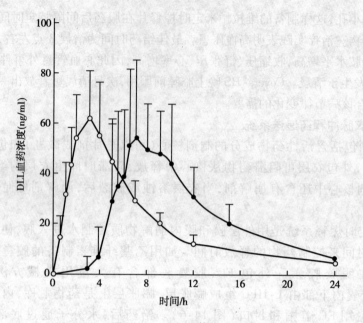

图 14-8　地尔硫䓬普通片

（○）和定时爆释片（●）的体内药时曲线

（三）定时脉冲塞胶囊递送系统

定时脉冲胶囊由水不溶性胶囊壳体、药物贮库、定时塞和水溶性胶囊帽组成。目前有脉冲胶囊和异形脉冲塞等几种形式。

脉冲胶囊根据定时塞的性质,可分为膨胀型、溶蚀型和酶可降解型等(图 14-9)。当定时脉冲胶囊与水性液体接触时,水溶性胶囊帽溶解,定时塞遇水即膨胀,脱离胶囊体,或溶蚀,或在酶作用下降解,使贮库中药物快速释放。膨胀型塞由亲水凝胶组成,可采用 HPMC 与聚氧乙烯(PEO),柱塞用柔性膜包衣,水可渗入,不影响膨胀,材料可用 Eudragit RS100、RL100、NE30D,胶壳体由聚丙烯组成,水中不溶,水也不能渗入。溶出过程是水溶性帽盖在接触胃液后溶解,水凝胶柱塞即吸水溶胀,一定时间胶壳容纳不下时,柱塞脱离胶囊,释药间隔时间由水凝胶柱塞的厚度和体积决定。溶蚀型塞可用 L-HPMC、PVP、PEO 等压制而成,也可以将聚乙烯甘油酯烧熔浇铸而成。酶可降解型有单层和双层两种,单层柱塞由底物和酶混合组成,如果胶和果胶酶,而双层柱塞由底物层和酶层分别组成,遇水时,底物在酶的作用下分解,使贮库中药物释放。也可以采用渗透压原理制备半渗透型胶囊。

（四）结肠定位释药递送系统

近年来受到普遍关注的口服结肠定位递药系统(oral colon specific drug delivery system,OCDDS),多为肠溶膜控释型剂型。所谓 OCDDS 系指用适当方法,使药物避免在胃、十二指肠、空肠和回肠前端释放,运送到人体回盲部后释放而发挥局部或全身治疗作用的一种给药系统,是一种定位在结肠释药的制剂。与胃和小肠的生理环境比较,结肠的转运时间较长,而且酶活性较低,因此药物的吸收增加,这种生理环境对结肠定位释药很有利,而且结肠定位释药可延迟药物吸收时间,对于受时间节律性影响的疾病,如哮喘、高血压等有一定的意义。

结肠定位释药的优点有:①提高结肠局部药物浓度,提高药效,有利于治疗结肠局部病变,如 Crohn's 病、溃疡性结肠炎、结肠癌和便秘等;②结肠给药可避免首过效应;③结肠部位

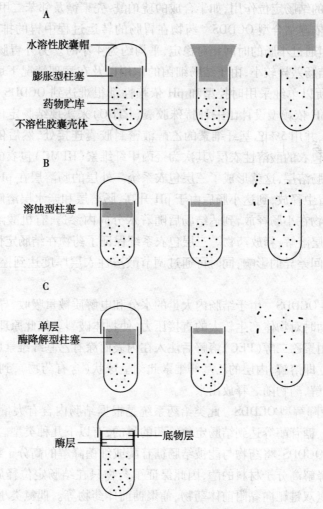

A

水溶性胶囊帽
膨胀型柱塞
药物贮库
不溶性胶囊壳体

B

溶蚀型柱塞

C

单层
酶降解型柱塞

酶层 ———— 底物层

图 14-9 定时柱塞型胶囊

A-膨胀型；B-溶蚀型；C-酶降解型

酶活性低,有利于多肽和蛋白质类大分子药物的吸收;④固体制剂在结肠中的转运时间很长,可达 20~30 小时,因此 OCDDS 的研究对缓、控释制剂,特别是日服一次制剂的开发具有指导意义。

根据释药原理可将 OCDDS 分为以下几种类型:

1. 时间控制型 OCDDS 药物经口服后到达结肠的时间约为 6 小时,用适当方法制备具有一定时滞的时间控制型制剂,使药物在胃、小肠不释放,而到达结肠开始释放,以达到结肠定位给药的目的。大多数此类 OCDDS 由药物贮库和外面包衣层或控制塞组成,此包衣层或控制塞可在一定时间后溶解、溶蚀或破裂,使药物从贮库内芯中迅速释放发挥疗效。时控型 OCDDS 会受到食物的影响,必须控制食物的类型,做到个体化给药,否则可能影响药物的生物利用度。

2. pH 依赖型 OCDDS 结肠的 pH 约 6.5~7.5,比胃和小肠的 pH 略高,所以采用在结肠 pH 环境下溶解的 pH 依赖性高分子聚合物,如聚丙烯酸树脂(Eudragit® S100,pH >7.0 溶解)、醋酸纤维素酞酸酯等,使药物在结肠部位释放发挥疗效。目前有对壳聚糖进行人工改造后表现出良好的结肠定位作用,如半合成的琥珀酰-壳聚糖及邻苯二甲酸-壳聚糖等。

3. 时控和 pH 依赖结合型 OCDDS　药物在胃肠的转运过程中胃的排空时间在不同情况下有很大差异,但通过小肠的时间相对稳定,平均约为 4 小时。另外胃肠的 pH 除在胃中较低外,在小肠和结肠差异较小,由于结肠细菌的作用以及在病理情况下可能出现结肠 pH 比小肠低的情况,所以单纯采用时控型和 pH 依赖性都很难达到 OCDDS 设计的目的。为此,综合时控型和 pH 依赖型设计出一种特殊胶囊(CTDC)来实现结肠定位释药,将药物与有机酸装入硬胶囊,并用 5% 乙基纤维素的乙醇液密封胶囊连接处,然后依下列顺序包衣。首先是胃溶性材料包衣的酸溶性衣层,其次为羟丙甲纤维素(HPMC)包衣的亲水层,最后为肠溶性材料包衣的肠溶层,这就形成了三层包衣系统。外层的肠溶层在 pH > 5 的条件下溶解,可防止药物在胃中释放,到达小肠后由于 pH 升高,肠溶层和亲水层溶解,最内层的酸溶性衣层仍能阻滞药物在小肠释放,到达结肠后随着水分向内渗透,有机酸溶解,使得胶囊内 pH 下降,酸溶性衣层溶解,释放药物。三层包衣系统保证了药物在结肠定位释放,且避免了药物在胃内滞留时间差异的影响,同时可通过调节酸溶性衣层厚度达到控制药物释放时间的目的。

4. 压力控制型 OCDDS　由于结肠内大量的水分和电解质被重吸收,导致肠内容物的黏度增大,当肠道蠕动时对物体产生较大的直接压力,使物体破裂。依此原理设计了压力控制型胶囊,即将药物用聚乙二醇(PEG)溶解后注入在内表面涂有乙基纤维素(EC)的明胶胶囊内,口服后明胶层立即溶解,内层的乙基纤维素此刻呈球状(含有药物),到达结肠后由于肠压的增大引起其崩解,药物随之释放出来。

5. 酶解或细菌降解型 OCDDS　此类给药系统是根据结肠内含有大量的细菌及独特的酶系如偶氮降解酶、糖苷酶等达到结肠定位给药的目的,有以下几种类型。

(1)前体药物 OCDDS:将药物与能被结肠糖苷酶或细菌降解的高分子载体结合,口服后由于胃、小肠缺乏降解高分子材料的酶,因此保证了药物只在结肠定位释放,常见的有偶氮双键前体药物、偶氮双键靶向黏附前体药物、葡聚糖前体药物等。偶氮类小分子具有很强的致癌性,所以要慎用,而葡聚糖前体药物则具有较好的优势,它具有相对分子质量大,亲水性强,且在胃、小肠不易水解,当到达结肠时被糖苷酶水解释放药物,发挥疗效。

(2)包衣型 OCDDS:选用能被结肠酶或细菌降解的包衣材料对药物进行包衣,以达到结肠定位给药的目的。较为常用的包衣材料是多糖类,如壳聚糖、环糊精、直链淀粉、果胶;另外还有偶氮聚合物、二硫化物聚合物等。

(3)骨架片型 OCDDS:将药物与可被结肠酶或细菌降解的载体制成骨架片也可达到结肠靶向给药的目的。

(吴　伟)

参考文献

1. 崔福德. 药剂学. 第 7 版. 北京:人民卫生出版社,2011
2. Banker GS, Rhodes CT. Modern Pharmaceutics. 4th Edition. New York:Marcel Dekker, Inc. ,2002
3. 颜耀东. 缓释控释制剂的设计与开发. 北京:中国医药科技出版社,2006
4. 毕殿洲. 药剂学. 第 4 版. 北京:人民卫生出版社,1999

5. 陆彬. 药物新剂型与新技术. 第 2 版. 北京：人民卫生出版社,2005

6. 平其能. 现代药剂学. 北京：中国医药科技出版社,1998

7. 徐琛,屠锡德. 复方硫酸庆大霉素胃内滞留漂浮型缓释片的研究. 中国药科大学学报,1999,30(5):335

8. Prinderre P,Sauzet C,Fuxen C. Advances in gastro retentive drug-delivery systems. Expert Opin Drug Deliv, 2011,8(9):1189-1203

9. 祁小乐,朱家壁,陈盛君. 双氯芬酸钠肠溶微丸型片剂的研制. 药学学报,2008,43:97

10. Ranade VV,Hollinger MA. Drug Delivery Systems. 2nd edition. New York：CRC press,2003

11. Maroni A,Zema L,Del Curto MD,et al. Oral pulsatile delivery：rationale and chronopharmaceutical formulations. Int J Pharm,2010,398(1-2):1-8

12. Ohdo S. Chronotherapeutic strategy：Rhythm monitoring, manipulation and disruption. Adv Drug Deliv Rev, 2010,62(9-10):859-875

13. 张静,平其能. 口服择时释药系统. 药学进展,1999,23:265

14. 范田园,魏树礼,严文伟,等. 盐酸地尔硫䓬爆破型脉冲控释片研究. 药学学报,2002,37:221

15. Conte U,Colombo P. A new ibuprofen pulsed release oral dosage form. Drug Dev Ind Pharm,1989,15: 2583-2596

16. Abdul S,Poddar SS. A flexible technology for modified release of drugs：multi layered tablets. J Control Release,2004,97:393-405

17. Efentakis M,Koligliati S,Vlachou M. Design and evaluation of a dry coated drug delivery system with an impermeable cup,swellable top layer and pulsatile release. Int J Pharm,2006,311:147-156

18. Xiao B,Merlin D. Oral colon-specific therapeutic approaches toward treatment of inflammatory bowel disease. Expert Opin Drug Deliv,2012,9(11):1393-1407

作品,发布新设计机能系数开始,北京,人民卫生出版社,200.

6.干惠明,张湘岳,北京,北京科技出版社,1998

7.钱志亮,王海兰.大学数学经济学及教材与专业的创新[M].北京大学报,1999 30(3),335

8. Frindere P,Siwei C,Chen W. Advances in gastric retentive drug delivery systems [J]. Exp.
2001 80(9)1109-1109.

9.陈志玲,王海兰,经济,Advances in gastric retentive drug delivery systems [J]. Exp.
Zhang W. Guangzhou,China 1999

10. Ahreoa A,Zand L,Du Cang MD,et al.Oral pulsatile delivery chronic and chlorpromazine all metabo-
tion.Int J Pharm.2010 395(4.2-8.

11. Chen S.Chron theraputic anuee and tnentfiand and theumpatic.Adr J.pharm Deliv Rev.
2010 62(9.10) 859-8.7

12. 中国药典委员会.中国药典[M]: 一部.北京: 化学工业出版社,1999

13.李斗,杨志建.药药学与医学[M].北京,人民卫生出版社,2010

14.田巧研编.生物医学药理学[M].北京,化学工业出版社,1999

15. Fogueiral Anuaie S.Wadhon WJ.Design and evaluation of a dry coated drug delivery.

16. Dr.Chunan L.生物医学药理及药学进展[M].北京,化学工业出版社,2012

17.王海兰,经济学与经济学进展[J].Expert Opin Drug Deliv.2012 9(3).301-329

第十五章　靶向递药系统

第一节　概　　述

一、靶向递药系统的定义与分类

靶向递药系统(targeting drug delivery system,TDDS)也称靶向制剂,是指可使药物浓集于或接近靶细胞或细胞内结构、靶组织、靶器官,提高疗效并显著降低对其他组织、器官即全身毒副作用的制剂。从方法上来讲,是指借助载体、配体或抗体将药物选择性地浓集定位于靶点的给药系统。

按照到达的部位,可将靶向制剂分为三类。一级靶向制剂,系指进入靶部位的毛细血管床释药;二级靶向制剂,系指药物进入靶部位的特殊细胞(如肿瘤细胞)释药,而不作用于正常细胞;三级靶向制剂,系指药物作用于细胞的一定部位。

按照靶向给药的原理,靶向制剂可分为被动靶向制剂、主动靶向制剂和物理化学靶向制剂等三大类。被动靶向制剂,其中包括脂质体、乳剂、微球、微囊,还有随着高分子材料发展起来的纳米囊、纳米球。主动靶向制剂,其中包括经修饰的载体药物、配体-受体系统、连接单克隆抗体后的免疫微粒(包括纳米粒、微粒及脂质体等)、前体药物等。物理化学靶向制剂,其中包括磁感应制剂、pH 敏感制剂、热敏感制剂、栓塞药物等。

另外,还可以按载体,将靶向制剂分为脂质体、毫微粒、毫微球、复合型乳剂等;按给药途径可分为口腔给药系统、直肠给药系统、结肠给药系统、鼻腔给药系统、皮肤给药系统及眼用给药系统等;按靶向部位可分为肝靶向制剂、肺靶向制剂、结肠靶向制剂等。按载体透过靶部位组织的方式,可分为生物物理靶向给药制剂、生物化学靶向给药制剂、生物免疫靶向给药制剂、双重和多重靶向给药制剂。

理想的靶向递药系统能将治疗药物专一性地导向所需发挥作用的部位(靶区),而对非靶区没有或几乎没有相互作用。靶向制剂不仅要求药物到达病变部位,而且要求具有一定浓度的药物在这些靶部位滞留一定的时间,以便发挥药效。这就要求靶向制剂应尽量同时具备控制药物的释放方向即定位、浓集、控制药物的释放速度、无毒、可生物降解等特点。

靶向制剂的目的是为了最大限度地增强药物的疗效,同时将药物的不良反应降至最低。靶向制剂可降低对正常细胞的毒性,减少剂量,提高药物安全性、有效性及患者用药的顺应性,所以日益受到国内外医药界的广泛重视。

靶向制剂目前常用的药物载体有乳剂、脂质体、微囊、微球、纳米囊、纳米球、磁性导向微粒,所使用的载体材料包括液晶、液膜、脂质、类脂质、蛋白质、生物降解型高分子物质等。也有利用生物技术以单克隆抗体分子为载体与药物结合,或将药物与能够识别受体的配体分子相连接等。

特别是随着社会和科技的发展,癌症治疗观念正在发生根本性的改变,即由经验科学向循证医学、由细胞攻击模式向靶向性治疗模式转变。应用靶向技术向肿瘤区域精确递送药物的"靶向治疗"和利用肿瘤特异的信号传导或特异代谢途径控制的"靶点治疗"是近年来肿瘤研究的热点,这也有效地促进了靶向制剂的技术进步。

随着材料学、分子生物学及制剂技术的发展,靶向给药系统已经成为现代药剂学的重要研究内容。随着生物药剂学、药物动力学的深入研究,靶向制剂的研究将得到更快的发展,也能更好地应用于临床。

二、靶向递药系统的评价方法

靶向递药系统首先需要根据相对应的剂型进行相关的体内外质量评价,按照所选择载体的不同进行有关药剂学特性的考察。同时还需要针对其靶向特征,进行相关指标的检查,以确证其靶向作用的有效性。

对制剂的质量评价,应分别符合有关制剂通则(如片剂、胶囊剂、注射剂、眼用制剂、鼻用制剂、贴剂、气雾剂等)的规定,包括外观、装量或重量差异、含量、有关物质、微生物限度或无菌检查、稳定性或有效期等项目的检查。

微粒载体靶向制剂的体外药剂学检查项目包括有害有机溶剂的限度、形态、粒径及其分布、载药量或包封率、突释效应或渗漏率、脂质体氧化程度等。

对于特殊的载体,需要针对其特性进行检查。如单克隆抗体的纯度及活性,又如磁性材料要测定铁含量、磁化度、磁化强度、磁定向性能等。

靶向性可以用体外细胞实验,体内分布和靶向性考察、体内药动学和生物等效性、药效学和毒性实验等来评价。但因为体外实验的肿瘤细胞与体内的肿瘤细胞在生物学行为、对药物的敏感性、受体内外环境的影响程度均有所不同,且许多人体肿瘤有异质性,同一肿瘤内部的不同细胞对治疗反应不一样,癌细胞株获得方式的不同等都会影响疗效的评价。另外,靶向治疗还受血管分布、载体专一性、给药剂量、机体是否产生针对载体的抗体等多种因素影响。因此,靶向递药系统需多方位、多次重复的检验才能最终用于临床。

靶向性评价指标比较常见的有以下三种:

1. 相对摄取率 相对摄取率 r_e 代表与普通制剂比较,某器官或组织对靶向药物的选择性。式中 AUC_i 代表浓度-时间曲线求得的第 i 个器官或组织的药时曲线下面积;脚标 p 和 s 分别表示药物制剂及药物溶液。r_e 大于 1 表示药物制剂在该器官或组织有靶向性,r_e 愈大靶向效果愈好;等于或小于 1 表示无靶向性。

$$r_e = (AUC_i)_p / (AUC_i)_s \qquad (15\text{-}1)$$

2. 靶向效率 靶向效率 t_e 表示了同一种制剂对不同组织或器官的选择性。式中 AUC 代表组织或器官的药物浓度-时间曲线下面积,T 代表靶组织或器官,N 代表非靶组织或器官。t_e 值大于 1 表示药物制剂对靶器官比某非靶器官有选择性;t_e 值愈大选择性愈强;药物制剂的 t_e 值与药物溶液的 t_e 值的比值,说明药物制剂靶向性增强的倍数。

$$t_e = (AUC)_T / (AUC)_N \qquad (15\text{-}2)$$

3. 峰浓度比 峰浓度比 C_e 实际上也反映了不同制剂对同一组织或器官的选择性。式中 C_{max} 为某组织或器官中药物的峰浓度,p 代表制剂,s 代表溶液。每个组织或器官中的 C_e 值表明药物制剂改变药物分布的效果,C_e 越大,表示某制剂相对于溶液而言改变药物分布的效果愈明显。此式也可推广到任何靶向制剂与非靶向制剂的比较。

$$C_e = (C_{max})_p / (C_{max})_s \tag{15-3}$$

三、靶向药物的药动学

同非靶向给药相比,靶向给药的体内药物代谢过程具有显著的特殊性。由于靶向制剂给药后,药物在靶组织或器官中浓度可能较高,而血药浓度可能较低,传统的房室药动学模型只从血药浓度来评价药物的体内过程的方法,对靶向制剂而言存在局限性。此时用生理药物动力学模型等可能更合理。

药物动力学(pharmacokinetics,PK)主要阐明药物浓度随时间的变化情况,而药效学(pharmacodynamics,PD)主要阐明药物对机体生理功能的影响。评价药物的靶向效果,不仅应考虑药动学方面,还应考虑药效学的情况,包括靶组织和可能发生毒性之间的药物浓度-药效关系。当药物浓度超过某个阈值时,药物就会结合在靶部位,从而引发 PD 效应,所以药物动力学-药效学统一模型中设置生物室(作用部位即靶部位)被用于靶向制剂的评价。药物浓度的阈值主要与药物结合靶部位的亲和力有关。

靶向药物研究中还用到一些特殊药动学模型,如 Stella-Himmelstein 模型、Hunt 模型、Boddy 模型、多室线性循环模型等。

也有利用三室模型来描述,房室模型中除中央室外,再设置靶室和非靶室。将靶向给药系统在体内的转运模型视作一个三室药动学模型,但在每一个室中包含靶向制剂和游离药物两部分。所以整个过程不能用简单三室模型来模拟。靶向制剂动态变化包括:通过静脉注射进入中央室,然后转运到靶室和非靶室。

基于靶向药物和活性药物本身的药动学特征而建立的靶向给药有效性的评价方法,可用下列相关参数进行比较。

Hunt 等人提出了治疗有效性(therapy availability,TA)的概念,是以药物-载体结合物(DC)的形式给药时到达靶部位的药物,与静脉注射同剂量的活性药物时到达靶部位的药物的比值。计算公式如下:

$$TA = \frac{AUC_{target(DC)}}{AUC_{target(D)}} \tag{15-4}$$

该式等同于:

$$TA = \frac{C_{SStarget(DC)}}{C_{SStarget(D)}} \tag{15-5}$$

式中 AUC 表示单次给药或达稳态时一次给药间隔内的药时曲线(按剂量标化)下面积;C_{SS} 表示平均稳态药物浓度,"target"表示靶部位,DC 表示以药物-载体结合物形式给药,D 表示活性药物静脉给药。在稳态情况下,TA 的定义与式(16-4)和式(16-5)相当。

TA 的值有可能大于1,即表示药物已成功地实现了靶向给药,在靶部位的药物浓度高于相同剂量的常规静脉给药时靶部位的浓度,所以给予更低的剂量就可以达到同样的靶部位浓度。TA 的提高相当于有效地提高了药物的效价。

也可将 TA 定义为达到同样程度的最大治疗效果时,游离药物(D)的输入速率除以药物-载体结合物(DC)的输入速率。

此外还可以用药物靶向指数(DTI)来表述,即当以药物-载体结合物给药时,输送到靶部位和毒性部位的药物之比,除以活性药物静脉注射时输送到靶部位和毒性部位的药物之比。

四、靶向递药系统与药物疗效

靶向递药系统被认为是抗癌药的适宜剂型，所以靶向制剂最初意指狭义的抗癌制剂，随着研究的逐步深入，研究领域不断拓宽，从给药途径、靶向的专一性和持效性等方面均有突破性进展，故靶向制剂广义地包括所有具靶向性的药物制剂。

靶向递药系统的开发需要各个学科，如化学家、生物学家和工程师，优化力量加入这一系统工程。不断进步的现代科学技术手段，使人们对于疾病的认识已经深入到细胞、分子和基因水平，对于疾病诊断和治疗技术不再停留在部位和器官形态学水平，而是结合形态和功能改变，并逐渐向细胞学、分子生物学乃至基因组学分类诊断和治疗的方向发展。与此同时，随着材料科学、计算机技术、数字成像技术的飞速发展，生物医学工程技术学与临床治疗技术的结合越来越紧密，从而诞生了对许多疾病的靶向治疗技术。

靶向治疗是一种以标准化的生物标记物来识别是否存在某种疾病特定的基因或基因谱，以此确定针对特异性靶点的治疗方法。这种方法可在细胞分子水平上，针对已经明确的致病位点（该位点可以是一个蛋白分子，也可以是一个基因片段），来设计相应的治疗药物，药物进入体内会特异地选择该位点相结合发生作用，而不会波及正常组织细胞，所以这种分子靶向治疗又被称为"生物导弹"。这种治疗方式目前已被广泛应用于肿瘤的治疗。根据靶向部位的不同，又可以将肿瘤靶向治疗分为两大类，即肿瘤细胞靶向治疗和肿瘤血管靶向治疗。肿瘤细胞靶向治疗是利用肿瘤细胞表面的特异性抗原或受体作为靶点，而肿瘤血管靶向治疗则是利用肿瘤区域新生毛细血管内皮细胞表面的特异性抗原或受体起作用。虽然那些针对肿瘤细胞的单克隆抗体的靶向特性在某种程度上提高了局部肿瘤组织内的浓度，但由于这些大分子物质要到达肿瘤细胞靶区，仍然需要通过血管内皮细胞屏障，这一过程是相对缓慢的。而血管靶向药物则有很大的优势，在给药后可以迅速高浓度地积聚在靶部位。对于这两种不同的肿瘤治疗方式，目前已开始尝试使用相应靶向制剂，达到对肿瘤的靶向治疗。具有靶向性的表皮生长因子受体（EGFR）阻断剂，如吉非替尼（Gefitinib，Iressa，易瑞沙）；埃罗替尼（Erlotinib，Tarceva）；针对某些特定细胞标志物的单克隆抗体，如西妥昔单抗（Cetuximab，Erbitux）；抗 HER-2 的单抗，如赫赛汀（Trastuzumab，Herceptin）；重组人抗 VEGF 配体单克隆抗体 Bevacizumab（Avastin，rhuMab-VEGF）和内源性抗血管生成因子 Endostatin 等，便是以肿瘤靶向治疗机制设计出来的疗效明确的靶向制剂。

事实上，改善药物在体内的代谢动力学特性，增加药物定向富集到靶部位甚至靶细胞内，提高疗效，降低毒副作用，是近年来备受关注的课题。这些研究集中在生物大分子、合成大分子载体以及抗体的大分子载体系统，例如同位素与抗体的结合推动了同位素靶向放射免疫内照射治疗技术的进步。另外还有利用脂质体、纳米微粒、乳剂，如聚乙二醇、多糖等修饰的高分子纳米微粒、微泡、微球等作为载体，将药物包封或嵌入各种类型的微粒载体系统；由超顺磁性的纳米磁性材料、抗癌药物和其他成分共同包埋于高分子聚合物载体材料中而构成的磁性制剂载体系统。此外还有多重靶向制剂、靶向基因治疗的腺病毒载体等。

总之，随着时代的发展，靶向治疗理念已经得到学术界和患者的广泛认可，虽然真正用于临床且取得肯定疗效的制剂并不多，但在规范化引导靶向技术造福于患者的同时，综合运用多种传统的治疗手段和靶向治疗技术，按循证医学模式进行治疗并总结经验，通过个体化、靶向、综合治疗理念，提高药物的疗效。

第二节　被动靶向递药系统

被动靶向递药系统(passive targeting system)即被动靶向制剂,系指由于载体的粒径、表面性质等特殊性使药物在体内特定靶点或部位富集的制剂。它与主动靶向制剂的最大差别在于载体构建上不含有具有特定分子特异性作用的配体、抗体等。

被动靶向递药系统是进入体内的载药微粒被巨噬细胞作为外来异物所吞噬而实现靶向的制剂,这种自然倾向(生理过程的自然吞噬)使药物选择性地浓集于病变部位而产生特定的体内分布特征。这类靶向制剂大都是利用脂质、类脂质、蛋白质、生物降解高分子物质作为载体将药物包裹或嵌入其中制成的微粒给药系统,被单核-巨噬细胞系统的巨噬细胞(尤其是肝的 kupffer 细胞)摄取后,通过正常的生理过程运送至肝、脾、肺等器官。

被动靶向的微粒经静脉注射后其在体内的分布与微粒的粒径、表面性质、与血浆蛋白的结合等诸多因素有关。譬如,有认为小于 100nm 或更小(如小于 10nm)的纳米囊或纳米球可缓慢蓄积于骨髓;200~400nm 的纳米粒蓄积于肝脏后迅速被肝清除;粒径在 2.5~10μm 时,大部分蓄积于巨噬细胞;小于 3μm 时一般被肝、脾中巨噬细胞摄取;大于 7μm 的微粒通常被肺的最小毛细管床以机械滤过方式截留,被单核细胞摄取进入肺组织或肺气泡。

例如静脉注射的纳米粒载体,在体循环中如果不与蛋白或者调理素分子等相互作用,则很容易被网状内皮系统(reticuloendothelial system)所捕捉并清除。如果表面修饰了 PEG 等"隐形"分子,则不易被网状内皮系统识别,在系统循环中就具有长循环(long circulation)作用。同时由于肿瘤组织中血管内皮细胞的间隙较大,使粒径在 100nm 以下的粒子容易渗出而滞留在肿瘤组织中,这一现象被称为 EPR 效应(enhanced permeability and retention effect),如图 15-1。这是因为癌细胞会分泌比正常细胞多的血管通透性因子(vascular permeability factor),造成肿瘤组织附近血管比起正常的血管物质渗透性高,因此分子体积大的高分子化合物更易渗透到达癌组织。加上癌细胞破坏淋巴系统,造成高分子化合物停留在肿瘤组织附近时间较长。被动地使特定目标药物从血液中递送到癌细胞。

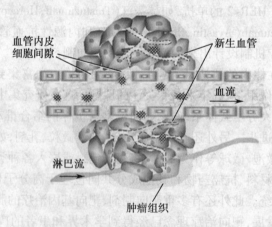

图 15-1　EPR 效应机制示意图

作为被动靶向药物载体的有微囊、微球、纳米囊和纳米球、脂质体、纳米乳等,可按临床不同给药途径与用途制成各种制剂。

一、脂质体

脂质体(liposomes)作为一种药物载体,是将药物包封于类脂质的双分子层内形成的微型泡囊,类脂小球或液晶微囊。脂质体具有增加膜通透性、载药靶向运行、缓释、避免耐药性、减少给药剂量、降低毒性反应等优点。水溶性药物和脂溶性药物均可制成脂质体。

由于生物体质膜的基本结构也是磷脂双分子层膜,脂质体具有与生物体细胞相类似的结构,因此有很好的生物相容性。脂质体与细胞之间作用的主要形式包括膜间转运(细胞膜的脂质交换)、接触释药、吸附、融合和内吞。脂质体进入人体内部之后会启动人体的免疫机制,被网状内皮系统吞噬,并改变被包封药物的体内分布,从而浓集于肝、脾、淋巴组织、肿瘤细胞、肺和骨髓等单核-巨噬细胞较丰富的器官中。这种体内分布的改变必然减少心脏、肾脏和其他正常组织细胞中的药物浓度,可明显降低其心、肾毒性。这就是脂质体的被动靶向性。这种天然靶向性是脂质体静脉给药的基本特征,是由于脂质体被巨噬细胞作为体外异物吞噬而产生的体内分布特征,继而提高药物的治疗指数、减少药物的治疗剂量和降低药物的毒性。脂质体的这种特征被广泛应用于肝肿瘤等的治疗和防止淋巴系统肿瘤等的扩散和转移。这也是脂质体用于抗癌药物的载体的主要优点之一。

被动靶向脂质体表面没有靶向物质,仅靠其本身的趋化特性作用于组织。普通脂质体指未加其他分子成分修饰的脂质体,血循环时间短。

两性霉素 B 脂质体、多柔比星脂质体和顺铂脂质体等已用于临床。

二、纳米乳

纳米乳(nanoemulsion)又称微乳(microemulsion),是由水、油、表面活性剂和助表面活性剂等自发形成,粒径为 1～100nm 的热力学稳定、各向同性、透明或半透明的均相分散体系。纳米乳具有许多其他制剂无可比拟的优点:①为各向同性的透明液体,属热力学稳定系统,经热压灭菌或离心也不能使之分层;②工艺简单,制备过程不需特殊设备,可自发形成;③黏度低,可减少注射时的疼痛;④具有缓释和靶向作用;⑤提高药物的溶解度,减少药物在体内的酶解,可形成对药物的保护作用并提高胃肠道对药物的吸收,提高药物的生物利用度。因此纳米乳作为一种药物载体受到广泛的关注。

除了机械法以外,纳米乳受到关注的一种制备方法是低能乳化法。低能乳化法是利用在乳化作用过程中曲率和相转变发生的原理,利用乳剂转换点(emulsioninversion point,EIP)法和转相乳化(phase inversion temperature,PIT)法,在极温和的条件下,即可获得纳米乳剂。这种特性特别适合作为不稳定药物如多肽、蛋白质等的载体。

纳米乳可轻易穿过细胞间隙和上皮屏障,明显提高药物的细胞摄取率,从而增强体内用药的靶向性和高效性。特别是可以提高难溶性药物的溶解度、增加水溶性药物的稳定性,从而促进药物的吸收。

纳米乳的靶向性相同于乳剂,是源于对淋巴的亲和性。纳米乳在体内具有靶向性分布的特点。油状药物或亲脂性药物制成 O/W 型乳剂静脉注射后,可使得原药物浓集于肝、肺、脾、肾等巨噬细胞丰富的组织器官。水溶性药物制成 W/O 型乳剂经肌内或皮下注射后易浓集于淋巴系统,是目前将抗癌药运送至淋巴系统最有效的剂型。纳米乳中的药物经淋巴系统转运,可避免肝脏的首过效应,提高药物的生物利用度;如果淋巴系统存在细菌感染或癌细胞转移等病灶,淋巴系统的定向性给药具有重要的临床价值。W/O 型和 O/W 型微乳都有淋巴靶向性,但 W/O 型乳剂肌注后淋巴液中的药物浓度明显高于血浆,且淋巴液/血浆浓度比随时间延长而增大,而 O/W 型乳剂则与水溶液差别较少。

药物经淋巴转移的可能途径有:①由血液循环向淋巴转移。研究表明,微乳皮下或肌内注射后主要向淋巴转移,在血液循环内的乳剂也有向淋巴转移的倾向,因此微乳给药后血药浓度较低。②由消化道向淋巴转移。微乳经口服给药后,药物直接进入小肠淋巴不是进入肝门静脉。③由组织向淋巴转移。分子量较小的物质,如葡萄糖和无机离子等,可在血液、组织液、淋巴液间迅速扩散达到平衡。但蛋白质等高分子物质很难从组织液返回血液,而是进入淋巴管。根据淋巴管的结构特征,在组织间隙中的高分子物质及乳剂的油滴在淋巴系统的转运几乎没有障碍。

三、微囊和微球

微囊(microcapsules)和微球(microspheres)统称为微粒(microparticles),指药物溶解或分散在辅料中形成的微小球状实体或囊泡。微粒最初主要是外用,然后发展到口服及内部肌肉组织使用。用于医药领域的微囊主要是缓释微囊,将药物(囊心物)与高分子成膜材料(囊材)包嵌成微囊后,药物在体内通过扩散和渗透等形式在设定的位置以适当的速度和持续的时间释放出来,以达到更大限度的发挥药效的目的。

由于微囊和微球的粒径属微米级大小的颗粒,往往在液体中分散后形成的是混悬液。作为被动靶向的载体,常采用的给药方式是注射给药。注射微囊对肺与脾的选择性强,并且药物在较长时间内保持一定的血药浓度,具有一定的缓释性。

四、纳米囊和纳米球

纳米囊(nanocapsules)属于药库膜壳型,纳米球(nanospheres)属于基质骨架型,统称为纳米粒(nanoparticles)。纳米粒为纳米级粒子,粒径 10~1000nm,在水中形成近似胶体的溶液。纳米粒是用天然高分子物质如脂蛋白、明胶、白蛋白、糖蛋白及合成高分子物质(如聚氰基丙烯酸烷酯、丙烯酸共聚物等)等制成的包囊药物的微粒,这类载体制剂的优点是可生物降解、低免疫性、制剂形成多样化、包封率高、稳定性好,可穿透细胞壁达到靶点,不阻塞血管,可靶向肝、脾和骨髓。

纳米粒除上述药库型的粒子外,还包括固体脂质纳米粒、树状大分子、聚合物胶束。

纳米粒的粒径小、比表面积大、高度分散性,使其具有一些特殊的物理化学特性,故而以此为载体,通过不同的给药途径,可改变药物在体内的分布和代谢。纳米粒可能改变药物的膜转运机制,通过内吞等机制进入细胞,与一般药物的跨膜转运机制不同。纳米粒可改变药物的体内药物动力学特性,延长药物在体内的作用时间。还可以利用纳米粒粒径小的特点,通过 EPR 效应,使载有药物的纳米粒进入肿瘤部位。

静脉给药后,纳米粒可被网状内皮系统的吞噬细胞摄取,主要集中在肝脏、脾脏、肺和淋巴组织等,粒径小于 10~50nm 以下纳米粒能部分避开肝、脾等,通过血管内皮间隙而进入骨髓,即以被动靶向的方式达到靶部位。

目前纳米粒主要用于抗肿瘤治疗、抗微生物感染、蛋白质多肽类药物的口服给药、眼科疾病治疗等。纳米粒用于抗肿瘤的研究,涉及了所有主要的抗肿瘤药物。另外,研究认为纳米粒进入细胞的过程与微生物感染的途径是类似的,故而纳米粒可增加药物在感染部位的积蓄,有利于抗微生物药物的治疗。与其他的微粒载体相同,制成纳米粒后的多肽蛋白类药物可增加药物在体内的稳定性,改善其在胃肠道的吸收,延长药效。目前紫杉醇的白蛋白纳米粒已被批准上市。

第三节 主动靶向递药系统

主动靶向递药系统(active targeting systems)系指药物载体能对靶组织产生分子特异性相互作用的制剂,是指药物载体如同设定目标的"导弹",将药物运送到靶组织并发挥药物疗效的制剂。主动靶向制剂主要包括修饰的药物载体和前体药物两大类。

经过修饰的药物微粒载体包括用配体、单克隆抗体、对体内某些物质敏感的高分子物质修饰的微粒载体。载药微粒经表面修饰后,或可不被巨噬细胞识别,或因连接有特定的配体可与靶细胞的受体结合,或连接单克隆抗体成为免疫微粒等原因,而能避免巨噬细胞的摄取,防止在肝内浓集,改变微粒在体内的自然分布而到达特定的靶部位。前体药物包括活性药物通过化学修饰衍生而成的、在体外药理活性较低而在体内特定部位经过化学反应或酶反应使活性显著增加的母体药物。即能在活性部位被激活的药理惰性物,在特定靶区被激活发挥作用。如果微粒要通过主动靶向到达靶部位而不被毛细血管(直径 4 ~ 7μm)截留,通常粒径不应大于4μm。

如在药物载体表面链接靶组织标记蛋白的抗体或配体,分布到靶组织中的载体就能够与靶蛋白结合,并诱导载体内吞或药物释放等过程。此外,还有一些靶组织特异性的酶响应型载体系统,不是通过分子间的特异性结合,而是通过分子间特异性酶促作用,诱导药物释放和载体的再分布。

一、修饰的药物载体

用于主动靶向修饰的药物载体主要是指表面修饰的载药微粒,如修饰的脂质体、纳米乳、微球、微囊、纳米囊、纳米球等。

1. 抗体修饰的载体 将抗体结合于微粒载体或其他具有治疗活性的物质表面,利用特异性的抗原抗体反应,使这种微粒或活性物质在体内具有主动识别具有对应的抗原组织,产生主动靶向的作用。这可减少用药剂量,降低不良反应,用抗体修饰后的微粒载体又称之为免疫微粒。这种修饰一般用的是单克隆抗体。免疫微粒载体的优点是载药量大,体内滞留时间长,靶向性专一。随着人源化单克隆抗体技术的不断成熟,免疫微粒载体也将获得更快的发展。

例如替伊莫单抗(ibritumomab tiuxetan,Zevalin)是世界上第一个放射性标记的单克隆抗体,2002 年在美国上市,被批准用于易复发 B 细胞非霍奇金淋巴瘤的治疗。Zevalin 由放射性同位素钇90 和 CD20 单抗组成,其中的单抗同时具有载体与靶向的作用。与其他放射性同位素相比,钇90 放射纯 β 射线,且由于钇90 不产生 γ 射线,对医护人员及患者家属非常安全,因此无须隔离防护即可用于门诊患者。Zevalin 结合了单克隆抗体的靶向性和放射性同位素的放射治疗作用,因此可以最大程度地杀灭肿瘤细胞。

以人胃癌细胞 M85 表面抗原的单克隆抗体 3G 为靶分子制备的丝裂霉素脂质体,以抗肝癌单链抗体制备的融合蛋白 hdsFv-PE38 免疫脂质体,以抗泡球蚴抗体制备的阿苯达唑免疫脂质体等都具有良好的主动靶向效果。

还有很多利用单抗作为主动靶向识别病灶组织的制剂。2000 年上市用于急性髓样白血病复发治疗的单抗药物 gemtuzumab ozogamicin（Mylotarg）由细胞毒抗肿瘤抗生素 calicheamicin 与人重组单克隆抗体偶联而成，其中单克隆抗体约含 98% 的人源氨基酸序列，其余源自鼠科动物。对 60 岁以上 CD33 抗原阳性的急性髓细胞性白血病首次复发且不适宜用细胞毒药物治疗的患者效果良好。利妥昔单抗注射液，为一种人鼠嵌合性单克隆抗体，能特异性地与跨膜抗原 CD20 结合，可用于治疗复发或化疗耐药的惰性 B 细胞性非霍奇金淋巴瘤。托西莫单抗则是通过放射性碘 131 以 Tositumaomab 抗体为载体，与 NHL 癌变的 B-淋巴细胞表面特有白蛋白 CD-20 结合，放射性碘 131 杀死癌细胞，则可以用于化疗无效、CD20 阳性、分化低的非霍奇金淋巴瘤。此外还有用重组抗 HER2 单克隆抗体制备的注射用曲妥珠单抗，适用于 HER2 过度表达的转移性乳腺癌。

2. 受体或配体修饰的载体　借助受体与配体的特异性相互作用，可将配体标记的载体靶向到含有配体特异性受体的器官、组织或细胞，实现将药物导向特定靶部位的目的。常用的受体大致可分为两类，蛋白、多肽类和叶酸。

许多人体组织的细胞膜表面存在特异性受体，特别是某些特定组织或肿瘤细胞膜表面上往往具有高表达的某种受体。如 T 淋巴细胞和脑部边缘结构分别高表达白介素受体和加兰肽受体；乳腺癌恶性肿瘤组织分别高表达生物素受体等。近年研究较多的主动靶向载体作用靶点的受体主要有半乳糖受体、叶酸受体、转铁蛋白受体、低密度脂蛋白受体等。这样，只要将半乳糖、叶酸、转铁蛋白等修饰在微粒载体或其他药物载体上，这种药物的载体就具备了主动识别对应的受体的能力，将装载的药物定向地释放到靶点。

表面抗原分化群 44（CD44）是一种广泛分布于细胞表面的糖蛋白，是细胞表面透明质酸（HA）重要受体之一。CD44 在多种肿瘤细胞表面高度表达，肿瘤细胞表面有较正常细胞更大量的透明质酸受体。研究表明，可以利用透明质酸与 CD44 的特异性结合，制备包裹有米托蒽醌的透明质酸修饰的白蛋白纳米粒，或将喜树碱和 5-氟尿嘧啶分别与透明质酸偶合形成复合物，透明质酸到达肿瘤部位与 CD44 特异性结合后，再借助体内酶的作用将药物释放出来，可以获得显著的肿瘤组织靶向作用。

3. 其他化学修饰的载体　研究发现，药物载体特别是微粒载体的表面性质的改变，对载体在体内的分布有很大的影响。改变空间位阻、改变微粒表面的疏水或亲水性、改变微粒表面的电学性质等方法，可以使载体对某些组织部位的倾向性增加。

采用亲水性材料或阳离子电解质材料对脂质体表面修饰，如经过 PEG 修饰，以增加脂质体的柔顺性和亲水性，减少脂质体脂膜与血浆蛋白的相互作用，以减少网状内皮系统的吞噬（浓集于肝），延长了脂质体存在于血液循环的时间，称为长循环脂质体（long-circulating liposome）或隐形脂质体（stealth liposome）。长循环脂质体有利于肝、脾以外的组织或器官的靶向作用。长循环脂质体有分子成分修饰，通过对脂质体大小、电荷以及表面水化作用的控制使之稳定，以减缓其在循环中的清除作用。

例如用聚乙二醇-二硬脂酰磷脂酰乙醇胺（polyethylene glycol distearoyl phosphatidylethanolamine，PEG-DSPE）对脂质体膜进行改性修饰，研制出一种长循环脂质体，不但提高了对靶向组织的选择性，而且能够逃避网状内皮系统的捕获。常用于分子量小的药物、缬氨酸、低（聚）核苷酸、抗生素、抗肿瘤药、抗炎药等，注射用药 24 小时后，50% 的脂质体可滞留在血浆中，仅 6% 在肝中。PEG 化脂质体多柔比星目前也已在国内上市。

在脂质体双分子层中掺入多糖或糖脂后成为多糖（糖脂）被覆的脂质体，亦可改变脂质体组织分布。可作为掺入糖基的物质有唾液糖蛋白、N-十八酰二氢乳糖脑苷、神经节苷岩藻糖、半乳糖、甘露(聚)糖衍生物、右旋糖酐、支链淀粉、出芽短梗孢糖等。糖基不同可改变脂质体的组织分布,如表面带有半乳糖基的脂质体为肝实质细胞所摄取,带甘露糖残基的脂质体为 K 细胞所摄取,出芽短梗孢糖被覆的脂质体在血液中不易被吞噬细胞吞噬等。

二、前体药物

前体药物(prodrug)或称前药,是指经过生物体内转化后才具有药理作用的化合物。是母药分子不活泼的衍生物,在体内能自发的或通过某些酶降解释放出有活性的母药。这一过程的目的在于增加药物的生物利用度,加强靶向性,降低药物的毒性和副作用。在疾病治疗中最理想的状态是将一个无活性的前药选择性的靶向定位到组织,当活性原药释放时可以减少对正常健康组织的毒性。因此,可以通过改变靶器官的 pH 和某些酶的活性来实现母药的定位释放。目前前体药物根据其结构可分为两大类:载体前体药物(carrier-prodrug)和生物前体(bioprecursor)。

载体前体药物是指具有活性的化合物与起运输作用的载体通过共价键结合,在体内通过简单的水解作用卸掉载体,由活性化合物发挥药理作用。载体前药具有三个特征:首先是前药应无活性或活性小于原药;其次原药与载体一般以共价键连接,但进入体内后可断裂形成原药,此过程一般是以简单的酸、碱水解或酶促转化来实现的;第三是通常要求前药在体内生成原药的速率是快速的,以确保原药在靶位有足够的浓度,但是当修饰原药的目的是为延长作用时间达到缓释效果时则可设计代谢速度缓慢的前药。载体前药设计的核心问题是选择合适的载体,并根据体内组织的酶、受体和 pH 等条件的差异,在合理的作用部位释放原药。

近曲小管上皮细胞基底膜上有机阳离子转运体(OCTN2)高度表达,并与 L-肉毒碱有很强亲和力。利用 OCTN2 对 L-肉毒碱的特异性识别和结合,合成雷公藤内酯醇的前体药物雷公藤内酯醇丁二酸酯-L-肉毒碱,使前药主动靶向到肾近端小管上皮细胞以提高原药在肾脏的浓度、减小全身毒副作用,治疗原发性肾小球肾病、肾病综合征等肾脏疾病。

生物前体药物不同于载体前体药物,活性物质不用与载体暂时性结合,而是通过自身分子结构的改变来发挥作用。生物前体药物本身没有活性,有活性的是其在生物体内的代谢物,这样避免了代谢反应使化合物失活,反而利用生物体内的代谢生成活性化合物。如癌细胞比正常细胞含浓度较高的磷酸酯酶,将抗癌药结构中的羟基磷酰化,则可促使抗癌药物在癌细胞部位特异地蓄积,还可增加水溶性,而且保护羟基避免氧化,使疗效提高。

前体药物可改变药物的理化性质及立体结构,使药物通过特定的转运或作用方式,更多地进入靶部位,从而降低非靶组织的药量。前体药物通过对靶组织有一定的亲和性及选择性地穿越高灌注的血流丰富的组织,如肝、肾等,并使释放的母体药物能在靶部位滞留一定时间而达到主动靶向性。根据所靶向的目标不同,又可分为靶向抗体和基因、受体、组织、特定的酶等。

1. 靶向组织　如治疗老年性痴呆药物的主要是维持退化的胆碱能神经元的功能,在脑内产生药理作用。而一些药物因不能透过血脑屏障(blood-brain barrier,BBB),难以进入中枢神经系统。他克林(Tacrine)是一种可逆性乙酰胆碱酯酶(AchE)抑制剂,主要在脑内抑制乙酰胆碱酯酶而起到增加乙酰胆碱的作用,该药对老年性痴呆有改善作用,但其生物利用度及治疗指数低,而且具有较大的肝脏毒性。为增强疗效,利用 N-酰化-他克林前体药物,增加了原药的脂溶性,达到增加透过 BBB 的能力以提高药物在脑内的浓度,同时减小原药全身毒副作用的目的。

2. 靶向特定的酶　酶类前药是利用组织中特异的或高表达的酶来活化前药实现靶向的一类前药。如氨苄西林是临床常用的 β 内酰胺类抗生素,其抗菌机制是作用于细菌的胞壁和细胞膜上,但氨苄西林口服吸收不完全,生物利用度较低。仑氨西林是氨苄西林半合成酯化物,口服后在小肠内被非特异性酯酶水解成氨苄西林,并被吸收,发挥抗菌作用。仑氨西林较氨苄西林口服吸收更好。仑氨西林生物利用度高,可用于治疗由敏感菌所引起的呼吸道、泌尿道、皮肤软组织感染。又如在结肠靶向中常利用结肠特异的菌群,达到口服结肠释药的效果。

在酶类前药中,除了上述的靶向特定酶的前药外,还有抗体介导的酶前药(antibody-directed enzyme prodrug,ADEP)和基因介导的酶前药(gene-directed enzyme prodrug,GDEP)等靶向抗体和基因的前药。

3. 靶向内流转运器　转运器的主体是膜蛋白,其主要功能是协助分子的细胞内外流动。P-糖蛋白(P-gp)、多药耐药相关蛋白(MRPs)和乳腺癌耐药蛋白(BCRP)等外排蛋白在体内分布广泛。分布于小肠的这三种外排蛋白对药物的口服吸收有着重要的影响,这些内流转运器的底物不仅局限于生理物质,与以上生理物质结构类似的药物也被这些转运器识别并转运透过肠细胞进而显著提高口服吸收。因此,转运器在决定药物生物利利用度、药代动力学及治疗作用上发挥着重要作用。

4. 靶向受体的前药　将药物和受体的底物偶联后可以形成靶向受体的前药。如叶酸受体在癌细胞上高度表达,常将叶酸作为理想的肿瘤靶向给药的受体。利用肝细胞半乳糖受体,将抗癌药物半乳糖化,利用半乳糖的识别作用,将抗癌药物输送到肝脏,达到肝脏靶向的效果,如抗肝癌前药半乳糖化紫杉醇、去甲斑蝥素半乳糖偶联物等。

第四节　物理化学靶向递药系统

物理化学靶向递药系统(physico-chemical condition responsive delivery systems)是用物理和化学法使靶向制剂在特定部位发挥药效。即通过设计指定的载体材料和结构,使其能够相应于某些物理或化学条件而释放药物,这些物理或化学条件可以是外加的(体外控制),也可以是体内某些组织所特有的(体内感应)。体外控制型载体,如磁性药物载体能在体外磁场的作用下,在体内随磁力移动。又如热敏脂质体,能在特定的加热部位释放药物。体内感应型的载体,如 pH 敏感性载体、氧化还原作用敏感型载体等,都是通过感知体内特定组织中的微环境而控制药物释放。

物理化学靶向制剂包括磁性、栓塞、热敏感和 pH 敏感靶向制剂。

一、磁性靶向制剂

磁性靶向制剂是利用体外磁响应导向药物至靶部位的制剂。即在外加磁场力的作用下,引导药物在体内定向移动和定位集中,发挥主动靶向的作用。它的靶向作用机制是把药物和适当的磁性成分(如 Fe_3O_4 或单一构型的 Fe_2O_3)制备成药物制剂,将该磁性制剂通过动脉注入体内,在特定的外加磁场作用下,使磁性微球携带的药物集中到病灶部位并定向于靶位,使其所载药物得以定位释放,从而达到高效、速效、低毒的作用。

磁性靶向制剂大都是将药物和铁磁性物质共同包裹于高分子聚合物载体中制成的微粒体系。主要有磁性微球、磁性纳米囊。载药微粒中加入磁性材料制成。磁性导向给药系统对治疗距离表皮比较近的癌症如乳腺癌、食管癌、膀胱癌、皮肤癌等已显示出特有的优越性。有研究制备了盐酸阿霉素、丝裂霉素 C、氟尿嘧啶、肝素、两性霉素 B、白细胞介素-2、博来霉素、胰岛素等的磁性微球,I125 标记的半乳糖化清蛋白磁性多柔比星纳米粒以及一些诊断用磁性微球等。

与其他的靶向制剂比较,磁性微粒制剂可更有效地减少网状内皮系统(RES)的捕获;到达特定靶位,定位浓集,降低了对正常组织的损伤,具有主动靶向功能;可增加药物的稳定性和生物利用度,延长药物作用时间,减少药物用量;显效快,疗效高。磁性药物微囊对靶器官可同时有动脉栓塞作用。磁性药物制剂甚至还可以穿越传统药物难以通过的 BBB,提高脑内药物浓度,发挥脑靶向作用。磁性给药系统存在的问题主要有外磁场的立体定位问题,药物在肝、肾脏的网状内皮系统沉积,是否会引起栓塞或造成中毒,靶部位中血管分布、渗透性、透过性等。

磁靶向制剂是由磁性物质、骨架材料、药物三部分组成的。其体内靶向过程是血管内血流对微粒产生的作用力(血流的线性速率对磁性药物的力、血液流体内的压力、血液的黏性力等)和磁场对磁性药物产生的磁力的综合作用的结果。

1. 磁性物质　常用的磁性纳米载体材料按化学组成可分为:①单质,如纯铁、钴、镍、钐等;②合金,如铁镍合金、铁铝合金;③氧化物,如 CoO、Fe_2O_3、Fe_3O_4、Mn_2O_3 等;④混合磁性材料,如由铁、铬、碳、镁、硅或由钐(Sm)和钴(Co)组成。制剂中的磁性材料通常选用对人体无毒害的、磁导率较高的纯铁、铁镍合金(坡莫合金)和 Fe_2O_3 等。其中纳米 Fe_3O_4 磁性颗粒及其磁流体应用最广,它的粒径小(一般 $10\sim20nm$),比表面积大,具有较高的磁导率和磁感应强度的特点,具超顺磁性,毒性低,表面修饰改性后生物相容性更高。磁性物质粒子对磁响应的敏感性有影响,一般以椭球形或近球粒子为好。因为闭环形分布的磁性物质的磁场等于零,最容易磁化,且仅有椭球形的磁性物质才能在均匀磁场中均匀磁化,但近球形粒子生物适应性较好。

常用的磁性纳米载体材料(磁核)制备方法有化学共沉淀法、微乳液法等。

(1)化学共沉淀法:在通入 N_2 的情况下,Fe^{3+} 和 Fe^{2+} 盐溶液按 2:1 摩尔比混合,在一定的温度、搅拌速率、pH 等条件下,加入 $NH_3\cdot H_2O$、$NaOH$ 等沉淀剂制得。单纯的化学共沉淀法制得的磁流体的粒径、磁化强度、磁感应强度影响因素很多,如反应温度、搅拌速率、pH、铁盐种类、摩尔比、反应量、沉淀剂类型及滴加速度等。

(2)微乳液法:微乳液法是一定比例的油相、水相、表面活性剂、助溶剂、金属盐、沉淀剂等混合形成微乳后,在一个乳滴内完成晶核聚集的过程的磁流体制备方法。制备的纳米粒子,粒径小而且分布窄,形态规则,大多为球形,分散性好,稳定性高。而且通过调整微乳液的组成和结构,可有效地调控所得磁性纳米粒子的粒径大小、形态及物理化学性质。

2. 骨架材料　磁性靶向制剂因所选择的微粒载体不同,可以选择不同的骨架材料。如磁性微球可采用白蛋白、明胶、球蛋白、酶类等天然高分子化合物,也可以选用乙基纤维素、聚丙烯醛、聚乙烯、聚醋酸乙烯酯、聚丙烯酸、聚烷基氰基丙烯酸酯等合成骨架材料。其中以白蛋白磁性微球最为常用。

而磁性脂质体除了普通的脂质体骨架材料外,还需要加入脂溶性物质如油酸等,对纳米磁性物质进行改性以增加其与脂质的结合能力。

高分子纳米磁性微粒载药系统由药物、磁性物质、高分子材料 3 部分组成,结构一般有核-壳型、壳-核型、壳-核-壳型 3 种类型。常用的高分子材料有合成的聚合物和天然高分子化合物两类,如聚乙二醇(PEG)、聚乳酸(PLA)、聚氰基丙烯酸正丁酯(PBCA)、壳聚糖、羧甲基葡聚糖等。

高分子纳米磁性微粒有一个显著的特点就是可根据需要选用不同的高分子材料,携带多种具有反应活性的功能基团如—NH_2、—COOK、—OH、—CHO 等,从而连接药物、抗体、特异性配体等,在磁控作用下定位浓集,与相关受体特异性结合,更好地发挥其靶向治疗的作用。这就需要以此为依据选择不同的载体材料。

上述这些材料选择的原则是要求对人体毒性较低,尽量能在人体组织内能被逐渐地溶解或消化,同时把包裹的药物按一定速度逐渐释放。

3. 磁场的方式 一种是使用永久性磁铁,这属于体外磁场的一种。永久性磁铁使用高磁能级的稀土永磁块(多为钕铁硼永久性磁体),结构可以采用单极式、双极式。双极式指在肿瘤部位的两侧加磁极,上下磁极不同可产生不均匀磁场。

另外一种是电磁场,这也是属于体外磁场。一般使用交变磁场。磁性颗粒在交变磁场中运动导致靶部位的温度升高,称为肿瘤的热疗(hyperthermia)。热疗温度的上升与磁性粒子的浓度和施加交变磁场的时间和强度成正比,一般瘤区被加热到41℃,但当靶部位的温度 >56℃时,会导致组织坏死、凝固。由于磁性超微粒子的密度较大,有可能在未达到靶部位之前便在血管或其他正常组织处分散、沉淀,而没有聚集到靶部位,所以磁热疗不适合用于磁性超微粒子。传统的热疗方法面临的最大的难题是不能只使肿瘤部位的温度升高而正常组织的温度没有变化。

还有一种是体内磁场,是将微小的永磁铁块注入靶部位。由于制备强度高体积小的磁铁有一定难度,所以该方式应用很少。

4. 磁控靶向性试验 磁性靶向制剂的磁控靶向性试验分为体外和体内磁控靶向试验两种。

体外靶向性试验是一种体外模拟磁响应定位实验,初步考察制剂在磁导向作用下的靶向性,为体内给药试验条件提供参考。

体内磁控靶向性试验常用的方法有磁共振成像(MRI)、放射性核素示踪法、荧光标记法、X-射线血管造影术、药代动力学、组织学及相关的体内药物分析法等来进行考察。尤其是 MRI 技术,简便、直观,常用来监测药物在特定组织器官的分布。

二、栓塞靶向制剂

动脉栓塞(artery embolization)是一种通过插入动脉的导管将栓塞物输送到组织或靶器官的医疗技术。阻断靶区的血液供应,又在靶区释放药物,从而起到栓塞和靶向化疗的双重作用。其栓塞的原理是利用微粒的粒径或者液体被组织末端毛细血管截留,使载药微粒在该组织滞留,释放药物,达到治疗的目的。栓塞性微粒制剂一般较大,视栓塞部位不同,大小可由 $30 \sim 800 \mu m$ 不等。

用于动脉栓塞的药物制剂称为栓塞剂。将动脉栓塞与动脉化疗药物灌注相结合的技术,最早应用于肝癌的治疗,是指在 X-射线透视下通过插入靶动脉的导管灌注化疗药物,用栓塞剂加以栓塞,既阻断肿瘤血供,使得肿瘤缺少必要的营养供应,也增强了药物对肿瘤的杀伤力并降低了药物的系统毒性,已成为肿瘤介入治疗最重要的技术之一。微球和不规则的栓塞颗粒相比,可利用的成球材料多,是目前应用最广的栓塞剂。除微球外,还有微囊、脂质体等。

理想的可生物降解的栓塞制剂可以人为控制其降解时间,降解后血管再通,可进行多次反复栓塞治疗,能在体内相关酶作用下逐渐降解,缓慢释放药物,具有良好的生物相容性,不会引发严重的炎症反应。

临床上限制栓塞微粒技术的发展有很多因素,特别是其安全性差、混悬剂稳定性差,难以制成方便于临床给药的剂型;还受制于其自身的一些物理化学特性,如弹性大、易变性导致堵管,X-射线不透性等。

按照降解能力的不同分为可生物降解和不可生物降解微球。按形态可分为液体栓塞剂和固体栓塞剂。目前上市的可降解生物微球极少,研究比较成熟的生物可降解的栓塞微球基质主要有淀粉、明胶、白蛋白、壳聚糖。已报道的动脉栓塞微球的载体包括非生物降解的聚乙烯醇、乙基纤维素。在固体栓塞剂中聚乙烯醇(PVA)颗粒和明胶海绵是最常用的固体栓塞材料,并被美国 FDA 批准用于临床。

三、热敏靶向制剂

(一)热敏脂质体

热敏脂质体(thermo-sensitive liposomes)是通过在脂质体膜中加入热敏材料,改变脂质双层的磷脂组成,使脂质体在某些特定的物理条件下不稳定,从而在特定的靶器官释放出所携带药物而达到靶向快速释药。应用温度敏感脂质体载药结合病变部位升温来实现药物的靶向投递和药物在靶位快速释药。热敏脂质体的热靶向性是一种被动靶向。

例如可加入二棕榈酰磷脂酰胆碱(DPPC)使脂质体具有温度敏感作用。将不同比例类脂质的二棕榈酸磷脂(DP-PC)和二硬脂酸磷脂(DSPC)混合,可制得不同相变温度的脂质体。肿瘤部位加热至稍高于体温(通常 41~43℃),利用肿瘤细胞对热的敏感性抑制或杀死肿瘤细胞,它和化学治疗(化疗)有协同增效作用,即所谓的肿瘤热疗。把携带化疗药物的热敏脂质体和肿瘤热疗结合起来治疗效果会显著增强。

又例如,制备长循环热敏脂质体,既保持较好的热敏性又具有很好的长循环特征。还可以制备磁性热敏脂质体。热敏脂质体的一个现存的问题是膜材必须是相变温度约在 41℃的合成磷脂,来源较少。而多聚物热敏脂质体只需要天然磷脂即可获得相应的热敏性。

(二)热敏免疫脂质体

热敏免疫脂质体(thermosensitive immunoliposomes)是热敏脂质体膜上交联上抗体,使其具有免疫识别的功能。这使得这种脂质体同时具有物理化学靶向和主动靶向的双重作用,如将肿瘤细胞作为抗原细胞,培养对抗这种肿瘤细胞的单克隆抗体,将单克隆抗体连接到热敏脂质体表面,同时在体外进行加热控释,制成的热敏质体由于抗原抗体反应的专一性而增加了肿瘤细胞对药物的摄取。

四、pH 敏感靶向制剂

pH 敏感的靶向制剂是选择在体内特定 pH 的靶区释放药物的载体材料制备成的给药体系。一般常选用脂质体,该类脂质体通常使用对 pH 敏感的载体材料。

(一) pH 敏感的脂质体

pH 敏感脂质体(pH-sensitive liposomes)是指在低 pH 时脂肪酯羧基质子化,导致膜融合而实现细胞内靶向和控制药物释放的脂质体。这种脂质体是用含有 pH 敏感基团的脂质制备的,可在一定程度上避免网状内皮系统的清除并增加包封物转运。

pH 敏感型类脂组成的系统一般是由两种双亲性分子组成,常用磷脂酰乙醇胺、二油酰磷脂酰乙醇胺等作为对 pH 敏感的类脂,通常与含羧基的两性物质,如脂肪酸中的油酸、胆固醇的衍生物、胆固醇半琥珀酸酯、棕榈酰高半胱氨酸共同组成 pH 敏感脂质体。另外一种构建 pH 敏感脂质体的方法是在磷脂双层中插入融合蛋白或融合肽。pH 敏感脂质体的制备方法与普通脂质体的制备方法相似。不同的聚合物-类脂对 pH 的敏感性不同,其临界 pH 受到多种因素的影响,如聚合物种类、分子量、浓度及缓冲液的离子强度等。

pH 敏感脂质体能稳定存在于 pH 7.4 生理环境中,而在酸性条件下会导致脂质成分中脂肪酸的羧基质子化而引起六角晶相的形成,促进脂质体由液晶态向液态转变,从而使脂质体由稳定结构变为不稳定结构。这种特性使得 pH 敏感脂质体内吞进细胞后,随着体系环境 pH 下降而发生结构变化,导致处于不稳定结构的磷脂膜驱使 pH 敏感脂质体通过其本身或与相邻脂质体的互动从而形成新的稳定结构,这种结构的变化最终表现为脂质体的破裂或与其他脂质体的融合。生物膜的基本结构也是磷脂双分子层结构,所以 pH 敏感脂质体可以通过与生物膜的融合作用,在药物或基因片段未到达溶酶体前释放包封物质,更有效地将包封物质传递至细胞中。

基于肿瘤间质液 pH 比正常组织低,应用 pH 敏感脂质体能获得靶向治疗效果。

(二) pH 敏感口服结肠定位给药系统

pH 敏感口服结肠定位递药系统(pH-sensitive oral colon specific drug delivery system)是通过多种制剂技术使药物口服后,在胃及小肠内不释放,只有到达回盲部或结肠部位才定位释放药物的一种新型制剂。该给药系统的目的是避免口服药物在上消化道被破坏和释放,将药物直接输送到结肠,再以速释(脉冲)或缓释、控释给药,发挥局部或全身疗效。

此方法是根据胃肠道不同部位 pH 不同而设计的,结肠 pH 为 6.5~7.5。结肠是介于盲肠和直肠之间的部分,可分为升结肠、横结肠、降结肠和乙状结肠四部分。乙状结肠是多种疾病的易发区,临床上极为重视,一般也是口服结肠定位给药的部位。结肠不能主动吸收糖、氨基酸和小分子肽等物质。但其内容物在结肠内滞留的时间较长,可发挥其吸收功能,一些药物也可通过被动扩散而吸收。在结肠大量的消化酶均已失活,结肠丰富的淋巴组织为口服大分子药物特别是多肽蛋白类药物的吸收提供一条有效途径。

结肠部位由于 pH 条件温和,代谢酶少,在此部位释药可以减少胃肠道消化酶对药物的破坏作用,结肠给药可避免首过效应,提高在结肠部位吸收药物的生物利用度,改善对结肠部病变(如溃疡性结肠炎、结肠溃疡、结肠癌等)、一些传染性疾病和便秘等的治疗,尤其适用于在胃肠道上段易降解的蛋白和肽类药物的给药。

丙烯酸树脂(Eudragit S100)在 pH > 7.0 的环境中溶解,引起药物释放,所以 Eudragit S100 可以作为 pH 敏感的口服结肠定位给药系统的载体材料。其他常用的载体材料还有醋酸纤维素酞酸酯(CAP),半合成琥珀酸-壳聚糖及邻苯二甲酸-壳聚糖等。可以选用骨架片或包衣片剂、胶囊、微丸等剂型。

口服结肠定位的体外研究方法一般以 0.1mol/L HCl 模拟结肠定位制剂在胃中的情况,

pH6.8磷酸盐缓冲液模拟结肠定位制剂在小肠的情况,pH 7.2磷酸盐缓冲液模拟结肠定位制剂在结肠的情况。

目前,国内外市场上已经出现了许多依此原理设计的制剂,如5-氨基水杨酸结肠定位片、柳氮磺吡啶肠溶片、布地奈德结肠定位微丸。

药物在胃肠的转运过程中胃的排空时间在不同情况下有很大差异,但通过小肠的时间相对稳定,平均约为4小时。另外胃肠的pH除在胃中pH较低外,在小肠和结肠的pH差异较小,由于结肠细菌的作用以及在病理情况下可能出现结肠pH比小肠还低的情况,所以单纯利用时滞效应或pH差异设计的结肠靶向制剂难以达到设计的目的,可能出现药物不能到达结肠或药物根本不能释放的情况。为此,还有综合时滞效应和pH差异而设计的结肠定位制剂。如Ishibashi等制成的一种特殊胶囊即利用这一构思,胶囊外层依次包以酸溶解聚合物Eudragit E、亲水性聚合物HPMC,最外层以Eudragit L包衣,此胶囊在胃液中10小时不崩解,在pH 6.8的人工肠液中2.5小时后开始崩解,1.5小时崩解完全,即恰好到达结肠。

pH依赖型与菌群激活结合的口服结肠定位给药系统,则是在pH敏感机制上引入了酶降解,从而增强了结肠给药的稳定性和可靠性。该技术采用三层包衣结构:紧挨片芯包的是Eudragit E胃溶性聚合物,最外层是肠溶衣,中间是阻止两者可能发生相互作用的羟丙基甲基纤维素(HPMC)隔离层。该设计可以避免病理状态下pH敏感型材料过早释放。片芯中加入多糖,被结肠内的细菌降解后产生有机酸,使周围环境pH值降低,从而酸溶性包衣层溶解,药物释放出来。

（尹宗宁）

参考文献

1. RI Mahato AS Narang. Pharmaceutical Dosage Forms and Drug Delivery. Second edition, Boca Raton: Taylor & Francis Group, 2012
2. 张志荣. 靶向治疗分子基础与靶向药物设计. 北京: 科学出版社, 2005
3. Mino-Kenudson M, Chirieac LR, Law K et al. A novel, highly sensitive antibody allows for the routine detection of ALK-rearranged lung adenocarcinomas by standard immunohistochemistry. Clin Cancer Res, 2010, 6(5): 1561-1571
4. Abdulamir AS, Hafidh RR, Bakar FA, et al. Molecular detection, quantification, and isolation of Streptococcus gallolyticus bacteria colonizing colorectal tumors: inflammation driven potential of carcinogenesis via IL-1, COX-2, and IL-8. Mol Cancer, 2010, 17(9): 247-249
5. C Anthony Hunt, Roderick D, MacGregor, et al. Engineering targeted in vivo drut delivery. I. The physiological and physicochemical principles governing opportunities and limitations. Pharm Rese. 1986, 3(6): 333-344
6. Krishnaiah YS, Khan MA. Strategies of targeting oral drug delivery systems to the colon and their potential use for the treatment of colorectal cancer. Pharm Dev Technol. 2012, 17(5): 521-540
7. SH Cheng, WNLiao, LM Chen. et al. pH-controllable release using functionalized mesoporous silica nanoparticles as an oral drug delivery system. J Mater Chem. 2011, 21: 7130-7137
8. LF Lai, HX Guo. Preparation of new 5-fluorouracil-loaded zein nanoparticles for liver targeting. Int J Pharm, 2011, 404: 317-323

9. RZ Zhao, DY Shao, J Liu, et al. Liver targeting effect of vinegar-baked Radix Bupleuri on rhein in rats. J Ethnopharmacol, 2010, 132:241-248

10. SA Cryan, M Devocelle, PJ Moran, et al. Increased intracellulartargeling to airway cells using octaarginine-coated liposomes: in vitro assessment of their suitability for inhalation. Mol Pharm, 2006, 3(2):104-112

11. G Picariello, G Iacomino, G Mamone, et al. Transport across Caco-2 monolayers of peptides arising from in vitro digestion of bovine milk proteins. Food Chem. 2013, 139(1-4):203-212

12. J W Parj, K Hong, B Kirpotind, et al. Anti-HER, immunoliposomes: enhanced efficacy attributable totargeted delivery. Clin Cancer Res, 2002, 8(4):1172-1181

13. M Li, L Si, AK Rabbaa, et al. Excipients enhance intestinal absorption of ganciclovir by P-gp inhibition: assessed in vitro by everted gut sac and in situ by improved intestinal perfusion. Int J Pharm, 2011, 403:37-45

14. CJ Valduga, DC Femandes, AC loprete, et al. Use of a cholesterol-rich microemulsion that binds to low density lipoprotein receptors as vehicle for etoposide. J Pharm Pharmacol, 2003, 55(12):1615-1622

15. A Mhaka, SR Denmeade, W Yao, et al. A 5-fluorodeoxyuridine prodrug as targeted therapy for prostate cancer. Bioorg Med Chem Lett, 2002, 12(17):2459-2461

16. LH Lindner, M Hossann. Factors affecting drug release from liposomes. Curr Opin Drug Discov Devel, 2010, 13:111-123

17. von Harpe A KunathK, D Fischer, T Kissel. Galactose-PEI-DNA complexes for targeted gene delivery: degree of substitution affects complex size and transfection efficiency. J Control Release, 2003, 88:159-172

18. H Zhu, X Zhang, J Guan, et al. Pharmacokinetics and tissue distribution study of schisandrin B in rats by ultra-fast liquid chromatography with tandem mass spectrometry. J Pharm Biomed Anal, 2013, 78:136-140

19. MF Neerman. Enhancing the site-specific targeting of macromolecular anticancer drug delivery systems. Current Drug Targets, 2006, 7(2):229-235

20. GA Koning, AMM Eggermont, LH Linder, et al. Hyperthermia and thermosensitive liposomes for improved delivery of chemotherapeutic drugs to solid tumors. Pharm Res, 2010, 27:1750-1754

21. R Loffroy, B Guiu, J Cercueil, et al. Endovascular Therapeutic embolisation: An overview of occluding agents and their effects on embolised tissues. Curr Vasc Pharmacol, 2009, 7(2):250-263

第十六章 经皮递药系统

第一节 概 述

一、经皮递药系统的发展史

经皮递药系统(transdermal drug delivery system, TDDS)或经皮治疗系统(transdermal therapeutic system, TTS)是指药物以一定的速率透过皮肤经毛细血管吸收进入体循环的一类制剂。TDDS 一般系指经皮递药新剂型,即贴剂(patches),而广义的经皮递药制剂包括软膏剂(ointments)、硬膏剂(plasters)、巴布剂(cataplasms)和贴剂(patches),还有搽剂(liniments)、气雾剂(aerosols)、喷雾剂(sprays)、泡沫剂(foams)和微型海绵剂(microsponges)等,本章仅介绍贴剂。

通过皮肤表面用药治疗各类疾病可以追溯到远古。经皮给药的理念源于中国,在大约公元前 1300 年的甲骨文中就有关于中药经皮给药的文字记载。现代经皮给药系统的实施起源于美国,于 1979 年上市的第一个 TDDS 产品——东莨菪碱贴剂一经出现,就以独特优点倍受医药界的关注。由于皮肤强大的屏障作用,截至 2013 年,只有 21 种药物的 TDDS 获准使用,如表 16-1。

近年来,人们对皮肤形态学、功能及角质层屏障作用的研究取得了一定进展,从而促进了经皮给药吸收机制和透皮吸收促进剂的研究,使更多的以物理、化学、材料科学及工程学原理为基础的经皮给药促进方法在研究中得到应用。

表 16-1 国外已上市的经皮给药贴剂一览表

药物	商品名	治疗用途	作用时间	类型	批准时间
东莨菪碱	Transdermal- Scop®	晕动症	3 天	贮库型	1979
硝酸甘油	Transdermal- Nitro®	心绞痛	1 天	贮库型	1981
芬太尼	Duragesic®	癌症疼痛	3 天	贮库型	1984
雌二醇	Estraderm®	骨质疏松症	3 天	贮库型	1986
硝酸异山梨酯	Frandol Tape- S®	心绞痛	1 天	黏胶分散型	1987
可乐定	Catapres- TTS®	高血压	7 天	贮库型	1990
尼古丁	Nicoderm®	戒烟	1 天	黏胶分散型	1991
睾酮	Androderm®	雄激素缺乏综合征	1 天	贮库型	1993
雌二醇/炔诺酮	CombiPatch®	更年期综合征	7 天	黏胶分散型	1998

续表

药物	商品名	治疗用途	作用时间	类型	批准时间
妥洛特罗	Hokunalin®	哮喘	1 天	黏胶分散型	1998
利多卡因	Lidoderm®	疱疹后神经痛	12 小时	骨架型	1999
诺孕曲明/炔雌醇	Ortho Evra®	避孕	7 天	黏胶分散型	2001
丁丙诺啡	BuTrans®	癌症疼痛	7 天	黏胶分散型	2002
奥西布宁	Oxytrol®	膀胱过动症	3 天	黏胶分散型	2003
哌甲酯	Daytrana®	注意缺陷多动障碍	9 小时	黏胶分散型	2006
司来吉兰	Emsam®	严重抑郁障碍	1 天	黏胶分散型	2006
罗替高汀	Neupro®	帕金森病	1 天	黏胶分散型	2007
卡巴拉汀	Exelon®	阿尔茨海默症	1 天	黏胶分散型	2007
格拉司琼	Sancuso®	化疗引起的呕吐	7 天	黏胶分散型	2008
辣椒素	Qutenza®	带状疱疹后神经痛	1 小时	黏胶分散型	2009
比索洛尔	Bisono®	高血压	24 小时	黏胶分散型	2013

二、经皮递药系统的特点

TDDS 可实现无创伤性给药,具有超越一般给药方法的独特优点,如:①直接作用于靶部位发挥药效;②避免肝脏的首过效应和胃肠因素的干扰;③避免药物对胃肠道的副作用;④长时间维持恒定的血药浓度,避免峰谷现象,降低药物毒副反应;⑤减少给药次数,而且患者可以自主用药,特别适合于婴儿、老人及不宜口服给药的患者,提高患者的用药依从性;⑥发现副作用时,可随时中断给药。

如同其他给药途径,经皮给药亦存在一些缺点:①不适合剂量大或对皮肤产生刺激的药物;②由于起效较慢,不适合要求起效快的药物;③药物吸收的个体差异和给药部位的差异较大等。

第二节　药物经皮吸收

一、皮肤的构造及药物经皮吸收途径

(一)皮肤的构造

皮肤解剖学结构及其屏障功能的了解对于经皮吸收制剂的研究很有必要。简要地说,皮肤可被分为两层:表皮层和真皮层,如图 16-1 所示。表皮(epidermis)层的厚度大约从

0.06mm 到 0.8mm 不等,包括角质层,透明层,颗粒层,有棘层和基底层。真皮层主要由结缔组织构成,厚度约在 3~5mm 之间,与皮下组织层无明显界限。真皮中还包含大量的毛细血管,淋巴及神经丛。皮肤的附属器包括毛囊和腺体(皮脂腺及汗腺)。这些附属器由表皮的管状开口延伸到真皮。

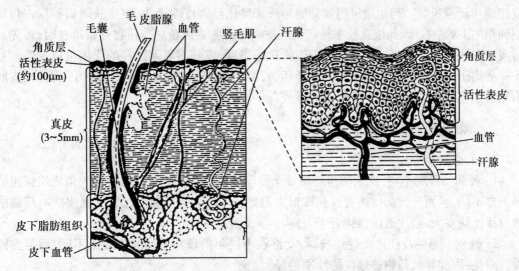

图 16-1　人体皮肤基本结构示意图

角质层(stratum corneum)是表皮的最外层,厚度约 10~15μm。它是大多数物质经皮转运的最主要屏障。角质层中的细胞间脂质主要由神经酰胺、胆固醇及脂肪酸组成,以多重薄片状双分子膜的形式存在。角质层中的蛋白质多数是由角化细胞浓缩而成的角蛋白纤维。亲脂性化合物通过角质层的转运与细胞间脂质有关(类脂或细胞间通道)。另一方面,角质层的水合状态使极性化合物和离子能够被转运,称为水性通道或极性通道。

(二)药物经皮吸收途径

药物经皮吸收进入体循环的路径有两条,即经表皮途径和经附属器途径(图 16-2)。

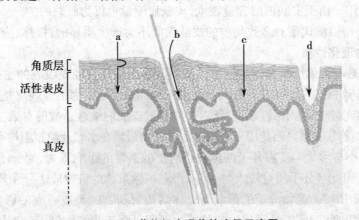

图 16-2　药物经皮吸收的途径示意图

1. 经表皮途径(transepidermal route)　是指药物透过表皮角质层进入活性表皮,扩散至真皮被毛细血管吸收进入体循环的途径。此途径是药物经皮吸收的主要途径。经表皮途径又分为细胞途径(transcellular route)和细胞间质途径(intercellular route),前者系指药物穿过角质细胞达到活性表皮,而后者系指药物通过角质细胞间类脂双分子层到活性表皮。由于药物通过细胞途径时经多次亲水/亲脂环境的分配过程,所以药物的跨细胞途径占极小的一部分。药物分子主要通过细胞间质途径进入活性表皮,继而吸收入体循环。

2. 经附属器途径(appendageal route)　另一条途径是经附属器途径,即药物通过毛囊、皮脂腺和汗腺吸收。药物通过附属器的穿透速度比经表皮途径快,但皮肤附属器仅占角质层面积的1%左右,因此该途径不是药物经皮吸收的主要途径。当药物开始透过时,首先通过皮肤附属器途径吸收。当药物经皮吸收达稳态后,皮肤附属器途径的作用可以忽略。对于一些离子型药物或极性较强的大分子药物,由于难以通过富含类脂的角质层,因此经皮肤附属器途径就成为其透过皮肤的主要途径。

二、影响药物经皮吸收的因素

(一)生理因素

1. 种属　种属不同,皮肤的角质层或全皮厚度、毛孔数、汗腺数以及构成角质层脂质的种类亦不同,从而导致药物透过性存在很大差异。一般认为家兔、大鼠、豚鼠皮肤对药物的透过性比猪皮大,猪皮透过性接近于人皮。

2. 性别　男性皮肤比女性皮肤厚;女性在不同年龄段角质层脂质含量不同,而男性则没有变化;因此导致药物透过性的性别差异。

3. 年龄　不同年龄皮肤角质层中的含水量、血流量不同。成熟新生儿的皮肤透过性与成人相当;老年人皮肤通透性显著小于青年人。

4. 部位　人体不同部位皮肤的角质层的厚度和细胞个数、皮肤附属器数量、脂质组成以及皮肤血流不同,因而对药物的透过性也不同。

5. 皮肤状态　由于受到机械、物理、化学等损伤,皮肤结构被破坏时,会不同程度地降低角质层的屏障作用,致使药物对皮肤透过性明显增大。烫伤的皮肤角质层被破坏,药物很容易被吸收。皮肤水化后,引起组织软化、膨胀、结构致密程度降低,致使药物透过量增加。

6. 皮肤温度　随着皮肤温度的升高,使药物的透过速度也升高。

7. 代谢作用　由于皮肤内酶含量很低,皮肤血流量也仅为肝脏的7%,并且经皮吸收制剂的面积很小,所以酶代谢对多数药物的皮肤吸收不会产生明显的首过效应。

(二)药物理化性质

1. 分配系数与溶解度　药物的油水分配系数是影响药物经皮吸收的主要的因素之一。脂溶性适宜的药物易通过角质层,进入活性表皮继而被吸收。因活性表皮是水性组织,脂溶性太大的药物难以分配进入活性表皮,所以药物穿过皮肤的通透系数的对数与油水分配系数的对数往往呈抛物线关系。因此用于经皮吸收的药物最好在水相及油相中均有较大溶解度。

2. 分子大小与形状　药物分子的体积小对扩散系数的影响不大,而分子体积与分子质量有线性关系,因此当分子质量较大时,显示出对扩散系数的负效应。分子质量大于500的物质较难透过角质层。药物分子的形状与立体结构对药物的经皮吸收的影响也很大,线性分子通过角质细胞间类脂双分子层结构的能力要明显强于非线性分子。

3. pK_a　很多药物是有机弱酸或有机弱碱,它们以分子型存在时有较大的透过性,而离子型药物难以通过皮肤。表皮内 pH 为 4.2~5.6,真皮内 pH 为 7.4 左右。经皮吸收过程中药物溶解在皮肤表皮的液体中,可能发生解离。因此根据药物的 pK_a 调节 TDDS 介质的pH,使药物离子型转化为非离子型,有利于提高药物的透过量。

4. 熔点 一般情况下,低熔点药物易于透过皮肤,这是因为低熔点的药物晶格能较小,在介质(或基质)中的热力学活度较大。

5. 分子结构 药物分子具有氢键供体或受体,会和角质层的类脂形成氢键,这对药物经皮吸收起负效应。药物分子具有手性,其左旋体和右旋体显示不同的经皮透过性。

(三)剂型因素

1. 剂型 剂型能够影响药物的释放性能,进而影响药物的经皮吸收。药物从制剂中释放越快,越有利于经皮吸收。一般半固体制剂中药物的释放较快,骨架型贴剂中药物的释放较慢。

2. 基质 药物与基质的亲和力不同,会影响药物在基质和皮肤间的分配。一般基质和药物亲和力不应太大,否则药物难以从基质中释放并转移到皮肤。基质和药物的亲和力也不能太弱,否则载药量无法达到设计要求。

3. pH 给药系统内的 pH 能影响有机酸或有机碱类药物的解离程度,因为离子型药物的透过系数小,而分子型药物的透过系数大,因而影响药物的经皮吸收。

4. 药物浓度与给药面积 大部分药物的稳态透过量与膜两侧的浓度梯度成正比,因此基质中药物浓度越大,药物经皮吸收量越大。但当浓度超过一定范围,吸收量不再增加。给药面积越大,经皮吸收的量亦越大,因此一般贴剂都有几种规格,但面积太大,则患者的用药依从性差,实际经验证明,贴剂面积不宜超过 $60cm^2$。

5. 透皮吸收促进剂 一般制剂中添加透皮吸收促进剂,以提高药物的吸收速率,这有利于减少给药面积和时滞。促进剂的添加量对促透效果也有影响,添加量过小,起不到促进作用;添加量过多,则会对皮肤会产生刺激性。

三、药物经皮吸收的促进方法

皮肤是人体的天然屏障,阻碍药物进入体内。即使是有效剂量较低的一些药物,经皮透过速率也难以满足治疗需要,已成为 TDDS 开发的最大障碍。如何保证足够量的药物透过皮肤进入体内达到治疗剂量,是目前 TDDS 研究的重点。目前常用的促透方法包括:化学方法、物理方法和药剂学方法等。

(一)化学方法

常用的化学促透方法包括应用透皮吸收促进剂和离子对。

1. 透皮吸收促进剂(percutaneous penetration enhancers) 是增强药物经皮透过性的一类物质。透皮吸收促进剂的应用是改善药物经皮吸收的首选方法。至今,已开发了包括水、醇类、亚砜类、氮酮及其同系物、吡咯酮类、脂肪酸及酯类、表面活性剂类、萜类、环糊精类等在内的 200 余种的透皮吸收促进剂。下面仅介绍目前在临床上常用的几种透皮吸收促进剂。

(1)月桂氮䓬酮:月桂氮䓬酮是强亲脂性物质,其油水分配系数为 6.21,常用浓度为 1%~5%,促透作用起效缓慢。月桂氮䓬酮常与极性溶剂丙二醇合用,产生协同作用。

(2)油酸:反式构型不饱和脂肪酸具有很强的打乱双分子层脂质有序排列的作用。油酸常与丙二醇合用产生协同作用,常用浓度小于 10%,浓度超过 20% 会引起皮肤红斑和水肿。

(3)肉豆蔻酸异丙酯:刺激性小,具有很好的皮肤相容性。肉豆蔻酸异丙酯与其他促进剂合用产生协同作用,如肉豆蔻酸异丙酯和 N-甲基吡咯烷酮合用可以大大降低起效浓度,减少毒性。

（4）N-甲基吡咯烷酮：具有较广泛的促透作用，对极性、半极性和非极性药物均有一定的促透作用。N-甲基吡咯烷酮具有用量低、毒性小、促进作用强等特点，但对人体皮肤会引起红斑和其他刺激，因而使其应用受到一定限制。

（5）醇类：低级醇类可以增加药物的溶解度，改善其在组织中的溶解性，促进药物的经皮透过。在外用制剂中，常用丙二醇作保湿剂，乙醇作为药物溶剂。

（6）薄荷醇：具有清凉和止痛作用，具有起效快、毒副作用小等优点，常与丙二醇合用产生协同作用。

（7）二甲亚砜：二甲亚砜可被皮肤吸收，促透作用需要高浓度，对皮肤产生较严重的刺激性，因此其使用受到限制。

（8）表面活性剂：阳离子表面活性剂的促透作用优于阴离子和非离子表面活性剂，但对皮肤产生刺激作用，因此一般选择非离子表面活性剂。常用的表面活性剂有蔗糖脂肪酸酯类、聚氧乙烯脂肪醇醚类和失水山梨醇脂肪酸酯类等。

2. 离子对　离子型药物难以透过角质层，通过加入与药物带有相反电荷的物质，形成离子对（ion pairs），使之容易分配进入角质层类脂。当它们扩散到水性的活性表皮内，解离成带电荷的分子继续扩散到真皮。如双氯芬酸、氟比洛芬等强脂溶性药物与有机胺形成离子对后，可显著增加其经皮透过量。

（二）物理方法

透皮吸收促进剂在 TDDS 的开发中，在减少贴剂的使用面积方面起到了积极作用，但是未能扩大 TDDS 候选药物范围。近年来，通过物理方法促进药物经皮吸收受到越来越多的关注。物理促透技术有效地扩大了可用于经皮给药的药物范围，特别是蛋白质类和肽类药物。物理促透方法可以通过控制外部能量，达到精密控制经皮吸收的目的。物理促透法包括离子导入（iontophoresis）、电致孔（electroporation）、超声导入（sonophoresis）、微针（microneedles）、无针注射递药系统（needle-free drug delivery system）等。本章仅介绍离子导入、超声导入及微针技术。

1. 离子导入　离子导入是利用电流将离子型药物经由电极定位导入皮肤，进入局部组织或血液循环的一种生物物理方法，其原理如图 16-3 所示。药物离子从基质中通过皮肤进入组织，阳离子在阳极，阴离子在阴极通过静电排斥作用进入皮肤。药物的透过量与电流强度成正比，但从安全角度考虑，临床上电流强度应控制在 $0.5 mA/cm^2$ 以下。离子导入经皮给药系统适用于离子型和大分子多肽类药物的经皮给药；可通过调节电流的大小来控制药物经皮导入的速率。除电流强度之外影响离子导入的因素还有电场持续时间、介质的 pH、药物解离性质和电极等。

2. 超声导入　利用具有高能量和高穿透率的超声波促进药物经皮透过的方法称之为超声导入。超声波的促透作用可能与空化效应（cavitation）、热效应以及声微流效应（acoustic microstreaming）有关（图 16-4），其中空化效应是主要因素。由低频超声波引起的促透作用取决于频率、能量密度、药物性质和应用程序等因素。超声导入与化学促进剂相比安全性高，超声停止后皮肤屏障功能恢复更快；与直流电离子导入相比选用药物范围广，不限于电离型和水溶性药物，透药深度更深，无电刺激现象，更适合于生物大分子药物。

3. 微针　微针可以定义为高 10～2000μm、宽 10～50μm 的针，刚好能穿破表皮。微针分实心和空心两种，其中空心微针阵列具有注射器与经皮给药贴剂的双重优点，适用于液态和治疗剂量要求更大的药物，特别适合核酸类、多肽类、蛋白疫苗等生物技术药物的给药。

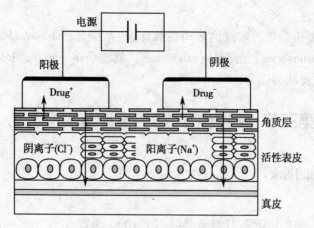

图 16-3　离子导入原理示意图

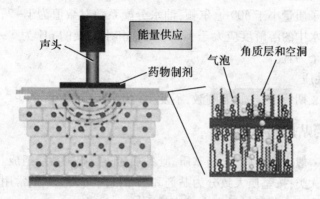

图 16-4　超声波促透机制示意图

微针介导的经皮吸收促进机制是通过微针的穿刺作用对皮肤角质层造成轻度的物理损伤。通过微针的机械作用,皮肤角质层上形成直径为微米级的空洞,并在微针移走后仍然存在,从而实现导入药物。近年开发了微针装置 Macroflux®(图 16-5),人生长激素经 Macroflux® 给药后,血药浓度达峰时间为 30 分钟(皮下注射为 45~60 分钟),生物利用度高达 50%(皮下注射为 65%)。

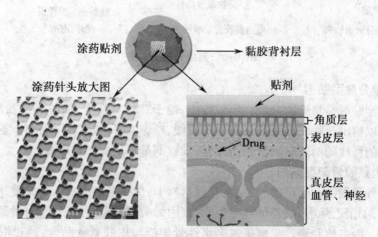

图 16-5　Macroflux® 贴剂结构和作用原理示意图

（三）药剂学方法

药剂学方法主要借助于微米或纳米药物载体，包括微乳（microemulsion）、脂质体（liposomes）、传递体（transfersomes）、醇脂体（ethosomes）、囊泡（niosomes）、纳米粒（nanoparticles）等，以改善药物透过皮肤的能力。

第三节　经皮给药贴剂设计与生产工艺

一、选择药物的原则

（一）剂量

药物剂量要小、药理作用强，日剂量最好小于 10mg 为宜。

（二）物理化学性质

药物的相对分子质量小于 500 道尔顿；油水分配系数对数值为 1~2；熔点小于 200℃；药物在液状石蜡与水中的溶解度应大于 1mg/ml；饱和水溶液的 pH 为 5~9；分子中的氢键受体或供体小于 2 个为宜。

（三）生物学性质

药物的生物半衰期短，对皮肤无刺激，不发生过敏反应。

二、经皮递药贴剂的种类

经皮给药贴剂一般由背衬膜、含药基质、胶黏剂和防黏层等数层组成。按其结构可分为储库型和骨架型两大类；按基质大致分为贴剂和巴布剂两大类。贴剂常用压敏胶作为基质，而巴布剂则常用水溶性高分子材料作为载药基质。

贴剂可分为三种，即黏胶分散型（drug in adhesive）、周边黏胶骨架型（drug in matrix with peripheral adhesive）、储库型（drug in reservoir）（图 16-6）。

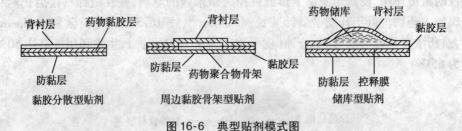

图 16-6　典型贴剂模式图

（一）黏胶分散型贴剂

黏胶分散型贴剂是将药物分散在压敏胶中，铺于背衬材料上，加防黏层而成，与皮肤接触的表面都可以输出药物。该系统具有生产方便、顺应性好、成本低等特点。这种系统的不足之处是药物的释放随给药时间延长而减慢，导致剂量不足而影响疗效。

（二）周边黏胶骨架型贴剂

在含药的骨架周围涂上压敏胶，贴在背衬材料上，加防黏层即成。通常使用亲水性聚合物材料作骨架，如聚乙烯醇、聚乙烯吡咯烷酮、聚丙烯酸酯和聚丙烯酰胺等；骨架中还含有一些润湿剂，如水、丙二醇和聚乙二醇等。亲水性骨架能与皮肤紧密贴合，通过润湿皮肤促进药物吸收。这类系统的药物释放速率受骨架组成与药物浓度影响。

(三) 储库型贴剂

储库型贴剂是利用高分子包裹材料将药物和透皮吸收促进剂包裹成储库,主要利用包裹材料的性质控制药物的释放速率。一般由背衬膜、药物储库、控释膜、黏胶层、保护膜组成。药物分散或溶解在半固体基质中组成药物储库。该系统在控释膜表面涂加一定剂量的药物作为冲击剂量,缩短用药后的时滞。如果该系统控释膜因某种原因损坏,会造成大量药物释放,引发严重毒副反应,甚至死亡。储库型贴剂生产工艺复杂,顺应性较差,贴剂面积较大。

三、经皮递药贴剂的辅助材料

(一) 压敏胶

压敏胶(pressure-sensitive adhesive,PSA)是对压力敏感的胶黏剂,它是一类无需借助溶剂、热或其他手段,只需施加轻度指压,即可与被黏物牢固黏合的胶黏剂。压敏胶在经皮递药系统中起着多重作用:①使贴剂与皮肤紧密贴合;②作为药物贮库或载体材料;③调节药物的释放速度等。作为药用辅料的压敏胶应具有良好的生物相容性,对皮肤无刺激性,不引起过敏反应,具有足够的黏附力和内聚强度,化学稳定性良好,对温度和湿气稳定,且有能黏结不同类型的皮肤的适应性,能容纳一定量的药物与经皮吸收促进剂而不影响化学稳定性和黏附力。经皮吸收制剂中常用的压敏胶有如下几类:

1. 聚丙烯酸酯压敏胶(polyacrylic PSA)　聚丙烯酸酯压敏胶是以丙烯酸高级酯(碳数4~8)为主成分,配合其他丙烯酸类单体共聚制得。丙烯酸酯压敏胶在常温下具有优良的压敏性和黏合性,不需加入增黏剂、抗氧化剂等,很少引起过敏反应和刺激,同时又具有优良的耐老化性、耐光性和耐水性,长期贮放压敏性能不会明显下降。

2. 聚异丁烯压敏胶(polyisobutylene PSA)　聚异丁烯为一种自身具有黏性的合成橡胶,系由异丁烯在三氯化铝催化下聚合而得的均聚物。聚异丁烯较长的碳氢主链上,仅在端基含不饱和键,反应部位相对较少,故本品非常稳定,耐候性、耐热性及抗老化性良好,但对水的通透性很低。聚异丁烯压敏胶多由生产厂家自行配制,可以采用不同配比的高、低分子量聚异丁烯为原料,通常添加适当的增黏剂、增塑剂、填料、软化剂和稳定剂等。

3. 硅酮压敏胶(silicone PSA)　硅酮压敏胶是低黏度聚二甲基硅氧烷与硅树脂经缩聚反应形成的聚合物。硅酮压敏胶具有耐热氧化性、耐低温、疏水性和内聚强度较低等特点。硅酮压敏胶的软化点较接近于皮肤温度,故在正常体温下具有较好的流动性、柔软性以及黏附性。

4. 热熔压敏胶　苯乙烯-异戊二烯-苯乙烯嵌段共聚物(styrene-isoprene-styrene,SIS)可以作为热熔压敏胶(hot-melt PSA)的原料。加热到100℃左右时,SIS呈热可塑性。采用热熔压敏胶时,在贴剂的生产过程中不需有机溶剂和干燥设备,贴剂表面不出现气泡,生产过程安全、节能、环保。SIS热熔压敏胶与皮肤的黏附性好,与药物混合性好,过敏性和刺激性低于天然橡胶。

5. 水凝胶型压敏胶　水凝胶型贴剂(巴布剂)的压敏胶基质组成很复杂,包括凝胶骨架成分、增黏剂、填充剂、保湿剂、成膜剂和水等,交联型水凝胶型贴剂还需添加适当的交联剂和交联调节剂。由于含水量较高,通常需添加适当的抑菌剂。凝胶骨架成分和增黏剂为亲水性高分子材料,是主要的黏附材料。最常用的凝胶骨架成分和增黏剂为聚丙烯酸及其钠盐。

（二）系统组件材料

1. **背衬材料**　一般采用着色的铝-聚酯膜、聚乙烯、聚酯-聚乙烯复合膜、着色的聚乙烯-铝-聚酯/乙烯-乙酸乙烯复合膜、多层聚酯膜、聚酯-乙烯醋酸乙烯（ethylene vinyl acetate,EVA）复合膜、无纺布、弹力布等。

2. **控释膜**　一般采用多孔聚丙烯膜、EVA 复合膜、聚乙烯膜、多孔聚乙烯膜等。

3. **骨架和储库材料**　一般采用压敏胶、EVA、胶态二氧化硅、肉豆蔻酸异丙酯、月桂酸甘油酯、月桂酸甲酯、油酸乙酯、羟丙甲纤维素、轻质液状石蜡、乙醇、乳糖、硅油、聚乙二醇、卡波姆、甘油等。

4. **防黏层材料**　一般采用硅化聚酯薄膜、氟聚合物涂覆聚酯薄膜、铝箔-硅纸复合物、硅化铝箔、硅纸等。

四、经皮递药贴剂的生产工艺

TDDS 的类型与结构不同,其生产工艺也不同,下面介绍已上市两大类型贴剂的生产工艺。

（一）黏胶分散型贴剂生产工艺

生产工艺流程如图 16-7 所示。黏胶分散型贴剂涂布设备如图 16-8 所示。

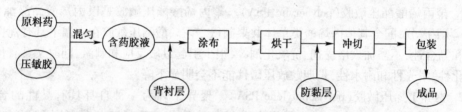

图 16-7　黏胶分散型贴剂的生产工艺流程图

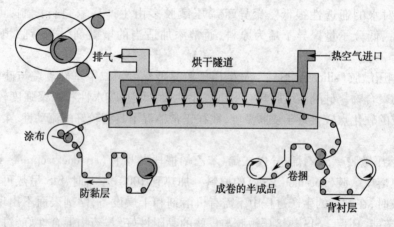

图 16-8　黏胶分散型贴剂涂布机示意图

（二）贮库型贴剂生产工艺

生产工艺流程如图 16-9 所示。

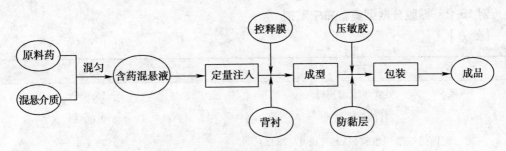

图 16-9　储库型贴剂的生产工艺流程图

五、经皮递药贴剂的典型处方分析

例 16-1　储库型芬太尼贴剂

【处方】

储库层：

原料	用量
芬太尼	14.7mg/g
乙醇	30%
水	适量
羟乙基纤维素	2.0%
甲苯	适量

背衬层：复合膜；

限速膜：乙烯-醋酸乙烯共聚物；

压敏胶层：聚硅氧烷压敏胶；

防黏层：硅化纸。

【制备】　将芬太尼加入到 95% 乙醇中，搅拌使药物溶解。向芬太尼乙醇溶液中加入足够量的纯化水，制得含有 14.7mg/g 芬太尼的 30% 乙醇-水溶液。将 2% 羟乙基纤维素缓慢加入到上述溶液中，并不断搅拌，直至形成光滑的凝胶。在聚酯膜上展开聚硅氧烷压敏胶溶液，并挥发溶剂，得到 0.05mm 厚的压敏胶层。将 0.05mm 厚的乙烯-醋酸乙烯共聚物（醋酸乙烯含量为 9%）限速膜层压在压敏胶层上。背衬层是由聚乙烯、铝、聚酯、乙烯-醋酸乙烯共聚物组成的多层结构复合膜。使用旋转热封机将含药凝胶封装到背衬层和限速膜/压敏胶层之间，并使得每平方厘米面积上含有 15mg 凝胶，然后切割成规定尺寸的单个贴剂，注意切割封装要迅速，以防止乙醇泄漏。该贴剂需要平衡至少两个星期，使得药物和乙醇在限速膜和压敏胶层中达到平衡浓度。

【注解】　1. 芬太尼的正辛醇/水分配系数为 860，分子量是 336.46，熔点为 84℃，对皮肤刺激性小，非常适合制成透皮贴剂。

2. 经过平衡时间后，药物储库中将不存在过量药物，储库中的药物浓度下降至 8.8mg/g（芬太尼在 30% 乙醇中的饱和浓度）。

例 16-2   黏胶分散型奥昔布宁贴剂

【处方】

原料	用量
奥昔布宁游离碱	15.4%
甘油三醋酸酯	9.00%
聚丙烯酸酯压敏胶(Duro Tak 87-2888)	75.6%

【制备】 将奥昔布宁游离碱、甘油三醋酸酯和 Duro Tak 87-2888 聚丙烯酸酯黏合剂混合到均匀的溶液中,并采用两用区涂覆/干燥/层压烘箱以 6mg/cm² (干重)的涂覆率涂覆到用硅酮处理的聚酯防黏衬底上得到奥昔布宁黏性基体。随后将厚度为 15μm 的聚乙烯背衬膜层压到含有奥昔布宁的黏性基体的干燥黏性表面上,冲切,得到尺寸范围为 13~39cm² 不同规格的贴剂。

【注解】   1. 该贴剂可贴在腹部、髋部或臀部,每周用药两次,每天经皮肤持续释放 3.9mg 药物入血。奥昔布宁经皮给药制剂可克服口服制剂及膀胱给药的不足和局限性,减少不良反应的发生频率和严重程度。

2. 甘油三醋酸酯是促透剂,对 pK_a 约为 8 或更大的碱性药物或其加酸成盐后的药物具有经皮吸收促进剂作用。奥昔布宁的 pK_a 值为 10.3,经研究表明,甘油三醋酸酯是奥昔布宁的优良透皮促进剂,而熟知的促进剂,如脱水山梨醇单油酸酯、N-甲基吡咯烷酮、月桂醇、肉豆蔻酸异丙酯或单油酸甘油酯,没有一种能够增加基质系统中奥昔布宁游离碱的经皮肤吸收量。

第四节   经皮递药贴剂的质量控制

一、体外评价方法

体外经皮透过性研究的目的是预测药物经皮吸收特性,揭示经皮吸收的影响因素,为处方设计、选择经皮吸收促进剂及压敏胶提供实验依据。

体外经皮吸收研究通常是将剥离的皮肤或高分子材料膜夹在扩散池中,药物给予皮肤角质层一侧,在一定的时间间隔测定皮肤另一侧接受介质中的药物浓度,解析药物经皮透过动力学,求算药物经皮透过的稳态速率、扩散系数、透过系数、时滞等参数。

(一)试验装置

体外经皮吸收试验一般采用扩散池,根据研究目的可以选用不同类型的扩散池。常用的扩散池由供给池(donor cell)和接受池(receptor cell)组成,分为卧式和立式两种(如图 16-10),前者主要用于药物溶液的经皮透过的基本性质的研究,而后者主要用于贴剂、软膏剂、凝胶剂等制剂的体外透过性的研究。接受池应有很好的搅拌装置,避免在皮肤表面存在扩散边界层,一般采用星形搅拌子和磁力搅拌。

(二)离体皮肤的制备及保管方法

体外经皮透过试验用皮肤,以取自临床上给药部位的离体人皮为佳。但人体皮肤不但不易得到,而且很难使条件保持一致,因此常需用动物皮肤代替。一般认为兔、大鼠和豚鼠

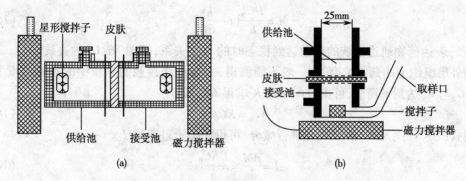

图 16-10 经皮吸收实验用卧式(a)和立式(b)双室扩散池

等皮肤透过性大于人体皮肤,而乳猪和猴的皮肤与人体皮肤的透过性相近。

有毛动物的皮肤用前需去毛,否则影响制剂与皮肤的接触效果,带来实验误差。通常采用宠物剪毛器剪去毛发后进一步用电剃须刀处理短毛发。药理试验中常用的硫化钠溶液等脱毛剂具有较强的碱性,会破坏皮肤角质层,改变皮肤对药物的透过性,故经皮通透试验一般不推荐使用脱毛剂。

经皮透过试验最好采用新鲜皮肤,然而常需要保存部分皮肤供后期试验使用。一般真空封闭包装后在 -70℃ 下保存,且最好在一个月内使用。

(三)接受液的选择

在体药物经皮吸收能很快被皮肤血流移去,形成漏槽条件(sink condition),因此体外试验时接受液应满足漏槽条件。接受液应有适宜的 pH(7.2 ~ 7.3)和一定的渗透压。常用的接受液有生理盐水、等渗磷酸盐缓冲液等。对于一些脂溶性强的药物,如油水分配系数大于 1000 的药物,由于它们在水中溶解度小,为了满足漏槽条件,可在接受液中加入醇类和非离子表面活性剂等,其中 20% ~ 40% 聚乙二醇-400 生理盐水较为常用。接受液中的气泡会影响药物透过,因此接受液需要预先脱气处理。

(四)温度的控制

为了减少药物经皮透过试验的误差,必须控制试验温度。一般扩散池夹层水浴温度应接近于皮肤表面温度 32℃。

(五)数据处理

在药物经皮透过试验中,为了描述药物透过特性,需要从累积通透量-时间数据中求算出特征参数。常用的参数有药物稳态透过速率(flux, J_s)、扩散系数(diffusion coefficient, D)、经皮透过系数(permeation coefficient, P)与时滞(lag time, t_L)。一般认为药物透过是一个被动扩散过程,常用 Fick 扩散定律描述。

若给予皮肤表面的药物是饱和系统,扩散过程中药物浓度保持不变,将皮肤看作一个均质膜,则药物累积经皮透过量 M 与时间 t 的关系为:

$$M = \frac{DC_0't}{h} - \frac{hC_0'}{6} - \frac{2hC_0'}{\pi^2}\sum_{n=1}^{\infty}\frac{(-1)^n}{n^2}\exp\left(-\frac{Dn^2\pi^2t}{h^2}\right) \tag{16-1}$$

式中,D—药物在皮肤中的扩散系数,cm^2/s;C_0'—皮肤最外层组织中的药物浓度;h—皮肤厚度;n—从 1 到 ∞ 的整数,根据计算精度而定。从该式中可见 M-t 关系是条曲线,如图 16-11 所示。当时间充分大时,式(16-1)的右边第三项可以忽略,则:

$$M = \frac{DC_0'}{h}(t - \frac{h^2}{6D}) \qquad (16\text{-}2)$$

式(16-2)表达药物通过皮肤的扩散达到稳态时的 $M\text{-}t$ 关系,即图 16-11 的直线部分。由于皮肤最外层组织中的药物浓度 C_0' 一般不能测得,而与皮肤接触的介质中的药物浓度 C_0 可知,当 C_0' 与 C_0 达到平衡后,可由分配系数 K 求得 C_0',即:

$$C_0' = KC_0 \qquad (16\text{-}3)$$

将式(16-3)代入式(16-2),并进行微分,可得稳态透过速率 J。

$$J = \frac{\mathrm{d}M}{\mathrm{d}t} = \frac{DKC_0}{h} \qquad (16\text{-}4)$$

J 就是药物累积透过量-时间曲线的直线部分的斜率。式(16-4)中的 DK/h 称作通透系数 P,单位是 cm/s 或 cm/h,它表示透过速率与药物浓度之间的关系,即:

$$J = PC_0 \qquad (16\text{-}5)$$

如果皮肤内表面所接触的不是"漏槽",则透过速率与皮肤两侧的浓度差 ΔC 成正比,即:

$$J = P\Delta C \qquad (16\text{-}6)$$

图 16-11 中曲线的直线部分延伸与时间轴相交,得截距,即 $M = 0$ 的时间,称为时滞 t_L。

$$t_L = \frac{h^2}{6D} \qquad (16\text{-}7)$$

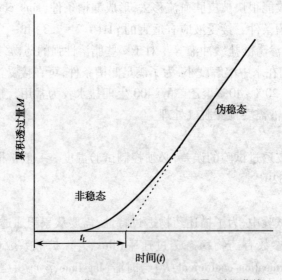

图 16-11   药物经皮透过累积透过量-时间曲线

二、体内药物动力学评价方法

经皮给药制剂的生物利用度 F 测定方法有血药法、尿药法和血药加尿药法,这里仅介绍血药法。

血药法是对受试者分别给予经皮给药制剂和静脉注射剂,测定相应血药浓度,根据血药浓度-时间曲线求算的 AUC 计算生物利用度。

$$经皮吸收量 = CL \cdot AUC_{\text{TDDS}} \qquad (16\text{-}8)$$

式中,AUC_{TDDS}是经皮给药后测得的血药浓度-时间曲线下面积;CL 为药物的总清除率,它由静脉注射一个剂量 D_{iv} 后测得的 AUC_{iv} 计算。

$$CL = \frac{D_{iv}}{AUC_{iv}} \tag{16-9}$$

$$F = \frac{CL \cdot AUC_{TDDS}}{D_{TDDS}} = \frac{AUC_{TDDS}}{D_{TDDS}} \cdot \frac{D_{iv}}{AUC_{iv}} \tag{16-10}$$

式中,D_{TDDS} 为经皮给药制剂的剂量。

三、贴剂的质量要求

1. 外观　贴剂外观应完整光洁,有均一的应用面积,冲切口应光滑,无锋利的边缘。

2. 残留溶剂含量测定　使用有机溶剂涂布的贴剂应按照残留溶剂测定方法(《中国药典》2010 年版附录 XIII P)检查,应符合规定。

3. 黏附力测定　贴剂为贴覆于皮肤表面的制剂,首先要求对皮肤具有足够的黏附力,以利于将药物通过皮肤输送到体内循环系统中。通常贴剂的压敏胶与皮肤作用的黏附力可用三个指标来衡量,即初黏力、持黏力及剥离强度。

初黏力表示压敏胶与皮肤轻轻地快速接触时表现出对皮肤的黏接能力,即通常所谓的手感黏性;持黏力表示压敏胶内聚力的大小,即压敏胶抵抗持久性剪切外力所引起蠕变破坏的能力;剥离强度表示压敏胶黏结力的大小。《中国药典》2010 年版收载了经皮给药贴剂的黏附力测定方法(附录 XJ)。

4. 释放度测定　贴剂按照释放度测定方法(《中国药典》2010 年版附录 XD 第三法)测定,应符合规定。

5. 含量均匀度测定　贴剂按照含量均匀度测定方法(《中国药典》2010 年版附录 XE)测定,应符合规定。

6. 微生物限度　除另有规定外,按照微生物限度检查法(《中国药典》2010 年版附录 XI J)检查,应符合规定。

(方　亮)

参 考 文 献

1. 崔福德. 药剂学. 第 7 版,北京:人民卫生出版社,2011
2. 森本雍憲. 図解薬剤学. 改訂 3 版,東京:南山堂,2003
3. 郑俊民. 经皮给药新剂型. 北京:人民卫生出版社,2006
4. 梁秉文. 中药经皮给药制剂技术. 北京:化学工业出版社,2006
5. 長井恒司. ドラッグデリバリーシステムの新展開—究極の薬物治療をめざして—. 東京:シーエムシー出版,2004
6. Eric W Smith and Howard I Maibach. Percutaneous Penetration Enhancers. Second Edition, Taylor & Francis, New York:2006
7. Richard H Guy and Jonathan Hadgrafut. Transdermal Drug Delivery. Second Edition, New York:Marcel Dekker, Inc,2003
8. Adrian Williams. Transdermal and Topical Drug Delivery. London:Pharmaceutical Press,2003

9. Kenneth A Walters. Dermatological and Transdermal Formulations. Marcel Dekker, Inc, New York: 2002

10. Heather AE Benson, Adam C Watkinson. Transdermal and Topical Drug Delivery: Principles and Practice. New York: John Wiley & Sons, Inc. , 2012

11. X Ma, L Fang, JP Guo, NX Zhao, ZG He. Effect of counter-ions and penetration enhancers on the skin permeation of flurbiprofen. *J Pharm Sci*, 2010, 99: 1826-1837

12. T Tanner and R Marks. Delivering drugs by the transdermal route: review and comment. *Skin Res Technol*, 2008, 14: 249-260

13. Paolo U. Giacomoni, Thomas Mammone, Matthew Teri. Gender-linked differences in human skin. *J Dermatol Sci*, 2009, 55: 144-149

14. 国家药典委员会.《中国药典》2010 年版二部. 北京: 中国医药科技出版社, 2010

第十七章　黏膜递药系统

对于发挥全身作用而言,口服是最适宜的给药途径。但很多药物口服给药时会在胃肠道中降解或有严重的肝脏首过效应。利用人体腔道的可吸收黏膜递药,如口腔黏膜、肺黏膜、眼黏膜、鼻黏膜、直肠黏膜、阴道黏膜,可有效避免药物的首过效应,实现药物的定位给药或发挥全身治疗作用,在降低药物副作用的同时提高药物的治疗效果。直肠黏膜递药在栓剂章节中已有阐述,本章重点介绍口腔黏膜、肺黏膜、眼黏膜、鼻黏膜、阴道黏膜在药物递送中的应用。

第一节　口腔黏膜递药系统

口腔黏膜递药系统(buccal and sublingual drug delivery system)是指药物经口腔黏膜吸收后发挥局部或全身治疗作用。口腔黏膜给药可以分为三类:舌下黏膜给药、颊黏膜给药和局部给药。与传统的口服给药相比,口腔黏膜给药方便且可随时停止,尤其适用于小儿和吞咽困难的患者或在缺水条件下的患者服用。自1874年Sobrero报道了硝酸甘油口腔黏膜吸收以来,该给药方式发展迅速,已广泛用于心血管药物、止痛剂、镇静剂、止吐剂、激素、糖尿病药物等各类药物,部分已上市口腔黏膜给药制剂见表17-1。

表17-1　部分已上市的口腔黏膜给药制剂

商品名	活性成分	剂型	公司	用途
Buccastem®	丙氯拉嗪	片剂	Reckitt Benkiser Plc	镇静
Striant™	睾酮	片剂	Columbia Laboratories, Inc.	睾酮替代治疗
Nitrogard®	硝酸甘油	片剂	Forest Laboratories	心绞痛
Fentora™	芬太尼	片剂	Cephalon, Inc.	镇痛
Actiq®	芬太尼	锭剂	Teva Pharmaceuticals	镇痛
Onsolis®	芬太尼	膜剂	Meda Pharmaceuticals Inc.	镇痛
Oral-lyn™	胰岛素	喷雾剂	Generex Biotechnology	1型和2型糖尿病
Glytrin®	硝酸甘油	喷雾剂	Multiple international companies	心绞痛
Periogard®	氯己定	漱口剂	Procter and Gamble	牙龈炎
Decadron®	地塞米松	漱口剂	G&W Laboratories, Inc.	口腔炎症性疾病
Aphthasol®	氨来占诺	贴剂	Discus Dental, Inc.	口腔溃疡
Orabase®	曲安奈德	贴剂	Bristol-Myers Squibb Co.	抗炎

一、口腔黏膜生理结构

口腔黏膜被覆于口腔表面,由上皮层和黏膜固有层构成,中间有一基底膜相隔,如图 17-1 所示。其上皮为复层鳞状上皮,由外到内依次为角质层、颗粒层、棘层和基底层。基底层起连接和支持作用,具有选择通透性。固有层为致密结缔组织,有丰富的毛细血管和神经末梢。口腔黏膜面积约 200cm^2,不同部位的结构和功能不同,具体可分为三种类型,如图 17-2 所示:①咀嚼黏膜(masticatory mucosa):覆盖在齿龈和硬腭表面,由角质化上皮组成,占口腔黏膜总面积的 25%;②被覆黏膜(lining mucosa):覆盖在颊、舌下及软腭,上皮未角质化,渗透性能强,其中包括颊黏膜和舌下黏膜,占总面积的 60%;③特殊分化黏膜(specialized mucosa):兼有上述两种黏膜的性质,覆盖舌背,占总面积的 15%。黏膜的部位、结构、厚度、面积及角质化程度决定了各种口腔黏膜对药物的透过性差异。

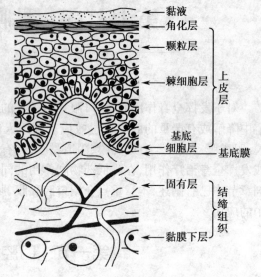

图 17-1 口腔黏膜生理结构示意图

口腔各部位黏膜的解剖生理学特征见表 17-2,硬腭黏膜和齿龈黏膜为角质化上皮,构成口腔保护屏障,而颊黏膜和舌下黏膜上皮均未角质化,利于吸收,是用于全身给药的主要部位。

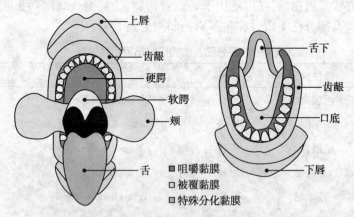

图 17-2 口腔不同部位黏膜示意图

表 17-2 人口腔各部位黏膜的解剖生理学特征

类型	表面积(cm^2)	厚度(μm)	角质化
颊黏膜(buccal mucosa)	50.2	500~600	否
舌下黏膜(sublingual mucosa)	26.5	100~200	否
齿龈黏膜(gingival)	—	200	是
硬腭黏膜(Palatal)	20.1	250	是

二、药物口腔黏膜吸收途径及特点

(一)药物口腔黏膜吸收途径

药物在口腔黏膜的吸收主要通过两种途径:跨细胞途径(transcellular route,非极性通道)和细胞旁路途径(paracellular route,极性通道)。

1. 跨细胞途径　小分子和非离子型药物主要由被动扩散通过细胞膜,吸收机制符合Fick's扩散定律。其透过黏膜层的速度很大程度上取决于药物分子大小及其脂溶性。一般情况下,分子越小,疏水性越强,其扩散通过黏膜层的速率越快。细胞膜对于一些分子量较小的水溶性分子如糖和氨基酸也具有渗透性。

2. 细胞旁路途径　极性或水溶性药物通常经细胞旁路途径(上皮细胞间的紧密连接和水性孔道)透过生物膜。紧密连接孔道的平均大小只有10埃,因此分子量小于1000的极性药物可顺利通过细胞膜,而分子量大于2000的极性药物的透膜转运受到明显抑制。此外,细胞外间隙的脂质是药物,尤其是水溶性大分子药物透过的主要屏障。

(二)药物口腔黏膜吸收特点

口腔黏膜递药系统具有以下优点:①颊黏膜和舌下黏膜几乎无角质化,血管密集,血流丰富,黏膜组织的通透性好,药物可通过毛细血管直接进入体循环,可避开肝脏首过效应以及胃肠道的破坏;②起效快,适用于急症的治疗如冠心病、心绞痛等;③口腔黏膜处酶活性较低,可减少药物的酶降解;④口腔黏膜对外界刺激具有较强的耐受性,与鼻黏膜相比,口腔黏膜不易损伤,修复功能强;⑤给药方便,可根据组织通透情况进行局部调整,减少药物毒副作用发生几率;⑥既可治疗局部病变,又可发挥全身治疗作用。

同时,口腔黏膜递药系统存在以下不足:①口腔黏膜的可渗透吸收面积较小,药物释放系统体积不能过大;②不自主的唾液分泌以及咀嚼、吞咽等口腔活动会加速药物离开作用部位进而影响吸收;③该途径对药物制剂的味觉要求较高;④受药物在口腔内滞留时间限制,只有具有较高药理活性的药物适合该系统。

三、影响药物口腔黏膜吸收的因素

(一)生理因素

1. 口腔黏膜　角质化上皮外层约 20%~25% 的组织由复层扁平细胞构成,排列较紧密,为药物经口腔黏膜吸收的主要屏障,而颊黏膜和舌下黏膜上皮均未角质化,具有较好的渗透性。口腔黏膜渗透性的顺序为:舌下黏膜 > 颊黏膜 > 牙龈黏膜 ≈ 硬腭黏膜。舌下黏膜上皮层相对较薄,合适的药物在该部位可被快速吸收,适于速释给药,但由于唾液分泌及舌部活动的影响,药物难与黏膜保持长时间接触。颊黏膜较舌下黏膜厚,渗透性相对较低,但吸收面积大,表面平滑,且相对不活动,受唾液影响小,药物可保留较长时间,适于缓控释给药。硬腭黏膜和齿龈黏膜虽也较薄,但由于其为角质化上皮,面积也较小,药物透过性较差,主要用于局部用药。

2. 唾液　口腔中的唾液是由三大唾液腺(腮腺、舌下腺和下颚腺)以及黏膜下的颊腺和小唾液腺分泌的。唾液的流速影响其 pH 和组成,唾液 pH 的改变会影响药物的解离状态,因而影响药物的渗透性。同时,唾液的流速会影响药物在口腔给药部位的滞留时间,或者在药物还没有被黏膜吸收之前就被吞咽了,即"唾液的洗脱作用"。另外,唾液分泌量有时间差异性,一般清晨唾液分泌最多,熟睡时分泌最少。

3. 口腔黏膜酶系统　口腔中除唾液中的淀粉酶外,在黏膜中还含有一些降解酶,如酯酶、氨基肽酶、羧基肽酶、内肽酶等,这些酶会导致药物的代谢,妨碍药物的吸收。但与胃肠道相比较,口腔中代谢酶活性要低得多。

此外,口腔运动对药物在黏膜处的停留时间有较大影响,如进食、说话、不自主吞咽等均会导致药物的快速流失。睡眠可以显著延长口腔贴片的停留时间。

（二）药物理化性质

1. 溶解度　药物在渗透通过黏膜之前必须先溶解于口腔黏液,因此药物在黏液中的溶解度会影响药物的吸收。某些药物由于在口腔黏液中溶解度极低,不适宜制成口腔制剂。

2. 分子量　亲水性物质主要经细胞旁路途径吸收,因此其吸收速度与分子量大小有关,小分子药物能迅速透过口腔黏膜,而分子量大于 2000 的药物,其口腔黏膜渗透性能急剧下降;大分子药物在没有吸收促进剂的存在下,生物利用度很低。

3. 油水分配系数　对于未解离的化合物,它们的相对通透性与其油水分配系数有关。脂溶性较大和分子体积较小的药物更容易透过口腔黏膜。舌下给药时非离子型药物油水分配系数在 40 ~ 2000 之间较好($\log P$ 1.6 ~ 3.3),$\log P$ 大于 3.3 的药物由于脂溶性过高则不溶于唾液,$\log P$ 小于 1.0 的药物由于亲水性强,跨膜通透性差,需要增加给药剂量。具有适宜油水分配系数的分子型小分子药物可通过被动扩散机制被吸收。

4. 解离度　口腔黏膜属于脂质膜,大部分弱酸和弱碱类药物的口腔黏膜吸收遵循 pH 分配学说,即分子型的药物易于透过,离子型药物难于透过,而分子型与离子型药物的比例则由环境的 pH 和药物的解离常数 pK_a 决定。

5. 药物结构　药物所带电荷也会影响药物经口腔黏膜的吸收。带正电荷的药物能与口腔黏膜中带负电荷的组分相结合,因此当相对分子质量增加时,电荷也随之增加而有利于吸收。对于多肽和蛋白质药物,其易与膜组分形成氢键,从而影响药物吸收,有时其影响程度比药物脂溶性或电离状态的影响更大。

（三）剂型因素

口腔给药常用的剂型有贴剂、膜剂、喷雾剂、散剂、凝胶剂、软膏剂等。贴剂、膜剂比喷雾剂、散剂停留时间长,可以增加药物的吸收,而将药物制成单向多层贴片或膜剂可以减少其黏膜外消除,增加药物吸收。目前研究最多的是生物黏附制剂,其可与黏膜层接触,通过疏水键、氢键、静电吸引力、范德华力等综合作用而产生黏附特性,延长药物在口腔的作用时间,利于药物吸收,并具有缓释作用。

四、提高药物口腔黏膜吸收的策略

（一）延长药物在口腔黏膜滞留时间

剂型可影响药物在口腔中的滞留时间,从而影响药物吸收。通过设计口腔黏膜黏附给药系统,利用高分子聚合物与口腔黏膜间的黏附作用延长药物在口腔中的滞留时间,减少药物因渗入唾液或被吞入胃肠道而造成的黏膜外消除,从而更好地发挥局部或全身治疗作用。

（二）提高药物口腔黏膜的渗透性

1. 加入促进剂　一些药物的口腔黏膜吸收不能满足用药要求,特别是生物大分子药物,可通过加入渗透促进剂(penetration enhancers,简称促透剂)来增加药物的透过,从而提高其生物利用度。黏膜给药的渗透促进技术与皮肤给药的渗透促进技术在作用方式上存在很多类似之处,不同点主要为黏膜给药不受角质层的影响,所运用的渗透促进技术针对的不是角质层。一般认为促透剂主要通过以下途径来提高药物的黏膜渗透性:①改变黏膜脂质双分子层结构,降低黏膜层黏度或增加黏膜的流动性;②使黏膜上皮细胞间的紧密连接暂时疏松;③增加细胞间和细胞内的通透性;④加速黏膜处血液循环速度;⑤促进黏膜细胞膜孔形成。理想的黏膜促透剂应具有以下特点:①无药理活性;②对黏膜刺激小、无毒、无变态反应;③起效快、促进作用强、作用时间可预测;④对黏膜屏障功能单向降低,内源性物质不能通过黏膜扩散损失,黏膜功能可以迅速恢复;⑤促透剂的理化性质与药物及其他辅料无配伍禁忌;⑥促透剂是液体且量较大时,应能作为药物良溶剂;⑦在黏膜上具有良好的铺展性、相容性,且无不适感;⑧价廉、无嗅、无味。

　　目前常用的黏膜促透剂主要有:①螯合剂类:如依地酸盐(EDTA)、水杨酸钠;②表面活性剂:如十二烷基硫酸钠(SDS)、聚山梨酯、泊洛沙姆;③胆酸盐类:如脱氧胆酸钠;④脂肪酸类:如油酸、辛酸;⑤醇类:如乙醇;⑥其他:如月桂氮䓬酮(Azone),壳聚糖,环糊精等。要选择合适的促透剂,应熟知它对药物转运途径的影响,保证其对上皮结构的改变及引起的刺激性在生理允许范围内。

　　2. 物理促透　物理促透方法包括剥落或刮脱表皮层、电渗、超声导入等。应用离子电渗技术改善药物的黏膜透过性主要是通过电场的排斥作用(electrorepulsion)和电渗作用(electroosmosis)实现的,黏膜的物理化学性质和药物本身的性质决定何种作用占据主导地位。

　　3. 提高药物稳定性　虽然口腔黏膜中药物代谢酶远少于胃肠道,但在人口腔黏膜和口腔黏膜上皮细胞培养液匀浆中均存在氨肽酶、羧肽酶和酯酶等多种酶,其中氨肽酶是多肽蛋白类药物在口腔黏膜的主要酶障碍。可通过制成前体药物或加入酶抑制剂提高药物稳定性。

五、口腔给药常用剂型

(一)液体制剂

液体制剂包括溶液剂、混悬剂等,一般起局部作用。由于液体制剂不易在口腔中滞留或靶向作用于颊黏膜,疗效不佳。应用新型口腔液体制剂——喷雾剂及亚微乳,疗效显著提高。加拿大Generex生物技术公司开发的胰岛素口腔喷雾剂(Oral-Lyn)已在多个国家上市,其中胰岛素可通过口腔黏膜快速吸收。

(二)半固体制剂

半固体制剂包括凝胶剂、糊剂、乳膏剂、软膏剂等,可通过局部给药治疗口腔局部病变或通过口腔黏膜吸收发挥全身治疗作用。目前已上市的有含0.1%曲安奈德的生物黏附型糊剂(康宁乐口内膏)。

(三)固体制剂

口腔黏膜固体剂型主要包括贴剂、膜剂、片剂等,其中生物黏附性固体制剂因能延长与黏膜的接触时间,而且不影响患者进食和讲话而备受关注。

　　1. 贴片　贴片可做成$10\sim15cm^2$大小,但一般为$1\sim3cm^2$,做成椭圆型使其在颊黏膜的应用更舒适。口腔黏膜贴剂包括三种类型:①可溶性骨架贴剂。该类贴剂在治疗口腔念珠菌病和口腔黏膜炎方面比普通片剂能更持久释放药物;②被膜非溶解性贴剂。这类制剂可持续释药$10\sim15$小时,且可防止唾液对药物的影响,但该类制剂作用面积小,需患者自行取出释药后的装置;③被膜可溶解性贴剂。与第二类型相反,释药后的装置无需取出,由于其被膜的可溶性导致其相应的释药时间也缩短了。

2. 膜剂　口腔膜剂是把药物溶解或分散于成膜材料中或包裹于成膜材料隔室内,加工制成的透明、半透明或不透明的单层或复合层膜状制剂。详见本书膜剂章节。

3. 口腔黏附片剂　包括单层片、双层片、核心片等。单层黏附片是将药物与黏附辅料混合后制粒压片,药物容量大,释放的药物可随唾液进入胃肠道。多层黏附片有 2~3 层结构,是将药物和黏附剂组成黏附层,外覆不含药物的惰性层,保证药物只向黏膜释放。黏附层直接与口腔黏膜接触,通过调节黏附层的处方可调节黏附片在口腔黏膜停留时间。

六、口腔黏膜递药系统的质量评价

口腔黏膜递药系统不仅需满足各剂型下的质量要求,还须考虑口腔黏膜给药的特点,建立黏膜给药系统的质量评价体系。表 17-3 为不同口腔黏膜剂型所需满足的质量评价指标。

表 17-3　口腔黏膜常用剂型及检查项

检查项	片剂	膜剂/贴片	凝胶剂/膏剂/乳剂	喷雾剂
重量差异	√	√		
含量均匀度	√	√	√	√
脆碎度	√			
抗压碎性	√			
抗张强度	√	√		
黏度			√	
雾粒粒径				√
崩解时限	√	√		
溶出度	√	√	√	
黏附时间	√	√		
黏附力	√	√		
渗透性	√	√	√	√
口腔吸收实验	√	√	√	√
滞留时间	√	√	√	√
药动学研究	√	√	√	√
药效学研究	√	√	√	√

(一) 体外评价

1. 膨胀率　颊膜用片需测定膨胀率。过高的膨胀率会造成口腔不适,而且会受到进食饮水的影响。测定方法:取黏附片精密称重后,用人工唾液润湿并黏附于一定重量的塑料背衬上,垂直放入 37℃ 恒温人工唾液中。分别于不同时间取出,称重,膨胀率以溶胀后的片重与溶胀前的片重之比表示。

2. 黏附力　黏附力是评价黏附制剂最重要的参数之一。通常用剥离力的大小来评价黏附力。方法：将大鼠、小鼠或兔的黏膜分别牢固粘贴于上、下两块平台上，固定下平台，再将制剂用水湿润后置两块黏膜中间。压紧2分钟左右，沿90°或180°的方向拉其中一平台直到贴膜与黏膜完全分离，此时的剥离力即为黏附力。0.05~0.1kg/cm的黏附力可满足人口腔黏膜给药的需要。

对于软膏等不能通过剥离实验测定黏附力的剂型，可通过测定其剪切粘贴性来评价其黏附力，方法是将软膏置于两块玻璃板之间（软膏厚0.3~0.4mm），沿平行方向拉其中一玻璃板，直至拉开，拉力越大，表明黏附力越强。另一种测定黏附力的方法是流变性方法，测定组分的黏度 η_b，则黏附力 $F = \eta_b \sigma$，其中 σ 为剪切速率。

3. 黏附时间　在临床前研究中应根据不同用药情况进行相应的黏附时间测定。测定黏附时间所用设备与美国药典30版中测量崩解度的装置相似，介质为37℃、pH 6.7的等渗磷酸盐缓冲液。将面积为4cm^{2}的动物口腔黏膜用氰基丙烯酸酯固定在玻璃调合板表面，与装置垂直放置。将生物黏附制剂黏附在黏膜上，2分钟后以150r/min的转速转动调合板，模拟正常的口腔内环境，记录制剂的溶蚀、黏附情况。

4. 口腔黏膜透过性试验　体外黏膜渗透实验对于预测药物黏膜透过性能、选择渗透促进剂、筛选处方及研究透膜机制等都有很大作用。

（1）扩散池法：常用扩散池有 Franz 扩散池、Valia-Chien 扩散池、两室流通扩散池以及 Ussing 扩散池等。根据使用的膜不同分为类生物膜和动物黏膜透过试验。猪的舌下黏膜由于在形态学、通透屏障功能及脂类组成等方面与人接近，并且价廉易得，成为目前最适合的口腔黏膜离体组织模型。方法：将膜固定于供给池与接受池之间，采用生理盐水或 pH 7.4 的磷酸盐缓冲液作为接受介质，模拟人体体液环境，恒温水浴保持(37 ± 0.5)℃，磁力搅拌使供给池与接受池内液体浓度保持均匀一致。定时从接受池中取样，同时补充相同体积的新鲜接受液。测定药物浓度，计算一定时间内的累计释放量、稳态流量、累计释放率和表观渗透系数。渗透系数计算方法如式(17-1)：

$$P_{app} = \frac{dc}{dt} \frac{V}{C_0 A}$$ (17-1)

其中 dc/dt 是稳态条件下接受池中药物单位时间内浓度变化，V 是接受池容积，A 是有效渗透面积，C_0 是供给池中被测物的初始浓度。

（2）口腔上皮细胞培养法：细胞培养模型有助于在体外模拟药物体内吸收、生物转化，进行药物毒理学研究、制剂辅料的筛选等。TR146 细胞源于人颈部口腔黏膜转移癌，与人颊部黏膜具有相似的渗透屏障，表现为4~7层的复层上皮，微观结构与人的正常口腔黏膜相似。近年，有人建立了 HO-1-u-1 细胞模型用于舌下给药体外评价，适于对 pH、渗透浓度、促渗剂和扩散机制等方面进行研究。

（二）体内评价

1. 黏附时间　将生物黏附片置受试者口腔内的指定区域，轻轻挤压30秒，保证黏附牢固。之后持续询问受试者制剂是否保留在原位及是否有溶蚀倾向。记录制剂完全溶蚀的时间，并观察是否有辅料滞留在黏膜表面。并记录任何有关受试者给药后的药理反应现象，如是否有不适、异味、口干、流涎、刺激等。

2. 口腔释药量测定　选取健康人体，将处方黏附片（膜）置于口腔颊部，在实验过程中照常饮食、饮水，经不同时间后，将未释放完的黏附片（膜）用探针取下，测定计算残留药量，以药物含量减去残留药量即为口腔释药量。

3. 口腔吸收实验　此方法可测定药物吸收动力学参数。将已知药物浓度的缓冲液 20～25ml 放入口腔中作 60 次/分钟的颊和舌运动,5 分钟或 15 分钟后吐出溶液,然后用等量蒸馏水或缓冲液冲洗口腔,合并吐出液和冲洗液测定含量,原液中药物浓度与收集液中药物浓度之差为药物的吸收量。但该法有一定缺陷,如药物易被唾液稀释,被随机吞咽及不能定位等。目前,可采用生物黏附材料将药物定位于口颊部位,通过不同时间间隔测定体内药物浓度,从而了解药物的透膜吸收情况。

4. 药效学评价　黏膜给药系统体内过程研究可采用以下 4 种方法:①化学法:直接测定黏膜给药后体液中不同时间的药物含量,通常是血中药物浓度。这种方法适用于体液中药物浓度达到一定量,且具有一定的稳定性,能够用化学方法检测出的药物;②剩余量法:测定不同给药时间后制剂中的药物残留量,与标示量之差则为被吸收的量。此方法通常适用于药物吸收量少,血药浓度低而无适宜的检测方法时;③生理效应法:根据给药后产生的生理反应来判断药物的释放与吸收,如通过测定血中葡萄糖浓度的降低来反映胰岛素的吸收;④放射性示踪测定法:利用放射性标记的示踪物质来评定药物的释放与吸收。此法灵敏度高,检测限低,可用于痕量物质的检测。

(三) 安全性评价

在口腔黏膜给药中,还要考虑不能对黏膜产生刺激性和毒性。给药一段时间后,可对口腔黏膜进行镜检和病理组织学检查,观察有无炎症刺激等病理学改变。Draize 试验是测定黏膜刺激性毒性的标准化方法,但很多人对其道德性和科学性提出质疑,因此细胞培养等方法日益受重视。

七、应用实例

例 17-1　硫酸吗啡颊膜片

【处方】　硫酸吗啡　　　　　3g　　　　羟丙甲纤维素　　12g

　　　　　卡波姆-934　　　　9g　　　　硬脂酸镁　　　　1%

　　　　　　　　　　　　　　　　　　　制成 100 片

【制备】　将羟丙甲纤维素和卡波姆-934 的混合物 21g,加硫酸吗啡 3g 与 1% 硬脂酸镁,混匀,直接压片,在药片背衬上涂上不透水的聚丙烯酸树脂。

【适应证】　用于缓解肿瘤疼痛,术后疼痛等各种疼痛。

【用法用量】　贴于口颊内,每日 1 次,每次 1 片,必要时,可酌情增加给药次数。

例 17-2　甲硝唑口含片

【处方】　甲硝唑　200g　　　蔗糖粉　　40g　　　甘露醇　　　　　10g

　　　　　阿斯巴甜　20g　　　柠檬香精　4%　　　羧甲基纤维素钠　0.2%

　　　　　硬脂酸镁　0.5%

【制备】　将药物、辅料粉碎,分别过 100 目筛。按处方量称取甲硝唑、蔗糖粉、阿斯巴甜、甘露醇,混匀后加入适量蒸馏水制软材,过 20 目筛制粒,干燥,过 16 目筛整粒,加入柠檬香精、羧甲基纤维素钠和硬脂酸镁,混匀后压片。

【适应证】　用于牙龈炎、牙周炎、冠周炎及口腔溃疡。

【用法用量】　将该药品置于牙龈和龈颊沟间含服(用于口腔溃疡时黏附于黏膜患处),一次 1 片,一日 3 次。饭后用,临睡前加用 1 片。

第二节　肺黏膜递药系统

肺黏膜递药系统(pulmonary mucosal drug delivery system)能将药物直接运送至肺部发挥局部或全身作用,可减少药物剂量及全身毒副作用,是治疗呼吸系统疾病(如哮喘、肺气肿和肺囊性纤维化)最理想的给药途径。用于全身治疗的药物亦可以通过肺部给药传递到肺泡区域,从而通过很薄的上皮细胞层吸收进入全身循环。近年来,肺部作为药物的非注射给药途径受到极大关注。

一、肺部生理结构

呼吸系统包括鼻、咽、喉、气管、支气管及肺等器官,分为上呼吸道(upper respiratory tract)和下呼吸道(lower respiratory tract),从口腔/鼻至喉为上呼吸道,气管及以下为下呼吸道。下呼吸道根据功能可分为两个截然不同的区域:传导性气道(conducting regions)和呼吸性气道(respiratory regions)(图17-3)。传导性气道为气体通道,始于口鼻部,由气管、支气管、细支气管、终末细支气管所组成,在到达呼吸性气道前气管形成大约16级分叉,使得气道表面积递增的同时空气流速也相应地减小。除输送气体以外,传导性气道调节吸入气体湿度和温度与呼吸性气道一致。

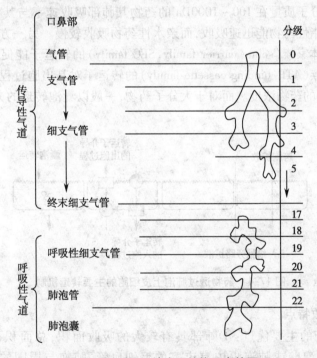

图17-3　呼吸系统生理结构示意简图

从第17级呼吸性细支气管开始,有部分肺泡参与气体交换,至肺泡囊整个表面均有气体交换功能,属于呼吸性气道。该部分由呼吸性细支气管、肺泡管、肺泡囊组成。肺泡管长约1mm,由连接着的成团肺泡组成。肺泡为平均直径$250\mu m$的多面体腔室,由$0.1\sim0.4\mu m$厚的上皮细胞和70nm厚的上皮细胞衬液组成。呼吸性气道的表面积约为$102m^2$(传导性

气道仅有 $2 \sim 3m^2$),能更大程度地与吸入气体或具治疗作用的药物颗粒接触。该区域的细胞层厚度由约 $60\mu m$(上部气管)递减为亚微米(肺泡),而上皮细胞衬液层厚度由 $8\mu m$ 减小到近 $70nm$。与此同时,肺泡上皮细胞和毛细血管的总厚度仅为 $0.5 \sim 1\mu m$,而从小肠绒毛吸收表面到毛细血管的距离约为 $40\mu m$,从皮肤表面到皮下毛细血管的距离约为 $100\mu m$,三者相比可见肺吸收表面到毛细血管的距离相当近,这是肺具有良好吸收能力的重要原因。另一方面,肺部的生物代谢酶主要分布在肺泡Ⅱ型细胞中,其活性低,无肝脏首过效应,因此肺部给药可提高药物的生物利用度。

二、药物肺部吸收机制及特点

(一) 药物肺部吸收机制

对于起局部治疗作用的药物而言,肺部吸收过程意味着药效的清除以及全身不良反应的开始,而用于全身治疗的药物其肺部吸收则决定着药效的发挥。

药物在肺部的吸收必须跨越气血屏障(air-blood barrier)才能进入血液循环。到达肺部的粒子首先与肺泡表面活性物质发生作用,然后穿过其下方的衬液层扩散至上皮细胞处。一般认为,上皮细胞是药物转运的主要屏障,药物以被动扩散或主动转运的机制穿越该屏障。上皮细胞附着于基底膜上,之后药物再穿过肺间质以及毛细血管内皮细胞层进入血液循环。亲脂性药物一般以跨胞扩散形式进行吸收,而亲水性药物通过细胞旁路途径扩散。有研究发现,相对分子质量在 $100 \sim 1000Da$ 的药物其肺部吸收速率与其在生理 pH 条件下的水溶性相关,亲脂性药物能迅速吸收,而亲水性药物吸收较慢。另一方面,被动扩散性较差的药物,溶质载体家族(solute carrier family,SLC family)的转运子能促进其入胞过程,相反,ATP 结合盒家族(ATP-binding cassette family)的转运子对其出胞过程起促进作用,两者共同决定着细胞内的药物浓度。而对于大分子药物,一般以囊泡转运的方式跨越上皮细胞层(图 17-4)。

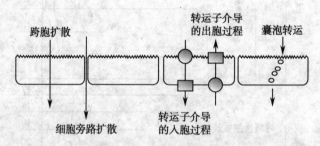

图 17-4　药物透过肺泡上皮细胞的主要转运机制

(二) 肺部吸收特点

肺部吸入给药的主要优点:①肺部具有较大的吸收面积,总面积可达 $70 \sim 100m^2$;②肺泡表皮薄,肺泡壁或肺泡隔内有丰富的毛细血管,肺泡与周围的毛细血管衔接紧密(仅 $0.5 \sim 1\mu m$),因此,药物可通过肺泡快速吸收而直接进入血液循环,避免了肝脏的首过效应,提高药物的生物利用度;③肺部的化学降解和酶降解反应较低,药物被破坏的程度小;④药物可直接到达靶部位,降低给药剂量及毒副反应,这对于需局部长期治疗的疾病极其重要。

三、影响药物肺部沉积的因素

药物粒子吸入后必须有一定的肺部沉积率才能产生药理作用。影响粒子沉积的因素有很多,包括粒子大小、形状、密度、气流速度及体积、患者生理变化、吸气的间隔时间、吸入后的屏气时间以及呼气等。

(一) 粒径

惯性碰撞(inertial impaction)、重力沉降(gravitational sedimentation)和布朗扩散(Brownian diffusion)是人们普遍接受的吸入颗粒在肺部沉积的三种机制,如图 17-5 所示。

肺黏膜递药系统中一般用空气动力学直径(aerodynamic diameter, D_a)对药物粒子大小进行表征。空气动力学直径(D_a)是指在静息状态下与该粒子具有相同沉降速度的单位密度 ρ_0(1g/cm^3)球体的直径,计算方程为:

$$D_a = D_V \cdot (\rho/\rho_0\chi)^{1/2} \tag{17-2}$$

其中,ρ 是粒子的密度,χ 是粒子的动态形态因子(球形时,$\chi = 1$);D_V 是粒子的几何学粒径。当粒径符合对数正态分布时,可用几何标准偏差(geometric standard deviation, GSD)表征粒径分布情况。

空气动力学直径和吸入气流情况共同决定了颗粒沉积的机制。如图 17-5 所示,$D_a >$ 5μm 的粒子主要受惯性碰撞机制影响而沉积在口咽部和大的传导性气道处,D_a 在 1~5μm 之间的粒子主要受重力影响沉降在呼吸性细支气管和肺泡处,而≤0.5μm 左右的粒子主要受布朗运动的影响而随处扩散,因其惯性小很容易被呼出,因此一般认为供肺部给药合适的粒子 D_a 值为 0.5~5μm。

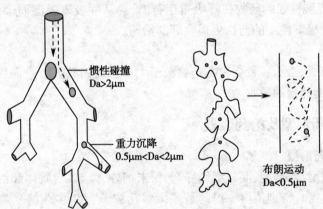

图 17-5　粒子大小(D_a 值)与沉积机制、部位的关系

(二) 患者自身因素

患者自身因素,如吸入方式和肺部生理变化也会对粒子沉积产生影响。吸气体积越大,药物在肺呼吸性气道的沉积越多。增加吸入气流速度可增加药物颗粒通过惯性碰撞机制在大气道的沉积。吸入后屏住呼吸可通过沉降和扩散机制增加粒子的沉积。通过采用缓慢的深吸入,并在呼气前屏住呼吸的方式可有效增加肺部沉积率。但患者的疾病状态会影响肺部沉积,如气管部位的阻塞性疾病会明显地影响药物向肺部的传递。

四、影响药物肺部吸收的因素

(一) 生理因素

呼吸道的解剖结构、气流速度、屏气时间等生理因素会影响药物的肺部吸收。覆盖在呼吸道黏膜上的黏液层会影响药物的溶解及扩散过程,因而影响药物的吸收。此外,呼吸道黏膜中的代谢酶可使药物失活。处于上呼吸道中的不溶性粒子会被纤毛清除作用所清除,位于肺泡的不溶性粒子则通过巨噬细胞被清除。

(二) 药物理化性质的影响

1. 相对分子质量 虽然肺表皮细胞与血管的距离不到 $1\mu m$,但肺毛细血管的膜孔约为 $4.0 \sim 5.8nm$,而肺表皮细胞间则只有 $0.6 \sim 1.0nm$,且能通过相对分子质量为 $5\,250 \sim 20\,000$ 分子的大孔甚少,因此药物的相对分子质量大小是影响其肺部吸收的主要因素之一,大分子的药物很难通过。同其他黏膜给药途径类似,加入渗透促进剂可有效增加药物的肺部吸收。

2. 脂溶性 呼吸道上皮细胞膜为类脂膜,因此脂溶性药物易通过脂膜而被吸收。水溶性药物主要通过细胞旁路吸收,因此吸收较脂溶性药物慢,但其肺部吸收仍然比小肠、直肠和颊黏膜快。

3. 溶解度与溶出速度 药物在肺部被吸收前必须先溶出,因此药物在肺黏液中的溶解度也是影响药物吸收的一个重要因素。药物的表面性质对溶出也有一定的影响。通常,热力学不太稳定的多晶型或无定型的化合物,相比于高度结晶的化合物,溶出速率要大。理论上,低溶出速率能延长药物的滞留时间,但过低的溶出速率会增加药物被黏膜纤毛清除和细胞吞噬的几率。

4. 吸湿性 吸湿性强的药物在呼吸道运行时,会从呼吸道吸湿而聚集增大,妨碍药物进入肺深部,因而,吸湿性小的药物更适合肺部给药。

(三) 其他

制剂的处方组成、给药装置会影响药物粒子大小、形态和速度,进而影响药物在肺内的沉积部位,从而影响药物的吸收。

五、肺部给药剂型及给药装置

(一) 肺部给药剂型

除传统的溶液型、乳剂型、混悬型气雾剂、粉末剂外,微球、脂质体和纳米粒等新剂型是肺部给药研究的热点。特别值得一提的是,"大多孔粒子"和"多孔纳米粒集合体粒子",由于具有较大的几何粒径和较小的空气动力学粒径,更有利于肺部吸入。

(二) 肺部给药装置

肺部给药中吸入装置的选择与处方设计同样重要。理想的肺部给药装置的喷出量中至少应有 80% 为可吸入的粒子,并且能够到达治疗部位或吸收部位,给药剂量应精确一致。

目前,商品化的肺部给药装置主要有雾化器、加压定量吸入器和干粉吸入器三大类,其相应制剂一般称为喷雾剂(sprays)、气雾剂(aerosols)以及吸入粉雾剂(powder aerosols for inhalation)或干粉吸入剂(dry powder inhalations,DPIs)。

1. 雾化器(nebulizers) 使用氧气、加压空气、超声振动或其他方法将药物溶液、乳状液或混悬液分散为小雾滴喷出,患者可以通过该装置的入口端直接吸入药物。由于处方设计及制备过程相对简单,喷雾剂在制剂研发过程中能较快地进入临床阶段。

2. 加压定量吸入器(pressurized metered-dose inhalers,pMDIs)　加压定量吸入器一般由耐压容器、定量阀与驱动装置三部分所组成,含药溶液、乳状液或混悬液与适宜的抛射剂(propellants)共同封装于耐压容器中,患者按压驱动装置,药物溶解或分散在抛射剂中所形成的小液滴就会释放出来,抛射剂的迅速挥发导致含有药物粒子的气雾剂随后被吸入肺中。但是药物在口咽部大量沉积,以及药物与抛射剂接触时容易变性等缺点,使 pMDIs 不符合蛋白、多肽类药物肺部给药的要求,应用上受到了一定限制。

3. 干粉吸入器(dry powder inhalers,DPIs)　自 1971 年 Spinhaler® 问世以来,干粉吸入器经历了三代的衍变发展,目前已有 20 多种产品在市场上广泛使用(表 17-4)。第一代 DPIs 设计较简单,多采用被动、单剂量方式。每个剂量的药物与载体粉末被灌封在胶囊中,吸入时采用特殊的装置,通过挤压、滑动、旋转或穿刺的方式将药物与载体从胶囊中释放到装置里,再利用患者吸气时产生的气流将药物吸出。一般药物在被吸出时需先通过一个筛网使颗粒分散后再传递至肺部。第二代 DPIs 普遍采用了多剂量设计,在分剂量方式上分为储库型多剂量给药装置和单元型多剂量给药装置,前者每次从药物储库中分散出一定剂量的药粉给予患者,可方便地调节每次给药剂量,也免除了反复装填药物的麻烦,但存在着分剂量的准确性、均一性以及储库中药物稳定性的问题。单元型多剂量给药装置则通过将多个单剂量分装在独立的泡罩、碟、凹槽或条带上并整合至吸入装置中,这样可保证每次给药剂量的均一性,同时也可避免药物粉末在储库中发生吸潮。第三代 DPIs 在设计时采用了主动吸入技术,并不借助呼吸气流,而是利用外加能量,如压缩空气或马达驱动的涡轮,或利用电压来分散和传递药物。由于借助了外力,这类主动吸入装置可实现与呼吸气流和频率无关的、准确定量的药物传递,且重现性良好。

表 17-4 已上市的干粉吸入器及肺部吸入药物

装置名称	装置类型	生产厂家	传递方式	药物	治疗疾病
第一代					
Spinhaler®	单剂量	Aventis	胶囊	色氨酸钠	哮喘
Rotahaler®	单剂量	GSK	胶囊	硫酸沙丁胺醇,二丙酸氯地米松,及两者的复方	哮喘
Inhalator®	单剂量	Boehringer-Ingeheim	胶囊	非诺特罗	哮喘
Cyclohaler®	单剂量	Pharmachemie	胶囊	二丙酸氯地米松,异丙托溴铵,布地奈德	哮喘
Handihaler®	单剂量	Boehringer-Ingeheim	胶囊	噻托溴铵	慢性阻塞性肺疾病(COPD)
Aerolizer®	单剂量	Novartis	胶囊	福莫特罗	哮喘
FlowCaps®	单剂量	Hovione	胶囊	布地奈德	哮喘
TwinCaps®	单剂量	Hovious	胶囊	唾液酸苷酶抑制剂	流感

续表

装置名称	装置类型	生产厂家	传递方式	药物	治疗疾病
第二代					
Turbuhaler®	多剂量	AstraZeneca	储库型	二丙酸氯地米松，硫酸特布他林，布地奈德	哮喘
Diskhaler®	多剂量单元	GSK	双铝泡罩	沙美特罗昔萘酸酯，二丙酸氯地米松，丙酸氟替卡松，扎那米韦	哮喘，流感
Diskus/Accuhaler®	多剂量单元	GSK	条带包装	硫酸沙丁胺醇，沙美特罗昔萘酸酯，丙酸氟替卡松，及后两者的复方	哮喘
Easyhale®	多剂量	Orion Pharma	储库型	硫酸沙丁胺醇，二丙酸氯地米松	哮喘
Ultrahaler®	多剂量	Aventis	储库型		
Pulvinal®	多剂量	Chiesi	储库型	硫酸沙丁胺醇，二丙酸氯地米松	哮喘
Novolizer®	多剂量	ASTA	片盒式储库	二丙酸氯地米松	哮喘，COPD
MAGhaler®	多剂量	Boehringer-Ingeheim	储库型	硫酸沙丁胺醇	哮喘
Taifun®	多剂量单元	LAB Pharma	储库型	硫酸沙丁胺醇	哮喘
Eclipse®	多剂量单元	Aventis	胶囊	色氨酸钠	哮喘
Clickhaler®	多剂量	Innovata Biomed	储库型	硫酸沙丁胺醇，二丙酸氯地米松	哮喘
Asmanex® Twishaler®	多剂量	Schering-Plough	储库型	糠酸莫米松	哮喘
第三代					
Exubera®	单剂量	Pfizer	泡罩	胰岛素	糖尿病
Arimax®	多剂量	Norton Healthcare	储库型	福莫特罗，布地奈德	哮喘，COPD

六、肺黏膜递药系统的质量评价

肺黏膜递药系统在市场上主要以喷雾剂、气雾剂以及粉雾剂三种形式出现，《中国药典》2010 年版二部附录对这三种剂型的质量评价都做出了相应的规定。本部分主要阐述用于肺部吸入的上述制剂的质量评价方法。

（一）体外评价

1. 含量均匀度或装量差异　胶囊型或泡囊型粉雾剂应检查含量均匀度或装量差异，凡规定检查含量均匀度的粉雾剂，一般不再进行装量差异的检查。

2. 排空率　对胶囊型及泡囊型粉雾剂，取 10 粒，分别精密称定，逐粒置于吸入装置内，用每分钟(60 ± 5)L 的气流抽吸 4 次，每次 1.5g，称定重量，用小刷或适宜用具拭净内容物，再分别称定囊壳重量，求出每粒的排空率，排空率应不低于 90%。

3. 每瓶总吸次　多剂量贮库型吸入粉雾剂 4 瓶，分别旋转装置底部，释出一个剂量药物（相当于 1 吸），以每分钟(60 ± 5)L 的气流速度抽吸，重复上述操作，直至吸尽为止，分别计算吸出的次数，测定标示吸次最后 1 吸的药物含量，检查 4 瓶的最后一吸的药物量，每瓶总吸次均不得少于其标示总吸次。

4. 每吸主药含量　多剂量贮库型吸入粉雾剂按《中国药典》2010 年版规定的方法检查，每吸主药含量应符合规定。

5. 雾滴（粒）分布　按照吸入粉雾剂雾滴（粒）分布测定法检查，雾滴（粒）药物量应不少于每吸主药含量标示量的 10%。

中国药典规定，吸入粉雾剂中药物粒度大小应控制在 $10\mu m$ 以下，其中大多数应在 $5\mu m$ 以下。吸入气雾剂、吸入粉雾剂、吸入喷雾剂的雾滴大小，在生产过程中可以采用合适的显微镜法或光阻、光散射法或光衍射法进行测定，但产品的雾滴分布应采用空气动力学的雾滴直径大小分布来表示。

中国药典中，规定了采用二级玻璃撞击器测定雾滴分布，详见药典附录 XH。在美国药典与欧洲药典中，规定了使用多级撞击器对药物的空气动力学粒径分布进行测定。通过不同层级粒子的收集和含量的分析测定，能够较好地反应微粒的粒径分布情况。最常用于 DPI 的多级撞击器为 Anderson 八级级联撞击器（Andersen cascade impactor, ACI）以及新一代药用撞击器（next generation impactor, NGI）。不同的吸入装置在不同流速下获得的沉积效果不同。用上述仪器可测定的参数包括中位空气动力学直径（mass median aerodynamic diameter, MMAD）和几何标准差（geometric standard deviation, GSD），细小颗粒组分（fine particle dose, FPD）（是指粒径小于 $5\mu m$ 的包含药物成分的粒子），细小颗粒组分分数（fine particle fraction, FPF）（是 FPD 占 NGI 中各处所能收集到的微粒总量的百分数），装置对干粉喷出百分数（emitted fraction, EF%），可吸入组分分数（respirable fraction, RF%）等。

6. 体外溶出　目前尚无一个通用的用于肺部给药体外溶出的方法，理想的方法应该既考虑颗粒的动力学分布，又能保证相对缓和（非充分搅拌）的溶出环境以顾及到肺液体积较少（$10 \sim 20ml/100m^2$）的事实。

7. 肺黏膜渗透性能　目前常用与口腔黏膜研究类似的 Franz 扩散池来研究药物的肺黏膜渗透性能。黏膜可采用家兔、狗等哺乳动物的离体肺组织，或肺泡上皮细胞培养单层膜。

（二）体内评价

体内评价可选用非侵入性和侵入性方法。非侵入性方法是利用现代技术（如放射性标记、荧光成像技术等）对体内药物的变化情况进行实时监测。侵入性方法包括支气管肺泡灌洗法（bronchoalveolar lavage, BAL），通过测定上皮细胞衬液及肺组织中的药物量，评价药物局部治疗效果。另外，离体组织模型常被用于药物肺部动力学和转运机制的研究。血浆或血清中药物的浓度测定对全身性治疗药物的评价是有必要的。动物给药方法主要有三种：

1. 气管内滴注法　这是一种较常见的给药方式，其特点是能够使药物直接作用于肺部,药物在鼻腔、咽喉及上呼吸道无损失,可实现定量给药。但该方法在肺部的分散性较差,动物可耐受的体积较小,且需经过手术才能给药,难以实现多剂量、长时间给药。

2. 经口腔给药法　经口给药时,动物容易配合,能较客观地模拟人体气雾剂吸入给药过程,但药物粒子在经口吸入到达肺部的过程中,部分粒子容易被吸附或沉积于咽喉部,使吸入率降低。

3. 吸入室法　吸入室(inhalation chambers)法是将试验动物整个身体或鼻腔暴露于给药室内,药物的雾化器连接在给药室上。按照给药剂量的需要,将动物放置在吸入室内一定时间。这种方法是非损伤性的,吸入的药物在肺内分布良好,适合于研究药物的长期毒性。但是该给药方式无法定量给药,在房室内、动物皮毛内及鼻腔和咽喉处均有药物的损失,所以当给药剂量与药效密切相关时,不能采用这种方法。

（三）安全性评价

对于需长期应用的药物,其长期安全性是给药系统最终能否应用于临床的决定因素。通常短期用药的安全性评价使用组织病理学的研究方法,长期安全性评价则依赖多中心的临床试验和上市后的不良反应监测。例如测定支气管肺泡灌洗液中乳酸脱氢酶和蛋白的含量以评价急性细胞毒性,溶血试验评价血液毒性,微核实验评价基因毒性,肌肉植入评价组织相容性。

七、应用实例

例 17-3　布地奈德粉雾剂

【处方】　布地奈德　200mg　乳糖　　25g
制成　　1000 粒

【制备】　将布地奈德用适当的方法微粉化,采用等量递加稀释法与处方量乳糖充分混合均匀,分装到硬明胶胶囊中,使每粒含布地奈德 0.2mg,即得。

【适应证】　本品为肾上腺皮质激素类平喘药,可用于非激素依赖性或激素依赖性哮喘和哮喘性慢性支气管炎患者。

【注解】　本品为胶囊型粉雾剂,用时需装入相应的装置中,供患者吸入使用。吸入该药后,10%~15% 在肺部吸收,约 10 分钟后血药浓度达峰。处方中的乳糖为载体。

第三节　眼黏膜递药系统

眼黏膜递药系统(ocular drug delivery system)系指直接作用于眼部发挥局部治疗作用或经眼部吸收进入体循环,发挥全身治疗作用的制剂。眼用制剂主要用于消炎、杀菌、散瞳、治疗青光眼、降低眼压等。目前,眼用制剂中 90% 以上是溶液型滴眼剂。滴眼剂滴入眼部后,药液滞留于泪膜中的时间很短,大约只有 5% 的药物能够被吸收进入角膜。如何增加药物的眼部吸收是该递药系统目前所面临的主要挑战。

一、眼部生理结构

（一）角膜

角膜是一透明的组织,是眼睛的重要屈光元件。角膜直径大约为 11.7mm,前表面曲率半径约为 7.8mm,厚 0.5~0.7mm 且中间比边缘要厚。角膜由上皮、基质及内膜构成。角膜上皮、基质和内皮的厚度比为 0.1:1.0:0.01,厚度为 50~90μm。和其他上皮组织(小肠,鼻黏膜,支气管,气管)相比,角膜上皮细胞的透过性很差,但高于皮肤角质层。角膜上皮是由亲脂性细胞构成,是水溶性药物吸收的主要障碍。角膜上皮紧密连接只能选择性的透过小分子物质,并能够完全阻止微米级别的物质通过细胞旁途径进入眼部。角膜基质是脂溶性药物吸收的主要障碍。人类的角膜基质主要由平均直径 25~35nm 的胶原纤维构成,其主要细胞成分为角膜成纤维细胞,占角膜基质总体积的 2%~3%。角膜内皮仅由一层脂质细胞构成,并不是药物吸收的主要障碍。

(二)结膜

眼睑和眼球上的结膜是一层薄薄的血管化的薄膜,其表面积为 $18cm^2$。结膜上皮的紧密连接是药物透过结膜的主要障碍。但结膜上皮的细胞间隙比角膜上皮的细胞间隙要大得多。因此,和角膜相比,亲水性的药物更容易透过结膜被吸收。

(三)巩膜

巩膜覆盖眼球表面的六分之五,并保持眼部结构的完整性。巩膜有三层:巩膜外层,巩膜基质和棕黑层。巩膜主要是由黏多糖和胶原纤维束构成。药物可以通过血管周围间隙、凝胶样黏多糖水性介质以及胶原网状系统的间隙透过巩膜。

二、眼部药物吸收途径

(一)角膜途径

绝大部分药物主要通过角膜途径被吸收进入眼部。脂溶性药物通过跨细胞途径进入角膜;亲水性药物则通过细胞旁途径进入角膜。而肽类及氨基酸类药物以角膜上皮的 Na^+-K^+-ATP 酶为载体通过主动转运的方式进入眼部。

(二)非角膜途径

药物也可以通过非角膜途径吸收,主要有结膜吸收和巩膜吸收。结膜和巩膜上皮的细胞间隙比角膜上皮的细胞间隙要大得多,有利于亲水性分子通过细胞旁途径吸收进入眼部。这种非角膜途径吸收对于亲水性分子及大分子等角膜透过性差的药物来说具有重要意义。甘露醇在结膜中的透过率是角膜的 55 倍。对于作用靶点为玻璃体的药物如更昔洛韦、庆大霉素、头孢唑林等,通过跨巩膜电渗作用可以达到有效治疗剂量。

(三)药物在眼部的吸收和消除

药物在眼部的吸收及消除途径如图 17-6 所示。药液滴入眼部后亲脂性药物通过角膜途径进入房水再转移至虹膜、睫状体中作用于相应的靶点上发挥疗效。亲水性药物则通过非角膜途径,先被吸收进入结膜中的毛细血管中,通过眼部微循环到达虹膜、睫状体中作用于相应靶点上起效。药物在眼前部的代谢主要是通过鼻泪管消除,还有一部分可以随着房水更新排出前房,也可以通过睫状体上的毛细血管进入全身血液循环从而消除。

药物通过滴眼的方式给药很难到达眼后部的作用靶点。通常采用玻璃体内注射及系统给药等方式。系统口服或静脉注射给药由于血眼屏障及眼部血流量小,只有小部分药物能够到达眼组织,因此需要口服或静脉注射很大剂量才能使眼部药物浓度达到有效治疗量,其余的药物分布到身体其他组织,可能引起严重的副作用。血眼屏障可以通过玻璃体内注射药物来克服,但是该给药途径也有一些问题,例如可引起眼内炎症、对晶状体造成损害、视网膜脱落及患者的顺应性低。玻璃体注射给药后,药物在眼后部的消除主要是通过药物由玻璃体转移至前房,然后通过眼前部途径消除,一小部分药物也可以通过脉络膜中的毛细血管消除。

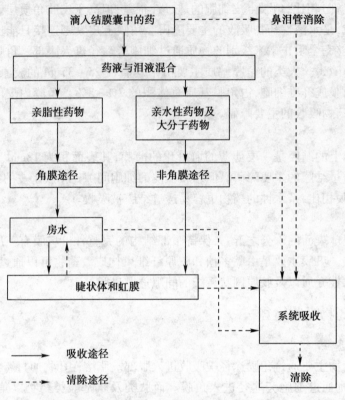

图 17-6　药物在眼前部的吸收及消除途径

三、眼黏膜递药的特点

眼黏膜递药系统具有以下优点:①眼部给药简单经济,有些药物通过眼黏膜吸收效果与静脉注射相似;②可避开肝脏首过效应;③与其他组织或器官相比,眼部组织对于免疫反应不敏感,适用于蛋白多肽类等口服不吸收的药物给药。

同时,眼黏膜递药尚存在以下问题:①眼部刺激性,如果药液有刺激性,不仅会损伤眼组织,而且分泌的泪液会稀释药液;②眼部容量小,药物剂量损失大;③药物在眼部的滞留时间问题,常用的液体制剂在眼部滞留时间短,影响药效,眼膏剂虽延长了滞留时间但影响视力。

理想的眼黏膜递药系统应该具备下述性质:角膜和结膜透过性好,在角膜前停留时间延长,无刺激、使用舒适,具有适宜的流变学性质。

四、影响药物眼部吸收的因素

(一) 生理因素及用药频率

滴眼剂一般滴入结膜囊内给药,药液必须首先与泪液混合才能到达眼球表面,然后向眼内转运。通常结膜囊内泪液容量为 $7 \sim 10 \mu l$,正常状态下,泪液的分泌量为 $1 \mu l/min$。如不眨眼,结膜囊内最多可容纳 $20 \sim 30 \mu l$ 的药液。一滴药液约 $50 \mu l$,考虑到泪液对药液的稀释,约 70% 的药液随泪液从眼部溢出,若眨眼则有 90% 的药液损失。增加滴药次数,有利于提高主药的利用率。

（二）药物的理化性质

药物理化性质如溶解度、分子大小及形状、荷电量及离子化程度等均可影响药物在角膜中的转运途径及速率。如离子型药物渗透进入眼部依赖于其离子和分子态之间的化学平衡和荷电情况。通常非离子型比离子型更容易渗透脂质膜。此外，由于生理条件下角膜上皮荷负电，所以亲水的带正电的化合物比带负电的更容易渗透通过角膜。药物的亲脂性也影响药物在角膜处的吸收。药物的表观分配系数（P_{app}；正辛醇/pH 7.4 磷酸缓冲液）在 100～1000（$\log P_{app}$ 2～3）范围内时，药物具有良好的亲脂性，有利于药物在角膜处的吸收。

（三）剂型因素

《中国药典》2010 年版将眼用制剂分为眼用液体制剂（滴眼剂、洗眼剂、眼内注射溶液）、眼用半固体制剂（眼膏剂、眼用乳膏剂、眼用凝胶剂）、眼用固体制剂（眼膜剂、眼丸剂、眼内插入剂）等。

对于溶液型滴眼剂，溶液的 pH、浓度、黏度、表面张力等均可影响药物透过角膜的量和作用时间。滴眼剂的 pH 可影响有机弱酸或有机弱碱类药物的解离程度，其角膜通透性取决于药物的未解离型比例；一些以被动扩散通过生物膜的药物，在一定范围内增加药物浓度可增强其通透性，但随浓度的增加，虽绝对通透量有所增加，而通透百分率下降；在滴眼剂中加入适当的辅料增加药液的黏度，可延长药物在眼部的滞留时间，增加药物对角膜的通透性；溶液的表面张力大小可影响药物与角膜的接触面积，从而影响吸收。

通过使用能延长药物眼部滞留时间的剂型，如眼用即型凝胶、眼膜剂、眼内插入剂、基于纳米粒、脂质体、微乳的储库剂型等都可以增加药物的角膜透过率，提高治疗效果。

（四）前药

对于一些具有良好疗效但是由于亲脂性差或者亲水性差而很难渗透进入眼部的药物，可以通过将其制成前药来增加药物的眼部吸收。此外，一些容易被眼部的酶代谢而迅速消除的药物及因全身吸收而副作用较大的药物也可以通过将其制成前药的方法来增加眼部吸收。1996 年美国 FDA 批准了第一个前列腺素的前药型滴眼剂——拉坦前列素（适力达®），随后又批准了比马前列素（Lumigan®）、曲伏前列素（TRAVATAN®）、异丙基乌诺前列酮（Rescula®）等滴眼剂。这些制剂都大大改善了原药的亲脂性，使药物的角膜透过率增加，提高了治疗效果。

五、提高药物眼黏膜吸收的策略

同口腔黏膜相似，可通过延长药物在眼黏膜的滞留时间以及提高药物在眼黏膜的渗透性增加药物的眼黏膜吸收。

（一）延长药物在眼黏膜的滞留时间

1. 眼用即型凝胶　眼用即型凝胶剂（In situ forming eye gel）又称眼用原位凝胶剂，体外以液体形式存在，眼部给药后由于外界环境发生变化，使溶液发生胶凝形成凝胶。同普通滴眼剂和凝胶剂相比，具有给药剂量精确、给药方法便利、眼部延展性好以及滞留时间长等优点。按凝胶材料胶凝的触发条件可分为温敏凝胶、pH 敏感凝胶和离子敏感凝胶。即型凝胶因具有一定的生物黏附性，能显著延长药物在眼部的滞留时间，减少给药次数。卡波姆、泊洛沙姆和海藻酸钠是最常用的凝胶材料。目前已上市的即型凝胶滴眼剂有 Timoptic-XE（离子敏感）、Rysmon TG（温敏）、Timolol Maleate（离子敏感）。

2. 离子交换树脂　　离子交换树脂可以用于载离子型药物,载药后的药物树脂复合物滴入眼部后能够在眼部缓慢释放,达到药物缓释的目的。FDA 已批准上市的 Betopics® 是第一种基于树脂载药的混悬型滴眼剂,其利用带正电的药物和带负电的树脂阴离子基团结合,使约 60% 的药物处于结合状态,游离药物的浓度大幅度降低。滴眼后泪膜中带正电的 Na^+ 把倍他洛尔分子置换出来而被组织吸收。这一技术使药物在眼部作用时间显著延长,达到缓释、控释的效果,并且有利于药物在眼部的充分吸收,减少局部刺激性和全身不良反应。

3. 眼部植入递药系统　　如眼部插入膜剂,眼植入剂。眼部插入膜剂是将药物制备成膜状的固体剂型,放于眼穹窿处,使其以一定速度缓慢释放的药物制剂。眼用膜剂小且薄,柔软度高,药物利用度高。眼植入剂具有给药周期长、生物利用度高,可进行缓释给药,给药剂量准确等诸多优点。现已有多种眼用植入剂上市,如 Alza 公司生产的 Pilocarpine Ocuse 等。

4. 脂质载体递药系统　　包括载有纳米粒、脂质体、乳剂等的各种眼用剂型,具有泪液膜仿生性,能够延长药物在眼表滞留时间。纳米粒用于眼部可实现长效和靶向给药,且其适应范围广,可用于水溶性及水不溶性药物制剂的制备。脂质体易于与生物膜融合促进药物透过角膜,从而增加药物的生物利用度和疗效,且脂质体的制备方法简单、物理特性多样化,使得其成为一种很有前景的眼部给药形式。微乳除了可改善难溶性药物的溶解度外,还可增加药物的角膜透过率。自 2002 年至今,国外已有若干眼用脂质载体制剂上市,包括 6 个眼用乳剂和 1 个眼用脂质体喷雾剂。Restasis 是首个针对脂溶性药物环孢素的眼用乳剂,其解决了脂溶性药物眼部给药的难题,成为唯一治疗伴有免疫缺陷的中、重度干眼症的处方药物。

（二）提高药物在眼黏膜的渗透性

同其他黏膜相似,通过在处方中加入吸收促进剂,可有效增加药物的角膜透过率。在处方中加入一些安全有效的促渗物质如环糊精,不仅能提高药物的稳定性、增加不溶性药物的溶解度,还可增加药物在角膜处的渗透性,它主要是通过增加与角膜接触的分子数来增加药物的渗透性,并不会破坏角膜上皮细胞的完整性。

六、眼黏膜递药系统的质量评价

眼用制剂虽是外用制剂,但由于其使用部位的重要性,近年世界各国对眼用制剂的质量要求逐渐向注射剂的方向发展,《中国药典》2010 年版对眼用制剂提出了新的要求。眼用制剂除应符合各制剂项下的相关要求外,还应符合眼黏膜制剂的质量要求。

（一）pH

滴眼剂的 pH 与其稳定性和疗效密切相关。眼部可耐受的 pH 范围为 5 ~ 9。一般滴眼剂 pH6 ~ 8 时,没有不适的感觉,若 pH 小于 5 或者大于 11.4,则有明显的刺激性。

（二）渗透压

《中国药典》2010 年版在眼用制剂的制剂通则中增加了"渗透压摩尔浓度"检查,要求水溶液型滴眼剂、洗眼剂和眼内注射溶液按渗透压摩尔浓度测定法(药典附录Ⅸ G)检查,应符合规定。眼球能适应的渗透压耐受范围约相当于 6 ~ 15g/L 的氯化钠溶液,超过 20g/L 就有明显的不适。

（三）无菌

《中国药典》2010 年版(二部)附录通则中规定,各类眼用制剂均要求为无菌制剂。

（四）黏度

适当的增加滴眼剂的黏度,可以增大药物在眼部的滞留时间,延长药效。一般认为,滴眼剂适宜的动力黏度是 $4.0 \sim 5.0$ mPa·s。也可以根据滴眼剂的不同性质,适当增加滴眼剂的黏度。常用的增稠剂有甲基纤维素、卡波姆、羟丙甲基纤维素等。

（五）可见异物

眼用液体制剂应在符合药品生产质量管理规范(GMP)的条件下生产,产品在出厂前应进行可见异物检查。滴眼剂按照《中国药典》2010 年版可见异物检查法(附录Ⅸ H)中滴眼剂项下的方法检查,应符合规定;眼内注射溶液按照《中国药典》2010 年版可见异物检查法(附录Ⅸ H)中注射液项下的方法检查,应符合规定。临用前,也需在自然光下目视检查,如有可见异物,不得使用。

（六）抑菌剂含量

目前各国都非常关注抑菌剂的安全性和有效性,人用药物注册技术要求国际协调会议(ICH)和欧美药典都要求测定制剂中抑菌剂的含量。美国和英国规定药品包装标签中必须标明抑菌剂种类和含量,既不可过量添加,又要保证在货架期内药品中的抑菌剂能达到最低的有效浓度。《中国药典》2010 年版中增加了滴眼剂中抑菌剂的含量测定。一般规定抑菌剂的含量为标示量的 ±20%。

（七）眼内药动学研究

眼内药代动力学主要研究眼对药物的吸收、分布、代谢和消除的规律,一般是在给药后不同时间点取样,测定药物浓度,绘制药-时曲线,进行药动学分析。眼用制剂药动学多以兔、大鼠等实验动物为研究对象,国外也有用猴、猫为实验对象的报道。因为兔眼与人眼大小、结构相近,且其来源广泛,故兔为眼用制剂研究的首选动物。在眼用制剂的药动学研究中,所选择收集的样品主要有房水、泪液、角膜、玻璃体。

由于药物作用部位、性质、药效以及眼睛各部分结构不同,取样方法也有很大差异,现阶段常用的取样方法主要有:①毛细管法:该法是收集泪液的常用方法;②滤纸法:可用于测定泪液中药物浓度随时间变化过程;③穿刺取样法:是在房水和玻璃体取样时常用的方法;④微透析法:可对药物实时监测,实验持续时间长,其自身优势可弥补现有眼用制剂测定方法的不足。

（八）安全性评价

眼用制剂长期使用可能引起潜在的局部安全性问题。目前,传统的 Draize 法仍然是评价眼用制剂眼部刺激性的最主要方法。此外,为了评价制剂对眼组织的微观损伤,近年来人们在 Draize 法的基础上建立了离体器官模型、细胞毒性以及蛋白质变性等多种体外安全性评价方法。其中,角膜水化值是体外评价药物对眼刺激性的重要标准,通常角膜水化值为 76%~80%,超过83% 水化值即可判定角膜受到一定程度的损伤。

七、应用实例

例 17-4　盐酸普萘洛尔滴眼液

【处方】

盐酸普萘洛尔	10g	氯化钠	5g
枸橼酸	3g	依地酸二钠	0.5g
0.1mol/L 氢氧化钠溶液 适量		注射用水加至	1000ml

【制备】　将枸橼酸、依地酸二钠分别溶于新鲜注射用水中,加入氯化钠和盐酸普萘洛

尔,搅拌使溶解,加入0.1mol/L氢氧化钠溶液适量调节pH为6.0~6.5,过滤,加注射用水至足量,灭菌,灌装。

【适应证】　用于单纯性青光眼或高眼压患者,降低眼压。

【用法用量】　滴入眼结膜囊内,每次1~2滴,一日3~4次或遵医嘱。

第四节　鼻黏膜递药系统

鼻黏膜递药系统(nasal drug delivery system,NDDS)是指在鼻腔内给药,药物经鼻黏膜吸收而发挥局部或全身治疗作用的制剂。鼻腔给药历史悠久,但过去大多用于治疗鼻炎、鼻塞等局部疾病,起局部消炎、收敛、杀菌、抗病毒等作用。近年来,发挥全身治疗作用的鼻腔给药制剂的研究越来越受到人们的广泛关注。

一、鼻腔的生理结构及药物吸收途径

根据功能及组织结构的不同,可将鼻腔分为3个区域:鼻前庭、嗅区和呼吸区。如图17-7所示。鼻前庭(nasal vestibule)位于鼻子的最外部,为从鼻孔到鼻瓣膜(nasal valve)区15mm的范围,几乎无吸收功能,只是空气流通过的第一道屏障。鼻腔位于鼻瓣膜后,长约6cm,总容积约为20ml。鼻中隔将鼻腔分为左右两个腔。

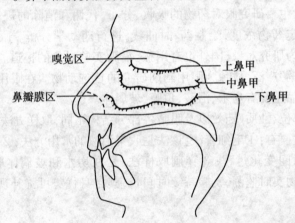

嗅觉区　上鼻甲　中鼻甲　鼻瓣膜区　下鼻甲

图17-7　人体鼻腔横截面示意图

鼻前庭和呈褶皱状的上、中、下鼻甲使鼻腔的空气通道呈弯曲状,空气流进入鼻腔受到阻力而改变方向,伴随空气流进入鼻腔的大粒子大部分沉积在鼻前庭,很难被鼻腔吸收。嗅区位于鼻腔的顶部,紧贴筛板之下,面积约$10cm^2$。嗅区分布着无纤毛的嗅神经上皮细胞,其穿过薄薄的颅底筛板进入颅内,有些药物通过鼻腔给药后可通过嗅区转运,绕过血-脑脊液屏障直接进入脑脊液,从而进入中枢神经系统。呼吸区是鼻腔中最大的部分,也是鼻腔的主要吸收部位,药物由此吸收进入体循环。鼻腔壁上覆盖有黏膜,人鼻黏膜总面积约为$160cm^2$,其黏膜表面上皮细胞遍布微纤毛,这些微纤毛结构大大增加了鼻腔的有效吸收面积,同时鼻黏膜上皮细胞下还含有许多大而多孔的毛细血管和丰富的淋巴毛细管,能使体液迅速通过血管壁。黏膜表面还有许多可分泌黏液的杯状细胞,黏膜固有层内含有较多的黏液腺,每天分泌黏液1.5~2ml。鼻腔黏液的主要成分是95%~97%的水分和2%~3%的蛋白质,其pH维持在5.5~6.5,是蛋白水解酶的最适pH。

鼻纤毛长度约为 $5 \sim 10 \mu m$，直径约为 $0.2 \mu m$，摆动频率每秒钟大约 20 次。在纤毛协调一致的摆动下，黏液逐渐向鼻腔后方移动，最终通过鼻咽管被吞咽进入胃部，或被排出体外，起到连续不断清除进入鼻腔的异物和微生物，保护机体的作用。鼻甲咽部黏液的平均移动速度为 6mm/min，鼻腔前部非纤毛区清除较慢，从鼻前庭到鼻咽管整个排出时间约 $10 \sim 20$ 分钟。另外，感冒、过敏性及慢性鼻炎等疾病会改变药物在鼻腔的清除速度。

根据药物性质不同，同其他黏膜吸收相似，药物经鼻黏膜的吸收主要通过两种途径：细胞旁路途径和跨细胞途径。细胞间的水性通道为水溶性药物的主要吸收途径，其吸收程度受限于药物的分子量；其他药物主要通过被动扩散跨细胞途径吸收。

二、药物鼻腔吸收特点

药物鼻腔吸收主要优点包括：①相对较大的吸收表面积，约 $150 cm^2$；②皮下血管丰富，血流量大，药物吸收迅速，起效快；③药物吸收后直接进入体循环，可避免肝脏首过效应；④给药方便，患者顺应性好，适于急救、自救；⑤酶活性相对较低；⑥鼻腔组织的渗透性相对较高；⑦鼻黏膜给药后，一部分药物可经嗅觉神经绕过血脑屏障直接进入脑组织，有利于中枢神经系统疾病的治疗。

同其他给药途径一样，鼻腔递药亦存在一些缺点：①相对分子质量大于 1000 Da 的药物，其透过性受到限制；②沉积在鼻腔的药物能被黏膜纤毛快速清除；③鼻腔黏膜中的酶可能将药物代谢失活；④鼻黏膜给药具有较大的种属差异；⑤制剂可能会对鼻黏膜造成刺激；⑥鼻腔的有限容积限制了单次用药剂量。

三、影响药物经鼻吸收的因素

（一）生理学因素

生理学因素（年龄、性别、姿势、睡眠、运动等）和病理学因素均会影响药物的吸收。病理条件如感染、过敏、鼻腔阻塞、鼻炎、过敏性鼻炎、慢性鼻窦炎和鼻息肉等通常会影响纤毛功能，还会导致鼻黏液过高或过低分泌，鼻黏膜刺激，从而影响药物的渗透。如普通感冒会削弱黏膜纤毛的作用，从而增加药物的吸收，通气鼻腔的清除率高于阻塞鼻腔的清除率。鼻黏膜中含有多种酶类，包括氧化酶、还原酶、转移酶、肽酶和蛋白水解酶等。这些酶会导致药物在鼻腔的代谢，妨碍药物的吸收。

（二）药物的理化性质

药物必须穿过或克服各种生理屏障到达黏膜层下的毛细血管才能发挥全身作用，药物的理化性质影响药物通过这些屏障的能力及速率。

1. 相对分子质量　药物的相对分子质量大小与药物吸收有密切关系，对于水溶性化合物，药物吸收百分率的 log 值与药物相对分子质量的 log 值线性相关。通常相对分子质量小于 1000 Da 的化合物易被吸收。应用吸收促进剂后，相对分子质量 6000 的药物经鼻给药后也可获得很好的生物利用度。

2. 脂溶性　药物经过鼻黏膜的吸收与其脂溶性密切相关，亲脂性增强，其鼻黏膜吸收增加。脂溶性药物进入鼻腔后较易直接吸收进入全身血液循环，生物利用度相当于静脉注射，而亲水性药物经鼻腔给药后吸收比口服和舌下给药差，生物利用度低。药物的鼻黏膜分配系数增加，生物利用度呈线性上升，但分配系数超过 200 后，生物利用度变化缓慢。药物从鼻腔向脑脊液中的递送也与药物的脂溶性有关。

3. pH　对于有机弱酸或有机弱碱性药物,其解离程度取决于环境 pH。非解离分子比例越大(即亲脂性越强),其鼻黏膜吸收量越大,若非解离药物与解离药物共存,非解离药物吸收速度较快。鼻黏膜层的 pH 为 5.5~6.5,可通过设计处方改变局部 pH。

4. 药物与膜组分形成氢键的能力　对于多肽和蛋白质药物,其易于与膜组分形成氢键,从而影响药物的吸收。有时其程度比药物脂溶性或电离状态的影响更大。

5. 其他　当药物以固体形式(如粉末)给药时,药物的溶解度和溶出速度可影响吸收。这是因为药物必须先溶解于鼻腔分泌物中才能被吸收。药物所带电荷也会影响药物经鼻黏膜的吸收。带正电荷的药物能与鼻黏膜中带负电荷的组分相结合,因此当分子量增高时,虽然滤过阻力增大,但是电荷也随之增加而有利于吸收。

(三) 剂型因素

药物的鼻腔吸收不仅受传递途径内在特性的影响,而且还受剂型的影响。鼻腔气雾剂、喷雾剂和吸入剂在鼻腔中弥散度和分布面较广泛,药物吸收快,但易被黏膜纤毛清除。凝胶剂及生物黏附性微球因黏性较大,能削弱鼻腔纤毛的清除作用,延长药物与鼻黏膜的接触时间,改善药物的吸收。一些新的药物传递系统,如脂质体、前体脂质体、类脂质体、膜剂、纳米粒,能保证药物在鼻腔的长时间滞留以及与鼻黏膜的充分接触,因此更能提高药物的跨膜转运。

此外,药物在鼻腔的沉积部位及形式受制剂的组成、制剂物理形态(液体,黏稠,半固体,固体)、使用的装置和给药技术的影响。粉末制剂的形态和颗粒大小可影响药物在鼻腔内的沉积分布从而影响吸收。例如,鼻喷雾剂主要沉积在鼻腔的前部,而滴鼻剂能更广泛地分布在鼻腔内。沉积部位的渗透性及有效透过面积均影响药物的吸收。药物在鼻腔的滞留也受上述因素的影响,滴鼻剂从鼻腔的清除比喷雾剂迅速。

四、提高药物鼻腔吸收的策略

(一) 延长药物的鼻腔滞留时间

一方面,可通过使药物分布在鼻腔前部来减缓黏膜纤毛对药物制剂的清除;另一方面,可通过设计生物黏附给药系统,如在处方中加入甲基纤维素、羟丙甲纤维素、卡波姆、果胶、壳聚糖等使其黏附于黏膜层的表面,延长药物与鼻黏膜吸收部位的接触时间。但增加药物鼻腔滞留时间不是一定会增加药物的吸收量。

此外,微球制剂可显著延长药物鼻腔滞留时间。各种生物黏附性微球已用于多肽和蛋白质类药物的鼻黏膜传递,如交联葡聚糖微球、淀粉微球、胺基明胶微球等。其主要机制为微球的溶胀可引起上皮细胞暂时性的失水和收缩,从而打开了细胞间的紧密连接,有利于药物透过细胞间隙吸收。

(二) 加入吸收促进剂

药物与吸收促进剂合用能明显提高药物的鼻黏膜吸收,吸收促进剂应有效、作用迅速、可逆、化学惰性、生物活性小且长期使用安全。用于鼻黏膜药物传递的吸收促进剂主要有:表面活性剂、胆酸盐及其衍生物、脂肪酸及其衍生物、磷脂以及各种环糊精等。这些促进剂作用机制多种多样,但大部分是与脂质双分子层作用,从膜中滤除蛋白或去除黏膜的外层,从而改变上皮细胞层的渗透性,有些促进剂也会作用于紧密连接或具有酶抑制作用。然而许多促进剂在有效促进药物鼻腔吸收的浓度下,会对鼻黏膜产生严重损伤,尤其是表面活性剂类和胆酸盐类,其吸收促进作用与对鼻黏膜造成的损害具有直接关系。因此必须寻找新的、安全的吸收促进剂。最近,壳聚糖作为一种新型安全的吸收促进剂受到广泛关注。

(三) 药物结构修饰

可通过对药物进行结构修饰,如改变取代基团或使用不同的盐基来增加药物的水溶性或油水分配系数。但是,需注意这种结构修饰可能引起药物治疗效果及毒性的改变。

另一方法为使用前体药物。前体药物的性质有利于其透膜吸收,透过鼻黏膜后转化为母体药物发挥疗效。例如酯类前体药物(增加了药物的脂溶性)在鼻黏膜中酯酶的作用下可还原为母体药物。

五、鼻黏膜递药系统的质量评价

鼻黏膜递药系统应符合《中国药典》中关于各鼻用制剂的相关质量要求。此外,可用下述方法评价鼻用制剂的质量。

(一) 体外吸收评价方法

1. 离体法 离体模型比体内及在体动物模型经济、方便,目前常用前述口腔黏膜研究中用到的扩散池来研究药物的鼻黏膜渗透性能。鼻黏膜可以采用家兔、牛、猪等大型动物的离体鼻黏膜组织,或细胞培养单层膜。此外也可采用人工膜来模拟鼻黏膜,操作简便且更经济。人工膜通常由支撑材料和浸润液组成,其中支撑材料的化学组成、孔径、孔隙率、厚度,浸润液的物理化学性质等因素均影响药物的透过性,常用的人工膜支撑材料有聚酰胺(尼龙)、醋酸纤维素、硝酸纤维素、聚偏氟乙烯(PVDF)、醋酸和硝酸纤维素混合物、聚三氟乙烯(PTFE)、聚乙烯膜等。浸润液一般为单纯有机溶剂或有机溶剂与磷脂的混合液。具体方法详见口腔黏膜部分。

2. 在体原位灌流法 大鼠和家兔是最常用于鼻黏膜在体吸收研究的动物。此方法最大的优点是能够避免药物溶液从口腔流失或其他途径的吸收,结果准确可靠,是研究鼻黏膜吸收最常用的方法。实验装置如图 17-8 所示。

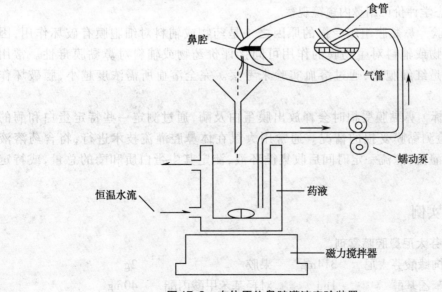

图 17-8 在体原位鼻腔灌流实验装置

方法:将体重200~300g的大鼠麻醉后,颈部切口,用聚乙烯管做气管插管,另一导管通过食管插入鼻腔后部。用黏合剂将鼻腭部封闭,以防止药液由鼻腔进入口中。将药物溶液(体积3~20ml)置于保温容器中(37℃),使药液以2~3ml/min的流速循环流经鼻腔,再次流入保温容器中。通过定时测定灌流液中剩余药量计算药物吸收程度。

此方法最大的优点是可采用标准过程筛选处方因素对药物鼻腔吸收的影响,并根据体外灌流数据预测药物的体内吸收。

3. 在体原位滞留法　手术过程与原位灌流实验相似,不同之处是用一端密封的聚乙烯管通过食道插入鼻腔后部,以保证药液滞留于鼻腔中。给药之前,用林格缓冲液小心冲洗鼻腔,去除所有的血迹及杂质,以减小实验误差。药液通过一微型管注入鼻孔,在适当的时间间隔,用林格缓冲液冲洗鼻腔,回收未被吸收的药液,得到的数据可直接预测药物的体内吸收速率。

(二)体内评价方法

该方法是将药物直接置于动物鼻腔中,定时取血,测定血药浓度或生化指标,研究药物鼻黏膜吸收动力学及生物利用度。给药时应尽量减小药物的损失。由于该法使用封闭系统,因此实验结果具有良好的重复性和可靠性。

(三)安全性评价方法

1. 药物对纤毛清除作用的影响　鼻腔给药后不应影响纤毛清除作用。评价方法有多种,有些将黏膜纤毛系统作为一整体来研究,有些则研究纤毛运动及黏液转运功能。具体包括测定纤毛摆动频率(ciliary beat frequency,CBF),测定纤毛持续运动时间,测定黏膜纤毛转运能力等。

2. 黏膜形态考察　鼻黏膜毒性最直接的评价方法是考察给药后黏膜组织结构及表面纤毛形态的变化。可使用光学或电子显微镜观察。扫描电子显微镜主要考察黏膜表面纤毛形态的改变,包括数量、排列情况等。共聚焦激光扫描显微镜可观察生物标本的三维图像,已被用来确定药物通过鼻黏膜转运的通道,研究促进剂对药物转运和细胞形态的影响。人体的鼻黏膜形态学评价可用鼻内窥镜观察。

3. 溶血实验　鼻黏膜组织受损的原因之一是药物或辅料对细胞膜有破坏作用,因此通过考察药物或辅料对生物膜的作用可间接评价药物或辅料对鼻黏膜毒性。常用的天然生物膜是红细胞膜,通过溶血实验来考察。完全溶血所需浓度越小,膜破坏作用就越大。

4. 生化指标　鼻黏膜受损时会释放出膜蛋白及酶,通过测定一些特定蛋白和酶的释放量,即可检测黏膜受损的情况。通常用大鼠在体鼻腔灌流技术进行,将含药溶液通过鼻腔循环灌流,灌流一定时间后收集循环液,测定其中蛋白质和酶的总量,或特定酶的量。

六、应用实例

例17-5　芬太尼鼻腔喷雾剂

【处方】

枸橼酸芬太尼	314mg	果胶	2g
苯乙基醇	1ml	对羟基苯甲酸丙酯	40mg
甘露醇	8.3g	去离子水	加至200ml

【制备】　将 2g 果胶加入 180ml 水中,搅拌使溶解。向溶液中加入 1ml 苯乙基醇和 40mg 对羟基苯甲酸丙酯,再加入 314mg 枸橼酸芬太尼和 8.3g 甘露醇,完全溶解后补加去离子水定容至 200ml。溶液的 pH 为 4.2,渗透压为 330mosmol/L。

【适应证】　本品用于治疗癌症爆发性疼痛,且仅适用于对阿片类药物耐受的成年患者。

第五节　阴道黏膜递药系统

阴道黏膜递药系统(vaginal drug delivery system)是指将药物置于阴道内,通过阴道黏膜吸收发挥局部或全身作用的一类制剂,可用于杀菌消毒、避孕、引产、流产、治疗癌症,甚至可实现蛋白、多肽类药物的全身吸收。

一、阴道的生理结构及吸收途径

(一)阴道的生理结构

人体阴道位于盆骨腔内,前邻尿道,后邻直肠,为管状腔道,长约 10～15cm,如图 17-9 所示。阴道是由黏膜和肌肉组织构成的富有弹性的管状器官,能收缩也能扩张,通常呈紧缩皱褶状。阴道壁由三层组织所构成:外层为疏松结缔组织,中层为肌层,内含平滑肌,内层为黏膜层。阴道黏膜为复层鳞状上皮,表层细胞含有透明胶质颗粒但无角化层。阴道黏膜形成黏性横向皱褶,并存在少量分泌物以保持湿润。阴道黏膜黏液中存在多种肽代谢酶、过氧化酶和磷酸酯酶,以及能够代谢药物的微生物群。正常生理条件下,阴道呈酸性环境(pH4～5),这是卵巢产生

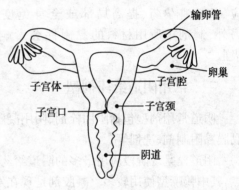

图 17-9　阴道生理结构示意图

各种激素的作用和阴道黏膜表层细胞成熟正常蜕变的反映。绝经期后,阴道上皮变薄,细胞变小,阴道黏液变为碱性。阴道血管分布丰富,血流经会阴静脉丛流向会阴静脉,最终流向腔静脉,可绕过肝的首过效应。

(二)药物吸收途径

与其他黏膜相似,药物通过阴道黏膜吸收的途径主要有两种,一是通过细胞转运通道,另一种是通过细胞外转运通道。前者为脂溶性通道,后者为水性通道,阴道黏膜对药物转运以前者为主。与鼻腔黏膜的单层上皮细胞相比,阴道黏膜为多层上皮细胞,时滞较长。药物在阴道黏膜的吸收除与其脂溶性及剂型有关外,还可能随月经周期而变化。

二、影响药物阴道黏膜吸收的因素

阴道黏膜吸收药物包含两个重要的步骤:药物从给药系统中释放并溶解于阴道液中和药物透过阴道黏膜。任何影响药物释放、溶解和药物膜转运的生理或制剂因素都能影响药物在阴道内的吸收。

（一）生理因素

阴道分泌液量、阴道壁厚度、宫颈黏液、pH 及特异的胞浆受体会影响药物吸收。同时，排卵周期、妊娠和绝经期时阴道上皮及阴道内 pH 的变化会导致阴道壁厚度随之发生变化，进而影响药物的吸收。

（二）药物理化性质

药物理化性质如相对分子质量、亲脂性、电离性、表面电荷、化学性质等都会影响药物在阴道的吸收。药物必须具有足够的亲脂性，以扩散形式通过脂质膜，但也要求有一定程度的水溶性以保证能溶于阴道液体。对于阴道膜渗透性高的药物（如黄体酮、雌甾醇等），吸收主要受阴道黏膜表面的流体静压扩散层通透性的影响。对于低阴道膜渗透性的药物（睾酮、氢化可的松等），吸收主要受阴道上皮渗透性的限制。

（三）剂型因素

选择何种剂型取决于临床用药需求。如果要求发挥局部疗效，一般选用半固体或能快速溶化的固体系统；如果要求发挥全身作用，一般优先考虑阴道黏附系统或阴道环。例如女性生殖器炎性反应的急性发作期需要使用速效剂型；而慢性炎性反应、长效避孕药、提高局部或全身免疫力的抗原、抗体给药，则往往制成长效制剂。另外，制剂中所用材料的黏附性会影响药物在黏膜处的滞留时间，进而影响药物的吸收。

三、常用阴道给药剂型

阴道常用剂型包括阴用栓剂、阴用凝胶剂、阴用片剂、阴用膜剂、阴道环、阴道胶囊、阴道黏膜黏附制剂、洗剂等。

阴道栓是现阶段应用最多的阴道给药剂型，具有剂型简单，疗效确切，作用时间长的特点，其中鸭嘴型使用较多。凝胶剂是现在发展很快的阴道给药剂型，患者顺应性好，易涂布，滞留时间长。阴用膜剂可直接覆盖于阴道黏膜，缓慢释放。膜剂在避孕、终止早孕、绝经后阴道疾病、阴道炎等方面均有使用。阴道用胶囊剂外形美观，使用时舒适方便，药物以微粒状态分散。阴道环为一种环状的给药装置，放置于阴道后以控释的形式释放药物，主要有避孕用阴道环和免疫阴道环。

与其他剂型相比，阴道片具有很多优点：

1. 使用方便，质量稳定，生产的机械化程度高。

2. 与栓剂相比，克服了栓剂基质受体温作用熔融后连同药物一起流失而影响疗效、污染衣物及患者的不适感。

3. 阴道泡腾片可快速崩解，增加药物在阴道的分布面积，起效快，疗效高。现阶段应用于阴道的片剂主要是泡腾片。

4. 生物黏附性阴道片提高了制剂的抗排出能力，延长了阴道内的滞留时间，有利于提高生物利用度。

阴道给药系统因其独特的治疗优势，近年来发展较快，现已有较多的阴道给药剂型应用于临床，如表 17-5 所示。

表 17-5 部分已上市的阴道黏膜给药制剂

商品名	活性成分	剂型	公司	用途
NuvaRing®	依托孕烯 + 炔雌醇	阴道环	Organon	避孕
Prochieve®	黄体酮	生物黏附凝胶	Fleet Laboratories	不孕不育，无月经
Desogen®	去氧孕烯 + 炔雌醇	阴道用片剂	Organon	避孕
Metrogel Vaginal®	甲硝唑	凝胶剂	3M Pharmaceuticals	抗炎
Cervidil®	前列腺素 E_2	栓剂	Controlled Therapeutics	引产
Estring®	雌二醇	阴道环	Pharmacia and Upjohn	激素替代疗法
Vagistat-1®	噻康唑	软膏剂	Bristol Myers Squibb	抗真菌
Trivagizole®	克霉唑	乳膏	Taro Pharmaceuticals	抗真菌
Vagifem®	雌二醇	片剂	Novo Nordisk	萎缩性阴道炎
Vagi-C®	维生素 C	缓释片剂	Taurus Pharma GmBH	细菌性阴道病
Advantages®	壬苯醇醚	凝胶剂	Columbia Laboratories	避孕
Conceptrol®	壬苯醇醚	凝胶剂	Advance Care Product	避孕
Crinone®	黄体酮	凝胶剂	Serono	不孕不育，无月经
Prostin E2®	前列腺素 E_2	凝胶剂	Pharmacia	引产

四、阴道黏膜递药系统的质量评价

阴道黏膜给药系统不仅需满足各剂型项下的质量要求，还须考虑阴道黏膜给药的特点，开展相关的质量评价。

（一）黏附力

阴道黏附制剂的生物黏附强度必须合适，太大会对黏膜造成损害，太小则易脱落。生物黏附试验的测定原理是测量分离模拟阴道黏膜和试验制剂之间的黏附作用所需的牵引力或切应力。

（二）体外黏膜透过性能

同口腔黏膜项下描述。根据给药部位，通常选用动物的相应黏膜组织进行渗透实验。

（三）阴道滞留性研究

将药物制剂给予动物阴道后，分别于不同时间用阴道模拟液冲洗阴道，合并冲洗液，测定药物滞留量。每次实验可测得给药后一个时间点的阴道滞留量，重复试验即可获得多个时间点的阴道滞留量数据。

（四）体内评价

同口腔黏膜项下描述。

（五）刺激性评价

家兔阴道黏膜上皮由单层柱状细胞构成，人类阴道黏膜上皮则由复层扁平细胞构成，前者对外界黏膜刺激物具有高度敏感性，因此多采用家兔模型研究阴道制剂对黏膜的刺激性。

五、应用实例

例 17-6 甲硝唑凝胶剂

【处方】 甲硝唑 10g 卡波姆-940 8g 三乙醇胺 10.8g
甘油 80g 丙二醇 50g 三氯叔丁醇 1g
蒸馏水 加至 1000g

【制备】 将甲硝唑及三氯叔丁醇加入处方量蒸馏水中溶解,混匀,加入卡波姆-940,充分溶胀,备用。另取三乙醇胺、甘油和丙二醇,混匀,缓缓加入上述备用液中,搅匀,即得凝胶。

【适应证】 本品适用于治疗细菌性阴道病。

(毛世瑞)

参 考 文 献

1. Patel VF, Liu F, Brown MB. Advances in oral transmucosal drug delivery. J Controlled Rel, 2011, 153: 106-116

2. Hearnden V, Sankar V, Hull K, et al. New developments and opportunities in oral mucosal drug delivery for local and systemic disease. Adv Drug Deliv Rev, 2012, 64: 16-28

3. Hassan N, Ahad A, Ali M, et al. Chemical permeation enhancers for transbuccal drug delivery. Expert Opin Drug Deliv, 2010, 7: 97-112

4. Patel VF, Liu F, Brown MB. Modeling the oral cavity: In vitro and in vivo evaluations of buccal drug delivery systems. J Controlled Rel, 2012, 161: 746-756

5. Wang Y, Zuo Z, Lee KKH, et al. Evaluation of HO-1-u-1 cell line as an in vitro model for sublingual drug delivery involving passive diffusion—Initial validation studies. Int J Pharm, 2007, 334: 27-34

6. 崔福德. 药剂学. 第2版. 北京: 中国医药科技出版社, 2010

7. 国家药典委员会. 中华人民共和国药典 2010 年版二部. 北京: 中国医药科技出版社, 2010

8. Hugh DCS, Anthony JH. Controlled pulmonary drug delivery. 2nd edition. New York: Springer-Verlag Inc, 2011

9. 孟博宇, 许向阳, 王青松. 干粉吸入给药装置的研究进展. 中国医药工业杂志, 2010, 41: 698-703

10. Nanjawade BK, Manvi FV, Manjappa AS. In situ-forming hydrogels for sustained ophthalmic drug delivery. J Controlled Rel, 2007, 122: 119-134

11. Jarvinen K, Jarvinen T, Urtti, A. Ocular absorption following topical delivery. Adv Drug Deliv Rev, 1995, 16: 3-9

12. Arto Urtti. Challenges and obstacles of ocular pharmacokinetics and drug delivery. Adv Drug Deliv Rev, 2006, 58: 1131-1135

13. 李建波. 眼用给药系统的研究进展. 临床眼科杂志, 2007, 15 (4): 379-381

14. Haoyun W, Zhidong L. Design and evaluation of baicalin-containing in situ pH-triggered gelling system for sustained ophthalmic drug delivery. Int J Pharm, 2011, 410: 31-40

15. 高原, 高鸿慈. 滴眼剂的开发与生产. 北京: 化学工业出版社. 2009

16. Mei D, Mao S, Sun W. Effect of chitosan structure properties and molecular weight on the intranasal absorption of tetramethylpyrazine phosphate in rats. Eur J Pharm Biopharm, 2008, 70: 874-881

17. Duan X, Mao S. New strategies to improve the intranasal absorption of insulin. Drug Discov Today, 2010, 15: 416-427

18. Arora P,Sharma S,Garg S. Permeability issues in nasal drug delivery. Drug Discovery Today,2002,7:967-975

19. Das Neves J,Amaral MH,Bahia MF,et al. Vaginal Drug Delivery. In:Pharmaceutical Sciences Encyclopedia. New York:John Wiley & Sons,Inc. ,2010

20. Gupta S,Gabrani R,Ali J,Dang S. Exploring Novel Approaches to Vaginal Drug Delivery. Recent Pat Drug Deliv Formul,2011,5:82-94

18. Illum L,Sharma S,Chem. Intranasally insert drug delivery. Drug Discovery Today 2002 7(23):975.
19. De Nervi L,Anand MH,Lakota M,et al. Applied Drug Delivery for Pharmaceutic Researcher biopolymic.A. New York:John Wiley & Sons,Inc. 2010.
20. Gupta P,Chhetri P,Altf L,Dong S. Kethikamm. Novel Approaches to Insipid Drug Delivery Formulate. In:Formul. 2013.5.

第十八章 植入型递药系统

第一节 概 述

一、植入剂的含义与特点

(一) 定义

植入型递药系统(implantable drug delivery systems,IDDS),也称为植入剂(implant)是指药物与辅料制成的供植入体内的无菌制剂,是一类可经手术植入或者经针头导入的控释给药系统。一般供腔道、组织或皮下植入使用。

(二) 植入剂的特点

1. 长效作用 植入剂的释药期限长达数日、数月或数年之久,可使慢性疾病或需要长期用药的患者得到长期而有效的预防和治疗。

2. 控释作用 植入剂通过高分子聚合物膜或骨架的渗透与扩散作用,使药物呈零级或一级释放,维持用药期间平稳的血药浓度,减少药物的毒副作用。

3. 靶向作用 植入剂使靶点病灶区域的药物浓度达到最大,不仅提高药效,而且减轻全身副作用。

4. 生物利用度高 药物直达用药部位,避免胃肠道用药的肝脏首过效应,提高药物的生物利用度。

植入剂有其他制剂不可替代的优越性。半衰期短、代谢快,不适于通过其他途径给药的药物可制成植入剂。目前,植入剂药物的应用范围也由当初的避孕治疗扩展到抗肿瘤、糖尿病、心血管、眼部及骨髓炎等多种领域及疾病的治疗。

植入剂需手术植入或注射给药,且植入剂的存在可能引起疼痛及不适感,影响患者的顺应性;控释植入剂的突释作用可能引起毒副作用。

二、植入剂的分类

(一) 固体植入剂

固体植入剂是通过手术的方式植入皮下或腔道、组织等部位,并在特定的位点持续释药较长时间的固体制剂。按照释放机制手术型固体植入剂又可以分为以下3类。

1. 膜扩散型控释植入剂 通过控释膜定量匀速释放药物,使血药浓度保持恒定的植入剂,一般由控释膜与药物储库组成。控释膜可以是均一或非均一的聚合物,膜具有微孔、无孔或半透性性质,以控制药物释放速度。植入剂可以制成多种形状如平面膜片型、球形、圆柱形等。药物以液体、凝胶、胶质、半固体、固体形式存在于储库中。储库内药物通过聚合膜扩散,通常以零级动力学行为释放到周围环境中。浓度梯度是药物释放的动力,药物的溶解度、控释膜的厚度、性质、面积等多种因素影响药物释放。如 T 形子宫内孕酮释放系统结构如图 18-1 所示,是一种作用于局部,对整体功能扰乱较小的避孕工具。该体系的实心横臂是由具有柔韧性的乙烯-醋酸乙烯共聚物(EVA)构成,与横臂中心相连的是由同样材料制成的空心纵杆,填充有 38mg 黄体酮微晶液态硅油分散液并加入硫酸钡用于 X 光检查。EVA 膜控制孕酮的释药速率为 $(65 \pm 10) \mu g/d$,避孕效果可长达一年。

2. 骨架控释植入剂

(1)骨架扩散型植入剂:药物与加热熔融的聚合物混合,也可将药物和(或)聚合物溶解于有机溶剂中,并在模具中升温和(或)减压去除溶剂而得。骨架扩散控释系统通过控制药物透过基质的扩散率达到控释的目的。与普通口服骨架系统一样,由于药物的扩散路径不断增加,因而其释放速度并不恒定,表现为 $Q\text{-}t^{1/2}$(Higuchi)模式。如甲地孕酮阴道药环是以聚乙二醇与药物混合制成药芯并分散在硅橡胶环内,释药速率为 $100 \sim 150 \mu g/d$,其结构如图 18-2 所示。

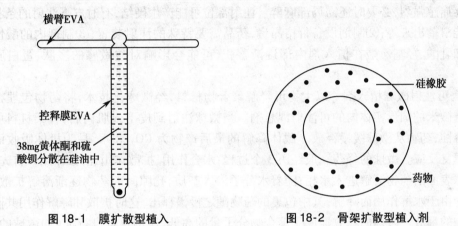

图 18-1　膜扩散型植入　　　　　　　图 18-2　骨架扩散型植入剂

(2)骨架溶蚀型植入剂:以可生物降解材料制备的骨架植入剂,在体内骨架材料逐渐溶蚀并降解为可吸收的单体小分子,药物随骨架材料的降解从基质中逐步释放。溶蚀型植入剂的释药机制较为复杂,包括扩散过程和聚合物的溶蚀而产生的溶出过程,如图 18-3。许多因素会影响到聚合物的降解速率。如体内 pH、温度、载体的变化都会暂时增加或降低聚合物降解速率。体系的表面积也可影响载体在体内的降解,随着载体的溶蚀,其表面积发生改变,载体的降解速率也发生变化。因此为了获得更加恒定的药物释放速率,可设计成平面膜片型,因为其没有边缘的溶蚀几乎可实现药物的零级释放。

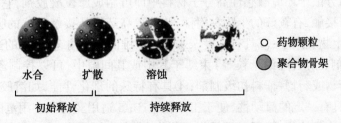

图 18-3　骨架溶蚀型植入剂中药物释放过程

3. 微贮库控释型植入剂　药物以微粒分散于水溶性聚合物溶液中形成混悬液,采用高能分散技术将此混悬液再分散于聚合物骨架中,形成由许多微小液体药室组成的药物贮库,通过模制或挤压技术可制成不同大小和形状的微贮库分配控释植入剂,如图18-4。药物的释放由界面的分配和骨架扩散过程共同决定,可达到零级动力学释药。Syncro-Mate-C 即为此类产品,是左炔诺酮分散于聚乙二醇400 的水溶液,再经高能分散于硅橡胶中而形成的微贮库植入剂。

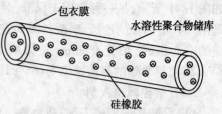

图 18-4　微贮库溶解控释型植入剂

（二）注射型植入剂

1. 可注射条状植入剂　以聚乳酸（PLA）、聚乳酸聚乙醇酸（PLGA）等可生物降解材料作为植入剂的骨架材料,通过熔融挤出法制备条状固体植入剂,植入剂经灭菌处理后装入特制的一次性注射器内（10～16 号针头）,临床应用时直接作腹前壁皮下注射。与传统的植入剂相比,因采用可生物降解辅料为载体材料,不需通过手术植入和取出,提高患者用药顺应性。但该类植入剂也有以下不足:①给药时注射部位疼痛感强烈,必要时还需局部麻醉。注射部位可能产生硬结,有时皮下注射的条状植入剂可能滑落出来等;②制剂设备价格昂贵,药品需要特殊的注射装置;③制剂内的酸性降解产物如乳酸、羟基乙酸在植入剂内部逐渐蓄积,可能会影响对酸敏感的多肽、蛋白质的稳定性。

2. 可注射微球植入剂　以生物可降解聚合物材料,经微球化技术,将药物包埋在直径仅几十微米的圆形实体内的可注射混悬剂。当微球注射到皮下或肌内后,骨架材料可逐渐水解溶蚀,药物从微球缓慢释放。载体降解的最后产物为 CO_2 和水,易为机体吸收而不会引起不良反应。微球的释药一般经历 3 个过程:水合作用、扩散作用、溶蚀作用。首先,吸附在微球表面的药物溶解进入水相;随着水分子渗入基质,孔隙间的药物逐渐溶解扩散出来;聚合物由于水解作用而降解,其中包裹的药物随之慢慢释出,这时扩散和降解作用共同主导着药物的释放。微球的释放速度受聚合物分子量的高低、比例及自身特征（如微球的外观、大小、载药量、加入的附加剂等）的影响。

3. 可注射原位凝胶植入剂　可注射原位凝胶植入剂（injectable in situ gel implants）指以液体形式注射于人体、在生理条件下转变为凝胶半固体药物贮库的植入剂形式。该剂型除具有延长给药周期、降低给药剂量和不良反应外,还具有制备工艺简单、产品稳定等特点,且避免了植入剂的外科手术,大大提高患者的顺应性,已成为国内外近年来的研究热点。

原位凝胶的突出优点包括:①对接触环境的改变作出物理或化学响应,根据响应值的大小调整制剂的理化性状（如相转变程度等）以及药物在体内的状态（如释放、滞留等）;②将药物溶解或均匀分散于环境敏感性高分子材料中即可制成原位凝胶剂,它能较长时间与作用部位发生紧密接触,有较好的生物黏附性,并可提高药物从接触部位的吸收,避开首过效应,提高药物的生物利用度;③具有高度亲水性的三维网状结构,将其中的药物或药物-辅料初级制剂（如乳剂、脂质体、纳米粒等）束缚于其中或其间隙中,可以控制药物的释放,并可以稳定其中的药物或药物-辅料初级制剂;④具有特殊的理化性能,如溶胶-凝胶转变过程,在体外条件下,具有一定的流动性,便于工业化生产;⑤适用药物及应用范围广泛,原位凝胶可以从多种给药途径给药,可用于局部作用药物、全身作用药物、亲水性药物、疏水性药物、酸性药物、阳离子药物、大分子药物、细胞组织等。

按照原位凝胶体内成形的机制,注射型植入剂可大致分为三种类型:

（1）原位交联系统（in situ crosslinked systems）:在体交联体系是指聚合物在体内相互交

联而形成的固态聚合物体系或凝胶。根据聚合物交联的原理,在体交联体系主要可分为热致、光致和离子介导交联体系,此外,还有自交联体系和物理交联体系。其中,热致溶胶-凝胶转变系统(thermally-induced sol-gel transition systems)也叫原位温敏型凝胶系统(temperature sensitive gel system)研究较多。当温度变化,聚合物的溶解性发生突变而出现相转变现象。温度敏感型凝胶的形成机制有多种,一般是由于温度改变后氢键或疏水作用的改变而导致聚合物的物理状态发生改变。"高温溶胶、低温凝胶"为正相温敏凝胶,"低温溶胶、高温凝胶"为反相温敏凝胶。前者相转化的胶凝温度称为高临界溶液温度(upper critical solution temperature,UCST),后者的转化温度称为低临界溶液温度(lower critical solution temperature,LCST)。

(2)原位溶剂移除沉淀系统(solvent-removal precipitation systems):指将水不溶性聚合物溶于与水互溶的有机溶剂中,注入体内后,有机溶剂向周围水环境扩散、导致聚合物溶解度降低而沉淀,在注射部位形成药物贮库。已获准用于制备注射型原位凝胶植入剂的溶剂包括 NMP、三乙酸甘油酯、苯甲酸苄酯、甘油糖醛以及甘油缩甲醛。如 Atrigel™ 是利用 PLGA 或 PLA 为材料,药物溶液或混悬剂注射到皮下或肌肉后,制剂中可与水相互混溶的有机溶媒很快逸散至体液中,使其中的聚合物因溶解度降低而发生沉淀,并将药物包裹于其中,形成可缓慢释药的储库。

(3)原位固化有机凝胶(in situ solidifying organogels):有机凝胶含有水不溶性的两性脂质分子,如单油酸甘油酯、单棕榈硬脂酸甘油酯及单亚油酸甘油酯等。这些脂质溶液注射入体内的水环境中,脂质溶胀形成一个含有三维脂质双分子层、黏度很高的立方液晶相,具有类似凝胶的结构,可控制药物释放。液晶相种类由脂质的结构特性、温度、包封药物的性质及体系含水量决定。

第二节 植入剂的辅料

植入剂常用辅料可分为生物降解型材料、非生物降解型材料、温敏型凝胶、离子型凝胶。

一、生物降解型材料

可生物降解的材料制成的植入剂,随着聚合物在体内的降解而释放药物,在药物释放结束后无需手术取出,患者顺应性好。可生物降解载体材料可分为天然聚合物和合成聚合物两大类。

(一) 天然聚合物

1. 多糖 包括葡聚糖、壳聚糖、海藻酸盐、淀粉等。
2. 蛋白质 包括骨胶、明胶、牛血清白蛋白、人血清白蛋白等。

这类天然聚合物存在来源、品种等方面的差异,导致其在纯度和理化特性上有较大差别,影响产品质量及体内释药性质。

(二) 合成聚合物

合成聚合物在植入剂的研究及应用中较多,这类材料具有以下优点:①良好的生物相容性和生物降解性;②通过化学聚合工艺,能较好控制材料质量;③通过改变单体的摩尔比或改变分子量和黏度等参数,可调节聚合物的降解速度,控制药物的释放速率;④可大批量生产,成本较低。

1. 聚乳酸(poly-lactic acid, PLA)　PLA 是一种具有优良的生物相容性和可生物降解的聚合物,体内中间代谢产物是乳酸,最终代谢产物是 CO_2 和 H_2O,不会在重要器官中聚集。PLA 具有极强的水合能力和极大的比表面积,可迅速吸收水分,加速自身的崩解。PLA 有 L-PLA、D-PLA 和 DL-PLA 三种异构体。异构体的结晶度对降解有直接影响。D-PLA 和 L-PLA 的均聚体都呈半晶体状态,水渗入半晶体聚合物的速度较慢,这类聚合物的水解速率也较慢,一般要 18~24 个月。而 DL-PLA 是无定型聚合物,其水解速度相对较快,一般为 12~16 个月。DL-PLA 分子中的不对称碳链为非规整结构,玻璃化转变温度(T_g)约为 65℃,降解和吸收速度较快。这种聚乳酸有利于药物均匀分散在基质,主要用作药物释放的载体以及软组织修复材料。

2. 聚乙醇酸(poly-glycolic acid, PGA)　PGA 来源于 α-羟基酸,即乙醇酸。乙醇酸是机体代谢的中间产物,使得这类聚酯被优先考虑用作可降解医用高分子材料。PGA 具有简单规整的线性分子结构,有较高的结晶度,形成结晶状聚合物,结晶度一般为 40%~80%,熔点在 225℃左右,不溶于常用的有机溶剂,只溶于像六氟异丙醇这样的强极性有机溶剂。最终代谢产物为对人体、动植物和自然环境无害的水和二氧化碳。

3. 聚乳酸与聚乙醇酸共聚物(poly-lactic-co-glycolic acid, PLGA)　PLGA 为乳酸(LA)与乙醇酸(GA)的共聚物,其中 LA 分为 D 型、L 型与 DL 型,因而聚合得到 D-PLGA、L-PLGA 与 DL-PLGA。聚合物 PLGA 植入后水解为乳酸和乙醇酸单体,单体最终降解为水和二氧化碳。PLGA 共聚物组成、PLGA 相对分子质量、载药量是影响缓释植入剂体外释药的因素,其中共聚物组成和相对分子质量是主要的影响因素。

4. 聚己内酯(polycaprolactone, PCL)　PCL 是 ε-己内酯开环聚合的产物,是一种半结晶性聚合物,结构重复单元上有 5 个非极性亚甲基—CH_2—和一个极性酯基—COO—即 $\{COOCH_2CH_2CH_2CH_2CH_2\}_n$,这样的结构使 PCL 具有良好的柔韧性和加工性。其熔点为 59~64℃,玻璃化温度为 -60℃。

5. 醋酸-异丁酸蔗糖酯(sucrose acetate iso-butyrate, SAIB)　SAIB 可溶于乙醇、乙酸甘油酯、碳酸丙烯、2-吡咯烷酮、NMP 等多种有机溶剂,局部注射入体内后有机溶媒不断向外扩散和体液不断渗入,SAIB 体系的黏度急剧增加,在注射部位形成药物储库。与 PLA 和 PLGA 的不同之处在于,SAIB 是一种小分子物质,用少量有机溶媒(15%~30%)溶解后的溶液黏度与植物油相近,易于皮下和肌内注射。由于 SAIB 凝胶的制备成本低,体内降解为二氧化碳和蔗糖酯,安全性好,具有良好的应用前景。

二、非生物降解型材料

药物用生物非降解载体材料,常用于药物在体内的长期给药,但药物释放完全后需要通过手术取出。主要的载体材料有聚乙烯醇、乙烯-醋酸乙烯共聚物、硅橡胶等。

1. 聚乙烯醇(polyvinyl alcohol, PVA)　PVA 是由聚醋酸乙烯酯经醇解而成的结晶性高分子材料,为白色或黄白色粉末状颗粒,其聚合度和醇解度不同则有不同的规格和性质。无毒、无副作用,具有良好的生物相容性和渗透性,尤其在医疗领域如其水性凝胶在眼科、伤口敷料和人工关节方面有广泛应用,同时在聚乙烯醇的药用膜、人工肾膜等方面也有应用。

2. 乙烯-醋酸乙烯共聚物(ethylene-vinyl acetate copolymer, EVA)　EVA 是乙烯和醋酸乙烯在偶氮异丁腈引发下共聚而成的水不溶性高分子聚合物,为透明、无色粉末或颗粒。无毒、无刺激性、柔韧性好,与人体组织及黏膜有良好的相容性,性质稳定,但耐热性较差、无渗透性。在分子量相同时,醋酸乙烯比例越大,则材料溶解性、柔韧性和透明度越大;相反,材料中醋酸乙烯量下降,则其性质向聚乙烯转化。EVA 可用热熔法或溶剂法制备膜材。共聚物中醋酸乙烯成分越多,溶解性能越强,常用溶剂有氯仿、二氯甲烷等。醋酸乙烯含量低则溶解性差,只能用热熔法加工膜材,且柔软性、渗透性降低。

3. 硅橡胶(silicone rubber)　硅橡胶的化学名为聚甲基乙烯基硅氧烷,是由二甲基硅氧烷单体及其他有机硅单体在酸或碱性催化剂作用下聚合而成,相对分子质量一般在 40 万~50 万。硅橡胶化学惰性,无毒、无味、生物相容性好,植入体内无不良影响,耐生物老化,耐高低温、透气性良好,在医用高分子制品中,可广泛应用于人工器官、外科矫形制品及体内植入、皮下或子宫埋植等缓释递送系统。

三、凝胶载体

(一) 温敏凝胶

理想的温敏凝胶材料应具备以下条件:①在室温下有良好的流动性,黏度一般小于 5Pa·s,以便注射;②注射后在体温下迅速发生溶胶-凝胶转变,转变时间一般小于 10 分钟;③生物相容性:植入材料及其降解产物无毒性,引起的炎性反应程度低,注射部位无明显异物感;④良好的载药性能和足够的载药容量;⑤较高的机械强度和丰富的网络结构;⑥合适的降解速率和降解动力学特征。

1. 泊洛沙姆　泊洛沙姆(Pluronic®)是含有聚氧乙烯(PEO)(A)和聚氧丙烯(PPO)(B)的 ABA 型共聚物。泊洛沙姆系列相对分子质量从 1100 到 14 000,氧乙烯和氧丙烯重量比值不同,从 1∶9 到 8∶2,覆盖了液态、半固态、和固态整个范围,是研究最深入的温敏原位凝胶高分子辅料。其中浓度 20%~30% 的泊洛沙姆 407(Pluronic® F127,PEO/ PPO 的比例为 2∶1)水溶液具有受热反向胶凝的性质,即在室温下(< 25℃),泊洛沙姆 407 溶液具有黏稠的流动液体行为,而在体温环境下,能够转变为半固体透明凝胶,比泊洛沙姆系列其他成员用量少,且认为是无毒的。但泊洛沙姆潜在的缺点如机械强度较低,侵蚀较快,不能生物降解,以及不能从肾脏排泄等。

2. 聚氧乙烯/聚乳酸-乙醇酸共聚物(polyoxyethylene/polylactic acid-glycolic acid copolymer,PEO/DL-PLGA)　PEO/DL-PLGA 嵌段共聚物在 45℃ 时是水溶液态,而在体温下为凝胶态,属于正向温敏凝胶。然而由于需要将这种溶液加热,限制了其作为植入温敏凝胶剂的应用。PEO-PLGA-PEO 三段共聚物溶液,属于反向温敏凝胶,即室温下(质量分数 16%)是可自由流动的液态,37℃ 时则转变为透明凝胶。凝胶性质受 PLGA 或 PEO 比例的影响,聚合物疏水性越高,所需要的液态晶状结构的浓度和相变温度就越低。与泊洛沙姆相比,PEO-PLGA-PEO 凝胶不会被很快侵蚀,同时它们含有 PLGA 片断,在体内又可以被水解。

3. 聚乳酸/聚乳酸-乙醇酸共聚物与聚乙二醇嵌段共聚物(PLA-PLGA-PEG)　PLA-PLGA-PEG 三嵌段共聚物,不仅具有 PLA/PLGA 的可降解性,而且具有 PEG 的亲水性,使其溶于水,因此具有很大的开发潜力。PLA-PLGA-PEG 有 ABA 和 BAB 两种嵌段结构(A 代表疏水性可降解的 PLA/ PLGA 聚酯嵌段,B 代表亲水性的 PEG 聚醚嵌段),即 PLA/PLGA-PEG-PLA/PLGA 结构和 PEG-PLA /PLGA-PEG 结构。这种既有亲水段又有疏水段的两性分子溶于水后会形成一种具有核壳结构的球状胶束,此胶束随着温度的升高在水中的聚集度会增加,当趋于 30℃ 时,胶束间吸引力和胶束体积剧增,导致其凝结形成三维网络状凝胶。其凝结温度除与共聚物的浓度相关外,还与疏水段和亲水段的比例有关,可以调控凝胶转化温度,共聚物中疏水段的比例越大,凝结所需的温度和共聚物的浓度越低。

4. 纤维素衍生物　大多数天然高分子具有溶液-凝胶转变的特点。当温度升高时,这些高分子聚合物在溶液中自身具有无规则卷曲构象,冷却时,聚合物则通过部分螺旋形式形成连续的网状结构。在低质量分数(1%～10%)时,它们的水溶液在低温下是液态的,但在加热后变为凝胶。以甲基纤维素(MC)和羟丙基甲基纤维素(HPMC)为代表,温度在40～50℃之间时 MC 溶液转变为不透明的凝胶剂,而 HPMC 溶液在75～90℃范围之间发生相转变。

5. 壳聚糖　具有 pH-凝胶作用的阳离子壳聚糖溶液,通过对其添加多元醇盐(如 B-磷酸甘油,GP),可改造成为热敏感、pH 依赖的即型凝胶系统。该系统在室温或低于室温时保持液态,在人体温度下形成凝胶。随着壳聚糖脱乙酰程度的降低,室温下溶液的稳定性以及凝胶形成时间均增加。该类温敏材料制备工艺简单(无化学合成过程,大部分仅是混溶过程),成本较低,材料的生物相容性和生物安全性已被验证。其中典型的壳聚糖-多聚磷酸盐(GS-GP)水凝胶由于具有多孔性,适合于大分子和难溶性药物的载药,作为化学药和生物药植入剂的材料,具有良好的发展前景。

6. 单油酸甘油酯　单油酸甘油酯为脂肪酸甘油酯的一种,为有机固化凝胶体系常用辅料。单油酸甘油酯在室温下为蜡质,注入水溶液后可形成内有水通道类似凝胶的三维双层脂质液晶结构,这种液晶结构黏度极大,无法注射,但加入磷脂、脂肪酸、烷基甜菜碱等,即可形成黏度小的片状液晶,而该片状液晶具有热敏性质,室温下黏度小,温度达到37℃时,立即转变成类似凝胶的三维液晶结构。单油酸甘油酯可在组织酯酶的作用下降解,但它会引起溶血,可加入泊洛沙姆-407 或泊洛沙姆-188 减少溶血的发生。

(二) 离子型凝胶

1. 海藻酸盐(alginate)　海藻酸盐是由 β-D-甘露糖醛酸(M)和 α-L-葡萄糖醛酸(G)残基通过 1,4 糖苷键联接构成的线型多糖类嵌段共聚物,是离子敏感型凝胶的一个典型代表。通过降低 pH 或在海藻酸盐的稀水溶液中加入二价或三价金属离子可形成半透明的亲水凝胶。海藻酸盐的胶凝行为与高价离子和 G 嵌段上相邻葡萄糖醛酸残基间的二聚作用及链间螯合有关。

2. 卡波姆(carbopol)　卡波姆是一种 pH 依赖的聚合物,系丙烯酸与丙烯基蔗糖交联的高分子聚合物。本品为白色、疏松、吸湿性强、微有特臭的粉末。Carbopol 分子具有一定的亲水性,可在水中分散并溶胀,形成低黏度溶液。加入无机或有机碱类中和剂使羧基离子化,负电荷间的排斥作用可使分子链膨胀、伸展并相互缠结形成凝胶。

第三节　植入剂的制备

一、固体植入剂的制备

固体植入剂的制备方法主要有溶剂浇铸法、熔融挤出法、压膜成型法。

1. 溶剂浇铸法　溶剂浇铸法系利用有机溶剂及水作为溶媒,使药物及辅料溶解,待有机溶剂和水分部分挥发后得到半固体混合物,再置于浇铸装置中,浇铸成适宜的形状,干燥后制得一定规格的植入剂,经灭菌即得。

2. 熔融挤出法　将药物与辅料按比例混合,于加热环境下熔融混合,将熔融物固化得到的固体分散体粉碎成小颗粒,并填充于挤出装置中,在一定温度条件下将熔融的固体分散体挤入模具中,室温冷却固化脱模,经灭菌即得。

3. 压膜成型法 将药物和辅料共溶于有机溶剂后形成溶液,经喷雾干燥,形成粒度极小的固体粉末,用液压机在极高的压力下于活塞形模具内压成片状,经灭菌即得。

此外,集计算机、数控、激光和新材料等于一体的三维打印快速成型技术及综合电机、微电子、计算机、自动控制、精密机械、新材料等多门学科微电机精细加工技术制备固体植入剂受到关注。

二、注射型植入剂

注射型植入剂主要有可注射固体埋植剂、微球和原位凝胶注射剂。固体植入剂的制备本章已有介绍,而微球及原位凝胶均在相关章节讲述,这里从略。

三、植入剂举例

(一) 手术型固体植入剂

例 18-1 左炔诺酮硅胶棒(Norplant-Ⅱ)

【处方】 左炔诺酮 70mg 硅橡胶 适量

【制备】 左炔诺酮微晶与硅橡胶颗粒(50:50)混匀,移至挤出装置中,挤出细棒状,再包上硅胶薄膜,得长 4.2cm、外径 2.4mm、含左炔诺酮 70mg 硅胶棒。

【应用】 避孕药,两根一起使用(含左炔诺酮 140mg),每天释药 45μg/d。我国生产的类似植入剂,两根含左炔诺酮 150mg,平均释药 90μg/d。

例 18-2 地塞米松植入剂

【处方】 PLGA(乙交酯和丙交酯的摩尔比分别为 50:50,M_w13827)适量

地塞米松 50g 甘露醇 5g 甘油 5g

【制备】 PLGA 加丙酮搅拌,微热溶解;加入甘油、甘露醇,最后加入地塞米松,搅拌溶解;微热,挥去适量丙酮,得半固体混合物。移至挤出装置中,挤出细丝(直径 0.5mm,长度 1mm),室温干燥后将挤出丝置于切割装置中,制得棒状小颗粒;干燥后即得。

【应用】 用于治疗白内障摘除并植入人工晶体后的术后眼内炎症。

例 18-3 5-氟尿嘧啶针状植入剂

【处方】 5-氟尿嘧啶(5-Fu)25g 聚己内酯(PCL)65g 明胶 10g

【制备】 微粉化 5-Fu、明胶粉末(200 目)及 PCL 混匀后,加热至 70℃,混合 20 分钟,冷却,粉碎成细小颗粒并填充于自制挤出装置中,于 70~80℃ 条件下,挤入至针状模具中,待冷却后脱模,即得长约 5mm,顶端直径约 0.8mm,均重约 2.5mg 的植入剂,如图 18-5。

【注解】 5-Fu 为抗癌药,PCL 为疏水性载体,明胶为亲水性添加剂。当热熔混合以及热熔挤出的温度为 70℃ 或以上,PCL(熔点 60℃)发生熔融,明胶和 5-Fu 仍为固体,5-Fu 与液态的 PCL 混合,使植入剂中的药物包覆在载体中。

(二) 注射植入剂

例 18-4 利培酮可生物降解注射植入剂

【处方】 利培酮 80mg PLGA 200g N-甲基吡咯烷

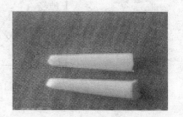

图 18-5 5-Fu 植入剂

酮(NMP) 1ml

【制备】 取 PLGA 200mg,加入 1ml NMP 溶剂超声溶解后,加入利培酮原料药 80mg,恒温加热搅拌(温度 30℃,100r/min)20 分钟,放置过夜,得澄清淡黄色凝胶状溶液,经过辐射灭菌后置于注射器中即得。

【应用】 利培酮为非典型抗精神病药,制成长效生物可降解注射型植入剂可在体内持续释药 30 天,能够减少精神患者一日需数次用药的麻烦,减少药物的不良反应。

第四节 植入剂的应用

一、眼部给药

最常见的眼部给药的剂型是滴眼剂和眼膏剂,但滴眼液用药后会经泪液冲刷或从鼻泪管流失,存在药效维持时间短、生物利用度低(1%~10%)、给药频繁等缺点;软膏剂中的基质因其透明度差造成视野模糊,易引起雾视。

眼部植入剂可使眼内保持有效的药物浓度,克服全身毒性大和玻璃体半衰期短的缺点,适用于需长期给药治疗的某些眼科疾病,目前已广泛应用于白内障摘除术后炎症反应和后囊浑浊、巨细胞病毒视网膜炎(CMV-R)、慢性葡萄膜炎等的防治,以及许多慢性眼科疾病的治疗。Vitrasert® 1996 获 FDA 批准为专利药,其结构示意图如图 18-6 所示。Vitrasert®装有 4.5mg 更昔韦洛(gancyclovir),以非生物降解型材料 EVA 和 PVA 为载体,眼球后部通过手术植入炎症部位,用于治疗因 AIDS 引起的巨细胞病毒视网膜炎(CMV-R)。Posurdex1 已进入Ⅲ期临床,以 PLGA 为材料,包含地塞米松,主要用于治疗视网膜静脉闭塞引起的斑点型水肿、糖尿病性黄斑水肿以及眼葡萄糖膜炎。

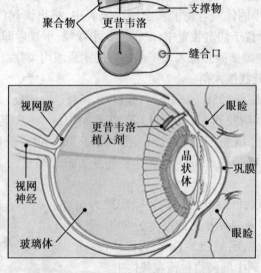

图 18-6 更昔韦洛植入剂结构示意图

二、皮下给药

（一）避孕

自 1996 年美国人口理事会开始研发世界上最早的左炔诺孕酮（Norplant®）皮下埋植剂是目前世界上临床应用时间最长、范围最广的皮下植入剂，其已在全球 60 多个国家、1100 多万育龄妇女中使用。它是由 2-甲基硅氧烷和甲基乙烯硅氧烷共聚物（Silastic®）制成的长 34mm、直径 2.4mm、两端封闭的硅胶管，管内装载左旋 18-甲炔诺酮 36mg（图 18-7）。使用前严格消毒，每次埋植 6 根于前臂内侧，24 小时后发挥避孕作用，能有效维持避孕效果 5 年左右。

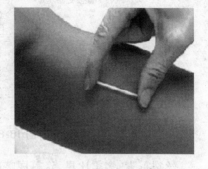

图 18-7 Norplant®

（二）糖尿病

自 1921 年发现胰岛素以来，一直在糖尿病的治疗中占有重要地位。胰岛素是由 51 个氨基酸组成的双链多肽激素，在胃肠道中易失活，血浆半衰期只有 10～20 分钟，目前主要以注射给药，患者顺应性差。将胰岛素制成植入剂，采用皮下或腹腔植入给药，一方面避免口服给的胃肠道降解及肝首过效应，提高生物利用度；另一方面通过控制其释放速率使血糖水平长时间保持稳定，同时避免频繁注射给药。根据胰岛素在植入剂中存在的方式和植入剂使用方式的差异，胰岛素植入剂可分为固体载药植入剂、注射给药植入剂和植入泵制剂。

1. 固体载药制剂 系以不同载体材料如水凝胶、聚酯等制成的含葡萄糖氧化酶自动反馈控释给药系统或竞争结合型胰岛素自动反馈控释给药系统，可自动调节释药。

2. 注射给药植入剂 系原位凝胶制剂，是将胰岛素分散到高分子材料中注射到体内，聚合物在生理条件下产生分散状态或构象的可逆变化，由液态向凝胶转化，在给药部位形成半固态的药库，并通过其降解过程长期稳定控制胰岛素释放，这种植入剂避免了手术植入的痛苦，提高患者依从性。

3. 植入泵递药系统 采用适当装置，按设计好的速率自动恒速、缓慢输注药物。根据胰岛素泵的自动控制程度将其分为开环式泵和闭环式泵。开环式植入泵不能自动监测血糖浓度，患者根据血糖水平将定量胰岛素连续输入人体，并在餐前调节增加输入剂量以模仿餐后血浆胰岛素升高情况。闭环式泵主要由能连续监测血糖的血糖传感器、微电脑和胰岛素注射泵 3 部分组成，能根据血糖浓度变化自动调整胰岛素的注射量。

如快易达™712 智能胰岛素泵（图 18-8）最小输注精度可达 0.05 单位/小时，马达推进精度误差 ≤±2%，输注误差 <±5%，该胰岛素泵还提供了多种基础量和大剂量向导功能，可以根据实际需求设定自己的胰岛素输注程序。

三、组织给药

（一）抗肿瘤

局部组织植入剂可在植入部位长时间保持高药物浓度，不仅减少给药次数，还可降低系统毒副反应，实现靶向给药的目的。同时植入式化疗药物控释剂体积较小，植入后不会引起肿瘤内明显的压力改变，可在较长时间内以一定的速率持续地释放药物，明显提高化疗效果。

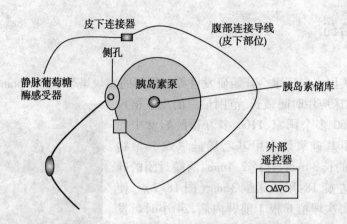

图 18-8　可植入胰岛素泵原理示意图

丝裂霉素、多柔比星、5-氟尿嘧啶、卡铂、环磷酰胺等对胶质瘤有效,因不能透过血脑屏障(blood-brain barrier, BBB)而应用受到限制,但通过将其包埋入高分子基质中直接植入颅内克服了血脑屏障的问题。目前,我国植入用缓释 5-氟尿嘧啶、植入用缓释顺铂、植入用缓释甲氨蝶呤、植入用缓释丝裂霉素、植入用缓释阿霉素、植入用缓释依托泊苷等 6 种新药已获得国家批准进入临床,其中氟尿嘧啶缓释植入剂已上市销售。卡莫司汀抗肿瘤植入膜剂 Gliadel 于 2000 在美国上市。本品为一种白色至灰白色的一角硬币大小的薄膜(图 18-9),包含生物可降解聚合物聚苯丙生-20(polifeprosan-20)和 7.7mg 卡莫司汀(carmustine)。当手术切除脑瘤时,经手术最多植入 8 片本品,直接向肿瘤部位释放高浓度卡莫司汀,使扩散到其他部位的药物减至最少。本品是新诊断为高度恶性胶质瘤的患者的手术和放疗辅助药物,也可作为多形性胶质母细胞瘤(GBM)复发患者的手术辅助用药。

Durin™ 以可生物降解聚合物聚丙交酯(PLA)、聚丙交酯-乙交酯(PLGA)及聚己内酯(PCL)为骨架材料,将药物与辅料通过熔融-挤出设备混合并制备成棒状或小丸状的植入剂,采用特殊的注射装备植入皮下,发挥疗效。多肽药物戈舍瑞林(goserelin)是促黄体生成素释放激素的类似物(LHRHa),可抑制性激素的分泌,从而使激素敏感型肿瘤萎缩,适用于可用激素治疗的前列腺癌及绝经前及围绝经期的乳腺癌,也可用于子

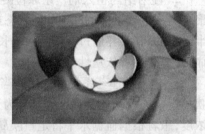

图 18-9　卡莫司汀植入剂

宫内膜异位症。其可注射长效植入剂 Zoladex® 将戈舍瑞林与 PLGA(50∶50)在熔融状态混匀后经一多孔装置挤出,并切割得到直径为 1mm 的一定长度的条状物,单剂量为 3.6mg,灭菌后直接密封于一次性注射器内待用。该植入剂每 3 月给药 1 次。

能缓释 1、3、4 和 6 个月的亮丙瑞林注射凝胶(Eligard®),属于聚合物沉淀型凝胶产品,采用生物降解聚合物 PLA 及安全性良好的 N-甲基-2-吡咯烷酮(NMP)为有机溶媒。Eligard® 的包装形式采用了 A、B 两支预装灌封针,A 注射器内装有聚合物溶液,B 内装有主药粉末,使用前经"桥管"连接,将聚合物溶液和主药充分混匀后再进行注射,既能实现用药前主药在聚合物溶液的均匀分布,又能增加产品在贮存过程中的稳定性。

ReGel® 属于未载药温敏型原位凝胶,是由低分子量的 ABA 型 PLGA-PEG-PLGA 三嵌段共聚物溶解在 pH7.4 的磷酸盐缓冲液制成的反向温敏凝胶。Cytoryn™ 是将淋巴因子白

介素 2(IL-2)溶于 ReGel® 中制成的注射于肿瘤内或肿瘤周围的免疫调节制剂。该制剂采用双注射器包装,一支含有 ReGel® 溶液,一支是市售 IL-2 制剂 Proleukin®,临用前将两者混匀。体外实验表明该制剂能在 3～4 天内缓慢释放具有完全生物活性的淋巴因子白介素。Cytroyn™ 与传统的 IL-2 制剂相比,不但可以降低使用剂量,避免系统毒性和高血压等不良反应,而且还能较大幅度地增加机体淋巴细胞的增生。OncoGel™ 是将紫杉醇(paclitaxel)溶于 ReGel® 中制成长效注射剂,该制剂目前已经进入 II 期临床研究,主要用于治疗食道癌。

(二) 心血管

血管成形术后 6 个月内冠状动脉再狭窄的发生率可达 50%,其他血管手术,如颈动脉内膜切除手术、大小脉管吻合手术、血管以及组织器官的移植都可能造成冠状动脉再狭窄及血栓,由此可能导致心肌梗死、中风及由于局部缺血和静脉阻塞造成的组织和器官坏死。而全身给药由于不能达到有效的局部血药浓度,且产生全身毒副作用而影响应用,但植入缓释给药系统可改善以上缺点。

肝素作为一种抗凝剂,能与抗凝血酶 III 结合阻止血小板的聚集和平滑肌细胞的增殖和迁移,从而防止血栓的形成和血管再狭隘,但肝素可能引起泌尿道、胃肠道、肾上腺及其他多种黏膜自发性出血及血小板减少。使用非生物可降解性材料 PVA 和肝素制成植入剂,应用于导管内皮手术损害的小鼠颈动脉外膜,发现 PVA 肝素膜防治血栓的效果显著高于只使用 PVA 的膜。而且,药动学表明,植入此膜后,肝素始终分布于血管壁特别是平滑肌细胞核。

(三) 骨科

聚甲基丙烯醇骨水泥与药物混合制成药物释放系统,植入骨的病变部位,既能修复骨缺损,又能治疗感染或肿瘤。如将聚甲基丙烯醇骨水泥与庆大霉素珠链制成植入剂,对于治疗慢性骨髓炎有良好效果。脱钙骨是异体或异种骨经过酸处理后脱去钙及蛋白质形成的,基本消除了抗原性,保留了骨引导的作用,且组织相容性好,具有良好的骨缺损修复能力。同时,脱钙骨具有天然的多孔结构,微孔大小规则,适合携带药物及新骨的植入,在修复骨缺损的同时发挥载药的药效。

第五节　质量评价

一、植入剂质量要求

《中国药典》2010 年版第二部对植入剂质量要求如下:

1. 植入剂所用的辅料必须是生物相容的,可以用生物非降解材料如硅橡胶,也可以用生物降解材料。

2. 植入剂应进行释放度测定。

3. 植入剂应单剂量包装,包装容器应灭菌。

4. 植入剂应密封遮光储存。

二、植入剂检查

(一) 突释效应

1. 突释现象　缓释制剂在释放介质或体内达到平稳释放之前,有一个立即达到的高浓度释放的短暂过程,此现象称之为突释。特别是生物可降解注射型植入剂在注射后,经过了一个从溶液转变为固体的过程,在这个相转变过程之间会导致药物突释的现象。

2. 突释后果   ①局部或系统毒性;②缩短药物在体内的半衰期;③经济和治疗上的浪费;④缩短释放过程。但另一方面,突释现象在药学研究中也有其特殊应用,如脉冲给药、靶位给药、外伤治疗等。除非需要利用突释达到高浓度,一般的植入剂应避免突释的出现。

3. 突释原因   ①制备工艺;②载体材料的表面性质;③样品的几何形状;④药品与载体之间的相互作用;⑤载体材料孔腔的结构和形态。

将制剂再额外包膜或将制剂做成三明治型,可避免突释。可注射 PLGA 植入剂药物突释特性的研究中,可以增大处方中 PLGA 共聚物的分子量和增加水不溶性材料乙酸甘油酯的含量减小药物的突释。

4. 突释检查   取适量样品溶液置于37℃释放介质(如磷酸盐缓冲液(PBS),pH 为7.0)中,在设定周期内定时取样进样分析,计算累积释药率,以释放时间(d)及累积释药率(%)绘制释放曲线。突释一般发生在给药第一天,因此,给药后 24 小时的累积释放量应该在合理范围。

(二)装量差异

除另有规定外,植入剂按照下述方法检查,应符合规定。

取供试品 5 瓶,除去标签,铝盖容器外壁用乙醇擦净,干燥。开启时,注意避免玻璃屑等异物落入容器中,分别迅速精密称定,倾出内容物,容器用水或乙醇洗净,在适宜条件下干燥后,再分别精密称定每一容器的重量,求出每 1 瓶(支)中的装量与平均装量相比较,应符合下列规定,如有一瓶(支)不符合规定,应另取 10 瓶(支)复试,应符合表中 18-1 植入剂装量差异限度规定。

表18-1 植入剂装量差异限度

平均装量	装量差异限度
0.05g 及 0.05g 以下	±15%
0.05g 以上至 0.15g	±10%
0.15g 以上至 0.50g	±7%
0.50g 以上	±5%

(三)无菌检查

按照《中国药典》2010 年版第二部附录Ⅸ H 无菌检查法检查,应符合规定。

(四)释放度测定

释放度是指药物从缓释制剂、控释制剂、肠溶制剂及透皮贴剂等在规定条件下释放的速率和程度。按照《中国药典》2010 年版第二部附录 XD 释放度测定法测定,应符合规定。

第六节 微型植入泵

一、概述

植入泵(implantable pump)系指利用蒸汽压、渗透压等作为输注动力并植入人体能按设计好的速率长时间输注药物的微型泵。理想的植入泵应该满足以下条件:①能长期输注药物且能调节释放速率；②动力源可长期使用和埋植；③可通过简单的皮下注射等方式向泵中补充药液；④药液贮库室大小适宜，可长期保持与组织的相容性。

二、分类

1. **蒸气压泵** 蒸气压泵以抛射剂（氟碳化合物）的蒸气压作为植入泵输注的动力。药物溶液贮于一个能够挤压的药库中，另一室中的抛射剂产生蒸气压，通过活塞的作用将药液从药库中恒速释出而进入血液循环。商品名为"Infusaid"的蒸气压泵，外形如圆柱形小盘（图18-10）。盘由一个圆柱形钛风箱分隔成内外两室，内室盛装供输注的药液，外室装有氟碳化合物。该泵在生理温度下，外室的氟碳化合物气化，压缩内室的药液，药液通过滤器、毛细管速度限制器和硅橡胶管进入静脉、动脉或其他部位。药液输注完毕，皮下注射向泵内灌充药液，药库的膨胀将已气化的氟碳化合物压缩回复到液态，为下一次输注提供能量。该泵容量45ml，输注速度1ml/d，灌注1次可维持45天，反复充填的自封注射接口由硅橡胶制成，可耐受2000次穿刺。大量的体内研究表明Infusaid可有效地控制血糖浓度，泵体内使用期长达3年。该泵可将药物直接输入特定的器官和组织（靶区），如植入腹腔的皮肤下，插入导管通向肝动脉，用于肝癌患者的化疗。

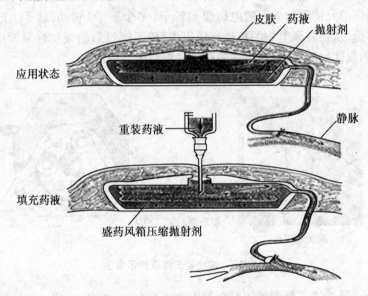

图 18-10 Infusaid 植入泵示意图

2. **微型渗透泵** 渗透泵利用渗透压原理制成，由药物、膜材料、渗透压助推剂组成，结构原理图如图18-11。装置中心为药物贮库，为不渗透的弹性膜组成，一端含释药小孔；药物贮库周围为助推剂通常为水溶性物质如NaCl、KCl、乳糖、果糖、葡萄糖、甘露醇等，最外层为半透膜，允许水分子通过，其他物质不能通过，常用的半透膜材料有醋酸纤维素、乙基纤维素等。当此泵植入机体后，水分通过半透膜进入泵内，使助推剂溶解形成高渗溶液，挤压中心药物溶液从释药孔持续流出，其流出量与渗透进膜内的水量相当。

Viadur®（醋酸亮丙瑞林植入剂）是利用渗透驱动的原理设计成的小型植入设备。Viadur®为4mm×45mm的钛合金装置，净重1.1g，含药物贮库（含72mg醋酸亮丙瑞林溶解于104mg二甲亚砜）、聚氨酯控释膜、渗透片、弹性体活塞和聚乙烯扩散调节剂等构成，其结构示意图如图18-12所示。Viadur®植入体内后，体液通过半透膜溶解渗透片，使其体积膨胀压向弹性体活塞,促使药液从出口处恒速释放,可持续释药 12 个月。该植入设备通过皮下植入于上臂内侧,12 个月后可取出更换以继续治疗。醋酸亮丙瑞林可通过抑制垂体释放作用于睾丸间质细胞的黄体生成素而抑制睾酮产生。

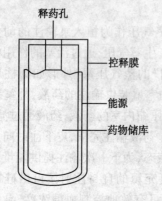

图 18-11 微型渗透泵结构示意图

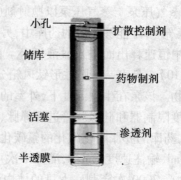

图 18-12 醋酸亮丙瑞林植入剂结构

3. 蠕动泵 蠕动泵主要由驱动单元、泵头、泵管和控制单元组成,其工作原理见图 18-13。通过操作单元使驱动单元的电机驱动转子(多个辊子)转动,转子上的辊子依次碾过泵管,将管挤瘪,从而将泵管中的流体挤压出去,辊子碾过后的泵管恢复原形、形成真空,由此可将后面的流体抽吸进来,在下一轮挤压过程将流体排出。

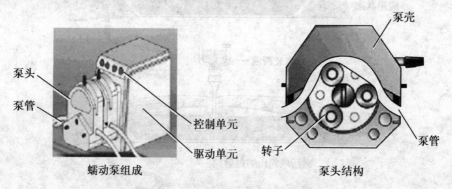

图 18-13 蠕动泵工作原理示意图

例如 Siemens 泵输注系统的植入释药器大小为 8.5cm×6.0cm×2.2cm,净重 170g,外部控制器大小为 12cm×7.2cm×2.4cm,重量为 220g。可提供 12 种从 1~15μl/h 的基础速度,通过外部控制装置的调节,它又可提供 12 种从 0~150μl/h 的较高输注速度,输注物质由容积为 10ml 的硅橡胶贮库释出。该泵的药库可通过自闭膜皮下注射补充药液。若每天释放50 个单位胰岛素,电池寿命可达 3 年。

4. 电磁泵 植入式编程输入电磁泵是借助电磁驱动的连接双向阀门的互换药室输送药物,结构原理见图 18-14。药液贮于容积为 10ml 的折叠式药库中,电磁泵每个脉冲释放2μl 药液,填充胰岛素一次可维持治疗 3 个月。该泵用锂电池为动力,每次脉冲能耗小于2μW,电池寿命可长达 10 年之久。它可提供编程的基础速度,同时还可提供由外部遥控器调节的 6 种不同的输入脉冲,这种设计对于糖尿病患者的治疗尤为适用,即患者在用餐时提供一次脉冲输入,可以有效地维持正常的血糖水平。为防止意外情况下的药液漏泄,药库内维持负压。采用皮下注射方法通过位于电磁泵的自闭膜可对药库进行反复充填。医生可通过微电脑收集贮存植入泵内的数据,从而针对性地确定输注速度。必要时医生还可以限制每小时内或24小时内药物的输入总量。患者自己亦可通过控制器启动预先编制的输入程序。

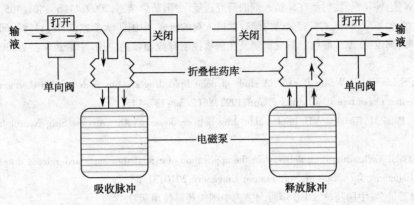

图18-14　螺线管泵原理图

（龙晓英）

参 考 文 献

1. 崔福德. 药剂学. 第7版. 北京:人民卫生出版社,2011
2. 平其能. 现代药剂学. 北京:中国医药科技出版社,1998
3. Ram I. Mahato, Ajit S. Narang. Pharmaceutical Dosage Forms and Drug Delivery. Second Edition. New York, Taylor & Francis Group,2012
4. 贾东明,蔺胜照,薛胜霞. 国外即型水凝胶-温度敏感系统综述. 中国医院药学杂志,2007,27(4):523-525
5. KW Kwon,MJ Park,YH Bae,et al. Gelation behavior of PEO-PLGA-PEO block copolymers in water. Polymer, 2002,43(11):3353-3358
6. Bausch & Lomb. Fluocinolone acetonide ophthalmic envision TD implant. Drugs RD,2005,6(2):116-119
7. 于洋,卢婷利,孙伟光,等. 胰岛素植入剂的研究进展. 中国医院药学杂志,2009,29(6):492-494
8. 胡瑜兰,张钧寿. 植入剂应用的研究进展. 国外医药·合成药、生化药制剂分册,2001,22(1):36-40
9. 李坤,刘晓君,陈庆华. 可生物降解长效注射给药系统的研究进展. 中国医药工业杂志,2012,43(3):214-221
10. 张芳. 长效注射剂缓释技术研究进展. 中国新药杂志,2013,22(5):547-554
11. Sullivan SA,Gilley RM,Gibson JW,et al. Delivery of Taxol[TM] and other antineoplastics agents from a novel system based on sucrose acetate isobutyrate. Pharm Res,1997,14(11):291-2921
12. Theeuwes F,Yum SI. Principles of the design and operation of generic osmotic pumps for the delivery of semi-solid or liquid drug formulations. Ann Biomed Eng,1976,4(4):343-353
13. Jeong B,Bae YH,Lee DS,et al. Biodegradable blockcopolymers as injectable drug-delivety systems. Nature, 1997,388(6645):860-8621
14. Chenite A,Chaput C,Wang D,et al. Novel injectable neutral solutions of chitosan form biodegradable gels in situ. Biomaterials,2000,21(3):2155-2161
15. 王于杰,蒋国强,孙佳丽,等. 温敏凝胶原位植入给药系统的研究进展. 精细化工,2013,30(1):1-5

16. Zentner GM, Rathi R, Shih C, et al. Biodegradable block copolymers for delivery of proteins and water-insoluble drugs. J Control Release, 2001, 72(1-3): 203-215

17. 朱薇, 黄华, 单雪峰, 等. 利培酮生物可降解注射型植入剂的制备及体外释放特性的研究. 中国药房, 2010, 21(9): 837-839

18. 刘青锋, 鲁莹, 钟延强. 注射型在体植入剂的研究进展. 中国药学杂志, 2009, 44(6): 401-405

19. 杨寒, 程亮, 郭圣荣. 5-氟尿嘧啶聚己内酯针状植入剂的研究. 中国药学杂志, 2009, 44(8): 602-606

20. 魏刚, 徐晖, 郑俊民. 原位凝胶的形成机制及在药物控制释放领域的应用. 中国药学杂志, 2003, 38(8): 564-567

21. Engstrom S, Lindahl L, Wallin R, et al. A study of polar lipid drug systems undergoing a thermoreversible lamellar-tocubic phase transition. Int J Pharm, 1992, 86(2-3): 137-1451

22. Rajgor N, Patel M, Bhaskar VH. Implantable drug delivery systems: An overview. Surg Neurol Int, 2011, 2: 91-95

23. Jacklyn O'Neil. Controlling drug delivery for the application of extended or sustained-release drug products for parenteral administration. Boston: Northeastern University, 2010: 31-35

24. 国家药典委员会. 中国药典. 2010 年版. 北京: 中国医药科技出版社

25. 高慧莹, 刘涛, 孙振杰. 蠕动泵原理及在化学机械抛光过程中的应用. 电子工业专用设备, 2010, 188(51): 48-51

第十九章 生物技术药物递送系统

第一节 概 述

一、生物技术药物的发展简史

生物技术药物（biotechnology drugs）是指所有以生物物质如细菌、酵母、昆虫、植物和哺乳动物细胞为原料获得的生物活性物质以及通过现代生物技术人工合成制备的类似物，包括多肽蛋白类药物、核酸药物和多糖类药物等，主要用于诊断、预防和治疗肿瘤、心脑血管病、传染病、哮喘、糖尿病、遗传病、类风湿性关节炎等疑难病症。

自20世纪中期以来，生物技术的飞速发展让人惊叹。DNA双螺旋结构、DNA聚合酶、RNA聚合酶、限制性内切酶被相继发现，至20世纪70年代科学家们成功创造了两项具有革命性意义的生物技术——重组DNA技术和淋巴细胞杂交瘤技术。重组DNA技术是在体外重新组合DNA分子，并使它们在适当的细胞中增殖，这种操作可使人们对不同生物的基因在体外进行剪切、拼接、重新组合成新的遗传物质，再通过适宜的载体转入到微生物或动植物细胞内，生产人类所需要的物质。淋巴细胞杂交瘤技术，又称单克隆抗体技术，由Kohler和Milstein于1975年予以证明，它是将可分泌高特异性单一抗体的淋巴细胞与可无限增殖的骨髓细胞融合，获得兼具两种细胞特性的杂交细胞，这种细胞可以大量增殖并产生单克隆抗体（简称单抗）。在这两项技术的基础上，结合一系列先进的生物技术，如酶固定化技术、细胞大规模培养技术、生物反应器技术、转基因技术、蛋白质工程技术、基因治疗技术、生物芯片技术等，构成了一个强大的现代生物技术系统，为生物技术制药业的发展开辟了广阔的前景。

1982年世界上第一个生物技术药物——重组人胰岛素获准生产销售，至今全球上市的生物制药产品已达100多个，另有400多个品种可能完成临床研究投放市场。在全球最畅销的100个处方药中，生物技术药物所占比重已从2002年的15%提升到2010年的33%，预计到2016年将占到45%的比重。如表19-1所示，2012年进入全球销售排名前十位的生物技术药物有6个，销售额均超过60亿美元，其中抗体药物占了5个，而雅培公司的产品修美乐（阿达木单抗）已替代立普妥占据畅销药品首位。毫无疑问，生物技术药物已经成为未来几年各国在医药领域竞相追逐的焦点，在全球医药健康领域发挥着不可替代的作用。

表 19-1　2012 年进入全球药品销售排名前十位的生物技术药物

药物名称	排名	生产公司	年销售额(亿美元)
阿达木单抗 Humira(adalimumab)	1	Abbott	92.65
利妥昔单抗 Rituxan(rituximab)	3	Roche	72.85
甘精胰岛素 Lantus(insulin glargine)	4	Sanofi	66.48
曲妥珠单抗 Herceptin(trastuzumab)	5	Roche	63.97
贝伐珠单抗 Avastin(bevacizumab)	7	Genentech/Roche	62.60
英夫利昔单抗 Remicade(Infliximab)	8	J&J, Merck	61.39

　　虽然生物技术制药在我国属于新兴产业,在技术上与发达国家还存在差距,但是从
1989 年我国第一个生物工程药物 β-干扰素上市以来,经历了二十余年的发展,已有重组人
干扰素、促红细胞生成素、白细胞介素 2、人生长素、葡激酶、重组改构人肿瘤坏死因子、神经
生长因子、人胰岛素等 13 类 25 只 382 个不同规格的基因工程药物和基因工程疫苗产品上
市,其中 6 类 9 只 21 个规格的产品属于创新药物。我国在基因治疗、细菌性基因重组疫苗
等某些领域走在国际研发的前列;2004 年批准了全球首个基因治疗药物重组人 P53 腺病毒
注射液;2005 年批准了第二种基因治疗产品 H101 用于头颈部肿瘤治疗。我国也是疫苗生
产大国,用于人类疾病预防控制的 30 多种疫苗我国大多能自主生产,比如基因工程乙肝疫
苗是我国自主研制的具有知识产权的产品;我国自主研发的基因工程痢疾疫苗和霍乱疫苗,
也是全球同种产品中首批获准上市的生物技术药物;我国还率先在世界上研制成功了重组
幽门螺杆菌疫苗,对幽门螺杆菌感染有预防和治疗作用。随着生物工程技术的快速发展,生
物制药必将成为我国医药产业中快速增长的部分。

二、生物技术药物的特点

　　生物技术药物不仅可在生产上克服传统化学制药反应条件高(如高温,高压,化学催化
剂)、效率低、环境污染严重、危险性大等问题,而且在临床使用时表现出剂量小、药理活性
高、副作用少等特点,因此呈现出巨大的应用前景。但同时人们也清楚地意识到生物技术药
物本身的一些特点,造成了制剂研发的困难。

　　首先,生物技术药物往往相对分子质量较大、亲脂性弱,并具有复杂的分子结构,与小分
子药物相比,不能自由地透过各种生物膜,吸收差,导致目前的生物技术药物产品几乎都是
以注射剂或冻干粉针剂,通过静脉注射途径给药,特别是对于需要长期多次给药的产品,用
药顺应性亟待提高。其次,生物技术药物多数不稳定,易变性、易失活,导致药物在体内半衰
期短、药效降低,且无法口服给药,同时也易为微生物污染,在生产和贮存过程中,需防止药
物变质。再次,在应用中还需注意生物技术药物的免疫原性,可能由于重组蛋白质药物在结
构及构型上与人体天然蛋白质有所不同,有些人源性蛋白在重复给药时会产生血清抗体。
另外,生物技术药物的分析方法及体内药动、药效研究也有其特殊的要求。

第二节　多肽蛋白类药物的结构与性质

一、多肽蛋白质类药物的结构

　　所有多肽和蛋白质都是由 20 种不同的 L 型 α 氨基酸通过肽键连接形成的多聚体。氨

基酸是组成多肽和蛋白质的基本单位。各种氨基酸在性质上的不同主要取决于侧链基团 R 的不同。表 19-2 列出了多肽和蛋白结构中 20 种氨基酸的 R 基及其性质,可见有些 R 基团疏水性较强,有些则具亲水性;有些不带电,有些可荷正电或负电。肽键是指一个氨基酸的羧基与另一个氨基酸的氨基缩合,除去一分子水形成的酰胺键。氨基酸由肽键连接形成肽链后,被称为氨基酸残基。根据氨基酸残基数量的多少可以区分多肽和蛋白质。通常认为氨基酸残基数少于 10 个的肽链称为寡肽,超过 10 个但少于 40 个称之为多肽或肽,而蛋白质一般约为 200~380 个氨基酸残基。此外,多肽和蛋白质的区别还表现在空间结构上,多肽一般没有严密并相对稳定的空间结构,即其空间结构比较易变而具有可塑性;而蛋白质分子则具有相对严密、比较稳定的空间结构,这也是蛋白质发挥生理功能的基础。

每一种蛋白质都有自己特有的空间结构或称三维结构,这种三维结构通常被称为蛋白质的构象,即蛋白质的结构,可以用一级、二级、三级、四级结构来表达。蛋白质的一级结构就是蛋白质多肽链中氨基酸残基的排列顺序,是由基因上遗传密码的排列顺序所决定的。迄今已有约一千种左右蛋白质的一级结构被研究确定,如胰岛素,胰核糖核酸酶、胰蛋白酶等。虽然组成蛋白质的氨基酸只有 20 种,但是当它们按照不同的序列关系组合起来时,就可形成多种多样的具有不同生物学活性的蛋白质分子。蛋白质的二级结构是指多肽链中主链原子的局部空间排布,不涉及侧链部分的构象,最常见的有 α 螺旋结构与 β 折叠结构。蛋白质的多肽链在各种二级结构的基础上再进一步盘曲或折叠形成具有一定规律的三维空间结构,称为蛋白质的三级结构。蛋白质三级结构的稳定主要靠次级键,包括氢键、疏水键、盐键以及范德华力等。这些次级键可存在于一级结构序号相隔很远的氨基酸残基的 R 基团之间,因此蛋白质的三级结构主要指氨基酸残基的侧链间的结合。次级键都是非共价键,易受环境中 pH、温度、离子强度等的影响,有变动的可能性。二硫键不属于次级键,但在某些肽链中能使远隔的二个肽段联系在一起,这对于蛋白质三级结构的稳定上起着重要作用。具有二条或二条以上独立三级结构的多肽链组成的蛋白质,其多肽链间通过次级键相互组合而形成的空间结构称为蛋白质的四级结构。其中,每个具有独立三级结构的多肽链单位称为亚基。蛋白质分子还可进一步聚合成聚合体,以重复单位即单体数量的不同,聚合体可分为二聚体、三聚体等寡聚体和多聚体,如胰岛素在体内可形成二聚体及六聚体。

表 19-2 氨基酸结构与性质

名称	缩写	分子量	R 基	R 基性质	等电点	羧基解离常数	氨基解离常数	R 基解离常数
丙氨酸	Ala(A)	89.09	$-CH_3$	疏水	6.11	2.35	9.87	
精氨酸	Arg(R)	174.20	$-(CH_2)_3-NH-CH-NH_2NH$	碱性	10.76	1.82	8.99	12.48
天冬酰胺	Asn(N)	132.12	$-CH_2-CONH_2$	亲水	5.41	2.14	8.72	
天冬氨酸	Asp(D)	133.10	$-CH_2-COOH$	酸性	2.85	1.99	9.90	3.90
半胱氨酸	Cys(C)	121.16	$-CH_2-SH$	亲水	5.05	1.92	10.70	8.37
谷氨酸	Glu(E)	147.13	$-(CH_2)_2-COOH$	酸性	3.15	2.10	9.47	4.07
谷氨酰胺	Gln(Q)	146.15	$-(CH_2)_2-CONH_2$	亲水	5.65	2.17	9.13	
甘氨酸	Gly(G)	75.07	$-H$	亲水	6.06	2.35	9.78	
组氨酸	His(H)	155.16	$-CH_2-C_3H_3N_2$	碱性	7.60	1.80	9.33	6.04

续表

名称	缩写	分子量	R基	R基性质	等电点	羧基解离常数	氨基解离常数	R基解离常数
异亮氨酸	Ile(I)	131.17	—CH(CH$_3$)—CH$_2$—CH$_3$	疏水	6.05	2.32	9.76	
亮氨酸	Leu(L)	131.17	—CH$_2$—CH(CH$_3$)$_2$	疏水	6.01	2.33	9.74	
赖氨酸	Lys(K)	146.19	—(CH$_2$)$_4$—NH$_2$	碱性	9.60	2.16	9.06	10.54
甲硫氨酸	Met(M)	149.21	—(CH$_2$)—S—CH$_3$	疏水	5.74	2.13	9.28	
苯丙氨酸	Phe(F)	165.19	—CH$_2$—C$_6$H$_5$	疏水	5.49	2.20	9.31	
脯氨酸	Pro(P)	115.13	—C$_3$H$_6$	疏水	6.30	1.95	10.64	
丝氨酸	Ser(S)	105.09	—CH$_2$—OH	亲水	5.68	2.19	9.21	
苏氨酸	Thr(T)	119.12	—CH(CH$_3$)—OH	亲水	5.60	2.09	9.10	
色氨酸	Trp(W)	204.23	—C$_8$NH$_6$	疏水	5.89	2.46	9.41	
酪氨酸	Tyr(Y)	181.19	—CH$_2$—C$_6$H$_4$—OH	疏水	5.64	2.20	9.21	10.46
缬氨酸	Val(V)	117.15	—CH—(CH$_3$)$_2$	疏水	6.00	2.39	9.74	

二、多肽蛋白类药物的种类

多肽蛋白类药物的种类繁多,包括细胞因子药物、重组激素类药物、治疗性抗体、基因工程病毒疫苗,以及重组血液制品和治疗酶、重组可溶性受体和黏附分子药物等。

1. 细胞因子 是由免疫细胞及相关细胞产生的一类调节细胞功能的高活性、多功能的多肽分子或低分子量可溶性蛋白质。根据作用功能的不同,细胞因子可分类为干扰素(IFN)、白细胞介素(IL)、集落刺激因子(CSF)、肿瘤坏死因子(TNF)、生长因子(GF)、趋化因子等。

干扰素是最先发现的细胞因子,具有抗病毒、抗肿瘤和免疫调节等作用,可分为 IFN-α、IFN-β 和 IFN-γ,分别由白细胞、成纤维细胞和活化 T 细胞所产生。FDA 已批准的干扰素产品包括重组干扰素 α2b、αN3、γ1b、β1b。

白细胞介素是由淋巴细胞、单核细胞或其他非单个核细胞产生的细胞因子,在细胞间相互作用、免疫调节、造血以及炎症过程中起重要调节作用。目前已报道有 30 余种(IL-1～IL-35),其 cDNA(互补 DNA)基因克隆和表达均已成功。FDA 批准上市的重组白介素有 IL-2 和 IL-11。

集落刺激因子是指可刺激造血干细胞或分化成为不同阶段的造血细胞在半固体培养基中形成细胞集落的细胞因子,根据细胞因子来源不同,分别命名为粒细胞集落刺激因子(G-CSF)、巨噬细胞集落刺激因子(M-CSF)、粒细胞-巨噬细胞集落刺激因子(GM-CSF)、多重集落刺激因子(Multi-CSF)等。1991 年 2 月,美国安进公司的产品——重组粒细胞集落刺激因子 Neupogen® 获得美国 FDA 批准,其适应证为自身骨髓移植、化疗导致的粒细胞减少症、AIDS 等。

肿瘤坏死因子可分为 TNF-α、TNF-β、TNF-γ 三类,分别由单核-巨噬细胞、活化 T 细胞和 NK 细胞产生,具有杀伤肿瘤细胞,以及免疫调节、参与发热和炎症发生的作用。FDA 已经批准将以 DNA 重组技术生产的人肿瘤坏死因子用于癌症患者。

生长因子是一种能促进机体细胞生长的细胞因子,如表皮生长因子(EGF)、血小板衍生的生长因子(PDGF)、成纤维细胞生长因子(FGF)、血管内皮细胞生长因子(VEGF)等,其中 EGF 和 FGF 已获批上市。

2. 重组激素类药物　激素是由内分泌腺或特异细胞产生的可以影响机体内其他细胞活动的化学物质。已批准上市的重组激素类药物包括重组人胰岛素、人生长激素、人促红细胞生成素。

3. 治疗性抗体　是指机体的免疫系统在抗原刺激下,由 B 淋巴细胞或记忆细胞增殖分化成的浆细胞所产生的,可与相应抗原发生特异性结合的免疫球蛋白。治疗性抗体可以分为单克隆抗体、多克隆抗体和基因工程抗体。随着基因工程技术的迅速发展,治疗性单抗从早期 100% 的鼠源单抗,到嵌合抗体,人源化抗体(Humanized Mab),到近年的全人源性抗体,逐步消除了异源性抗体的免疫原性问题,在保持对抗原高亲和力的同时,改善了抗体的药代动力学。近年来,还出现了一些修饰性抗体,将放射性核素或具生物毒性的合成药物等与抗体共价结合,利用抗体的特异性靶向递送至作用部位,达到诊断治疗的目的。

4. 基因工程疫苗　接种疫苗被认为是最有效、最经济的疾病预防手段。基因工程疫苗是使用重组 DNA 技术克隆并表达保护性抗原基因,利用表达的抗原产物或重组体本身制成的疫苗,主要包括基因工程亚单位疫苗、基因工程载体疫苗、基因缺失活疫苗及蛋白质工程疫苗。

三、多肽蛋白类药物的稳定性

(一) 多肽蛋白类药物的不稳定性

多肽和蛋白质在体内外环境中可能经受多种复杂的化学降解和物理变化而失活,如水解、氧化、二硫键断裂及交换、β 消除、凝集、沉淀、吸附、变性等。其中水解、氧化、二硫键断裂及交换、β 消除涉及多肽蛋白一级结构的改变,由这些反应引起的稳定性问题称为多肽蛋白类药物的化学稳定性;而其他现象主要与多肽蛋白三维结构的改变有关,称为物理稳定性。多肽蛋白类药物的稳定性对于发挥其治疗效果至关重要,即使多肽蛋白类药物的氨基酸序列(一级结构)不变,但如果三维结构发生了变化,也可能失去它的生物活性和治疗作用。

1. 水解　是在酸、碱或蛋白水解酶的作用下使多肽和蛋白质肽键断裂的过程。根据水解的程度,可分为完全水解和不完全水解两种,前者的水解产物是各种氨基酸的混合物,后者形成相对分子质量大小不等的肽或氨基酸。在强酸性条件下,如 6mol/L HCl 或 4mol/L H_2SO_4 回流 20 小时,蛋白质完全水解得到 L-氨基酸,不引起消旋,色氨酸易被破坏,而天冬酰胺和谷氨酰胺的侧链发生脱酰胺基反应。在碱性条件下,如 5mol/L NaOH 共煮 20 小时,蛋白质也能完全水解,易发生消旋反应,部分 L-氨基酸转变成 D-氨基酸,但色氨酸稳定。酶水解时条件温和,不破坏氨基酸,也不引起消旋反应,但通常反应时间较长,属于不完全水解反应。通常用茚三酮比色法测定蛋白质的水解度。

2. 氧化　多肽和蛋白质在一定的条件下可自发氧化或与氧化剂反应发生氧化,导致活性降低或丧失。常见的氧化剂包括分子氧、氧自由基、过氧化氢、过氧酸、过碘酸、碘等。带有强负电性基团侧链的氨基酸残基较易发生氧化,如甲硫氨酸、半胱氨酸、组氨酸、色氨酸和酪氨酸。影响氧化的因素主要是温度、pH、缓冲介质、催化剂、光照和金属离子等。

3. 二硫键断裂及交换　二硫键是由两个半胱氨酸侧链上的 -SH 脱氢相连而成。利用二硫键可以把肽链内或肽链间不同的部位连接起来，对于维持蛋白质的三维结构具有重要作用。通常蛋白质中二硫键数目愈多，则结构愈稳定，例如性质非常稳定的角蛋白就含有大量的二硫键。二硫键被还原断裂或断裂后重排，均会影响多肽蛋白类药物的生物活性。

4. β 消除　是指氨基酸残基中 β 碳原子上基团的消除，如半胱氨酸、丝氨酸、苏氨酸、苯丙氨酸、酪氨酸等都能通过 β 消除而破坏，碱性 pH、温度和金属离子对该反应有一定的影响。

5. 凝集及沉淀　凝集是蛋白质分子结合的微观过程，凝集的蛋白质分子从溶液中析出的现象称为沉淀。蛋白质溶液属于亲水胶体，在正常情况下，由于表面亲水基团与水分子发生水化作用，且荷电基团与溶液中的反离子构成双电层，使得蛋白质溶液稳定存在。当受到有机溶剂、加热、盐及重金属的影响，破坏了蛋白质分子周围的水化层和双电层，蛋白质就会凝聚，进一步从溶液中析出。值得注意的是，蛋白质变性后一般易于沉淀，但并不是沉淀的蛋白质一定变性，蛋白变性后也可能不沉淀。

6. 吸附　多肽和蛋白质具有向玻璃或塑料管道、容器、瓶塞、输液器材表面吸附的趋势，使制剂中药物有效浓度降低，严重者使蛋白分子变性，丧失药效。在容器表层涂一层人血清白蛋白是克服多肽蛋白类药物吸附的有效办法。

7. 变性　多肽蛋白类药物在受到某些物理因素或化学因素的影响时，分子中的次级键断裂，虽然一级结构保持完好，但是三维结构遭到破坏，使得生物活性丧失，同时伴随理化性质发生变化，产生凝集和沉淀。常见物理因素包括加热、加压、紫外线、超声波等；化学因素包括有机溶剂、酸、碱等。若当变性因素除去后，变性蛋白能恢复活性，该现象称为蛋白质的复性，但一般情况下，蛋白质变性是不可逆的。

（二）提高多肽蛋白类药物稳定性的策略

1. 结构修饰　除了通过基因工程手段（如定点突变技术）用较稳定的氨基酸替换易降解的氨基酸或引入肽链内二硫键外，提高多肽蛋白类药物稳定性最有效的方法是结构修饰。采用的修饰剂均为水溶性大分子，例如聚乙二醇（PEG）、右旋糖酐、蔗糖聚合物（Ficoll）、葡聚糖、环状糊精、肝素、羧甲基纤维素、聚氨基酸等，其中以 PEG 修饰应用最多，也最为成功。

多肽蛋白经 PEG 修饰后，可提高热稳定性。这是由于 PEG 共价连接蛋白质后，使其天然构象产生一定的刚性，不易伸展失活，减少了分子内部基团的热振动，同时 PEG 增加了多肽蛋白表面的亲水性，使其在水溶液中形成新的氢键和盐桥。PEG 所产生的空间屏蔽还可阻挡蛋白水解酶、酸、碱、有机溶剂等失活因子的进攻，从而提高多肽蛋白的稳定性。例如过氧化氢酶经 PEG 修饰后，抗胰蛋白酶和胰凝乳蛋白酶水解能力明显提高。若 PEG 能挡住蛋白的抗原决定簇，使蛋白不被机体当作异物识别，就可避免抗体的产生，降低多肽蛋白类药物的免疫原性，从而提高其稳定性。

PEG 是 FDA 批准的可注射药用辅料，具有良好的生物相容性、两亲性、分子量范围宽，选择余地大，且带有可功能化的端羟基，经活化后易与多肽蛋白共价键合。20 世纪 70 年代末，Rutgers 大学的 Davis 教授首次使用 PEG 修饰蛋白质。1991 年第一个 PEG 修饰的蛋白药物 PEG-腺苷脱氨酶（PEG-ADA）批准上市。之后许多国际知名的制药公司积极推进 PEG 修饰多肽蛋白类药物的研发，已上市品种见表 19-3，此外处于临床研究的 PEG 修饰的多肽蛋白类药物还有 10 余种，包括超氧化歧化酶、白介素-2、水蛭素、尿激酶、牛血红蛋白、肿瘤坏死因子等。

表19-3　国外上市的聚乙二醇(PEG)修饰的多肽蛋白类药物

药品名称	上市时间	研发企业	适应证
腺苷脱氨酶 ADAGEN	1991 年	Enzon	免疫缺陷
天冬酰胺酶 ONCASPAR	1994 年	Enzon/Rhone PoulencRorer	白血病、黑色素瘤
粒细胞集落刺激因子 Neulasta/Pegfilgrastim	2002 年	Amgen	嗜中性白细胞缺少症
干扰素 α2b PEG-INTRON	2000 年	Schering Plough	丙肝
生长抑素 Sonmavert/Pegvisomant	2007 年	Pharmacia	肢端肥大症
干扰素 α2a PEGASYS	2002 年	Roche	丙肝

2. 改进制剂处方和制备工艺

(1)制剂处方:在多肽蛋白类药物的注射剂处方中经常加入一些添加剂以增加其在水中的溶解度、防止凝集、提高稳定性。这些添加剂包括 pH 调节剂、抗氧化剂、稳定剂等。

多肽蛋白的稳定性通常与 pH 和离子强度有关,因此在配制多肽蛋白类药物溶液时需采用适当的 pH 范围及缓冲系统。例如,红细胞生成素选用枸橼酸盐缓冲液,而干扰素 αN3 则选用磷酸盐缓冲液。

为预防多肽蛋白类药物氧化而加入的添加剂称为抗氧化剂。常用抗氧化剂包括抗坏血酸、亚硫酸盐、巯基乙酸、半胱氨酸盐酸盐等。但是氧化剂的选择必须谨慎,例如在磷酸盐缓冲液或 Fe^{3+} 存在时,抗坏血酸能加速甲硫氨酸的氧化;亚硫酸氢盐能加速破坏胰岛素。由于金属离子能催化氧化反应的进行,因此在处方中可加入金属离子螯合剂,如乙二胺四乙胺(EDTA),抑制多肽蛋白的氧化。

糖(蔗糖、葡萄糖)、盐(氯化钠)、氨基酸(甘氨酸、精氨酸、谷氨酰胺、天冬氨酸)和醇(甘露醇、山梨醇)是常用的多肽蛋白类药物的稳定剂,它们能增加水的表面张力,使更多的水分子围绕在多肽蛋白表面。表面活性剂,特别是非离子型表面活性剂如吐温、Pluronic 能有效防止多肽蛋白的吸附、凝集和沉淀。例如在干扰素、G-CSF、组织纤溶酶原激活剂中都加入了少量吐温来增加制剂的稳定性。此外,PEG、人血清白蛋白等也可作为稳定剂使用。

(2)制剂工艺及剂型:多肽蛋白发生的化学反应或物理变化都需要水的参与,因此控制制剂的水分含量可以提高多肽蛋白类药物的稳定性。对于不能在水溶液中稳定存在的多肽蛋白类药物,常常采用冷冻干燥工艺制备成冻干粉针。与喷雾干燥相比,冷冻干燥虽然可以避免高温对多肽蛋白结构的破坏,但事实上,冷冻干燥是个非常复杂的过程,多肽蛋白的稳定性在冷冻和水分升华过程中常常受到挑战。在冷冻浓缩阶段,随着水分子结晶析出,缓冲盐浓度迅速增加,pH 发生改变,就可能影响药物的稳定性。例如磷酸盐缓冲液容易冷冻析出磷酸氢二钠结晶,可使体系 pH 下降至 3.6,对酸性环境敏感的多肽蛋白类药物就可能失活,对于这类药物建议选择枸橼酸或 Tris 缓冲液。当体系中的水分逐渐升华除去后,多肽蛋白分子与水的氢键作用也随之消失,会导致蛋白高级结构的变化,引起失活。冻干保护剂,如蔗糖、海藻糖、乳糖、甘露醇、山梨醇等,其羟基能替代水的羟基,使蛋白质表面形成一层假定的水化膜,这样可保护多肽蛋白的氢键连接位置不直接暴露在周围环境中,从而使其即使在低温冷冻和干燥失水的情况下,仍保持结构与功能的完整性,保持生物活性。

此外,在生产过程中,还需注意采用温和的生产条件,如机械搅拌强度、有机溶剂选择、无菌控制、容器选择等。在贮存时,注意温度,避免光照,以保证多肽蛋白类药物的稳定性。

四、多肽蛋白质类药物的生物药剂学特性

与小分子药物相比,多肽蛋白类药物具有不同的药动学特点:吸收困难、体内降解迅速、降解部位广泛、生物半衰期短、血浆结合率高、表观分布容积小,消除符合非线性动力学。

多肽蛋白类药物的吸收由其稳定性和生物膜渗透性共同决定。由于多肽蛋白类药物相对分子质量大、脂溶性差、结构复杂,口服时吸收很差,并且肝脏首过效应严重,使其生物利用度进一步降低,一般都仅为百分之几,如狗口服亮丙瑞林醋酸酯的生物利用度低于3%。使用吸收促进剂是目前提高蛋白质药物膜渗透性的主要方法。常用吸收促进剂包括水杨酸类、胆酸盐类、表面活性剂、脂肪酸类、氨基酸类,不同的吸收促进剂促进吸收的机制有所不同。目前围绕促进多肽蛋白类药物吸收这一难题,在新型给药系统和给药新途径方面开展了大量工作。

多肽蛋白药物吸收进入血液循环后,容易与血浆蛋白结合,结合率较高,使得表观分布容积较小,多为0.04~0.2L/kg。多肽蛋白类药物的体内转运困难,一般需借助受体或转运蛋白的作用透过细胞膜,因此在体内的分布表现出一定的特异性。

多肽蛋白类药物主要在肝脏代谢。分子量较小的多肽蛋白类药物由肾脏排泄,而分子量较大的多肽蛋白类药物及其代谢物倾向于胆汁排泄。通过PEG修饰,可显著增加多肽蛋白类药物的相对分子质量,使其不易被肾脏代谢,因而延长体内半衰期,提高药物的治疗效果。例如L-天冬酰胺酶经PEG修饰后,其半衰期从1.5小时延长到50小时,可以肌内注射或静脉滴注每14日1次,比用天然L-天门冬酰胺酶的剂量小,给药次数少。G-CSF与相对分子质量20 000的PEG共价偶联后,半衰期延长了近10倍,每个化疗周期只需皮下注射1次即可,大大提高了用药顺应性。

五、多肽蛋白类药物的分析检测方法

多肽蛋白类药物的结构不稳定,相对分子质量大,稳定性差,生产过程复杂,因此必须对其结构和性能进行表征,以确定药物的结构和纯度,并跟踪考察产品的质量稳定性。多肽和蛋白质具有较多独特的理化性质,因此可以根据这些理化性质建立合理的分析检测方法。

1. 旋光性　除甘氨酸外,其他氨基酸的α碳原子都是不对称的,因此都具有旋光性,由氨基酸组成的多肽蛋白类也都具有旋光性,通常是右旋。

2. 两性电离和等电点　氨基酸同时含有氨基和羧基,因此在溶液中表现出两性电离现象,具有特定的等电点(pI)。在某一pH溶液中,当pH > pI时该蛋白质带负电荷;反之pH < pI时该蛋白质带正电荷。在等电点时,多肽和蛋白分子净电荷为零,溶解度最小,最易形成沉淀物,许多物理性质如黏度、膨胀性、渗透压等都变小。多肽和蛋白的等电点可以通过等电聚焦法测定。在等电点外的所有其他pH,依据蛋白质所带净电荷采用电泳和离子交换层析可进行多肽和蛋白质的分离纯化。十二烷基硫酸钠-聚丙烯酰胺凝胶电泳是最常用的电泳方法,除进行多肽蛋白的分离纯化外,也广泛应用于其相对分子质量的测定。

3. 紫外吸收　酪氨酸、苯丙氨酸和色氨酸因含有苯环,所以能吸收紫外光。含有这些

氨基酸的多肽和蛋白也因此具有紫外光吸收特性,一般最大吸收波长为280nm。利用这一特性,可采用HPLC法或紫外光谱法对多肽蛋白药物的含量进行分析测定。

光学活性物质对组成平面偏振光的左旋和右旋圆偏振光的吸收系数是不相等的,即具有圆二色性。如果以不同波长的平面偏振光的波长λ为横坐标,以吸收系数之差为纵坐标作图,得到的图谱即是圆二色光谱,简称CD。由于蛋白质在紫外区域有吸收,就可以得到具有特征的圆二色光谱。CD是目前应用最为广泛的测定蛋白质二级结构的方法,是研究稀溶液中蛋白质构象的一种快速、简单、较准确的手段。

4. 呈色反应　氨基酸能与某些试剂生成有色化合物,作为氨基酸定性的依据。例如大多数氨基酸与茚三酮反应能生成蓝紫色化合物。

5. 生物学特性　某些多肽或蛋白能与相应的单抗或多抗发生特异性识别和结合,从而结合放射性同位素标记计数、酶联免疫法对多肽蛋白进行定性定量分析。也可以利用多肽蛋白药物的生物活性,采用生物检定法进行定量分析,反映其稳定性的变化。

此外,对于蛋白一级结构的分析,质谱法如电喷雾电离质谱法(ESI/MS)和基体辅助激光解吸电离飞行时间质谱法(MALDI-TOF/MS)已成为重要的工具,可进行相对分子量测定、纯度测定、氨基酸序列测定等。若多肽蛋白具有荧光发射特性,可通过荧光光度计进行定量分析,其灵敏度较紫外光谱法高2~4个数量级。

由于蛋白质二级结构的酰胺Ⅰ带、Ⅱ带伸缩振动在红外谱图上形成特征峰,运用傅立叶自卷积可将重叠的酰胺Ⅰ带分成数个单峰,从而定量获得二级结构信息,因此傅立叶红外光谱法可测定多肽蛋白类药物的二级结构变化,评价其稳定性。

核磁共振波谱是测定生物大分子结构的有力手段,不仅能提供蛋白质的一级结构信息,其二维及三维核磁共振波谱仪还能应用于蛋白质的三维结构分析。

由于多肽蛋白类结构和性能的特殊性,在常规检测的基础上,建立专门的分析检测方法对于保证多肽蛋白类药物的质量是十分必要的,更准确、简便的分析检测方法及分析仪器的发展值得关注。

第三节　多肽蛋白类药物的递送系统

普通注射剂和冻干粉针剂是多肽和蛋白类药物在临床上采用的主要剂型,给药途径单一,通常需频繁给药,远远不能满足日益增长的多肽蛋白类药物临床应用的需要,研究多肽蛋白类药物新型递送系统是现代药剂学面临的重大而艰巨的任务,也是现代药剂学领域的研究热点。随着生命科学、材料科学及信息学的快速发展,各学科互相渗透,大大促进了现代药剂学的发展,以提高多肽和蛋白类药物的生物利用度、增加稳定性、改善用药顺应性的新型递送系统大量涌现。

一、注射给药

(一)缓释微球注射剂

采用生物可降解聚合物,特别是乳酸-羟基乙酸共聚物(PLGA)为骨架材料,将多肽蛋白类药物制备成微球制剂用于皮下或肌内注射,给药后随着聚合物的降解,药物以扩散和溶蚀方式释放,可达到在体内缓释的目的。国外从20世纪70年代开始可注射微球的研究,其中黄体生成素释放激素(LHRH)类似物缓释微球是研究最多也是最成功的品种,临床用于一些激素依赖性疾病,如前列腺癌、子宫肌瘤、乳腺癌、子宫内膜异位及青春期性早熟等的治疗。1986 年全球第一个缓释多肽可注射微球——肌注曲普瑞林/PLGA 微球由法国 Ipsen 生物技术公司研发上市,药物缓释长达 1 个月。LHRH 的另一个高活性类似物亮丙瑞林缓释微球注射剂由日本武田化学制药公司研发,于 1989 年进入美国市场,只需每月注射 1 次亮丙瑞林(7.5mg)微球对于前列腺癌的疗效即相当于每天注射 1mg 溶液剂。之后三个月一次(22.5mg)、四个月 1 次(30mg)及六个月(45mg)的亮丙瑞林缓释微球注射剂也相继上市,制剂经皮下或肌内注射可恒速释药,无严重副作用产生,显著提高患者的依从性。此外,其他LHRH 类似物,如布舍瑞林、阿伏瑞林的缓释微球注射剂也已在临床应用。除 LHRH 类似物外,已开发成缓释微球注射剂的多肽蛋白类药物还包括奥曲肽、普来纳西、生长激素。

抗原也可被生物降解性聚合物包裹制备成微球,称为一次性注射疫苗。该疫苗接种后可产生持续高抗体水平,避免传统疫苗的多次加强免疫接种,在保证免疫效果的同时,简化接种过程,降低接种费用,具有巨大的实用价值。破伤风类毒素微球注射剂是第一个被WHO 推荐的一次性注射疫苗。该疫苗注射剂中含有两类微球,一类微球以共聚比例 50:50的 PLGA 为载体,含高剂量破伤风类毒素,接种后能迅速释放;另一类微球以共聚比例 75:25的 PLGA 为载体,含低剂量破伤风类毒素,形成缓释部分。

微球作为疫苗的递送系统主要分为两类:一类是缓控释递送系统,该系统最初靠突释抗原免疫,继而持续释放抗原,诱导免疫应答;另一类是脉冲式递送系统,可以模拟疫苗多次给药的免疫方式,诱导免疫应答。抗原的持续释放可以诱导足够强的免疫应答,而微球的突出特点就是既可持续释放抗原,同时还具有佐剂效应,因而并不需要额外的佐剂。需要注意的是有些情况下抗原持续释放会产生免疫耐受性。

多肽蛋白类微球可采用复乳-液中干燥法、相分离法、喷雾干燥法等方法进行制备,其中复乳-液中干燥法是目前最常用的方法。药物的载药量、包封率和突释都是必须控制的制剂参数。载体的理化性质决定药物缓释的效果,改变 PLGA 共聚物比例或相对分子质量可得到不同持续时间的作用。

与缓释微球具有类似的作用,将聚合物与药物混合制备成可注射植入剂,经皮下注射后能够缓慢释放药物,延长给药间隔时间。典型的例子如阿斯利康公司开发的醋酸戈舍瑞林缓释植入剂,在腹部皮下注射,每 28 天一次,治疗前列腺癌、乳腺癌、子宫内膜异位症、子宫肌瘤等。Valera 公司利用 Hydron(吸水性丙烯酸聚合物)植入专利技术制备的组氨瑞林缓释植入剂,每年给药一次,能长期稳定地抑制睾酮,治疗晚期前列腺癌。

（二）脂质体注射剂

多肽蛋白类药物存在稳定性差的问题,在体内易于被酶降解,生物半衰期短。例如 IL-2 皮下注射的半衰期仅为 6 分钟,经脂质体包裹后,半衰期延长至 68 分钟。利用脂质体对淋巴系统的靶向性,将脂质体作为干扰素的递送载体已有较多的报道。通过静脉注射或腹腔注射,可使干扰素迅速到达并作用于巨噬细胞,激发机体免疫力,发挥抗肿瘤、抗病毒的作用。自 Allison 等 1974 年首次报道脂质体具有免疫佐剂效应以来,脂质体被越来越多地应用于新型疫苗研究中。如用脂质体装载牛血清白蛋白或人癌胚抗原,小鼠注射一次即可显著诱导 IgG 抗体水平,其效价比单独用抗原免疫高 100~400 倍。常用的细胞因子 IFN-γ、IL-2、IL-6 单独或与破伤风类毒素共同装载于脂质体,作为辅助免疫佐剂,可产生更强的抗体反应。BernaBiotech 公司采用 Virosomes 技术在磷脂双分子层上嵌入病毒膜蛋白,促进脂质体与免疫细胞融合,将其所包被的特异性抗原递呈给免疫细胞。采用该技术,BernaBiotech 已开发流感疫苗和甲肝疫苗两个脂质体疫苗产品。近年来随着多种新型脂质体的出现，如热敏脂质体、pH 敏感脂质体、免疫脂质体、磁性脂质体、超声脂质体等，使脂质体在控制药物释放及靶向递送药物方面显示出更强的优越性。虽然脂质体在结构上具有亲水性区域，理论上可装载水溶性的多肽蛋白质，但在实际应用中常常遇到包封率低、生物活性受影响以及产业化困难等问题，为此传统制备工艺受到巨大挑战，新技术，如 CO_2 超临界流体技术、冰冻熔融法、自组装技术等不断涌现。

二、口服给药

口服给药是药物治疗中最常用且最简便的给药方式，但是对于多肽和蛋白类药物而言，口服给药却是非常困难，生物利用度通常都非常低。限制这些大分子药物口服吸收的主要屏障是肠上皮细胞膜、胃酸和各种消化酶，因此研发新型递送系统的目的就是如何克服这些屏障，从而提高其生物利用度。

促进多肽蛋白通过肠上皮细胞膜的常用方法是使用吸收促进剂，如水杨酸类、胆酸盐类、表面活性剂类、脂肪酸类、氨基酸类衍生物、金属螯合剂等，种类繁多，其吸收促进机制也各有不同。几乎所有多肽蛋白药物的口服或黏膜给药都需要吸收促进剂。存在的问题是如何降低刺激作用以及长期使用对黏膜造成的直接损伤，故其在临床上的应用受到限制。一种颇有前途的促进剂是由特殊细菌产生的蛋白毒素（ZOT）。ZOT 仅对小肠和十二指肠的受体有效而不作用于直肠和结肠，因此其作用安全、可逆、具时间和剂量的依赖性，并限定于某些部位。应用蛋白酶抑制剂可有效阻止胃肠消化酶对多肽蛋白的破坏，以提高其在胃肠道中的稳定性。常用的酶抑制剂有甘胆酸钠、卡莫司他甲磺酸盐、杆菌肽、抑肽酶、大豆胰酶抑制剂等，前 3 种效果较佳，主要影响蛋白酶集中的大肠段的吸收，结合应用促进剂能取得更好的效果。

已报道的多肽蛋白口服递送系统包括以下几种类型：

1. 肠溶衣制剂　骨架片、胶囊或微丸采用肠溶材料包衣，是避免胃酸和部分酶破坏的有效措施，可使多肽蛋白类药物达到定位释放，提高胃肠道吸收。例如将 Eudragit E100 与 Eudragit RS100（19. 8∶2. 2，w/w）混合作包衣材料，制备胰岛素骨架包衣片，可使胰岛素定位于结肠释放，大鼠口服 16 IU 胰岛素的降糖效果与腹腔内注射 4 IU 胰岛素的效果类似，相对生物利用度为 9. 3%~12. 7%。

2. 微/纳米球　较多研究已证明微球和毫微球能被胃肠道摄取，且吸收效率具有粒径依赖性。微米级的粒子几乎全由派尔集合淋巴结 M 细胞吸收，亚微型粒子可通过胞间通道被转运，吸收程度明显高于微米级粒子，大于 $10\mu m$ 的粒子不能被吸收。微粒的表面性质也会影响药物的吸收。可采用生物降解性聚合物，如 PLGA、聚酸酐、聚烷基丙烯酸盐，作为微球或纳米球的载体。例如，胰岛素/聚乳酸微囊，口服后可保护胰岛素不被消化酶降解，释药自口服后 30 分钟开始，6~10 小时释放 65%~80%，大鼠平均血糖下降 57%，持续 4~8 小时。若以具生物黏附特性的聚合物，如聚反丁烯二酸酐-癸二酸酐，为载体制备微粒，可使微粒吸附于肠道黏液层，延长转运时间，从而提高药物的吸收。例如胰岛素生物黏附微粒，在大鼠注射葡萄糖后给药，可在 6 小时内控制血糖在禁食水平。

口服微球疫苗是一种新型的疫苗制剂。微球作为口服疫苗的载体，具有安全、患者易接受、保护抗体、转运抗体至派尔淋巴结、实现单剂量疫苗的控制释放等特点。目前，已有流感、支原体肺炎、破伤风、乙肝、百日咳杆菌等多种疫苗以微球为载体。

3. 微乳 微乳口服可使药物经淋巴管吸收,能避免肝脏首过效应,对于提高多肽蛋白类药物的生物利用度具有独特优势。口服生物利用度与乳滴的大小、乳化剂类型、药物的油水分配系数有关。狗十二指肠给予 15IU/kg 的 W/O 型胰岛素微乳,采用同位素示踪法测定其上腔静脉及下腔静脉的血药浓度,上腔静脉血药浓度为下腔静脉血药浓度的 2.55 倍,表明微乳口服吸收的主要途径为淋巴途径。

4. 脂质体 脂质体作为多肽和蛋白类药物口服载体的研究至今仍在进行,包括胰岛素、葡萄糖氧化酶、凝血因子Ⅷ、各种细胞因子类药物等。脂质体可防止胃酸和消化酶对多肽蛋白的破坏,提高生物利用度。

三、鼻腔给药

鼻腔黏膜面积约 $200cm^2$,上皮细胞间隙较大并与毛细血管紧密相连,血管和淋巴管丰富,血流速度约 40ml/min 等均是药物经鼻腔吸收的有利条件。而且药物吸收后直接进入全身血液循环,免受肝脏及胃肠道的首过破坏。因此,鼻腔给药被认为是多肽蛋白类药物非注射给药剂型中最有前途的给药途径之一。目前,已有一些多肽蛋白类药物的鼻腔给药制剂上市并用于临床,例如布舍瑞林、去氨加压素、降钙素、催产素、胰岛素等。

影响鼻腔药物吸收的因素主要包括:鼻纤毛运动对异物的清除,影响药物在鼻腔的滞留时间;鼻腔黏液含有代谢酶,可降解药物;黏膜层对药物吸收的屏障作用。为此,鼻腔黏膜给药制剂的处方中一般会加入吸收促进剂和酶抑制剂,同时在剂型设计上考虑延长药物在鼻腔的滞留时间、延缓药物的释放,以及促进药物的吸收,以提高药物的生物利用度。凝胶剂、脂质体、微球及纳米粒等给药系统是近年来研究的热点。例如,Law 等研究了脂质体对去氨加压素的负载能力和通透特性及经鼻黏膜渗透后对尿分泌的抑制作用,结果发现,带正电脂质体比带负电、中性脂质体有更大的负载能力,而带负电脂质体比带正电、中性脂质体有更大的通透性。鼻腔黏膜给药常见的微球载体包括淀粉、葡聚糖、白蛋白、壳聚糖、透明质酸等,涉及的多肽蛋白类药物有胰岛素、人生长激素、降钙素、去氨加压素等。

鼻黏膜被认为是一种良好的黏膜免疫部位,不仅能有效诱导黏膜局部的中和抗体(neutralizing antibodies)产生,还能引发系统免疫应答,调动 B 细胞/T 细胞分泌细胞因子参与免疫调节,抗原使用量更低,可避免胃肠道酸性环境及酶对抗原的破坏,免疫效果通常优于口服。有报道用表面修饰的 PLGA 微球包裹乙肝表面抗原重组蛋白进行鼻黏膜免疫试验,微球包封率达到 85%,鼻腔清除速率低。与铝佐剂疫苗皮下注射免疫组相比,该微球疫苗在血浆中产生了与前者滴度接近的抗体,并诱导体液免疫和细胞免疫,显示出更佳的免疫效果。尽管鼻黏膜微球给药系统在免疫方面已展现了其独特的优势,但是目前疫苗微球给药系统大部分都停留在实验室研究阶段,如何解决大规模生产过程中的质量控制,是一项要实现疫苗微球商品化必须要解决的问题。

四、肺部给药

肺泡的表面积高达 $100m^2$,且毛细血管丰富,上皮细胞间隙较大,避免肝脏首过效应,药物可迅速吸收进入大循环,是很有前景的给药途径。1925 年德国首次将胰岛素气雾剂用于糖尿病患者。目前已有数个多肽蛋白类药物采用肺部给药技术进行局部治疗或全身治疗,如重组人生长激素、亮丙瑞林、降钙素、白介素、干扰素、环孢素等。

肺部吸入系统首选粉雾剂,干粉吸入可避免溶剂对药物的降解,药物经微粉化处理可保证其不在气管或支气管滞留,顺利进入肺部组织。气雾剂也有应用,但一些多肽或蛋白质在形成气溶胶微粒时发生变性。肺吸入给药的限制是其吸收和有效的重现性问题以及长期给药可能带来的临床副作用。选择合适的给药装置是解决肺部给药的关键。由 Innovate Biomed 公司研究的干粉吸入器,沉积率达30%,是一般吸入器的3倍。微粉化是干粉吸入剂取得成功的另一关键。根据不同给药沉积部位要求,粉末粒子大小应在几个微米范围。粉碎方法有气流粉碎(喷射磨)、喷雾干燥、搅拌离心、超临界粉碎等。人体实验中亮丙瑞林气雾剂的吸收可达18%,制剂中加入1%的甘油或 Azone,在大鼠实验中吸收率达到100%。胰岛素吸入治疗是多家制药公司开发的热点。辉瑞公司生产的胰岛素肺部吸入剂 Exubera 已于2006年上市,该制剂是首个吸入型胰岛素产品,用于1型和2型糖尿病的治疗。但是粉雾剂对肺部的安全性影响还很难有定论,患者对吸入制剂的接受度也不理想,这些原因导致 Exubera 上市后不久就停产,因此肺部吸入给药的临床应用仍然面临着严峻的挑战。

五、经皮给药

经皮给药是一种简单方便的给药方式,但是由于角质层的天然屏障作用,即使采用吸收促进剂,多肽蛋白类药物的经皮渗透性也非常有限,导致药物的生物利用度很低。如何提高渗透性是多肽蛋白类药物经皮给药达到满意药效的关键。目前主要采用药剂学方法和物理学方法加以改善。

应用物理化学原理改变角质层的致密结构,以增加药物的经皮渗透,是有效提高多肽蛋白类透皮吸收的方法,已取得显著成果。常用的物理化学技术包括离子导入、电致孔、超声导入等。近年来,微针阵列在大分子药物透皮给药方面显示出强大的优势。微针能穿透皮肤角质层,在表皮形成 $1\mu m$ 大小的孔,促进药物渗透,且无痛感。该技术已日渐成熟,已有商品 Macroflux 微针阵列上市,可使人生长激素的透皮速度提高100万倍。此外,无针粉末注射剂也是近年来国际上兴起的新型透皮给药系统。该系统利用高压氦气、氮气或二氧化碳将药物瞬时加速至750 m/s,使药物高效穿过角质层,无痛感,特别适用于长期用药患者,如糖尿病、慢性肝炎等的自我给药。

第四节　核酸药物

核酸是生命的基本物质,随着生命科学技术和生物工程的发展,核酸衍生物以其独特的药理作用形成了一个新兴产业,正日益显示出其重要的作用。一些核酸衍生物具有促进婴儿生长发育、提高成年人免疫力和老年人抗衰老的能力,可作为保健品使用。作为药物,核酸衍生物在临床已广泛应用于中枢神经、泌尿、代谢和心血管等许多方面,尤其在抗病毒、抗肿瘤方面显示出不可替代的作用。例如利巴韦林、阿昔洛韦是抗病毒的首选药;5-氟尿嘧啶、5-脱氧氟尿嘧啶是常用的抗肿瘤药;阿糖胞苷、安西他滨,用于抗疱疹病毒感染;FDA批准的治疗艾滋病药物 AZT 是核酸类药物。

近年来,基因治疗作为一种全新的治疗方法显示出巨大的应用潜力。从基因治疗的角度看,核酸药物除 DNA 外,还包括反义核酸药物(包括反义 RNA、反义 DNA 及核酶)、小干扰 RNA(siRNA)、小 RNA(microRNA)等。此外,核酸疫苗具有核酸的结构,因此也属于核酸药物。本节将重点介绍与基因治疗相关的核酸药物。

一、基因治疗发展概况

基因治疗（gene therapy）是指应用基因工程技术将外源正常基因导入靶细胞，纠正或补偿异常和缺陷的基因，以达到疾病的治疗目的，是一种与常规治疗方法不同的针对于疾病根源即异常基因本身的治疗方法。从广义上讲，将遗传物质转移入靶细胞进行的治疗都可认为是基因治疗。

基因治疗的概念最早在20世纪70年代提出，至1991年美国批准了人类第一个对遗传病进行体细胞基因治疗的方案，采用反转录病毒载体，在体外将正常人腺苷脱氨酶基因导入患儿的白细胞，再由静脉回输，经治疗，患儿体内ADA水平达到正常值的25%，且未见明显副作用。此后，基因治疗蓬勃发展。随着相关技术的不断完善，至2009年全世界已有1405项基因治疗方案进入临床试验阶段，主要用于遗传病（如血友病、囊性纤维病、家庭性高胆固醇血症等）、恶性肿瘤、心血管疾病、感染性疾病（如艾滋病、类风湿等）等严重威胁人类健康疾病的治疗，其中以恶性肿瘤治疗占首位，达到总数的66%。1991年对两例血友病B患者进行的基因治疗，是我国第一例基因治疗临床试验。深圳赛百诺基因技术有限公司研制的重组腺病毒-p53抗癌注射液于2004年1月获得我国新药生产批文，是世界上首个获准上市的基因治疗药物。

二、基因治疗相关的核酸药物

基因治疗的策略大致分以下几种：

1. 基因置换　用正常的基因原位替换细胞内的致病基因，使细胞内的DNA完全恢复正常状态。

2. 基因矫正　纠正致病基因中的异常碱基序列，而保留正常部分。

3. 基因增补　把目的基因导入细胞，获得表达产物，以补偿缺陷基因的功能，或使原有基因的功能得到增强。使用该策略时，致病基因本身并未除去。目前的基因治疗大多采用这种方式。

4. 基因失活　将特定的反义核酸或核酶导入细胞，在转录和翻译水平阻断某些基因的异常表达，而实现治疗的目的。

前三种治疗措施所用的核酸药物主要是DNA（包括DNA质粒），而基因失活治疗措施所涉及的药物包括特定的反义寡核苷酸（antisense oligonucleotide）、siRNA和核酶。

反义寡核苷酸，是一类经人工合成或构建的反义表达载体表达的寡核苷酸片段，长度多为15~30个核苷酸。反义寡核苷酸可通过碱基互补原理，干扰基因的解旋、复制、转录、mRNA的剪接加工乃至输出和翻译等各个环节，从而调节细胞的生长、分化等。其优点还在于高度靶特异性（碱基互补）、高生物活性、设计多样性、合成简单，因而在基因治疗领域具有巨大的吸引力和研究价值。1998年ISIS公司研制的福米韦生（Vitravene®）成为FDA批准上市的第一个反义药物，用于局部治疗艾滋病并发症CMV视网膜炎。美国Eye-tech制药公司紧随其后于2001年上市了第二个眼科用反义药物Macugen，主要治疗老年人中十分常见的"视网膜黄斑退化症"。2003年又有一个"重磅炸弹"级反义药物Fuzeon在美国上市，该药开创了抗艾滋病的全新治疗思路，在迄今所开发的抗艾滋病药中堪称为里程碑式进展。之后，又有若干反义药物上市，治疗重症肌无力、遗传性哮喘、慢性淋巴细胞白血病、肺癌等疾病。虽然，反义药物目前仍为国际医药市场的小品种，但预期到2015年，全球反义药物总销量将达到令人惊讶的 2000 亿美元规模,而且已经上市和即将上市的反义药物的适应证均为现有药物难以治愈的疾病。

siRNA 有时也称为短干扰 RNA 或沉默 RNA,是长度 20~25 个核苷酸的双股 RNA,在生物学上有许多不同的用途。目前已知 siRNA 主要参与 RNA 干扰现象,对特定基因产生具专一性的基因敲除效果。本质上,任何已知序列的基因都可以是经过适当剪裁而具有序列互补性的 siRNA 的作用对象。这使 siRNA 成为研究基因功能与药物目标的一项重要工具。目前全球在研的 RNA 小分子干扰药物超过 100 个,但基本处于临床前和临床研究过程中。

三、基因治疗面临的挑战

基因治疗自提出以来,经历了"热情-怀疑-理性"的发展过程,虽然有若干治疗方案进入了临床试验,但最终批准应用的例子非常少,且绝大多数还处于临床前研究阶段。作为一个理想的基因治疗药物,必须同时满足安全性、有效性和稳定性三个条件。1999 年一名 18 岁的鸟氨酸转羧酶缺乏症患者在接受试验性基因治疗后死亡,引起了全球对基因治疗安全性的关注。安全性问题一直是评价基因治疗的先决要素。对于基因药物而言,无论是质粒 DNA,还是 as RNA、siRNA 等,其化学组成均为聚核苷酸的结构,在体内环境中都非常容易被酶所降解,生物半衰期短,稳定性差,即使对核苷酸进行一定的化学修饰,如硫代寡核苷酸、混合骨架寡核苷酸及多肽寡核苷酸,稳定性问题仍然存在。其次,核酸药物均属于水溶性大分子药物,本身带有大量负电荷,很难跨越生物膜,口服吸收困难,生物利用度极低,因此目前研究的核酸药物主要以静脉注射方式给药。且核酸药物根据作用机制必须在细胞内甚至细胞核内起效,因此递送载体作为基因治疗中不可或缺的组成部分起着至关重要的关键作用。借助载体完成基因药物的靶向及高效递送一直是该研究领域的热点和难点,而载体递送系统本身的安全性都是必须考虑和解决的关键问题。

四、基因治疗的递送载体

大量的研究表明,采用物理方法(如裸 DNA 注射、显微注射、基因枪法、电致孔法、高压注射法、超声导入法等)可以将目的基因导入细胞,但是存在感染效率低,不适宜在人体进行系统性治疗的问题,因此目前开展的基因治疗基本上都需要载体的参与,而载体的性质是决定基因治疗成败最为关键的制剂因素。理想的载体应具有以下特征:容易生产、包装容量大、组织的靶向性、特异性定位整合的能力、持续表达、弱免疫原性等。应用于基因治疗的载体可分为两大类:病毒载体和非病毒载体。

1. 病毒载体　该载体充分利用了病毒本身所具有的感染和寄生的特性,因此在基因治疗早期即得到了广泛的应用,至今大约 70% 的治疗方案均采用了不同类型的病毒载体。这些病毒载体有各自的特点,同时也存在各自的局限性。

腺病毒载体是基因治疗中最常用的病毒载体,它具有制备方便、包装容量较大、宿主范围广、感染效率高等特点,为保证载体的安全性和有效性,近年来对腺病毒载体的改造非常活跃,如无病毒基因的无肠型腺病毒载体、靶向性病毒载体、复制型腺病毒等。

单纯疱疹病毒在目前所知的病毒载体中,具有最大的包装容量,宿主感染范围广泛,可以从外周神经系统进入人中枢神经系统,保持转录活性,但不影响神经元的正常功能,因此对于神经系统疾病的基因治疗具有很好的应用前景。

慢病毒系统能整合非分裂细胞,对淋巴细胞、干细胞和多种肿瘤细胞具有较高的转导效率,因此倍受关注。

　　此外,新建立的病毒载体还包括痘病毒、乙型肝炎病毒、杆状病毒及多种嵌合型病毒。通过对病毒载体结构的不断改造,可以获得较为理想的基因导入效果,但是目前面临的最大问题仍然是安全性,尤其是长期安全性。

　　2. 非病毒载体　与病毒载体相比,非病毒载体具有较好的安全性、无传染性、无载体容量限制、来源广泛、化学结构可控、易大量制备的优点,在核酸药物的治疗中,受到了越来越多的重视。目前研究的非病毒载体主要包括阳离子脂质体、阳离子聚合物、抗体偶联、纳米粒等。

　　(1)阳离子脂质体:由 Felgnerzai 1987 年首次报道,是目前应用最广的非病毒基因载体,其处方中含有带正电荷的阳离子脂质及中性辅助脂质(图 19-1)。典型的阳离子脂质包括溴化三甲基-2,3-二油酰氧基丙基铵(DOTAP)、3β-[N-(N',N'-二甲基胺乙基)胺基甲酰基]胆固醇(DC-Chol)、溴化三甲基十二烷基铵(DTAB)等,其结构由阳离子头部、连接部位和疏水烃尾巴三部分组成。常用辅助脂质主要有磷脂酰乙醇胺(PE)、磷脂酰胆碱(PC)、胆固醇(Chol)、二油酰基磷脂酸胆碱(DOPC)等,其中二油酰基磷脂酰乙醇胺(DOPE)是应用

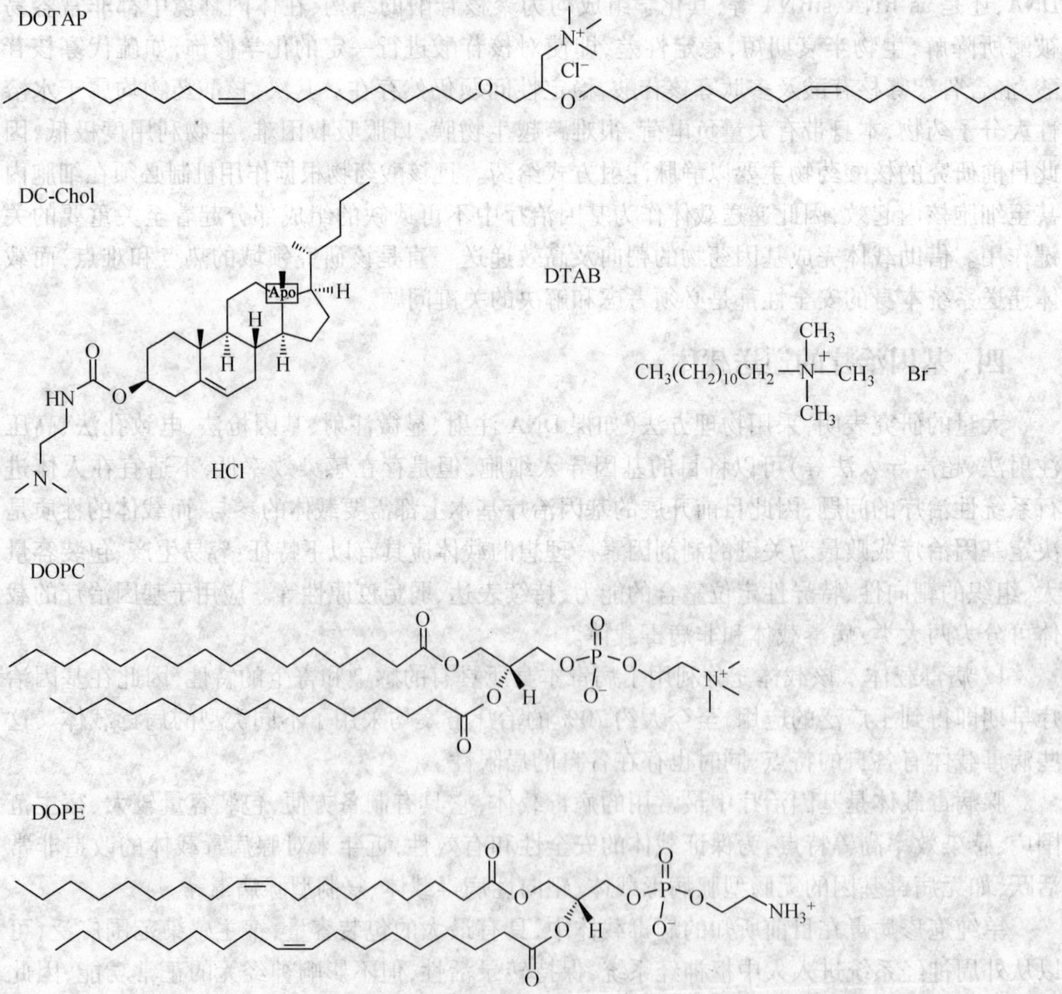

图 19-1　制备脂质体-核酸复合物时常用的阳离子脂质和辅助脂质

最广的一种辅助脂质。阳离子脂质体通过静电相互作用紧密结合带有负电荷的核酸药物,当质粒表面90%以上的负电荷被中和后,即发生缩合,使体积减至原先的百万分之一,形成脂质复合物(lipoplex),并利用脂质体本身对细胞较强的亲和性,将核酸药物导入细胞内。同时,脂质体还具有在体内保护核酸药物并进行靶向递送的作用。

目前阳离子脂质体已成为体外细胞转染的常规试剂。DC-Chol/DOPE 脂质体和 DM-RIE/DOPE 脂质体在美国和英国已用于基因治疗的临床试验。核酸药物的复合及复合物的转染效率都与阳离子脂质的化学结构相关,目前虽然在阳离子脂质体构效关系研究的基础上,合成了一些新的脂质载体,但离理想的脂质载体还相距较远。

(2)阳离子聚合物:利用静电相互作用,带正电荷的阳离子聚合物也可以与核酸药物的磷酸基团结合形成多聚复合物(polyplex),有效压缩核酸分子,提高复合效率,并保护核酸药物不被核酸酶降解,从而提高转染效率。近年来报道了一系列具有体内基因治疗潜力的阳离子聚合物,典型的载体主要有聚乙烯亚胺、聚赖氨酸、树枝状聚合物,以及天然高分子壳聚糖等(图 19-2)。这些阳离子聚合物的化学结构将决定核酸药物的复合效率、复合物的表面电位、粒子大小及转染效率。

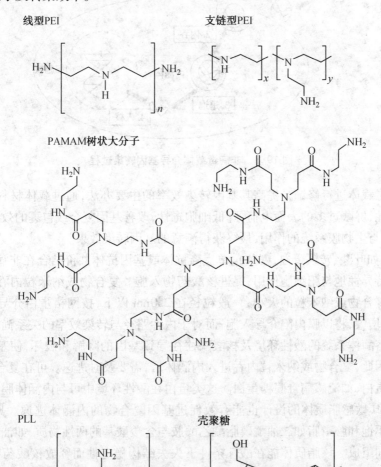

图 19-2 基因治疗常用的阳离子聚合物

（3）微/纳米粒：除上述通过静电作用结合核酸药物形成递送体系外，各种非阳离子材料所构成的微米或纳米粒子也逐渐成为核酸药物的递送载体。其中可生物降解的 PLGA 或聚乳酸微球是近年来报道比较多的一种载体。微球的缓释作用对延长基因表达时间具有明显的优越性。无机纳米粒子载体，如二氧化硅、铁氧化物、碳纳米管、磷酸钙、金属纳米粒子、量子点等，通过吸附可将 DNA 或 RNA 包裹在粒子中，然后以内吞入胞等方式转运至细胞内，并释放核酸药物，发挥功能。

（4）非病毒载体的修饰：由于非病毒载体导入基因的效率较病毒载体相对较差，且基因表达较短暂，故在基因治疗临床试验中的使用率不到20%（以阳离子脂质体为主）。非病毒载体介导基因转染的主要过程如下：载体复合或包裹核酸药物；与细胞膜接触；以内吞方式进入细胞形成内涵体，并从内涵体逃逸；核酸药物在细胞浆或进入细胞核发挥作用（图19-3）。细胞膜、内涵体-溶酶体系统、核膜是复合物完成基因治疗必须克服的 3 个屏障。对于 RNA 而言，因其在细胞质中作用，无需考虑核膜屏障。

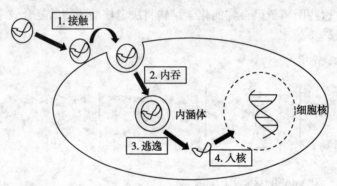

图 19-3　非病毒载体介导基因转染过程

对非病毒载体进行修饰是提高其基因转染效率的主要办法，通过载体材料的修饰可以改善其溶解性，屏蔽过多的表面电荷，降低细胞毒性，改善基因复合或包裹的效率，提高细胞靶向性，增强与生物膜系统的作用，最终获得满意的基因转染效果。

将配体（如叶酸、转铁蛋白、糖基）、单克隆抗体或基因抗体共价结合在非病毒载体的表面可使载体特异性地与靶细胞作用，促进核酸药物入胞。复合物或纳米粒内吞路径的主要影响因子是复合物或纳米粒的大小，一般粒径在 250nm 以下，按网格蛋白介导的内吞路径入胞；当粒径增大，将以膜内陷介导入胞，而对于内吞路径与转染效率的关系尚不清楚。

内涵体溶酶体系统的酸性环境及核酸酶往往导致基因的降解和破坏，使基因转染效率大大下降。因此，复合物或纳米粒内吞进入内涵体后，需要及时逃逸。可在复合物或纳米粒中引入病毒蛋白，如流感病毒膜糖蛋白。这类蛋白在酸性环境中可与内涵体膜融合，促进基因的释放。pH 敏感脂质体的设计也能有效促进基因复合物的内涵体逃逸。典型的 pH 敏感脂质体由不饱和脑磷脂如二油酰磷脂酰乙醇胺与含羧酸基的两性物质，如油酸、胆固醇半琥珀酸酯共同组成。该脂质体能在酸性条件下失去结构稳定性而释放核酸药物，通过不同膜材的应用或脂质组成比例的调节可获得具有不同 pH 敏感性的脂质体。

将具有 pH 敏感性的肽插入磷脂膜是制备 pH 敏感脂质体的另一种有效方法。GALA是一种常见的 pH 敏感肽，由谷氨酸-丙氨酸-亮氨酸-丙氨酸重复单元组成，共含 30 个氨基酸。将 GALA 连接到胆固醇上制备含 GALA 肽的免疫 pH 敏感脂质体，包裹 siRNA，结果显示在小鼠体内肿瘤组织中其基因沉默效率比非包裹的高出 40% 。

当以静脉注射给药进行基因治疗时,基因复合物或纳米粒进入体循环后容易被单核细胞吞噬系统所吞噬,并在网状内皮系统中聚集,导致到达靶细胞的基因量减少,体内转染效率明显降低。以低聚 PEG 修饰载体,赋予纳米粒隐形和长循环的特性,是克服这一问题最常用且有效的手段。

(邱利焱)

参 考 文 献

1. 崔福德. 药剂学. 第七版. 北京:人民卫生出版社,2012
2. 梅兴国. 生物技术药物制剂-基础与应用. 北京:化学工业出版社,2004
3. Law SL, Shih CL. Characterization of calcitonin-containing liposome formulations for intranasal delivery. J Microencapsul. 2001,18(2):211
4. 王冰,张树彪,周集体,等. 阳离子脂质体介导的基因转移机制. 中国组织工程研究与临床康复,2011,15(8):1459
5. 杨远,贾文祥,祁欣,等. 可生物降解材料作为基因载体的研究. 生物医学工程学杂志,2006,23(3):573

中文索引

α-环糊精　183
β-环糊精　183
γ-环糊精　183
ATP 结合盒家族　334
D 值　68
EPR 效应　296
F_0 值　69
F 值　69
pH 敏感口服结肠定位递药系统　306
pH 敏感脂质体　257
pH 梯度法　261
Z 值　68

B

巴布剂　309
靶向递药系统　292
半干式颗粒压片法　119
包封率　247,263
包合技术　182
包合物　182
包衣　123
包衣片　113
被动靶向递药系统　296
苯乙烯-异戊二烯-苯乙烯嵌段共聚物　317
崩解度　128
崩解剂　117
鼻黏膜递药系统　346
表玻片法　147
冰冻蚀刻　263
丙二醇　38,73
波动度　269
泊洛沙姆　153,361
薄膜衣片　113
不规则转运　273
布朗扩散　335

C

搽剂　59,309
差示热分析法　190
差示扫描量热法　190,208,256
长循环脂质体　257,300
肠溶胶囊　131
肠溶衣片　113
超过标准范围系统　16
超临界流体结晶法　204
超临界流体快速膨胀技术　177
超声波乳化器　57
超声导入　314
沉降容积比　51
赤藓糖　115
冲击式粉碎机　100
储库型贴剂　317
处方前研究　25
传导性气道　333
纯化水　63
磁导向定位技术　278
磁性脂质体　258
醋酸纤维素酞酸酯　172
醋酸-异丁酸蔗糖酯　360
脆碎度　121

D

打光　124
大单层脂质体　257
单层脂质体　257
单冲压片机　120
单晶 X 射线衍射分析　210
单晶体　195
单凝聚法　241
胆固醇　255

弹性复原率　122
等量递加混合法　103
低临界溶液温度　359
低取代羟丙基纤维素　117
滴鼻剂　60
滴耳剂　60
滴丸剂　135
滴牙剂　60
滴眼剂　93
滴制法　175
电解质输液　82
电致孔　314
电子自旋共振光谱　256
淀粉　115
调理素　257
酊剂　43
顶裂　122
动脉内注射　71
动脉栓塞　304
动态光散射法　264
冻干片　114
多层片　114
多层脂质体　257
多分散指数　246
多晶型　27,197
多孔离心法　244
多囊脂质体　257
多室渗透泵　275

E

二甲硅油　144
二甲基-β-环糊精　185
二甲基乙酰胺　73
二甲亚砜　38
二肉豆蔻酰磷脂酰胆碱　255
二水合物　199
二相气雾剂　159
二乙基-β-环糊精　185
二硬脂酰磷脂酰胆碱　255
二棕榈酰磷脂酰胆碱　255

F

凡士林　143

反渗透法　64
反义寡核苷酸　386
芳香水剂　42
防腐　65
防腐剂　39
肺黏膜递药系统　333
分层　56
分配系数　267
分散片　114
分散相　52
粉末 X-射线衍射分析　211
粉末直接压片法　119
粉碎　99
粉雾剂　163
粉衣层　124
蜂蜡　143
辐射化学法　244
辅料　1,114
复合制粒　110
复凝聚法　242
复乳　52
傅里叶变换红外光谱仪　213
傅里叶变换拉曼光谱仪　216

G

干法制粒　119
干粉吸入剂　163
干粉吸入器　337
甘露醇　115
甘油　38,73
甘油剂　44
甘油明胶　153
高临界溶液温度　359
高速搅拌制粒　109
高压均质技术　250
隔离层　123
工业药剂学　4
供给池　320
共沉淀法　176
共晶　199
共蒸发物　172
构象多晶型　198
构象类质同晶　198

骨架控释植入剂　　357
骨架扩散型植入剂　　357
骨架溶蚀型植入剂　　357
固体分散体　　168
固体脂质纳米粒　　249
固体制剂　　97
固相核磁共振　　218
固有溶出速率　　28
寡层脂质体　　257
关节腔内注射　　71
惯性碰撞　　335
灌肠剂　　60
光敏脂质体　　258
光学显微镜　　205
光子相关光谱法　　264
硅酮　　144
硅酮压敏胶　　317
硅橡胶　　361
国际药典　　13
国家食品药品监督管理总局　　14
过饱和　　201
过饱和度　　201

H

海藻酸盐　　239,362
含片　　114
含漱剂　　60
含药输液　　82
合剂　　61
恒温冷却法　　203
鲎试剂法　　79
糊化　　116
糊剂　　142
糊精　　115
滑膜腔内注射　　71
滑石粉　　118
化学药物　　1
环糊精　　183
缓释胶囊　　131
缓释片　　114
磺丁基-β-环糊精　　171
磺丁基醚-β-环糊精　　185
混悬剂　　47
活性物质　　1

J

机械法　　57
肌内注射　　71
基因介导的酶-前体药物治疗法　　227
基因介导的酶前药　　302
基因治疗　　386
基质　　142
基质吸附率　　132
几何标准偏差　　335
脊椎腔注射　　71
剂型　　1
加压定量吸入器　　337
家兔法　　79
甲基-β-环糊精　　185
甲基纤维素　　116,149,240
假多晶型　　199
交联聚维酮　　117
交联羧甲纤维素钠　　117
胶囊剂　　131
胶体磨　　57
胶体输液　　82
角质层　　311
矫味剂　　40
搅拌流化制粒机　　110
搅拌转动流化制粒机　　110
接受池　　320
结饼　　48
结晶度　　212
介孔二氧化硅　　171
界面缩聚法　　244
近红外光谱法　　215
经表皮途径　　311
经附属器途径　　312
经口腔给药法　　340
经皮递药系统　　309
经皮透过系数　　321
经皮治疗系统　　309
晶胞　　196
晶胞参数　　196
晶格　　196
晶核　　201
晶癖　　197

晶体　195

鲸蜡　143

鲸蜡醇　145

静脉注射　71

纠正预防系统　16

咀嚼片　114

聚苯丙生-20　366

聚丙烯酸树脂　171

聚丙烯酸酯压敏胶　317

聚己内酯　360

聚乳酸　360

聚乳酸/聚乳酸-乙醇酸共聚物　361

聚乳酸与聚乙醇酸共聚物　360

聚碳酸酯膜　260

聚维酮　117,170

聚氧乙烯/聚乳酸-乙醇酸共聚物　361

聚乙醇酸　360

聚乙二醇　38,73,117,153,170,257

聚乙二醇-二硬脂酰磷脂酰乙醇胺　300

聚乙二醇类　118

聚乙二醇嵌段共聚物　361

聚乙烯醇　138,360

聚异丁烯压敏胶　317

聚酯-乙烯醋酸乙烯　318

K

卡波　148

卡波姆　362

抗黏剂　118

抗体介导的酶-前体药物治疗法　226

抗体介导的酶前药　302

抗张强度　121

颗粒剂　106

壳聚糖　239

可可豆脂　153

可溶片　114

可注射条状植入剂　358

可注射微球植入剂　358

可注射原位凝胶植入剂　358

客分子　182

空化效应　314

空气动力学直径　335

空气悬浮法　244

控释胶囊　131

控释片　114

口服定位释药系统　285

口服给药　23

口服缓控释递药系统　7

口服结肠定位递药系统　288

口服择时释药系统　285

口腔黏膜递药系统　325

口腔速崩片　114

口腔速溶片　114

口腔贴片　114

库尔特计数器　58

跨细胞途径　327

扩散系数　321

L

拉曼光谱法　215

冷冻干燥　89

冷喷雾法　203

冷霜　144

冷压法　153

离子导入　314

离子对　314

两相交替加入法　57

裂片　122

临床药剂学　4

磷钨酸　263

磷脂酸　255

磷脂酰胆碱　255

磷脂酰甘油　255

磷脂酰肌醇　255

磷脂酰丝氨酸　255

磷脂酰乙醇胺　255

流化床制粒　109

流能磨　101

流通池法　282

硫酸铵梯度法　261

漏槽条件　321

漏槽状态　272

M

麦芽糖基-β-环糊精　185

脉冲释药系统　285

漫反射傅里叶红外光谱　214
美国药典　13
免疫脂质体　258
灭菌　65
灭菌制剂　62
灭菌注射用水　63
明胶　116,239
膜剂　138
膜扩散型控释植入剂　356
钼酸铵　263

N

纳米结晶　250
纳米粒　238,298
纳米囊　238,298
纳米球　238,298
纳米乳　52,297
内毒素　64
内吞/吞噬　259
逆相蒸发法　260
黏冲　123
黏合剂　116
黏胶分散型贴剂　316
凝胶剂　148

O

欧洲药典　13

P

抛射剂　157,337
泡沫剂　309
泡腾崩解剂　117
泡腾片　113
配体修饰脂质体　257
喷雾冻凝法　243
喷雾干燥法　203,243
喷雾剂　162,309
喷雾制粒　111
膨胀滞留　278
皮内注射　71
皮下注射　71
片剂　113
偏光显微镜　205

破裂　56
葡萄糖基-β-环糊精　185
普通乳　52

Q

气管内滴注法　340
气流粉碎机　101
气雾剂　156,309
气血屏障　334
前体药物　301
潜溶　39
潜溶剂　39
羟丙基-β-环糊精　171,185
羟丙甲纤维素　116,171,240
羟丙甲纤维素酞酸酯　172
羟丙纤维素　116,171
羟乙基-β-环糊精　185
鞘磷脂　255
轻质无水硅酸　118
氢氟烷烃　157
氢化植物油　118
球磨机　100

R

染菌度概率　70
热混合法　278
热疗　304
热敏免疫脂质体　305
热敏脂质体　257,305
热喷雾法　203
热熔法　153
热熔压敏胶　317
热台偏光显微镜　206
热旋转熔融法　175
热原　64
热致溶胶-凝胶转变系统　359
热重分析法　207
人用药品注册技术要求国际协调会　15
日本药局方　13
溶出度　128
溶剂—非溶剂法　242
溶剂化物　199
溶剂结晶法　201

溶剂蒸发法　277
溶胶剂　46
溶解度　267
溶酶体　259
溶蚀型骨架片　277
溶液剂　41
溶质载体家族　334
熔融法　203,277
熔融挤出法　175
融合　259
揉捏法　177
乳膏剂　142
乳化剂　53
乳剂　52
乳剂转换点　297
乳胶剂　149
乳糖　115
乳析　56
乳匀机　57
软材　107
软膏剂　142,309
软胶囊　131
润滑剂　118
润湿剂　50,116

S

三相气雾剂　159
散剂　99
扫描电子显微镜　207
色散型拉曼光谱仪　216
筛分　102
山梨醇　115
舌下片　114
设计空间　24
神经节苷脂　257
渗漏　259
渗透促进剂　328
渗透压活性物质　281
渗析池法　147
生物等效性　283
生物技术药物　1,373
生物利用度　283
生物黏附片　279

生物前体　301
生物药剂学　4
生物药剂学分类系统　30,97
声微流效应　314
湿法制粒　107,119
湿法制粒压片　277
十二烷基硫酸钠　145
石蜡　143
时辰病理学　284
时辰生物学　284
时辰药理学　284
时辰治疗学　284
时滞　321
世界卫生组织　13
释放度　128
输液　82
衰减全反射傅里叶变换红外光谱　214
栓剂　151
水　37
水合物　199
水凝胶　148
水凝胶型贴剂　317
水中乳化剂法　57
顺应性　22
松片　122
酸败　56
随机甲基-β-环糊精　185
羧基甲基-β-环糊精　185
羧基甲基-乙基-β-环糊精　185
羧甲基淀粉钠　117
羧甲基纤维素钠　116,149
羧甲纤维素盐　240
羧甲乙纤维素　172

T

糖浆剂　42
糖衣层　124
糖衣片　113
梯度冷却法　204
天然药物　1
填充剂　115
贴剂　309
透过速率　321

透皮吸收促进剂　313
透析法　262
突释　274
突释效应　247
涂剂　59
涂膜剂　59
推动力　281
推拉型　275
吞噬体　259

W

外相　52
网状内皮系统　257,296
往复吊桶法　282
微粉硅胶　118
微晶纤维素　115
微粒　238,298
微囊　298
微囊化　238,273
微球　238,298
微乳　52,297
微小胶囊　238
微型海绵剂　309
微针　314
微贮库控释型植入剂　357
维生素 E 聚乙二醇琥珀酸酯　170
伪稳态　272
胃壁黏附滞留　278
胃内漂浮滞留　278
胃内滞留片　278
无定形体　195
无菌　65
无菌操作法　67
无菌操作室　67
无菌制剂　62
无水物　199
无针注射递药系统　314
物理化学靶向递药系统　302
物理药剂学　4
雾化器　336

X

吸附　258

吸入粉雾剂　163
吸入室　340
吸入室法　340
吸湿性　28
稀释剂　115
洗剂　59
洗眼剂　93
细胞间质途径　311
细胞旁路途径　327
细胞色素 P450 酶　228
细胞途径　311
纤毛摆动频率　350
纤维醋法酯　240
相变温度　256
相分离法　240
相容积比　55
消毒　65
小单层脂质体　257
心内注射　71
新分子实体　9
新生皂法　57
醑剂　43
絮凝　48,56
絮凝度　51
旋转压片机　120
穴位注射　71
雪花膏　144
血管通透性因子　296
血红素偶联单加氧酶　228
血脑屏障　301,366

Y

压力转晶法　205
压敏胶　317
亚微乳　52
研磨法　250
眼部递药系统　92
眼膏剂　150
眼黏膜递药系统　340
眼用即型凝胶剂　343
眼用原位凝胶剂　343
眼用制剂　92
羊毛脂　143

阳离子双氧铀盐　263
阳离子脂质体　258
腰裂　122
药典　12
药剂学　1
药品　1
药品非临床研究质量管理规范　14
药品生产质量规范　16
药物递送系统　7
药物动力学　4,294
药物剂型　1
药物控释学说　173
药物临床试验质量管理规范　15
药物制剂　1
药效学　294
药用辅料　10
药用高分子材料学　4
液中干燥法　243
液状石蜡　38,143
一水合物　199
乙醇　38,73,116
乙基纤维素　117,171,240
乙酸乙酯　38
乙烯-醋酸乙烯共聚物　138,360
阴道黏膜递药系统　351
阴道片　114
阴离子脂质体　258
饮用水　63
隐形脂质体　257,300
英国药典　13
营养输液　82
硬度　121
硬膏剂　309
硬胶囊　131
硬脂醇　145
硬脂酸甘油酯　145
硬脂酸镁　118
硬脂酰胺　255
油水分配系数　26
油中乳化剂法　56
有色糖衣层　124
预胶化淀粉　115
原料药　16

原水　63
原位固化有机凝胶　359
原位交联系统　358
原位溶剂移除沉淀系统　359
原位温敏型凝胶系统　359
圆盘法　147
月桂硫酸钠　118
月桂酸聚乙二醇甘油酯　170

Z

载体控释学说　173
载体前体药物　301
载药量　247,263
在体成型递药系统　8
择优取向　211
增溶　38
增溶剂　38
蔗糖　115
蒸馏法　64
蒸馏水　116
整粒　107
支气管肺泡灌洗法　339
脂肪油　38
脂质交换　259
脂质体　254,297
直接胶囊填充法　175
植入泵　368
植入剂　273,356
植入型递药系统　356
制粒　106
质量源于设计　24
治疗有效性　294
置换价　154
中和抗体　384
中红外光谱法　213
中性脂质体　258
重力沉降　335
周边黏胶骨架型贴剂　316
主动靶向递药系统　299
主分子　182
助流剂　117
助溶　38
助溶剂　38

助悬剂　49

注射给药　23

注射缓控释递药系统　7

注射剂　70

注射剂附加剂　73

注射剂容器　76

注射用水　63,73

注射用无菌粉末　89

注射用油　73

柱色谱分离　262

转动流化制粒机　110

转动制粒　107

转相　56

转相临界点　56

转相乳化　297

着色剂　41

自微乳化递药系统　135

综合法　64

最低共熔点　172

英文索引

α- CD　　183
β- CD　　183
γ- CD　　183

A

acoustic microstreaming　　314
active pharmaceutical ingredient, API　　1,16
active targeting systems　　299
acupoint injection　　71
additives for injection　　73
adsorption　　258
aerodynamic diameter, D_a　　335
aerosols　　156
aerosols　　309
air- blood barrier　　334
air suspension process　　244
alcohol　　38,73
alginate　　239,362
alternate addition method　　57
ammonium molybdate, AM　　263
amorphous　　195
anhydrate　　199
anomalous transport　　273
antiadherent　　118
antibody- directed enzyme prodrug, ADEP　　302
antibody- directed enzyme prodrug therapy,
　　ADEPT　　226
antisense oligonucleotide　　386
antisepsis　　65
appendageal route　　312
aromatic waters　　42
artery embolization　　304
aseptic processing　　67
aseptic processing room　　67
ATP- binding cassette family　　334

attenuated total reflectance infrared fourier transform
　　spectroscopy, ATR-FTIR　　214

B

ball mill　　100
base adsorption　　132
bases　　142
beeswax　　143
binders　　116
bioadhesive tablets　　279
bioavailability　　283
bioequivalence　　283
biologics　　1
biopharmaceutics　　4
biopharmaceutics classification system, BCS　　30,97
bioprecursor　　301
biotechnology drugs　　373
blending　　102
blood- brain barrier, BBB　　301,366
breakage, Bk　　121
British Pharmacopeia, BP　　13
bronchoalveolar lavage, BAL　　339
Brownian diffusion　　335
buccal and sublingual drug delivery system　　325
buccal tablets　　114
burst effect　　247
burst release　　274

C

caking　　48
CAP　　172,240
capping　　122
capsules　　131
carbomer　　148
carbopol　　362

carboxymethylcellulose sodium,CMC-Na 116

carrier- prodrug 301

cataplasms 309

cationic uranyl salts 263

cavitation 314

centrifugation method 262

cetylalcohol 145

chemical drugs 1

chemical radiation 244

chewable tablets 114

China Food and Drug Administration,CFDA 14

chitosan 239

cholesterol,Chol 255

chronobiology 284

chronopathology 284

chronopharmacology 284

chronotherapy 284

ciliary beat frequency,CBF 350

clinical pharmaceutics 4

CMC 240

CM-β-CD 185

CMC -Na 149

CMEC 172

CME-β-CD 185

coalescence 56

coated tablets 113

coating 123

cocoa butter 153

cocrystals 199

cold compression method 153

cold cream 144

colloid infusions 82

colloid mill 57

coloring 124

coloring agents 41

column chromatographic separation 262

complex coacervation 242

compliance 22

conducting regions 333

conformational isomorphism 198

conformational polymorphism 198

container for injection 76

controllability 22

controlled release capsules 131

controlled release tablets 114

corrective action protective action,CAPA 16

cosolvency 39

cosolvent 39

coulter counter 58

creaming 56

creams 142

croscarmellose sodium,CCM-Na 117

crospovidone,PVPP 117

crushing 99

crystal 195

crystal habit 197

crystal lattice 196

cyclodextrin,CD 183

cytochrome P450 enzymes,CYP450 228

D

DE-β-CD 185

degree of crystallinity 212

delamination 56

demulsification 56

design space 24

dextrin 115

dialysis 262

dialysis cell method 147

differential scanning calorimetry,DSC 190,
208,256

differential thermal analysis,DTA 190

diffuse reflectance infrared fourier transform spectros-
copy,FTIR- DR 214

diffusion coefficient 321

dihydrate 199

diluents 115

dimethicone 144

dimethylacetamide,DMA 73

dimethyl sulfoxide,DMSO 38

dimyristoyl phosphatidyl choline,DMPC 255

dipalmitoyl phosphatidyl choline,DPPC 255

direct compression method 119

disinfection 65

disintegrants 117

disintegration 128

disk assemble method 147

dispersed phase 52

dispersible tablets 114

dispersive-type Raman spectrometer 216

displacement value, DV 154

distearoyl phosphatidyl choline, DSPC 255

distillation method 64

distilled water 116

DM-β-CD 185

donor cell 320

dosage forms 1

driving force 281

drop dentifrices 60

drug-containing infusions 82

drug delivery system, DDS 7

drug loading 247

dry granulation 119

dry powder inhalations, DPIs 163

dry powder inhalers, DPIs 337

dynamic light scattering, DLS 264

E

ear drops 60

EC 171, 240

effectiveness 22

effervescent disintegrants 117

effervescent tablets 113

efficacy 3

elastic recovery, E_R 122

electrolyte infusions 82

electron spinning resonance, ESR 256

electroporation 314

emulgels 149

emulsifier in oil method 56

emulsifier in water method 57

emulsifying agents 53

emulsion 52

emulsioninversion point, EIP 297

emulsions 52

encapsulation efficiency 247, 263

endocytosis/phagocytosis 259

endosomes 259

endotoxin 64

enemas 60

enhanced permeability and retention effect 296

enteric capsules 131

enteric coated tablets 113

epidermis 310

erithritol 115

erosional matrix tablets 277

ethanol 116

ethyl acetate 38

ethylcellulose, EC 117

ethylene-vinyl acetate copolymer 138

ethylene-vinyl acetate copolymer, EVA 360

ethylene vinyl acetate, EVA 318

Eudragit L 172

Eudragit RL 171

Eudragit RS 171

Eudragit S 172

European Pharmacopoeia, Ph Eur 13

excipients 1, 114

expansion retention 278

external phase 52

eye drops 93

eye lotions 93

eye ointments 150

F

fatty oils 38

fillers 115

film coated tablets 113

films 138

flavouring agents 40

flocculation 48, 56

flocculation value 51

flow-through cell 282

fluctuation 269

fluid energy mill 101

flux 321

foams 309

fourier transform infrared spectroscopy, FTIR 213

Fourier-transform type Raman spectrometer, FT-Raman 216

freeze-dried tablets 114

freeze-drying 89

freeze-etching 263

fusion 259

fusion method 153

G

$G_1-\beta-CD$　185
$G_2-\beta-CD$　185
ganglioside GM1　257
garles　60
gastric adhesive retention　278
gastric floating retention　278
gastric retention tablets　278
gelatin　116,239
gelatin glycerin　153
gelatinization　116
gels　148
Gelucire®　170
gene-directed enzyme prodrug,GDEP　302
gene-directed enzyme prodrug therapy,
　GDEPT　227
gene therapy　386
geometric standard deviation　335
glidants　117
glycerin　38,73
glycerins　44
glyceryl monostearate　145
good clinical practice,GCP　15
good laboratory practice,GLP　14
good manufacturing practice,GMP　16
granulation　106
granules　106
gravitational sedimentation　335
guest molecule　182
guttate pills　135

H

hard capsules　131
hardness　121
HE-β-CD　185
heme-coupled monooxygenases　228
high pressure homogenization technique　250
high pressure homogenizer　57
host molecule　182
hot-melt PSA　317
hot-stage polarizing microscope　206
HPC　171
HP-β-CD　171

HP-β-CD　185
HPMC　171,240
HPMCP　172
humectants　50
hydrates　199
hydrofluoroalkanes,HFA　157
hydrogel　148
hydrogenated vegetable oil　118
hydrotropy　38
hydrotropy agent　38
hydroxypropylcellulose,HPC　116
hydroxypropylmethylcellulose,HPMC　116
hygroscopicity　28
hyperthermia　304

I

impact crusher　100
implant　356
implantable drug delivery systems,IDDS　356
implantable pump　368
implants　273
inclusion compound　182
inclusion techniques　182
industrial pharmacy　4
inertial impaction　335
infusions　82
inhalation chambers　340
injectable *in situ* gel implants　358
injections　70
in liquid drying　243
in situ crosslinked systems　358
in-situ forming drug delivery system,ISFDDS　8
In situ forming eye gel　343
in situ solidifying organogels　359
intercellular route　311
interface polycondensation　244
International Pharmacopoeia,IP　13
intra-arterial injection　71
intra-articular injection　71
intracardiac injection　71
intracutaneous injection　71
intramuscular injection　71
intraspinal injection　71
intrasynovial injection　71

intravenous injection 71
intrinsic dissolution rate 28
ion pairs 314
iontophoresis 314

J

jet mill 101

K

kneading 177

L

lactose 115
lag time 321
laminating 122
large unilamellar vesicles, LUVs 257
leakage 259
light anhydrous silicic acid 118
light microscope 205
limulus amebocyte lysate test 79
liniments 59,309
lipid exchange 259
liposomes 254,297
liquid paraffin 38,143
loading efficiency 263
long-circulating liposome 300
long circulation liposomes 257
loosing 122
lotions 59
lower critical solution temperature, LCST 359
lower respiratory tract 333
low-substituted hydroxypropylcellulose, L-HPC 117
lubricants 118
lysosomes 259

M

magnesium stearate 118
magnetic target site technology 278
mannitol 115
MC 149,240
M-β-CD 185
mechanical method 57
medicinal products 1
melting method 277

mesoporous silica 171
methylcellulose, MC 116
microcapsules 238,298
microcolumn centrifugation method 262
microcrystalline cellulose, MCC 115
microemulsion 52,297
microencapsulation 238,273
microneedles 314
microparticles 238,298
microspheres 238,298
microsponges 309
mid-infrared spectrometry, MIR 213
mixing equal amounts sliding scale method 103
mixtures 61
moistening agent 116
monohydrate 199
multi-compartment osmotic pump 275
multilamellar vesicles, MLVs 257
multilayer tablets 114
multiorifce-centrifugal process 244
multiple emulsion 52
multivesicular liposomes, MVLs 257

N

nanocapsules 238,298
nano-crystal, NC 250
nanoemulsion 52,297
nanoparticles 238,298
nanospheres 238,298
nasal drops 60
nasal drug delivery system, NDDS 346
nasal valve 346
nasal vestibule 346
nascent soap method 57
natural medicines 1
near-infrared spectrometry, NIR 215
nebulizers 336
needle-free drug delivery system 314
negative charged-liposomes 258
neutralizing antibodies 384
neutral liposomes 258
new chemical entities, NCE 9
Noyes-Whitney 方程 97,174
nuclei 201

nutrition infusions　82

O

ocular delivery system　92

ocular drug delivery system　340

oil for injection　73

ointments　142,309

oligolamellar vesicles,OLVs　257

ophthalmic preparations　92

opsonin　257

oral administration　23

oral chronopharmacologic drug delivery system　285

oral colon specific drug delivery system,
　OCDDS　288

orally disintegrating tablets　114

orally dissolving tablets　114

oral site-specific drug delivery system　285

osmotic pressure active ingredients　281

out of specifications,OOS　16

P

paints　59

paracellular route　327

paraffin　143

parenteral administration　23

partition coefficient　267

partition coefficient,P　27

passive targeting system　296

pastes　142

patches　309

PEG　170

penetration enhancers　328

percutaneous penetration enhancers　313

permeation coefficient　321

pharmaceutical excipients　10

pharmaceutical polymer material science　4

pharmaceutics　1

pharmacodynamics,PD　294

pharmacokinetics　4

pharmacokinetics,PK　294

pharmacopoeia　12

phase inversion　56

phase inversion critical point　56

phase separation　240

phase transition temperature,T_c　256

phase volume ratio　55

phosphatidic acid,PA　255

phosphatidylcholine,PC　255

phosphatidylethanolamine,PE　255

phosphatidyl glycerol,PG　255

phosphatidylinositol,PI　255

phosphatidyl serine,PS　255

phosphotungstic acid,PTA　263

photon correlation spectroscopy,PCS　264

pH-sensitive oral colon specific drug delivery
　system　306

physical pharmacy　4

physico-chemical condition responsive delivery
　systems　302

plasters　309

polarizing microscope　205

polifeprosan-20　366

polishing　124

poloxamer 188　153,170

polyacrylic PSA　317

polycaprolactone,PCL　360

polycarbonate membrane　260

polydispersity index,PDI　246

polyethylene glycol distearoyl phosphatidylethano-
　lamine,PEG-DSPE　300

polyethylene glycol,PEG　38,73,117,156,257

Polyethylene glycol,PEG　118

poly-glycolic acid,PGA　360

polyisobutylene PSA　317

poly-lactic acid,PLA　360

poly-lactic-co-glycolic acid,PLGA　360

polymorphism　27,197

polyvinyl alcohol,PVA　138,360

positive charged-liposomes　258

povidone,PVP　117

powder aerosols　163

powder aerosols for inhalation　163

powders　99

powder X-ray diffraction,PXRD　211

preferred orientation　211

preformulation　25

pregelatinized starch　115

preparations　1

preservative　39

pressure-sensitive adhesive, PSA　317

pressurized metered-dose inhalers, pMDIs　337

probability of non-sterility　70

prodrug　301

propellants　157,337

propylene glycol　38

propylene glycol, PG　73

pseudo polymorphism　199

pseudo steady state　272

pulmonary mucosal drug delivery system　333

pulsatile drug delivery system　285

purified water　63

push-pull type　275

PVP　170

pyrogen　64

Q

quality by design, QbD　24

R

rabbit pyrogen test　79

Raman spectrometry　215

rancidify　56

rapid expansion of supercritical solution, RESS　177

raw water　63

receptor cell　320

reciprocating cylinder　282

respiratory regions　333

reticuloendothelial system　296

reticuloendothelial system, RES　257

reverse osmotic method　64

reverse-phase evaporation vesicles, REVs　260

RM-β-CD　185

rotating tableting machine　120

S

safety　3,21

SBE-β-CD　171,185

scanning electron microscope, SEM　207

sedimentation rate　51

self-microemulsifying drug delivery system, SMEDDS　135

sieving　102

silica gel　118

silicone PSA　317

silicone rubber　361

silicones　144

simple coacervation　241

single crystal　195

single crystal X-ray diffraction, SXRD　210

single punch tablet press machine　120

sink condition　272,321

small unilamellar vesicles, SUVs　257

sodium carboxymethyl starch, CMS-Na　117

sodium lauryl sulfate　118,145

soft capsules　131

solid dispersion　168

solid lipid nanospheres, SLN　249

solid preparations　97

solid state nuclear magnetic resonance, SSNMR　218

sols　46

solubility　267

solubilization　38

solubilizer　38

solute carrier family, SLC family　334

solutions　41

solution tablets　114

solvates　199

solvent evaporation method　277

solvent-nonsolvent　242

solvent-removal precipitation systems　359

sonophoresis　314

sorbitol　115

spermaceti　143

sphingomyelin, SM　255

spirits　43

spray congealing process　243

spray drying process　243

sprays　162,309

stability　3,22

starch　115

stealth liposome　300

stealth liposomes　257

stearamide　255

stearyl alcohol　145

sterically stabilized liposomes, SSLs　257

sterile powder for injection　89

sterile preparation　62

sterile water for injection　63

sterility　65

sterilization　65

sterilized preparation　62

sticking　123

stratum corneum　311

styrene- isoprene- styrene, SIS　317

subcoating　124

subcutaneous injection　71

sublingual tablets　114

submicroemulsion　52

sucrose　115

sucrose acetate iso- butyrate, SAIB　360

sugar coated tablets　113

sugarcoating　124

supersaturation　201

supersaturation degree　201

suppositories　151

suspending agents　49

suspensions　47

sustained release capsules　131

sustained release tablets　114

synthetic method　64

syrups　42

T

tablets　113

tablets　113

talc　118

tap water　63

targeting drug delivery system, TDDS　292

temperature sensitive gel system　359

tensile strength, T_S　121

The International Conference on Harmonization of Technical Requirements for Registration of Pharmaceuticals for Human Use, ICH　15

The Japanese Pharmacopoeia, JP　13

therapy availability, TA　294

thermally- induced sol- gel transition systems　359

thermal mixing method　278

thermogravimetric analysis, TGA　207

thermosensitive immunoliposomes　305

thermo- sensitive liposomes　305

The World Health Organization, WHO　13

tincture　43

toroches　114

traditional Chinese medicines　1

transcellular route　311,327

transdermal drug delivery system, TDDS　309

transdermal therapeutic system, TTS　309

transepidermal route　311

U

unilamellar vesicles　257

unit cell　196

United States Pharmacopoeia, USP　13

upper critical solution temperature, UCST　359

upper respiratory tract　333

usefulness　3

U. S. Pharmacopeia/National Formulary, USP/NF　13

utralsonic homogenizer　57

V

vaginal drug delivery system　351

vaginal tablets　114

vanishing creams　144

vascular permeability factor　296

vaselin　143

Vitamin E TPGS®　170

W

watch glass method　147

water　37

water for injection　63

water for injection　73

water proofing　123

wet granulation　107,119

wet granulation compression　277

wool fat　143

57检